高级卫生专业技术资格考试指导用书

心血管内科学

高级医师进阶

主　编　路　岩

副主编　张　英　郭　然　董得时　刘玉果

编　者

于敬达　马　荣　马　静　王　佳　丛永清
石启洋　孙　莉　曲　杰　闫　云　何传文
吴　冰　吴京学　张　彤　张笑天　李　刚
李程林　李瑞华　苏　茜　周岩辉　庞春松
林　波　郑　军　宫晓洋　赵永娟　徐　娜
崔秀珍　梅桂秋　盛利军　章　慧　阎　妍
董　枫　韩　玲　张　日　程云鹏　杨晓蕾
崔海燕　贾立红　张　伟　刘　莹　宋　玮
刘红阳　祝艳秋　江淑芬

中国协和医科大学出版社

图书在版编目（CIP）数据

心血管内科学·高级医师进阶／路岩主编．—北京：中国协和医科大学出版社，2016.1
（高级卫生专业技术资格考试指导用书）
ISBN 978-7-5679-0270-1

Ⅰ．①心…　Ⅱ．①路…　Ⅲ．①心脏血管疾病-诊疗-医药卫生人员-资格考试-自学参考资料　Ⅳ．①R54

中国版本图书馆 CIP 数据核字（2015）第 035065 号

高级卫生专业技术资格考试指导用书
心血管内科学·高级医师进阶

主　　编：路　岩
责任编辑：吴桂梅

出版发行：中国协和医科大学出版社
（北京东单三条九号　邮编 100730　电话 65260431）
网　　址：www. pumcp. com
经　　销：新华书店总店北京发行所
印　　刷：中煤（北京）印务有限公司

开　　本：787×1092　　1/16 开
印　　张：29
字　　数：700 千字
版　　次：2016 年 1 月第 1 版
印　　次：2017 年 7 月第 3 次印刷
定　　价：114.00 元

ISBN 978-7-5679-0270-1

（凡购本书，如有缺页、倒页、脱页及其他质量问题，由本社发行部调换）

前　言

近年来，医学科学飞速发展，新理论、新技术和新方法不断涌现。同时，高级技术资格考试制度逐渐完善，但考试用书却极其匮乏。为了加强临床医务人员对学科知识的系统了解和掌握，提高医疗质量，同时也为了满足考生需要，我们组织了从事临床工作多年，在本学科领域内具有较高知名度的副主任医师职称以上的专家，共同编写了此书。

由于人口老龄化及不健康的生活方式变化，我国心血管疾病发病及死亡均呈增长趋势，心血管疾病已成为严重威胁人们健康的主要疾病之一。近年来，心血管领域基础与临床研究不断深入，心血管疾病的诊断和治疗知识也取得了重大进展。

本书内容紧扣高级卫生专业技术资格考试要求，根据大纲对专业知识“熟悉”、“掌握”、“熟练掌握”的不同层次要求，详略得当，重点突出，及时地反映了心血管疾病的新理论和新治疗，展示了心血管内科领域的许多临床宝贵经验。全书共分3篇21章，具体内容包括心血管疾病基础知识、心血管疾病常用临床检查技术及心血管疾病。

本书内容具有实用性、权威性和先进性，是拟晋升副高级和正高级职称考试人员的复习指导用书，同时也适用于主治医师以上的高年资医师。可供心血管内科医师、内科医师、全科医师、急诊科医师及医学院校师生在临床实践中查阅参考，具有很强的临床实用性和指导意义。

由于编者知识面和写作水平有限，书中错误和疏漏之处在所难免，恳请广大读者批评指正。

编　者

2015年11月

目 录

第一篇
心血管疾病基础知识

第一章　心脏解剖学

知识点1：心包的作用　　副高：熟练掌握　正高：熟练掌握

心包是一个包裹心和出入心的大血管根部的圆锥形纤维浆膜囊，分为纤维心包和浆膜心包。①纤维心包：在外层，由坚韧的纤维性结缔组织构成，顶端包裹出入心的大血管的根部，并与大血管根部的外膜相延续；心包底部与膈中心腱粘连；②浆膜心包：位于心包囊的内层，可分为脏、壁两层。壁层衬于纤维心包，并与纤维心包裹着。脏层紧贴于心和大血管根部的表面，又称心外膜。浆膜心包的脏、壁二层在大血管根部反折移行，围成心包腔，内含少量浆液起润滑作用。

知识点2：心脏的位置　　副高：熟练掌握　正高：熟练掌握

心脏位于胸腔的中纵隔内，外面以心包包裹，整体向左下方倾斜。整个心脏的1/3位于身体正中线的右侧，2/3位于正中线的左侧。心脏的位置可因为体型、呼吸和体位的不同而有所改变。吸气状态下，心为垂直位；呼气状态下，心为横位。矮胖体型、仰卧姿势或腹腔胀满（如妊娠）时，心呈横位；高瘦体型或直立姿势时，心多呈垂直位。

知识点3：心脏的外形和毗邻　　副高：熟练掌握　正高：熟练掌握

心脏分为一尖、一底、两面、三缘，表面有4条沟。①心尖圆钝、游离，由左心室构成，位置相当于前胸壁心尖搏动处，大致在左侧第5肋间隙锁骨中线稍内一点，朝向左前下方；②心底主要由左、右心房的后壁构成，朝向右后上方，被出入心的大血管根部和心包反折缘所固定。上、下腔静脉分别从上、下注入右心房；左、右肺静脉分别从两侧注入左心房；③心的前面位于胸骨和肋骨的后面，也称为胸肋面。大部分由右心房和右心室构成，一小部分由左心耳和左心室构成，位置相当于第3~6肋软骨水平。心的下面由心室构成，几乎呈水平位，坐落在膈肌上，也称为膈面；④心的下缘介于膈面与胸肋面，主要由右心室前壁的边缘构成，也称锐缘。左缘也称钝缘，介于胸肋面与肺面之间，绝大部分由左心室构成。右缘由右心房构成，不明显；⑤心表面有 4 条沟可作为 4 个心腔的表面分界。心房和心室之间有冠状沟分隔，左、右心房有房间隔分隔，前、后室间沟分别在心室的胸肋面和膈面，是左、右心室在心表面的分界。冠状沟和前、后室间沟内被冠状血管和脂肪组织所填充，在心表面沟的轮廓并不十分清楚。前、后室间沟在心尖右侧的会合处稍凹陷，称心尖切迹。后房间沟、后室间沟与冠状沟的相交处称房室交点，是左、右心房与左、右心室在心后面相互接近之处，其深面有重要的血管和神经等结构，是心表面的一个重要标志。

知识点 4：心脏的结构　　副高：熟练掌握　正高：熟练掌握

心脏是一个由心肌组成的中空器官。正常的心脏由房间隔、室间隔分为互不相通的左右两半，每半又分为心房和心室，故心有左心房、左心室、右心房和右心室 4 腔。同侧心房和心室借房室口相通。心房接受静脉血，心室发出动脉血。在房室口和动脉口处均有“阀门”样的瓣膜，保证血液的定向流动。

知识点 5：右心房的结构　　副高：熟练掌握　正高：熟练掌握

右心房是位于心的右上部，壁薄腔大，稍呈四方形的腔。其可分为前、后两部，前部为固有心房，由原始心房衍变而来。后部为腔静脉窦，内壁光滑，内有上、下腔静脉口和冠状窦口，由胚胎时静脉窦的右角发育而成。两部之间以位于上、下腔静脉口前缘间、上下纵行于右心房表面的界沟分界。在腔面，与界沟相对应的纵行肌隆起为界嵴。

知识点 6：右心室的结构　　副高：熟练掌握　正高：熟练掌握

右心室位于右心房的前下方，被一弓形肌性隆起，即室上嵴分成右心室流入道（窦部）和流出道（漏斗部）。右心室流入道又称固有心腔，入口为右房室口，位于右心房与右心室之间，呈卵圆形，其周围由致密结缔组织构成的三尖瓣环围绕。右心室流出道又称动脉圆锥，位于右心室前上方，内壁光滑无肉柱，呈锥体状，是胚胎时右心室心球部的残余部分，肺动脉干由此处发出。

知识点 7：左心房的结构　　副高：熟练掌握　正高：熟练掌握

左心房位于右心房的左后方，是心脏 4 腔中最靠后的部分。左右各有上、下肺静脉从其后方进入，将经过肺氧合的血液引回左心。左心房的左前上部为左心耳，心耳内有小梁。左心房内壁光滑，出口为左心房室孔。

知识点8：到达左心房的手术途径 副高：熟练掌握 正高：熟练掌握

到达左心房的5个手术途径有：①左心耳：常用于二尖瓣闭式扩张分离术或心内探查；②左壁（外壁）：左侧开胸，平行左心房室沟距左冠状动脉约1cm处切开，前端自左心耳，后端达斜韧带；③房间沟：右侧开胸或正中开胸，在右肺静脉前方沿房间沟行纵切口；④房间隔：先切开右心房，在房间隔处后缘切开房间隔，通过房间隔切口进入左心房；⑤左心房上壁：自升主动脉切口显露二尖瓣较困难。

知识点9：左心室的结构 副高：熟练掌握 正高：熟练掌握

左心室位于右心室的左后方，形似圆锥，肌壁较厚。左心房与左心室之间的房室孔由二尖瓣形成活门，二尖瓣有前、后两个瓣叶，作用与三尖瓣相同。两个瓣的前半部和前外交界部分的腱索均附着于前乳头肌，后半部和后内交界部分的腱索均附着于后乳头肌。在风湿性心脏病，乳头肌及腱索可发生粘连、融合、短而形成瓣下狭窄。左心室出口为主动脉瓣，有3个半月形瓣叶，即为后瓣、右瓣和左瓣。主动脉瓣和主动脉壁间的腔隙称为主动脉窦，分别称左窦、右窦和后窦。左窦、右窦分别有左冠状动脉、右冠状动脉的开口。

知识点10：心壁的构成 副高：熟练掌握 正高：熟练掌握

心壁由心内膜、心肌层和心外膜组成，心肌层是构成心壁的主要部分。心内膜光滑、透明，是被覆于心腔内面的一层滑润的膜，其与大血管的内膜相互延续，心瓣膜也是由心内膜向心腔折叠而成。各房室口和动脉口均有纤维组织构成纤维环，各纤维环间的纤维密集区由致密结缔组织构成，称为纤维三角。

知识点11：冠状动脉的结构 副高：熟练掌握 正高：熟练掌握

冠状动脉分为左冠状动脉和右冠状动脉，分别开口于主动脉窦的左窦和右窦内。①左冠状动脉起于主动脉左窦，在肺动脉干和左心耳之间左行，随即分为前降支和回旋支。前降支走行弯曲，绕心尖切迹至后室间沟，途中向左侧、右侧和深面发出分支分布于左心室前壁、部分右心室前壁和室间隔前2/3部（其中有右束支和左束支的左前分支通过）。当前室间支闭塞时，可发生左室前壁和室间隔前部心肌梗死，并可以发生束支传导阻滞；回旋支走行于冠状沟中，绕过心左缘至左心室膈面，沿途发出分支分布于左心房、左心室侧面和膈面。回旋支闭塞时，常引起左室侧壁或膈壁心肌梗死；②右冠状动脉起于主动脉右窦，在右心耳与肺动脉干根部之间进入冠状沟，绕行至房室交点处分为两支，即后室间支和左室后支，主要分布于右心房、右心室、室间隔后1/3部（其中有左束支后分支通过）及部分左心室膈壁。

窦房结和房室结的血液供应大多来自右冠状动脉，少数来自左冠状动脉旋支。窦房结供血不足会引起病态窦房结综合征，房室结供血不足会引起房室传导阻滞。

知识点 12：冠状静脉的结构　　副高：熟练掌握　正高：熟练掌握

冠状静脉大多数汇集到位于心脏膈面左心房与左心室间的房室沟部，形成冠状静脉窦，最后注入右心房。汇入冠状静脉窦的有心大静脉、心中静脉、心小静脉、左心室后静脉、左缘静脉和左心房斜静脉等。①心大静脉在前室间沟，伴左冠状动脉前室间支上行，斜向左上进入冠状沟，绕心左缘至心膈面，于左心房斜静脉注入处移行为冠状静脉窦；②心中静脉起于心尖部，伴右冠状动脉的后室间支上行，注入冠状窦的末端。心中静脉收纳左、右心室后壁、室间隔后部、心尖部和部分心室前壁的静脉血；③心小静脉起于锐缘，接受锐缘及部分右室前、后壁的静脉血，在冠状沟内，伴冠状动脉向左注入冠状窦右端或心中静脉；④左心室后静脉和左缘静脉分别起自左心室膈面和左心室左缘，均汇入冠状静脉窦；⑤左心房斜静脉是左心房后壁的一支小静脉，沿左心房背面斜行汇入冠状静脉窦的左端。静脉的上端与左腔静脉韧带相接，二者均是左总静脉的残留物。如左总静脉在胚胎发育后期未退化，就有左上腔静脉引流左颈静脉进入冠状静脉窦，这样左心房斜静脉和冠状静脉窦就变得异常粗大。

知识点 13：主动脉的结构　　副高：熟练掌握　正高：熟练掌握

主动脉是体循环的动脉主干。起自左心室的主动脉口，起始段为升主动脉，向前上右侧斜行，达右侧第 2 胸肋关节高度移行为主动脉弓，再弯向左后方，达第 4 胸椎体下缘处移行为胸主动脉，沿脊柱左侧下行逐渐转至其前方，达第 12 胸椎高度穿膈的主动脉裂孔，移行为腹主动脉，在腹腔内沿脊柱左前方下降，至第 4 腰椎体下缘处分为左、右髂总动脉。主动脉干可分成升主动脉、主动脉弓和降主动脉 3 个连续的节段。

知识点 14：体循环的静脉结构　　副高：熟练掌握　正高：熟练掌握

体循环的静脉包括上腔静脉系、下腔静脉系和心静脉系，是汇集体循环系静脉血返回心脏的管道。①上腔静脉系是由上腔静脉及其属支组成，收集头颈部、上肢和胸部（心和肺除外）等上半身的静脉血。头部的静脉大部汇集为颈内静脉；上肢、胸壁及颈部的浅静脉分别汇集成腋静脉和锁骨下静脉。颈内静脉与锁骨下静脉再汇合成左、右头臂静脉（无名静脉）。左、右头臂静脉在右侧第 1 肋骨的后面汇合成上腔静脉，下降入右心房；②下腔静脉系由下腔静脉及其属支组成，收集下半身的静脉血。下肢静脉汇集成左、右髂总静脉，再汇合成下腔静脉。下腔静脉接收腹壁、腹腔内脏器的静脉，穿过膈肌后即入右心房；③由右心室发出的肺动脉输送静脉血到左、右肺，经肺泡壁毛细血管汇集成的肺静脉返回左心房。

知识点 15：顺序节段分析法的要点　　副高：熟练掌握　正高：熟练掌握

顺序节段分析法是先天性心脏病病理形态的命名和分类的基本方法。这一方法的要点是：把心脏分为心房、心室、大动脉三个节段。根据各自的固有形态特征为基础，分别确定三者之间的连接和空间位置，以及有无畸形，力求完整、具体而又简洁明了地描述先天性心脏病的各种病理形态。

知识点16：心房的形态学特征　　副高：熟练掌握　正高：熟练掌握

（1）形态右心房的解剖标志：①右心耳外观呈钝而较规则的三角形或梯形，基部开口宽大；②右心耳内面的梳状肌扩展到房室前庭全周。

（2）形态左心房的解剖标志：①左心耳外观呈狭长而不规则的指状或钩状，基部开口窄小；②心耳内的梳状肌不扩展到房室前庭，因而有光滑的左房后下壁。当心耳的形态不典型时，可以利用心房内梳状肌的分布辨别形态心房。

知识点17：心房位置　　副高：熟练掌握　正高：熟练掌握

（1）心房正位：是指形态右心房居右。在大多数情况下，与之对应的胸腹器官位置为右肺呈3叶，肝和胆囊在右侧，左肺呈2叶，胃和脾在左侧。

（2）心房反位：是指形态右心房居左，是心房正位的镜面位置，相应的胸腹器官位置左右互换。

（3）心房异构：即心房不定位，有两种情况。①右异构：两心耳均为右心耳形态，在大多数情况下，与之对应的胸腹器官位置为两肺均为3叶，肝、胃位置居中，无脾；②左异构：两心耳均为左心耳形态。大多数情况与之相对应的胸腹器官位置为两肺均为2叶，肝、胃位置居中，多脾。

知识点18：正常心室的构成　　副高：熟练掌握　正高：熟练掌握

正常心室解剖学上由3部分共同构成，即流入道部、肌小梁部和流出道部。①流入道部：是心室的必备部分，缺乏它就不成为形态和功能上完整的心室，而称为残余心腔；②肌小梁部：是区别左右心室分化的标识部分；③流出道部：虽然此部分是心室的非必需部分，但它是病理状况下形态学变化最多的部分。

知识点19：心室形态学特征　　副高：熟练掌握　正高：熟练掌握

（1）形态右室的特征：肌小梁粗大，流入道是三尖瓣，流出道是由肌性圆锥分隔的半月瓣和房室瓣。

（2）形态左室的特征：肌小梁细小，流入道是二尖瓣，流出道有半月瓣和房室瓣纤维延续。

（3）残余心腔的特征：由小梁囊和（或）输出腔组成。

（4）单心室：可分为3类，即左室型单心室伴右残余心腔、右室型单心室伴左残余心腔、未分化型单心室。

知识点20：房室连接类型　副高：熟练掌握　正高：熟练掌握

房室连接类型有5种，其中前3种为双心类房室连接，后2种为单心室类房室连接。①房室协调连接：形态右房-形态右室，形态左房-形态左室；②房室不协调连接：形态右房-形态左室，形态左房-形态右室；③不定位房室连接：异构心房-左或右心室；④双入口连接：两心房-左或右心室；⑤一侧房室无连接：一侧房室瓣缺如。

知识点21：房室连接方式　副高：熟练掌握　正高：熟练掌握

房室连接方式是指房室瓣本身的形态学差异或不同，有5种情况，即开启瓣、闭锁瓣、共同房室瓣、跨越瓣以及骑跨瓣。其中跨越瓣是指瓣环跨过室间隔，根据其跨越程度等影响房室连接类型。而骑跨瓣的腱索附着于对侧心室。

知识点22：心室的位置关系　副高：熟练掌握　正高：熟练掌握

（1）左右位：①心室正位：指形态右心室居右，形态左心室居左，又称右袢；②心室反位：指形态右心室居左，形态左心室居右，又称左袢，是心室正位的镜像。

（2）前后位：室间隔呈额状位，多见于单心室类畸形。

（3）上下位：室间隔呈水平位，从心脏前后方向看，体静脉血流在心内形成左右交叉，又称“十字交叉心”。

知识点23：心室大动脉的连接类型　副高：熟练掌握　正高：熟练掌握

心室大动脉连接共有4种类型：①一致连接：即形态左心室连接升主动脉，形态右心室连接肺动脉；②不一致连接：即形态左心室连接肺动脉，形态右心室连接升主动脉；③双出口心室：升主动脉和肺动脉发自同一心室，判定标准是50%规则，即一条动脉的全部和另一条动脉的大部分发自同一心室，又可分为右心室双出口和左心室双出口。传统的概念应是两大动脉在90%以上发自同一心室，称为心室双出口；④单出口心室：分3类，包括永存动脉干、单一肺动脉合并主动脉闭锁、单一主动脉合并肺动脉闭锁。

知识点24：动脉段的解剖形态　副高：熟练掌握　正高：熟练掌握

动脉段有4种解剖形态：主动脉、肺动脉、共同动脉干、单一动脉干。

知识点25：心室流出道形态　副高：熟练掌握　正高：熟练掌握

（1）心室流出道的解剖构成：漏斗间隔+心室漏斗折+壁部漏斗。

（2）漏斗间隔：分隔主动脉瓣和肺动脉瓣的肌组织。

（3）心室漏斗折：分隔半月瓣和房室瓣的肌组织。

正常成熟心脏，心室漏斗折的左半部分吸收消失，左室流出道为主动脉瓣-二尖瓣的纤维连接，右半部分持续存在，并与漏斗间隔完全融合，共同构成“室上嵴”，故右室流出道为肌性圆锥。

第二章 心血管生理学

知识点1：心肌的特性 副高：熟练掌握 正高：熟练掌握

心脏有不同的心肌细胞，心肌的四大特性，即兴奋性、自律性、传导性和收缩性。

知识点2：不同的心肌细胞具备的特性 副高：熟练掌握 正高：熟练掌握

不同的心肌细胞具备的特性

	兴奋性	自律性	传导性	收缩性
窦房结	+	+		
心房肌	+		+	+
房结区	+	+	+	
结 区	+		+	
结希区	+	+	+	
房室束	+		+	
浦肯野纤维末梢	+	+	+	
心室肌	+		+	+

知识点3：心室肌工作细胞动作电位的形成机制

副高：熟练掌握 正高：熟练掌握

（1）0期：去极化刺激→快钠通道少量开放→发生部分去极化→达到阈电位（-70mV）→快钠通道激活、大量开放，钠离子顺电-化学势快速内流→形成再生性钠内流（正反馈）→钠内流速度大大超过钾外流速度（IK_1 通透性降低）→去极化并发生倒极化至接近钠的平衡电位+30mV。

（2）1期复极：快钠通道失活，瞬时外向电流（Ito）激活，钾离子顺电-化学梯度外流引起。

（3）2期：存在外向电流和内向电流，所以电位较长时间稳定在0mV左右。

外向电流：①IK（延迟整流钾电流），平台期逐渐激活，+20mV时激活，但激活慢，复极化至-40～-50mV时失活，在平台期逐渐增大；②IK_1（内向整流钾电流），静息时通透性较高，0 期下降，平台期后缓慢恢复。

内向电流：慢钙通道电流（ICa^{2+}-L）。该通道阈电位在-30~-40mV。

（4）3 期：慢钙通道失活，Ca^{2+}内流逐渐停止；IK 通透性在平台期时逐渐加大，随复极化呈再生性加大，而后减小；IK_1 随复极化逐渐开放概率升高。

（5）4 期：形成钾平衡电位（主要通过 IK_1）。

另外，存在钠内向电流、乙酰胆碱（ACh）门控钾通道引起的外向电流、生电性钠-钾泵和生电性 Na^+-Ca^{2+}交换。

知识点 4：浦肯野细胞动作电位的形成机制　　副高：熟练掌握　正高：熟练掌握

与心室肌细胞不同的是，浦肯野细胞存在 4 期自动除极（速率慢），其 4 期自动除极机制主要是外向 IK 电流逐渐衰减并存在超极化缓慢激活的内向阳离子流 If。

知识点 5：窦房结 P 细胞动作电位的形成机制　　副高：熟练掌握　正高：熟练掌握

（1）0 期：达 ICa-L 通道阈电位，慢钙通道开放，Ca^{2+}内流。

（2）3 期复极：ICa-L 失活，钙内流减少；IK 钾通道激活，钾外流。

（3）4 期自动除极化：①外向电流逐渐衰减，IK 外流进行性减少，复极达-60mV 时便开始失活；②内向电流进行性增强，If 电流进行性增强；ICa-T 在除极达-50mV 时激活。

知识点 6：决定和影响心肌兴奋性的因素　　副高：熟练掌握　正高：熟练掌握

（1）静息膜电位水平：静息电位或最大复极电位水平降低（绝对值减小），则兴奋性升高。

（2）阈电位水平：阈电位水平升高（绝对值减小），则兴奋性降低。例如，膜外重度高钾→静息膜电位持续减小→快钠通道失活→阈电位升高→兴奋性降低。

（3）钠通道的状况：钠通道受膜电位影响分为静息状态、失活状态和激活状态。

知识点 7：心肌兴奋性的周期性变化　　副高：熟练掌握　正高：熟练掌握

心肌细胞发生兴奋的过程中，兴奋性发生一次周期性变化，分为有效不应期（包括绝对不应期和局部反应期两个阶段）、相对不应期和超常期。

心肌细胞一次兴奋过程中兴奋性周期性变化的特点是有效不应期持续的时间长，相当于整个收缩期和舒张早期。因此，心肌不发生强直性收缩，意义是实现心脏泵血功能。

知识点 8：期前收缩与代偿间歇　　副高：熟练掌握　正高：熟练掌握

（1）期前收缩：如果在心肌的有效不应期之后，于下一次窦性兴奋到达之前，受到人工的或来自窦房结之外的异位兴奋刺激，可产生一次提前出现的期前兴奋，并引起一次收缩，称为期前收缩。

（2）代偿间歇：期前兴奋本身也存在有效不应期，期前兴奋之后紧接着窦性兴奋到达心室，正好落在此有效不应期内，此次窦性兴奋就不能引起心室收缩而出现一次“脱失”，直到下一次兴奋到达时才得以再次发生兴奋和收缩。因此，在一次期前收缩之后往往有一次较长的心室舒张期，称为代偿间歇。

知识点9：自律组织自律性的速率　　副高：熟练掌握　正高：熟练掌握

自律组织自律性的速率为窦房结约100次/分；房室交界约50次/分，末梢浦肯野纤维网约25次/分。

知识点10：自律组织的起搏点　　副高：熟练掌握　正高：熟练掌握

（1）正常起搏点：正常情况下，窦房结细胞的自律性最高，对心脏兴奋起主导作用，是心脏兴奋的正常开始部位，称为正常起搏点。所形成的心跳节律称为窦性节律。

（2）潜在起搏点：窦房结以外的其他自律性组织称为潜在起搏点。当潜在起搏点控制部分或整个心脏的活动节律时，成为异位起搏点，所形成的心脏节律称为异位节律。

（3）窦房结起搏细胞控制潜在起搏点的机制：抢先占领机制和超速驱动压抑机制。

知识点11：决定和影响心肌自律性的因素　　副高：熟练掌握　正高：熟练掌握

最大复极电位水平、阈电位水平、4期除极速率。

知识点12：心肌的传导性的概念　　副高：熟练掌握　正高：熟练掌握

心肌一处发生兴奋后，由于兴奋部位和邻近安静部位的膜之间发生电位差，产生局部电流从而刺激安静部位的膜发生兴奋，心肌的这种特性称为心肌的传导性。

知识点13：兴奋通过特殊传导系统的有序传播　　副高：熟练掌握　正高：熟练掌握

窦房结（起搏点）→①左右心房肌（合胞体）；②优势传导通路→房室结→房室束→左、右束支→浦肯野纤维网→心室肌（合胞体）。

知识点14：心脏内兴奋的传导速度　　副高：熟练掌握　正高：熟练掌握

房室束、浦肯野纤维（1.5~4m/s）>优势传导通路（1m/s）>心室肌（0.5m/s）>心房肌（0.3m/s）>房室交界（房室结结区0.02m/s）。

知识点15：心脏内兴奋的特点和意义　副高：熟练掌握　正高：熟练掌握

①房室束、浦肯野纤维传导速度快有利于左右心房同步收缩、左右心室同步收缩；②房室交界传导速度慢，产生房-室延搁，使心房先于心室0.1s开始收缩；③房室交界处易发生传导阻滞。

知识点16：决定和影响传导速度的因素　副高：熟练掌握　正高：熟练掌握

（1）结构因素：①细胞直径；②缝隙连接。

（2）生理因素：0期除极化速度和幅度（膜反应性）。

（3）邻近未兴奋部位的兴奋性：如邻近部位处在有效不应期。

知识点17：心肌收缩的特点　副高：熟练掌握　正高：熟练掌握

（1）对细胞外液中钙的依赖性：工作肌细胞在动作电位平台期慢钙通道开放引起钙内流，钙离子可通过刺激肌质网膜上磷酸肌醇（IP_3）受体和ryanodine（利阿诺定）受体引起肌质网钙释放，从而发生兴奋-收缩偶联。通过肌质网膜上的钙泵和肌细胞膜上的钠-钙交换使胞质钙离子浓度降低使心肌舒张。

（2）合胞体：因为心肌细胞之间呈缝隙连接，所以左、右心房较同步的兴奋和收缩，左、右心室较同步的收缩。心室或心房收缩时，收缩的强弱不受参与收缩的细胞数量差异的影响。

知识点18：心动周期　副高：熟练掌握　正高：熟练掌握

心脏一次收缩和舒张构成一次心动周期。静息时，健康成年人心率为75次/分，心动周期为0.8s，心房收缩占0.1s，舒张占0.7s；心室收缩占0.3s，舒张占0.5s，心房先于心室0.1s开始收缩。心动周期缩短时，主要是舒张期缩短。

知识点19：心脏的泵血过程　副高：熟练掌握　正高：熟练掌握

（1）心房的初级泵血功能：心房舒张时，有接纳静脉血液的回流和通道作用；收缩时起到初级泵作用，可使心室的充盈再增加10%～30%。

（2）心室的射血和充盈过程：以左心室为例，分为心房收缩期、等容收缩期、快速射血期、减慢射血期、等容舒张期、快速充盈期和减慢充盈期。各期持续时间、伴随心室的舒缩发生的各处的压力、容积、流量变化和瓣膜启闭情况。

知识点20：心泵功能的评定参数　副高：熟练掌握　正高：熟练掌握

(1) 搏出量：一侧心室在每次心搏中射出的血液量为60~80ml。

(2) 射血分数：搏出量和心室舒张末期容积的百分比。

(3) 心排血量：每分钟由一侧心室输出的血量称为每分输出量，也称为心输出量。心排血量=搏出量×心率。

(4) 心指数：在空腹和静息状态下，每平方米体表面积的每分心排血量，称为心指数或静息心指数。

知识点21：影响心排血量的因素　　副高：熟练掌握　正高：熟练掌握

(1) 前负荷的影响：在很大范围内，心脏搏出量和搏功随前负荷增加而增加。心脏前负荷取决于心室舒张末期容积（或压力）。

(2) 后负荷对搏出量的影响：大动脉血压相当于后负荷。后负荷增加时，心肌收缩时产生的主动张力增加；肌肉的缩短时间延迟、缩短速度及缩短距离减小。

由于搏出量减少时余血量增加，前负荷增加，通过代偿性调节，整体条件下后负荷的改变在很大范围内不影响心排血量，但心脏做功量增加。

(3) 心肌收缩能力改变时搏出量的调节：心肌不依赖于负荷而能改变其力学活动的内在特性，称为心肌收缩能力或收缩性。其他因素不变，心肌收缩能力增加时，搏出量增加，心脏做功增加、功率增加。

(4) 心率对心泵功能的影响：安静情况下成年人的心率为60~100次/分，可以在40~200次/分变动。由于心排血量=搏出量×心率，若搏出量不变，心率加快则心排血量增多。但快到某种程度则心动周期过短（主要是舒张期缩短）心室充盈量减少，所以每搏排出量减少，心排血量不会继续增加。然而，心率过慢时并不能使充盈量增加。

知识点22：血压和动脉血压的概念　　副高：熟练掌握　正高：熟练掌握

血压是指血管内的血液对于血管壁的压强，即血液对单位面积血管壁的侧压力。可用mmHg或kPa表示，1mmHg=0.133kPa。动脉血压是指体循环中主动脉和大动脉中的血压，相当于组织器官的灌注压。

知识点23：动脉血压的形成条件　　副高：熟练掌握　正高：熟练掌握

动脉血压的形成条件包括：①循环系统内血液充盈所形成的平均充盈压；②心脏射血是形成动脉血压的基本因素；③外周阻力；④大动脉的弹性贮器作用。

知识点24：动脉血压的正常值　　副高：熟练掌握　正高：熟练掌握

(1) 血液从主动脉流向外周时，由于不断克服阻力，动脉血压逐渐降低。①主动脉：100mmHg（13.3kPa）；②3mm动脉：95mmHg（12.6kPa）；③小动脉末：85mmHg

(11.3kPa)；④微动脉：55mmHg（7.3kPa)；⑤毛细血管起始端：30mmHg（4.0kPa)。

（2）在主动脉和大动脉：①收缩压：心室收缩时，主动脉压急剧升高，在收缩期的中期达到最高值，这时的动脉血压称为收缩压。年轻人的收缩压为100～120mmHg（13.3～16.0kPa)；②舒张压：心室舒张时，主动脉压逐渐下降，在心舒张末期动脉血压的最低值称为舒张压。年轻人的舒张压为60～80mmHg（8.0～10.6kPa)；③脉压：收缩压与舒张压的差称为脉压。年轻人的脉压为30～40mmHg（4.0～5.3kPa)；④平均动脉压：心动周期中每一瞬间动脉血压的平均值。简略估算方法：平均动脉压=舒张压+1/3脉压；⑤循环系统平均充盈压：表示循环系统中血液的充盈程度。循环血量和循环系统容积的比值决定了循环系统平均充盈压的高低，通常为7mmHg。

知识点25：中心静脉压和外周静脉压的概念　　副高：熟练掌握　正高：熟练掌握

（1）中心静脉压：是指右心房和胸腔大静脉内的压强。主要影响因素有：①心脏收缩力的改变：血量不变时，心脏收缩力越强，中心静脉压越低；②循环系统平均充盈压的改变：心脏收缩力不变时，循环系统平均充盈压越高，中心静脉压越高。

（2）外周静脉压：血压较低，微静脉压为15～20mmHg。

知识点26：静脉回心血量的影响因素　　副高：熟练掌握　正高：熟练掌握

（1）体循环平均充盈压的改变（血量或血管容积改变)：其他因素不变时，体循环平均充盈压越高，静脉回流量越多。

（2）心脏收缩力量：心脏收缩力量越强，静脉回流量越多。

（3）体位改变（重力作用)：由卧位突然改为直立位时，静脉回流量减少。

（4）骨骼肌的挤压作用（肌肉泵)：骨骼肌交替收缩与舒张促进静脉回流。

（5）呼吸运动对静脉回流量的影响：呼吸运动增强则静脉回流量增多。

知识点27：微循环的概念及功能　　副高：熟练掌握　正高：熟练掌握

微循环是微动脉经毛细血管到微静脉的血液循环。微循环的功能是在血液和组织液之间不断进行物质交换和液体交换，维持内环境稳态，保证新陈代谢进行。

知识点28：微循环的调节　　副高：熟练掌握　正高：熟练掌握

（1）微动脉主要受交感神经和儿茶酚胺等全身性体液因素（缩血管：NE、AgⅡ、ADH）调节。

（2）后微动脉和毛细血管前括约肌主要受局部代谢产物（舒血管：PO_2降低、PCO_2升高、H^+、组胺、腺苷等）调节。

（3）在静息状态下，组织中在同一时间内只有20%～35%的（如骨骼肌）真毛细血管处于开放状态。

知识点29：血液与组织液之间的物质交换方式　　副高：熟练掌握　正高：熟练掌握

（1）扩散：为主要交换方式，影响因素有浓度差、通透性、面积、脂溶性。

（2）滤过：顺静水压差与渗透压差，由此造成的血管内液体向血管外移动称为滤过，其动力为有效滤过压。

（3）重吸收：当有效滤过压为负值时，血管外液体向血管内移动。

（4）吞饮：主要为血浆蛋白等大分子物质。

知识点30：影响组织液生成的因素　　副高：熟练掌握　正高：熟练掌握

①毛细血管压（急性大失血、右心衰竭）；②血浆胶体渗透压（营养不良性水肿）；③毛细血管壁的通透性（组胺等）；④淋巴回流（正常占总回流量10%左右）。

知识点31：心交感神经对心脏的支配及作用　　副高：熟练掌握　正高：熟练掌握

节前神经胞体（$T_{1\sim5}$）→节前纤维末梢释放ACh（左右侧心交感神经支配有差异）→N_1受体→节后神经纤维末梢曲张体→去甲肾上腺素→心肌β_1受体（可被普萘洛尔阻断）→Gs→AC↑→cAMP↑→激活蛋白激酶A→膜对L型钙通道、If通道的开放概率增加→正性变力、正性变传导和正性变时作用。

心交感神经紧张性增加时，心缩期缩短、收缩期室内压上升速率加大、室内压峰值增高、心舒早期室内压下降速率加大。因此，搏出量增多、心率加快，从而心排血量增多，使动脉血压升高。

知识点32：心迷走神经对心脏的支配及作用　　副高：熟练掌握　正高：熟练掌握

节前神经胞体位于延髓迷走神经背核和疑核→节前纤维末梢释放乙酰胆碱（ACh）→心内神经节N_1受体→节后纤维末梢释放ACh（左右侧迷走神经支配差异，心室肌分布较少）→心肌M受体。

（1）激活Gi→抑制AC→cAMP↓→抑制钙通道、If通道。

（2）Gk蛋白→能激活IKACh通道→K^+外流增多。

（3）激活NOS→生成NO→激活GC→cGMP↑→PDE↑→cAMP↓→抑制钙通道、If通道。最终产生负性变力作用、负性变传导作用和负性变时作用。

心迷走神经紧张增加时，心率减慢、心房肌收缩能力减弱、心房肌不应期缩短、房室传导速度减慢。

知识点33：缩血管纤维对血管的神经支配 副高：熟练掌握 正高：熟练掌握

中枢（节前神经元胞体）在 $T_1 \sim L_3$ 脊髓灰质侧角，节前末梢释放ACh，作用在神经节 N_1 受体上，引起神经节细胞兴奋。节后末梢释放去甲肾上腺素（可作用在α受体和血管 β_2 受体）。α受体激活时，引起血管平滑肌收缩，β_2 受体激活时，引起血管舒张。去甲肾上腺素主要结合α受体，对 β_2 受体作用弱，所以主要引起缩血管效应。不同部位血管中缩血管纤维分布密度不同，皮肤>骨骼肌，内脏>冠状血管、脑血管。同一器官中缩血管纤维分布密度不同，小动脉、微动脉密度大，微静脉密度低。机体多数血管受交感缩血管神经单重支配。

交感缩血管纤维紧张性增强时，主要引起体循环总外周阻力升高（大多数小动脉、微动脉收缩）、容量血管收缩、动脉血压升高。由于皮肤内脏小动脉收缩使血流量减少、组织液生成减少，而冠状和脑血管血流量增加，心排血量不变时，发生血流重新分配。

知识点34：舒血管神经纤维对血管的神经支配 副高：熟练掌握 正高：熟练掌握

（1）交感舒血管神经：节前纤维发自交感，节后纤维释放→ACh→血管平滑肌M受体，存在于骨骼肌的微动脉，只有情绪激动或防御反应时起舒血管作用，使骨骼肌血流量增加。

（2）副交感舒血管纤维：节前纤维发自副交感，节后纤维释放→ACh→血管平滑肌M受体（有些血管受双重神经支配）。主要支配：面神经中的副交感纤维支配脑膜血管、迷走神经中的副交感纤维支配唾液腺、胃肠外分泌腺的血管和盆神经中的副交感纤维支配外生殖器的血管。副交感舒血管纤维不参与体循环总阻力的调节。

知识点35：心血管反射 副高：熟练掌握 正高：熟练掌握

（1）颈动脉窦和主动脉弓压力感受性反射：感受器在60～180mmHg范围内对波动性压力变化的刺激敏感，当正常平均动脉血压约100mmHg时，反应最灵敏。反射的基本中枢在延髓，延髓与高位中枢有往返的联系。通过快速负反馈调节，使动脉血压维持相对稳定，所以该反射的传入神经也称为缓冲神经。

（2）颈动脉体和主动脉体化学感受性反射：此反射平时不参与动脉血压调节，当大失血（平均动脉血压低于60mmHg时）、窒息、酸中毒时，参与循环功能调节。

知识点36：肾素-血管紧张素系统的作用 副高：熟练掌握 正高：熟练掌握

血管紧张素Ⅱ有较大的活性，其主要作用：①直接作用于血管平滑肌受体，使全身微动脉收缩，总外周阻力升高，动脉血压升高；②作用于交感缩血管神经末梢→去甲肾上腺素释放增加；③作用于中枢使交感神经兴奋（交感缩血管神经）；④刺激肾上腺皮质球状带→分泌醛固酮；⑤抗利尿激素（ADH）和促肾上腺皮质激素分泌增加；⑥刺激渴觉中枢→饮水行为；⑦抑制压力感受性反射，减弱血压升高引起的心率减慢。

知识点37：引起肾素分泌的原因　　副高：熟练掌握　正高：熟练掌握

①肾血流灌注减少时肾素分泌：动脉血压下降→入球小动脉牵张感受器的刺激减弱；流经致密斑的 Na^+↓（或 GFR↓）；肾动脉狭窄；②血 Na^+浓度降低时肾素分泌；③肾交感神经兴奋时肾素分泌；④肾上腺素、去甲肾上腺素分泌增加时肾素分泌。

知识点38：肾上腺素和去甲肾上腺素的分泌部位

副高：熟练掌握　正高：熟练掌握

肾上腺髓质，分泌 80%肾上腺素，20%去甲肾上腺素。

知识点39：肾上腺素和去甲肾上腺素与受体的结合能力

副高：熟练掌握　正高：熟练掌握

肾上腺素和去甲肾上腺素与受体的结合能力

	肾上腺素（E，A）	去甲肾上腺素（NE，NA）
心脏	β_1（正性变时、变力、变传导）	β_1
血管	β_2（血管舒张）	β_2
	α（血管收缩）	α

知识点40：血管升压素的来源、贮存及作用　　副高：熟练掌握　正高：熟练掌握

（1）来源：下丘脑视上核、室旁核。

（2）贮存：神经垂体轴突末梢。

（3）作用：①生理剂量：抗利尿作用；②大剂量（如大失血）：强烈的收缩血管作用。

知识点41：血管升压素的分泌调节　　副高：熟练掌握　正高：熟练掌握

（1）血浆晶体渗透压：血浆晶体渗透压↑（主要是 NaCl 浓度升高）→刺激下丘脑前部位于室周器的渗透压感受器→ADH 的合成和释放↑→远曲小管和集合管对水的通透性↑→水的重吸收↑→尿液浓缩，尿量↓→血浆晶体渗透压↓（负反馈调节）。

（2）血容量：循环血量的改变，能反射性地影响 ADH 的合成和释放。

血容量↑或压强↑→刺激心房、心室、肺循环大血管壁上容量感受器→迷走神经传入纤维传入冲动增多→抑制下丘脑视上核、室旁核神经元→垂体后叶 ADH 的分泌减少→远曲

小管和集合管对水的通透性↓→水的重吸收减少、尿量增加、血容量减少→动脉血压降低（负反馈调节）。

反之，血容量↓或压强↓→对心房、心室、肺循环大血管壁上容量感受器的刺激↓→迷走神经传入纤维传入冲动减少→对下丘脑视上核、室旁核神经元的抑制作用减弱→垂体后叶 ADH 的分泌增多。

（3）动脉压力感受器：动脉血压升高，可反射性地抑制 ADH 的释放。

第三章 心血管疾病分子生物学与基因学

知识点1：基因表达的概念及步骤 副高：了解 正高：熟悉

绝大多数生物的基因是由脱氧核糖核酸（DNA）组成，少数病毒基因组则由核糖核酸（RNA）组成。基因组所含有的遗传信息由DNA或RNA分子中的核苷酸排列顺序所决定。基因所包含的信息可由特定功能的蛋白质解读，这类蛋白质附着在DNA或RNA分子的一定位置，起始一系列的生化反应合成基因的编码产物，这一过程称之为基因表达。

基因表达由2个步骤组成：①以DNA分子为模板合成RNA拷贝，称为转录；②由RNA拷贝指令蛋白质的合成，称为翻译。

知识点2：DNA分子的组成成分 副高：了解 正高：熟悉

DNA的基本组成成分是碱基、脱氧核糖和磷酸。碱基分4种：2种嘌呤，腺嘌呤和鸟嘌呤；2种嘧啶，胞嘧啶和胸腺嘧啶。碱基与脱氧核糖结合，构成脱氧核糖核苷。脱氧核糖核苷分子中的糖分子与磷酸分子结合，构成脱氧核糖核苷酸，核苷酸依据其组成中的碱基种类不同，分别称为腺嘌呤核苷酸（A）、鸟嘌呤核苷酸（G）、胞嘌呤核苷酸（C）和胸腺嘌呤核苷酸（T）。

知识点3：DNA的双螺旋结构 副高：了解 正高：熟悉

DNA双螺旋是由两条互补链组成的，同时碱基之间的配对是有规律的。因此，当DNA双链分开成为两条互补单链时，单链可以作为复制的模板，再重新合成与它互补的DNA链。这样，原来的DNA双链分子，也就是亲链，通过复制产生了两个DNA双链分子，也就是两个子链。子链中的碱基对同亲链完全一样。DNA分子就是这样复制出与自己完全相像的两个子代。复制产生的DNA双链中保留了一条亲链，因此，DNA的复制是“半保留”复制。

知识点4：RNA的组成与DNA的组成的区别 副高：了解 正高：熟悉

RNA的组成与DNA的组成有两点不同：①RNA的4种碱基中，尿嘧啶（U）取代了胸腺嘧啶，还含有少量的稀有碱基；②RNA含有的五碳糖是核糖而不是脱氧核糖。除此之外，同DNA一样，也是由碱基和核糖构成核糖核苷，再和磷酸构成核糖核苷酸，并通过磷酸二酯键把核糖核苷酸连接成长链。

知识点 5：RNA 的类别及结构功能 副高：了解 正高：熟悉

RNA 分为转运 RNA（tRNA）、信使 RNA（mRNA）和核糖体 RNA（rRNA）三类，它们各有独特的结构和功能。①mRNA：是翻译蛋白质的模板，具有寿命短、含量较少等特点；②tRNA：是运载氨基酸的 RNA，具有含量较多、代谢稳定、种类较固定等特点；另外，tRNA 含有较高比例的稀有碱基，具有典型的三叶草式构型；③rRNA 是组成核糖体最主要的成分，而核糖体是蛋白质合成的场所；rRNA 在细胞内含量最多，并且代谢稳定，存活时间较长。

知识点 6：蛋白质的结构 副高：了解 正高：熟悉

蛋白质的结构分为 4 级：①一级结构：肽链中氨基酸的线性排列结构；②二级结构：肽链的 α 螺旋和 β 片层结构；③三级结构：一条肽链的三维空间的折叠结构；④四级结构：几条肽链（或几个亚基）结合形成的三维空间的折叠结构。

知识点 7：DNA 和 RNA 的检测技术 副高：了解 正高：熟悉

DNA 和 RNA 的检测主要包括核酸杂交和聚合酶链反应（PCR）。①核酸杂交：是指利用互补的核酸单链之间能够特异性地结合，包括 Southern 印迹（DNA 的检测）和 Northern 印迹（RNA 的检测）；②聚合酶链反应：是在 DNA 变性与复性的基础上，结合 DNA 的合成，来高效检测目的 DNA 的质与量。

知识点 8：PCR 技术的基本原理 副高：了解 正高：熟悉

①DNA 合成需要引物；②DNA 的复性与变性的原理；③人工合成的引物在 PCR 反应过程中，对于引物之间 DNA 双链的高度选择性和高效性；④耐高温的 DNA 聚合酶的发现和运用。

反转录聚合酶链反应（RT-PCR）实际上就是利用反转录酶将 RNA 的信息转换为 DNA 的信息。

知识点 9：蛋白质的检测技术 副高：了解 正高：熟悉

在分子生物学研究中，基因的产物蛋白质及其状态常常也是检测的对象。检测的方法主要是基于抗原-抗体特异性的结合。Western 印迹是最常用方法之一，其过程是将蛋白质从组织或培养的细胞中溶解出来，后将样品蛋白质用聚丙烯酰胺凝胶电泳按照分子质量大小分开，然后将分开的蛋白质转移到特殊的膜上，再用抗体与靶蛋白结合，最后用带有荧光标记的抗体作用，荧光底物显色并曝光于 X 线胶片，从而获得蛋白质的质和量的信息。

知识点 10：基因转移技术 副高：了解 正高：熟悉

现在大多数所提到的基因转移技术，是指将目的基因整合入受精卵细胞或者是胚胎干细胞，然后提供模拟胚胎发育生长环境，经过通常的发育过程产生新的带有目的基因个体，并且继续可以传递给后代。被转移的基因称为转基因。

知识点 11：RNA 干扰技术 副高：了解 正高：熟悉

在生物体内，当外源性或内源性双链 RNA（dsRNA）进入细胞后，识别含有其互补序列的 mRNA 并与之结合后，在酶的作用下降解 mRNA，干扰相应基因表达，这一现象称为 RNA 干扰（RNAi）。RNAi 作用的基本原理是一些短干涉 RNA（siRNA）结合一个核酸酶复合物形成所谓 RNA 诱导沉默复合体（RISC）。RISC 由核酸内切酶、核酸外切酶、解旋酶等组成，对靶 mRNA 具有识别和切割作用，激活的 RISC 通过碱基配对定位到同源 mRNA 转录本上并切割它，从而可以破坏特定目的基因转录产生的 mRNA，使其功能沉默。目前认为其可能机制分为 3 步：①dsRNA 的形成；②siRNA 的形成；③RNAi 的形成。

知识点 12：基因敲除技术 副高：了解 正高：熟悉

基因敲除技术是人为有目的地敲除实验动物体内某特定基因的技术。这种实验动物可以被用来观察某个基因对于动物生命活动影响的主要方面。其基本方法是构建能够灭活目的基因的重组 DNA（基因敲除载体），该 DNA 含有与目的基因同源性较大的区域。导入胚胎干细胞，通过同源重组的原理取代并破坏原有基因。筛选出敲除成功的干细胞后，通过显微注射入小鼠的囊胚中参与胚胎发育，获得含有一个等位基因敲除的小鼠嵌合体。然后，通过进一步小鼠的合理培育，就可以获得纯合子小鼠，即两个等位基因都被敲除成功小鼠。

知识点 13：遗传病的特点 副高：了解 正高：熟悉

遗传病是指生殖细胞或受精卵的遗传物质（染色体和基因）发生突变（或畸变）所引起的疾病，通常具备以下特点：①垂直传递；②与亲代的遗传物质的突变（或染色体畸变）有关；③必须是生殖细胞或受精卵的遗传物质改变；④引起人体不同程度的病理变化或生理变化。

知识点 14：常见遗传性疾病的遗传方式 副高：了解 正高：熟悉

根据孟德尔理论，生物体表现出某一性状，体内一定有一个（一对）相应的基因。基因是相对稳定的，因此它控制的性状是相对稳定的，并一代一代不变地传递下去。如果基因变化了，性状也一定发生改变。根据控制某一性状基因的异同，可将该性状的遗传方式分为单基因遗传和多基因遗传。

知识点15：常见心血管疾病的遗传学分类　　副高：了解　正高：熟悉

（1）单基因遗传心血管病：①常染色体显性遗传心血管病：如马方综合征、家族性嗜铬细胞瘤、先天性肺动静脉瘘、家族性原发性肺动脉高压、雷诺综合征、肥厚性心肌病、扩张性心肌病、家族性高脂血症、家族性心律失常、Romano-Ward 综合征（Q-T 延长）；②常染色体隐性遗传心血管病：如多发性大动脉炎、X 综合征、家族性心脏脂质沉积症、家族性脂蛋白酯酶缺陷；③X 连锁遗传性心血管病：如脆性 X 染色体综合征（二尖瓣脱垂）、假肥大型肌营养不良症（心肌病变）、X 性连锁内脏异位综合征。

（2）多基因遗传心血管病：①室间隔缺损；②房间隔缺损；③动脉导管未闭；④主动脉口狭窄；⑤主动脉缩窄；⑥单纯肺动脉口狭窄；⑦法洛四联症；⑧Ebstein 畸形；⑨冠状动脉心脏病；⑩高血压病；⑪心内膜弹性纤维增生症；⑫多基因性高胆固醇血症。

知识点16：长Q-T间期综合征的致病基因　　副高：了解　正高：熟悉

长 Q-T 间期综合征（LQTS）的特征是心电图 Q-T 间期延长（QTc≥0.44s），有室性心动过速倾向和猝死倾向。LQTS 病理特征为心肌细胞复极化过程延迟，与细胞膜电压启闭型钠、钾和钙离子通道基因缺陷有关。已经确定的致病基因有：①KVLQT-1 基因：位于染色体 11p15.5，参与心肌细胞钾离子通道构成，有 10 个位点突变和 1 个缺失突变；②HERG 基因：位于染色体 7q35-36，编码钾离子通道 α-亚基，有 5 个位点突变和 2 个缺失突变，引起钾离子通道形成障碍；③SCN5A 基因：位于染色体 3p21-24，编码钠离子通道 α-亚基，有 2 个位点突变和 1 个缺失突变，可能使钠离子通道失活异常。此外，还有一个影响钾离子通道结构和功能的致病基因尚未最后确定，暂称为 LQT5，其突变位于染色体 4q25-27。

知识点17：对血脂水平有较大影响的基因　　副高：了解　正高：熟悉

对血脂水平有较大影响的基因有脂蛋白酯酶（LPL）基因、载脂蛋白 CⅡ（Apo-CⅡ）基因和 ApoE 基因等。①LPL 的主要功能是水解乳糜微粒（CM）和极低密度脂蛋白（VLDL）中的三酰甘油；LPL 基因位于染色体 8p22，长约 30kb，包含 10 个外显子和 9 个内含子，1~9 号外显子长 105~276bp，外显子 10 较大，长 1948bp。家族性 LPL 缺陷引起原发性Ⅰ型高脂血症，为常染色体隐性遗传疾病；②ApoCⅡ基因位于 19 号染色体长臂，长约 3.3kb，有 4 个外显子和 3 个内含子。ApoCⅡ功能为活化 LPL，活化的 LPL 进而水解 CM 和 VLDL 中的三酰甘油。家族性 ApoCⅡ缺陷为常染色体隐性遗传疾病。遗传学研究已发现 10 余种 ApoCⅡ基因突变，大部分是第 3 外显子上的单一碱基突变，无大片段的插入/缺失（I/D）；③ApoE 基因也位于第 19 号染色体长臂，长 3.6kb，包含 4 个外显子和 3 个内含子。ApoE 有 ApoE 2、ApoE 3 和 ApoE 4 三种主要异构体和其他 15 种罕见异构体。ApoE 基因上的突变引起家族性Ⅲ型高脂血症。

知识点18：高血压的遗传基因　　副高：了解　正高：熟悉

（1）血管紧张素原基因：人类血管紧张素原（Agt）基因的cDNA全长1445个核苷酸，编码485个氨基酸组成的蛋白质。Agt基因有5个外显子和4个内含子，全长13kb。Agt基因的两个突变，第174位苏氨酸被蛋氨酸取代、第235位蛋氨酸被苏氨酸取代可能与高血压病相关联。目前有较多的关联研究证据提示第235位蛋氨酸被苏氨酸取代突变与高血压病及血浆Agt浓度相关联。

（2）α-内收蛋白基因：α-内收蛋白基因编码是一种具α、β两个亚单位的细胞骨架来自内收蛋白中的α亚单位，该基因定位于人类染色体4p16.3。研究表明，该基因的一个位点突变460TrP（色氨酸）与高血压病相关联，并与钠平衡敏感性增强有关。

（3）胰岛素受体基因：人胰岛素受体基因位于染色体10p13.2。有研究发现，人类的胰岛素受体基因第1内含子的微卫星多态性与血压和肥胖无关；而其第9内含子含有的Rsal RFLP的R1等位基因顺率，高血压病组高于对照组。

知识点19：实施基因治疗应具备的条件　　副高：了解　正高：熟悉

①选择、分离出治疗疾病的特异性基因；②选择、获得足够数量携带目的基因的载体和（或）细胞；③通过有效的基因转移途径将目的基因高效转染靶细胞、导入患者个体中；④目的基因在体内能产生足够量的产物，稳定表达、治疗疾病；⑤安全、不产生有害的不良反应。

知识点20：基因治疗选择靶细胞的原则　　副高：了解　正高：熟悉

选择一种理想的靶细胞是基因治疗效果的一个关键因素。选择何种类型的靶细胞应根据不同的病情、选择好的目的基因及其表达载体、基因转染方式等具体情况而定。选择的原则主要为：①细胞易于从体内取出，在体外能够用常规细胞培养法大量增殖；②现有的基因转移技术能高效地将目的基因转染到离体细胞；③细胞经过体外基因操作后能够存活下来，并能安全回输体内；④回输体内后能高效而持久地表达目的基因。

知识点21：心血管疾病的基因治疗策略　　副高：了解　正高：熟悉

①基因校正或置换，即通过体内基因同源重组可以对缺陷基因进行精确的原位修复，将致病基因的突变碱基序列纠正，而正常部分予以保留。该方法是基因治疗最理想的选择和目的；②基因替代，将有功能的正常基因转移到病变细胞或其他细胞。目的基因的表达产物可以补偿缺陷基因的功能或使原有的功能得到加强。这一方案最适宜隐性单基因疾病的治疗，是目前基因治疗较为成熟的方法；③基因封闭，包括反义核酸技术及核酶技术。反义核酸是指将与靶基因或其mRNA序列互补的DNA或RNA片段导入细胞后能与之特异

结合，从而抑制其复制、转录、剪接、翻译和表达；④“自杀基因”疗法，来自单纯疱疹病毒Ⅰ型的胸腺嘧啶脱氧核苷激酶，能够特异性地使前体药物磷酸化，使其转化成为抑制增殖细胞DNA合成的细胞特异性毒物。

知识点22：心血管疾病的基因治疗类型 副高：了解 正高：熟悉

（1）依据靶细胞的类型：可将基因治疗分为生殖细胞或体细胞基因治疗。

（2）依据基因导入人体的方式：可将基因治疗分为直接体内疗法和间接体内疗法两种。①直接体内疗法：又称一步法，是将重组的目的基因直接导入体内特定靶细胞和靶器官，在体内表达出所需要的功能蛋白质，从而发挥治疗作用；②间接体内疗法：又称二步法、回体转移法，是研究最多、比较常用的方法，效果较易控制，但是操作繁琐，技术难度大。该法先将含有目的基因的重组载体导入体外培养的自体或异体的中介细胞，经过筛选后将能表达目的基因的中介细胞重新输回受体治疗者体内，中介细胞内目的基因表达产物经过循环分泌或旁分泌的方式作用于靶细胞而发挥治疗作用。

知识点23：心血管疾病的基因转移方法 副高：了解 正高：熟悉

（1）病毒载体介导法：多种病毒对哺乳类动物细胞具有很强的感染能力，并在宿主细胞内复制和表达。因此，可选择某些对人体无害的病毒，构建病毒载体，进行基因转移。以病毒载体介导的基因转移研究较为系统，其导入基因的效率一般高于非病毒载体介导的基因转移方法。其中反转录病毒载体和腺病毒载体已用于临床基因治疗试验。

（2）非病毒载体介导法：本方法的基因转移主要有裸露DNA直接注射、电穿孔、脂质体介导、磷酸钙共沉淀等方法。这些方法依赖不同机制将大分子物质摄入靶细胞中，体内导入效率低，导入的目的基因不易稳定整合到靶细胞的基因组。

知识点24：遗传性肥厚性心肌病的基因治疗 副高：了解 正高：熟悉

由于β-肌球蛋白重链基因是家族性肥厚性心肌病的主要致病基因，超过50%的肥厚性心肌病病例出现该基因突变，用腺病毒携带β-肌球蛋白重链基因转染病变的心肌细胞恢复正常心肌收缩力是基因治疗的首选方案，采用此方法结果可见心肌细胞收缩力增强。另一种方法是针对肥厚性心肌病心肌细胞中出现的突变体，用重组腺病毒携带核酶基因导入心肌病变细胞裂解突变体，使心肌细胞功能得以改善，并有可能得到新的细胞表现型。

知识点25：长Q-T间期综合征的基因治疗 副高：了解 正高：熟悉

本病患者的染色体异常存在于11p15.5（长Q-T间期综合征Ⅰ型）、7q35~36（Ⅱ型）、3p21-24（Ⅲ型）和4p25-27（Ⅳ型）。4个位点的基因突变使心肌细胞的电压启闭型钾离子通道结构发生不同的缺陷（其中染色体3p21-24位点上的SCN5A基因突变干扰钠离子通道的正常失活），导致动作电位延长，复极化过程延迟。目前采取的治疗方法是用ShK基因转染病变心肌细胞，用此方法可以纠正心肌细胞的动作电位的异常延长，并获得新的细胞表现型。

知识点26：家族性高胆固醇血症的基因治疗　　副高：了解　正高：熟悉

家族性高胆固醇血症患者中染色体FH1、FH2和FH3位点存在突变者高达60%，这些突变均引起低密度脂蛋白受体异常从而导致高胆固醇血症。使用低密度脂蛋白受体功能基因结合反转录病毒载体导入患者肝细胞，外源基因在肝细胞表达时间最长可达17周，患者血浆LDL水平大幅度降低。使用重组腺病毒携带表达极低密度脂蛋白受体蛋白基因也可以得到类似效果。除此之外，还可以采用间接基因治疗法，即用反转录病毒载体携带LDL受体基因在体外转导肝细胞。使被转导细胞超员表达LDL受体，再将被转导细胞回输体内。此方法能使血中总胆固醇和低密度脂蛋白水平明显下降，持续时间可长达24周以上。

第二篇
心血管疾病常用临床检查技术

第一章　心脏影像诊断学

第一节　心脏 X 线平片

知识点 1：心脏 X 线平片的常规投照体位　　副高：掌握　正高：熟练掌握

心脏 X 线平片检查要求立位吸气下屏气摄片，X 线球管焦点至胶片距离为 1.8~2 米，心影放大率不超过 5%。常规投照体位有：①后前位：观察心脏大血管疾病的基本体位，除了能显示心脏和人血管整体形态、大小和位置外，还可了解胸部包括双肺尤其肺循环的改变；②左前斜位（常规 60°）：观察胸主动脉和分析左、右房室增大的重要体位；③右前斜位（常规 45°）：食管服钡摄片，主要用于观察左房增大对食管的压移情况，也有助于观察肺动脉段突出和右室漏斗部增大等征象；④侧位：一般采用左侧位食管服钡摄片，兼有左、右斜位的作用，还可用于测量心脏和胸廓前后径。

知识点 2：心脏 X 线平片检查的组合方式　　副高：掌握　正高：熟练掌握

心脏 X 线平片检查一般采用两种组合方式：①后前位和左、右前斜位；②后前位和左侧位。

知识点 3：心血管造影适用的范围　　副高：掌握　正高：熟练掌握

①X 线平片结合临床检查和心电图、超声、CT、MRI 以及核医学成像等技术难以诊断的心血管疾病，例如，心脏复杂及复合畸形，特别是外科治疗适应证的选择而要求显示病变细节的病例，同时可实施心导管检查（如心脏和大血管各部位测压以及血氧分析等），为

某些心血管疾病诊断以及复杂先天性心脏病手术适应证选择提供重要诊断信息。

知识点4：心血管造影设备　　副高：掌握　正高：熟练掌握

（1）X线电影摄影：使用大功率X线机，采用单相或双相电影摄影，配以影像增强器与高分辨率电视监视和录像系统以保证导管定位和图像回放。目前，X线电影摄影已逐步被数字化成像系统替代。

（2）数字化成像系统：使用全数字化平板X线机，其具有数字减影血管造影（DSA）、数字化存储和图像后处理功能。DSA可减掉重叠的骨骼和软组织影，清晰显示含有对比剂的血管和组织，减少了对比剂用量，降低了X线剂量。

知识点5：右心房、右心室（包括肺动脉）系统心血管造影的投照体位　　副高：掌握　正高：熟练掌握

右心房、右心室（包括肺动脉）系统进行心血管造影一般采用的投照体位是前后位+足头位20°与侧位，可较全面地显示心脏各房室以及主动脉、肺动脉（肺动脉主干及分支）的大小、形态、位置排列和连接关系、体-肺动脉侧支血管以及动脉导管未闭的部位。

知识点6：左心房、左心室系统心血管造影的投照体位　　副高：掌握　正高：熟练掌握

左心房、左心室系统一般采用前后位+足头位20°与侧位，在心脏复杂畸形（如大动脉错位）用于显示心房、心室及两大动脉的连接和空间排列关系。长轴斜位（左前斜位60°~70°+足头轴位20°~30°）用于显示室间隔前部和左心室流出道，适用于观察前部室间隔缺损、左侧心室流出道狭窄以及二尖瓣病变等。四腔位（左前斜45°+足头轴位30°+体轴向右15°）使房间隔、室间隔膜部和肌部（后部）、房室瓣环处于切线位，用于观察室间隔缺损、主动脉窦脱垂、二尖瓣和主动脉瓣的连接关系以及房间隔缺损部位等。

知识点7：肺动脉造影的投照体位　　副高：掌握　正高：熟练掌握

肺动脉造影采取的投照体位是前后位+足头位20°，适用于显示主动脉与肺动脉、分叉部以及左右分支，用于肺动脉及分支病变诊断。观察一侧肺叶、段肺动脉病变时可辅以左、右前斜位或侧位。

知识点8：主动脉造影的投照体位　　副高：掌握　正高：熟练掌握

主动脉造影采取的投照体位是左前斜位45°~60°或侧位，用于显示胸主动脉包括主动脉弓部的分支血管近段。前后位也适用于显示主动脉弓部的分支血管以及乳内动脉。前后

位可观察腹主动脉及其分支血管，若供应主要脏器的分支血管开口部或近端因重叠观察不清，应附加左、右前斜位。

知识点9：冠状动脉造影的投照体位　　副高：掌握　正高：熟练掌握

左、右冠状动脉分别发自主动脉的左冠状窦和右冠状窦。左冠状动脉分为前降支和回旋支，前者沿前室间沟下行至心尖，后者走行于左房室沟；右冠状动脉走行于右房室沟。冠状动脉走行特点要求多角度投照以避免血管重叠影响诊断。左冠状动脉的常用投照体位有左前斜50°~60°、左前斜50°~60°+足头10°~20°、左前斜50°~60°+头足10°~20°、右前斜20°~30°、右前斜20°~30°+头足10°~20°、右前斜20°~30°+足头10°~20°；右冠状动脉的常用投照体位有左前斜50°~60°、左前斜50°~60°+足头10°~20°、右前斜30°~45°。

知识点10：左室造影的投照体位　　副高：掌握　正高：熟练掌握

左室造影主要用于冠心病尤其怀疑室壁瘤形成者。多采用右前斜30°和左前斜60°，观察左室壁运动情况以及二尖瓣功能，为手术适应证以及术式选择提供依据。

知识点11：心血管造影对比剂的使用　　副高：掌握　正高：熟练掌握

心血管造影一般要求使用非离子型碘对比剂。选择性心房、心室以及大血管造影时，对比剂用量较大，注射速率较快，须使用高压注射器。冠状动脉以及相对细小的动脉造影时，对比剂用量较小，注射速率较慢，一般采用手推注射方式。

选择性心房、心室或大血管造影时，成人每次注射对比剂30~45ml，注射速率为15~18ml/s；婴幼儿和儿童每次注射对比剂1~2ml/kg，1.5~2秒内注入。冠状动脉造影时，左冠状动脉每次注射对比剂6~8ml，右冠状动脉每次注射对比剂4~6ml。成人单次检查的对比剂总量≤200ml；婴幼儿和儿童单次检查的对比剂总量≤7ml/kg。

知识点12：显影顺序异常的分析　　副高：掌握　正高：熟练掌握

分析显影顺序异常用于评价心脏血液循环方向的改变。正常显影顺序为体静脉→腔静脉→右心房→右心室→肺动脉→肺静脉→左心房→左心室→主动脉。异常改变包括早期或短路显影、延迟显影、不显影、再显影和反向显影等。右心室和肺动脉显影时，主动脉早期显影提示主动脉骑跨。左心室造影时，右心室同时显影（短路显影）提示心室水平左向右分流，右心室流出道和肺动脉狭窄可使肺动脉分支延迟显影。三尖瓣闭锁时，右心室无顺向显影（不显影）；肺动脉闭锁时，肺动脉无顺向显影（不显影）。静脉-右心造影时，右心房、右心室和肺动脉在左心显影期再显影，提示相应部位从左向右分流。升主动脉造影显示对比剂向左心室逆流或者左心室造影显示对比剂向左心房逆流为反向显影，提示瓣膜反流。

知识点13：解剖结构异常的分析　　副高：掌握　正高：熟练掌握

分析解剖结构异常用于评价心脏各房室和大血管大小、形态、位置改变及其相互关系，尤其对先心病诊断至关重要。例如，单心室泛指心室区仅有一个解剖学心室，应分析心室肌小梁形态结构以明确左心室或右心室；大动脉错位为主动脉、肺动脉与左心室、右心室的异位连接；对于肺动脉闭锁应评价体肺侧支血管来源、供血以及左、右肺动脉是否融合。心腔内、心房或室壁以及心包肿块为心脏占位性病变的主要表现。

冠状动脉以及心脏以外的血管造影时，除了分析血管本身改变［如狭窄、闭塞和（或）扩张］外，还应观察侧支循环情况。对于实质性脏器（如肾脏等）应观察实质期、静脉期以及有无新生血管和脏器内外的侧支血管等异常。

知识点14：显影密度异常的分析　　副高：掌握　正高：熟练掌握

在右侧心腔显影早期，左向右分流（不含对比剂的血液流入）可使其腔内产生显影密度减低区（又称显影缺损），依其大小可粗略评估分流程度。在主动脉瓣或二尖瓣关闭不全时，依据左心室或左心房显影密度变化可粗略估计反流程度。在法洛四联症，根据早期显影的升主动脉密度可大致估计主动脉骑跨程度。

第二节　心脏CT检查

知识点1：CT的基本原理　　副高：掌握　正高：熟练掌握

CT的基本原理是X线以多角度穿过人体并由探测器阵列检测，由探测器阵列检测的信号经数字化转变为象素图像（薄层横断面图像）。与象素对应的灰阶值以水的灰阶值作为参照并定义为HU或CT值。空气吸收的X线比水少，骨骼吸收的X线比水多。人体的CT值范围为-1000HU（空气）~0HU（水）~+1000HU（骨骼），代表了人体各种组织的CT密度值。

知识点2：多层螺旋CT（MSCT）的层级选择　　副高：掌握　正高：熟练掌握

对冠状动脉检查而言，4或8层螺旋CT检查的成功率以及图像质量满足影像学评价的比例很低，其临床应用受限；16层螺旋CT基本能够满足冠状动脉成像的临床应用，但要求使用者具有丰富的操作和诊断经验；32、40、64层螺旋CT以及双源CT冠状动脉检查的成功率以及图像质量满足影像学评价的比例很高。由于MSCT的时间分辨力偏低，冠状动脉检查对被检者的心率和心律有一定要求。

知识点3：CT图像后处理　　副高：掌握　正高：熟练掌握

CT获得数百至数千幅横断面图像，原始图像的阅读和分析很重要。多平面重组在二维平面（如心室短轴和长轴）上显示心脏解剖结构；曲面重组沿血管轴线在二维平面上显示血管，对血管腔评价很有用；最大密度投影重组显示最大CT密度的象素，可获得类似于传统血管造影的图像；容积再现重组以二维模式直观和整体显示心脏和血管。

知识点4：CT对比剂的使用　　副高：掌握　正高：熟练掌握

除冠状动脉钙化积分测量外，心脏CT检查须使用（经外周静脉注射）非离子型碘对比剂。对比剂用量和注射速率主要取决于检查部位和目的以及对比剂碘浓度和CT扫描时间。糖尿病、肾衰竭以及充血性心力衰竭增加了对比剂肾病的危险性。对比剂轻度过敏反应常见，对比剂严重过敏反应罕见。对有严重过敏反应史的患者应考虑替代性检查方法。

知识点5：CT射线剂量　　副高：掌握　正高：熟练掌握

CT利用X线，即电离辐射产生信息并获得图像。医生应权衡X线的益处和潜在的危害。患者在CT检查过程中接受的射线剂量应是获得满意图像质量的最小剂量。心脏（包括冠状动脉）CT检查通过使用前瞻性心电门控、心电门控射线剂量调节以及解剖学的球管电流调节等技术，其射线剂量已接近导管法冠状动脉造影。

知识点6：冠心病冠状动脉钙化的检测　　副高：掌握　正高：熟练掌握

冠状动脉钙化是血管粥样硬化的标志。CT显示钙化的敏感度高，依据CT上测得的冠状动脉钙化积分能提供不依赖于常规心血管危险因素并具有个性化的冠心病危险性评估。随着MSCT冠状动脉成像技术逐渐成熟，该项检查的应用逐年减少。

知识点7：冠心病心脏形态结构和功能的评价　　副高：掌握　正高：熟练掌握

MSCT有时可以显示心肌缺血或急性心肌梗死所致的低灌注区，但一般不能鉴别二者。MSCT能显示陈旧性心肌梗死所致的心室壁变薄和密度减低，还可显示心室壁向外扩张形成的室壁瘤及其附壁血栓形成。多相位CT（可以电影模式显示）可以显示受累部位心肌收缩增厚率降低或消失、局部运动功能异常以及射血分数降低。由于MSCT的时间分辨力偏低，在左心室和右心室肌块、容积和射血分数定量评价方面不如MRI。

知识点8：冠心病的冠状动脉成像　　副高：掌握　正高：熟练掌握

MSCT能显示冠状动脉及主要分支，对其有临床意义的狭窄诊断具有较高敏感度和特异度，基本满足冠心病初步诊断的需要。MSCT 对冠状动脉狭窄诊断的阴性预测值很高，有助于避免冠状动脉正常或不须介入治疗（指无临床意义的狭窄）的患者做有创性的导管法造影，基本满足冠心病介入治疗筛选的需要。MSCT 对冠状动脉其他疾病，如动脉瘤、肌桥以及变异或畸形等的诊断具有优良价值。但 MSCT 不能动态显示和定量评价冠状动脉血流，不易区分局限性重度狭窄（狭窄程度 90%~99%）与完全闭塞。快心率、心律失常和血管壁钙化影响血管腔评价。MSCT 可以显示冠状动脉主干以及较粗大分支血管近段有一定体积的斑块，根据斑块 CT 密度值可初步判断其类型，但其空间分辨力不满足斑块组织结构的细微观察。

知识点 9：CT 在心脏瓣膜病的应用　　副高：掌握　正高：熟练掌握

心脏瓣膜病主要有风湿性心脏瓣膜病和退行性主动脉瓣膜病等。超声是评价心脏瓣膜形态学和功能的首选检查方法。近年来，MSCT 用于该疾病评价有增多趋势。CT 能用于显示心脏各房室包括瓣膜形态学（如瓣叶增厚、钙化及程度）以及左心房血栓形成，对左心房血栓尤其左心房耳血栓的检出率高于超声，其特异度也较高。另外，在横断面 CT 图像上可大致评价冠状动脉及主要分支是否有病变以便了解是否并发冠心病。

知识点 10：CT 在原发性心肌病的应用　　副高：掌握　正高：熟练掌握

MSCT 是诊断肥厚性心肌病的优良方法，能准确显示心肌肥厚的部位和程度，可显示心肌肥厚所致的心室腔变形和心室流出道狭窄，能对心肌重量（肌块）增加、心肌收缩期增厚率下降以及射血分数等心功能指标进行定量评价，还能以电影方式动态观察心室壁运动情况。MSCT 能用于评价扩张性心肌病患者的心脏各房室大小、形态尤其心室扩张程度，也可用于监测心室容积和射血分数等变化。在限制性心肌病诊断及其与缩窄性心包炎鉴别方面，MSCT 通过显示心包改变（后者的心包增厚、钙化）有很大帮助。

知识点 11：CT 在先心病的应用范围　　副高：掌握　正高：熟练掌握

对先心病诊断而言，MSCT 能准确评价心脏各房室和大血管大小、形态，结构（如房间隔、室间隔以及心脏瓣膜等异常）、位置改变以及相互关系，能为临床提供丰富的诊断信息，主要用于心脏复杂畸形诊断和鉴别，包括：①分析心室肌小梁形态结构以确定左或右心室；②心房-心室-大血管连接关系异常（如大动脉错位为主动脉、肺动脉与左、右心室异位连接）以及位置和排列关系；③肺静脉或体静脉与左心房或右心房连接关系异常（如肺静脉异位引流入右心房）；④肺动脉发育不良、肺血管畸形以及体肺侧支血管的来源和供血情况；⑤主动脉发育异常（主动脉缩窄或闭锁以及侧支循环情况）及其分支血管畸形；⑥冠状动脉变异和畸形；⑦肝、脾和胃腔位置以及肺和支气管形态，有助于内脏和心房位置判断。对于小儿先心病患者，若 CT 获得的诊断信息满足临床应用，就不必冒全身麻醉或使用镇静药的危险进行心脏 MRI 检查。对于年轻患者须考虑电离辐射和碘对比剂的影响。

知识点 12：CT 在心脏肿瘤与心包疾病的应用　　副高：掌握　正高：熟练掌握

MSCT 能准确评价心脏肿瘤的发生部位、大小、形态、密度以及与心脏各结构包括心包的关系。对于部分心脏肿瘤（如心房黏液瘤、脂肪瘤），依其发生部位或 CT 密度等征象可做出明确诊断。CT 适用于诊断心包积液，还可对心包积液量做出定量评估，依其 CT 密度值可大致判断其性质。CT 是诊断缩窄性心包炎的优良方法，能准确显示直接征象，即心包增厚、钙化，还可显示间接征象，如心腔变形、心房和上腔静脉扩张以及心室舒张受限等。

知识点 13：CT 在心脏以外的血管疾病的应用　　副高：掌握　正高：熟练掌握

MSCT 能准确评价体循环和肺循环各部位血管疾病的形态学改变，如主动脉瘤大小、部位及其与分支血管和周围脏器的关系；主动脉夹层类型和范围、分支血管受累情况、内膜破口大小及部位、心包和（或）胸腔积血等；大动脉炎累及的血管［主动脉及其分支血管（如头臂动脉和肾动脉等）］以及管性改变的程度。MSCT 通过显示肺动脉管腔内低密度充盈缺损影诊断肺动脉栓塞，对段以上肺动脉栓塞（包括肺动脉主干和叶、段动脉分支）的诊断敏感度和特异度很高，有时也可显示部分亚段及以下的肺动脉栓塞。目前，MSCT 是诊断主动脉疾病和肺动脉栓塞的一线影像学检查方法。

第三节　心脏 MRI 检查

知识点 1：MRI 的基本原理　　副高：掌握　正高：熟练掌握

磁共振成像（MRI）是 20 世纪 80 年代初应用于临床的影像诊断新技术，是利用体内质子（主要是 H）在静磁场中受到一定强度和频率的脉冲激发后产生共振现象，并由此产生回波信号经特殊的线圈接收后由计算机重建而获得的图像。目前已发展成为与超声和 CT 相鼎立的一种新兴的诊断方法。

知识点 2：心脏 MRI 的主要优点和缺点　　副高：掌握　正高：熟练掌握

（1）优点：①无放射性和无须使用含碘对比剂；②MRI 可以任意方位断层，包括冠状位和矢状位断层，而 CT 为横轴位断层，心脏超声则受声窗限制；③MRI 空间分辨率明显高于心脏超声，尽管尚低于心脏 CT，但随着图像重建技术的进步，MRI 的空间分辨率已逐渐接近 CT；④MRI 可以多参数成像，尤其是在诊断心肌病、确定纤维化或脂肪变等组织病理学特征方面具有独特优势。无须使用造影剂，利用“流空效应”，心脏和大血管显示为低信号，利用“流入增强效应”和流动引起的相位改变，MRI 能无创进行心脏动态和血流速度分析。此外，MRI 尚能评价心肌代谢、心肌灌注和确定冠状动脉起源和路径。

（2）缺点：①耗时较长；②对钙化灶信号不敏感；③体内有金属异物和金属假体者检

查相对受限制。

知识点 3：缺血性心脏病心室形态结构和功能的评价

副高：掌握　正高：熟练掌握

平扫结合对比增强 MRI 可评估心肌梗死范围，还能显示室壁瘤部位、大小和评价有无附壁血栓形成，电影 MRI 能显示受累心肌收缩增厚率降低或消失、局部运动功能异常，如运动减弱、消失或矛盾运动以及左心室功能下降（左心室收缩末容积增加、左心室每搏量和射血分数降低）。

知识点 4：缺血性心脏病心肌灌注的评价　副高：掌握　正高：熟练掌握

采用 β_1 受体激动药（如多巴酚丁胺）、血管扩张药（如腺苷）负荷 MRI 追踪钆对比剂在心脏的首次通过效应可以评价心肌灌注情况，对局部心肌血流评估有一定价值，心肌信号强度在一定程度上反映了心肌血流量变化，有助于低灌注（缺血）心肌与正常心肌的鉴别。因患者心电图 ST 段在磁场环境中会失真，故要求对患者进行严密监测。

知识点 5：缺血性心脏病心肌活力的评价　副高：掌握　正高：熟练掌握

心脏 MRI 是评价心肌存活的一项有效技术。反转恢复梯度回波序列通过显示继发于心肌坏死的高强化区而能辨别微血管阻塞所致的灌注异常。对比剂增强 MRI 已用于急性心肌梗死患者的预后评估。对比剂延迟增强反转恢复序列对急、慢性心肌梗死的显示具有很高准确度和敏感度。小剂量多巴酚丁胺与延迟增强技术结合应用在评价血管重建患者的心肌活力方面有一定价值。

知识点 6：缺血性心脏病的 MRI 冠状动脉成像　副高：掌握　正高：熟练掌握

MRI 冠状动脉成像可用于评价三支冠状动脉近、中段，但由于其血管细小、迂曲以及心脏和呼吸运动伪影影响等因素，对冠状动脉远段以及分支血管的显示在技术上还面临困难，其临床应用价值有限。目前的冠状动脉支架对于 MRI 检查是安全的，但伪影干扰影像学评价。

知识点 7：心脏瓣膜病的心脏 MRI 检测　副高：掌握　正高：熟练掌握

尽管超声是心脏瓣膜形态学和血流异常评价的首选方法，但 MRI 能用于评价心脏瓣膜反流。电影 MRI 通过动态显示心脏瓣膜反流所致的血液涡流区（流空无信号）可做出诊断，根据涡流区大小可大致评估反流程度，还能评价瓣膜形态学（如瓣叶增厚及程度）和动态显示瓣膜运动情况，有时也可显示瓣膜赘生物。根据右心室和左心室每搏量差异或者主动脉和肺动脉相位-流速数据能计算反流量，以此实现单个瓣膜病变的定量评价。MRI 还能定量评价二尖瓣或主动脉瓣狭窄的跨瓣压差和瓣膜口面积。

知识点 8：原发性心肌病的心脏 MRI 检测　　副高：掌握　正高：熟练掌握

MRI 在该类疾病评价方面具有很高应用价值。对于肥厚性心肌病，MRI 能准确显示心肌肥厚部位、程度，并确定其类型，电影序列可动态显示心肌肥厚所致的心室腔变形和流出道狭窄情况，同时还能定量评价心肌重量（肌块）增加和心肌收缩期增厚率下降及其程度。MRI 能用于致心律失常性右心室发育不良患者的心肌被脂肪或纤维组织替代以及心肌炎的评价。MRI 能评价扩张性心肌病的心室扩张程度以及心室壁变薄等表现，尤其对心室容积监测很有价值。

知识点 9：先心病的心脏 MRI 检测　　副高：掌握　正高：熟练掌握

先心病是心脏 MRI 的主要适应证之一。尽管超声通常是该类疾病诊断的首选方法，但 MRI 能提供准确和全面的心脏解剖、功能和血流信息，尤其对超声显示窗不理想的患者更有价值。MRI 在先心病诊断方面主要用于心脏复杂畸形的评价。与 CT 相比，MRI 的优势是能提供心脏和血管血流动力学信息（如主动脉缩窄的压力梯度测量，通过显示缺损形成的涡流诊断房间隔或室间隔小缺损），无放射损伤，适用于先心病术后随访。但对小儿先心病患者，应权衡 MRI 的益处和偶尔须高度镇静或全身麻醉下实施检查的危险性。

知识点 10：心脏肿瘤的心脏 MRI 检测　　副高：掌握　正高：熟练掌握

MRI 能准确评价心脏肿瘤的发生部位、大小、形态以及与心脏各结构的关系，结合肿瘤在多种 MR 序列（如 T_1、T_2 自旋回波以及对比增强序列）上的信号变化有助于某些类型肿瘤的定性诊断以及与附壁血栓的鉴别。梯度回波序列能以电影方式动态显示心脏肿瘤运动情况和定量评价心功能。

知识点 11：心包疾病的心脏 MRI 检测　　副高：掌握　正高：熟练掌握

MRI 对心包积液的显示非常敏感，尤其能检出心包少量积液，积液在多种 MR 序列上的信号特点有助于确定其性质以及与心包增厚鉴别。MRI 可用于诊断缩窄性心包炎，能显示心包增厚以及心腔变形、心房和上腔静脉扩张以及心室舒张受限等征象。尽管 MRI 不能显示心包钙化，但其优点是定量评价缩窄性心包炎所致心脏功能异常和血流异常。另外，MRI 有助于心包囊肿以及心包肿瘤的显示、诊断及其与心脏、纵隔各结构关系的评价。

知识点 12：心脏以外的血管疾病的心脏 MRI 检测　　副高：掌握　正高：熟练掌握

MRI 在提供体循环和肺循环各部位血管疾病（如主动脉瘤或夹层以及大动脉炎等）解剖形态学信息方面的价值与 CT 类似。与 CT 相比，MRI 的优势是能定量评价血流，而且 MRI（质子密度，T_1、T_2 自旋回波以及脂肪抑制序列）的软组织对比优良，能用于血管壁病变（如血肿或血栓、炎症和粥样硬化斑块）的评价。另外，MRI 适用于因碘对比剂过敏或肾功能不全而禁忌血管 CT 检查的患者。

第四节　心血管核医学检查

知识点 1：心血管核医学的内容　　副高：掌握　正高：熟练掌握

①心肌显像，包括心肌灌注显像、心肌代谢显像、急性心肌梗死显像和心脏神经受体显像等；②心脏、大血管血池显像及心室功能测定等。目前以心肌灌注显像和心肌代谢显像最常用。

知识点 2：心肌灌注显像的基本原理　　副高：掌握　正高：熟练掌握

心肌灌注显像是利用正常或有功能的心肌细胞选择性摄取某些碱性阳离子或放射性核素标记化合物（如^{201}Tl、^{99m}Tc-MIBI、^{13}N-NH_3、^{15}O-H_2O、^{82}Rb 等）的作用，静脉注射后应用 γ 照相机、SPECT 或 PET/CT 进行心肌平面或断层显像，可使正常或有功能的心肌显影，而坏死的心肌以及缺血心肌则不显影（缺损）或影像变淡（稀疏），从而达到诊断心肌疾病和了解心肌供血情况的目的。

知识点 3：心肌灌注显像的适应证　　副高：掌握　正高：熟练掌握

①冠心病的诊断；②冠状动脉病变范围和程度的评估；③心肌活力的评估；④冠状动脉再血管化适应证的筛选及术后疗效的评估；⑤急性心肌缺血的诊断和溶栓治疗的疗效评估；⑥预后的评估或危险分级；⑦心肌病的鉴别诊断。

知识点 4：心肌灌注显像的常见异常类型　　副高：掌握　正高：熟练掌握

根据放射性分布缺损的类型不同，心肌灌注显像在临床上常分为可逆性缺损、部分可逆性缺损、固定缺损、反向再分布和其他异常表现（如负荷后肺摄取增加、暂时性左室扩张）等几种类型。

知识点 5：可逆性缺损　　副高：掌握　正高：熟练掌握

可逆性缺损是指在负荷影像存在有缺损，而静息或延迟显像又出现显像剂分布或充填（恢复到正常）。应用^{201}Tl 显像时，这种随时间的改善称为“再分布”，常提示心肌可逆性缺血。

知识点6：部分可逆性缺损 副高：掌握 正高：熟练掌握

部分可逆性缺损在负荷试验显像中呈现放射性缺损，而静息或再分布显像时心肌缺损区明显缩小或显像剂摄取有增加，但没有完全恢复到正常。提示存在部分心肌可逆性缺血或心肌梗死伴有缺血。

知识点7：固定缺损 副高：掌握 正高：熟练掌握

固定缺损是指在运动和静息（或延迟）影像都存在缺损而没有变化，通常提示心肌梗死或瘢痕组织。但是在部分患者^{201}Tl 显像 2~4 小时延迟影像有固定缺损，而 24 小时再分布显像或静息时再次注射显像剂后，其病灶区心肌摄取有改善，提示心肌仍然存活。

知识点8：反向再分布 副高：掌握 正高：熟练掌握

心肌负荷显像为正常分布，而静息或延迟显像显示出新的放射性减低；或者负荷心肌显像出现放射性分布减低，静息或再分布显像时更严重。这种情况常见于严重的冠状动脉狭窄、稳定性冠心病以及急性心肌梗死接受溶栓治疗或经皮冠状动脉成形术治疗的患者，也可出现在个别的正常人，出现此种现象被认为是瘢痕组织和存活的心肌细胞的混合再灌注区初期过剩的显像剂摄取所致，而初期聚集的显像剂随后迅速从瘢痕组织中清除。但目前对于反向再分布的意义还有争议，有作者应用^{18}F-FDGPET 显像以及再次注射法^{201}Tl 心肌显像等证实，多数反向再分布的区域为存活心肌。但须注意排除由于显像剂用量过低所导致的静息或延迟显像的分布差异。

知识点9：心肌灌注显像的其他异常表现 副高：掌握 正高：熟练掌握

（1）负荷后肺摄取增加：正常肺与心肌摄取比值<0.5（^{201}Tl）和<0.45（^{99m}Tc-MIBI），摄取比值增高反映运动诱发左室功能障碍。

（2）暂时性左室扩张：左心室在运动负荷后较静息时明显增大也提示运动诱发心室功能障碍或存在大量危险心肌的标志，其比值与同期的左心室射血分数存在负相关关系。

知识点10：心肌显像定量分析——缺血程度分级 副高：掌握 正高：熟练掌握

（1）临床最常用的是根据放射性缺损（放射性计数减低）的严重程度不同，采用肉眼记分法进行半定量估计（0=正常，1=轻度或可疑减低，2=中度减低，3=严重减低，4=没有摄取），最后将不同心室壁节段缺损的积分相加获得总积分，该法常用于不同治疗方法的疗效比较或疗效评估，也可分别评价负荷状态或静息状态的缺血程度等。

（2）根据显像剂分布缺损的大小不同，将缺损分为大、中、小缺损，如果在一个以上断层面上出现大于两个心肌节段的较大范围受损则为大的缺损；而中度缺损是指在一个以上的断层面上出现一个心肌壁的受损；小缺损是指小于一个心肌节段的受损。

知识点 11：心肌计数密度测定法　　副高：掌握　正高：熟练掌握

心肌计数密度测定法是指应用勾画感兴趣区法（ROI）获得整个左心室心肌中最大计数区作为正常参考区，其他任何心肌节段的计数与正常参考区相比，其计数密度相当于85%~100%时为衰减等因素所致的非病理性改变；计数密度为60%~85%时为轻度缺损；50%~60%的相对减低为中度缺损，而计数密度低于50%的为严重减低。一般来讲，计数密度大于50%的轻度或中度缺损被认为是存活的心肌。

知识点 12：极坐标靶心图分析　　副高：掌握　正高：熟练掌握

（1）原理：根据圆周剖面分析法的原理将短轴断层影像以及坐标展开成二维图像，并以不同的颜色显示心肌各壁相对计数值的定量分析法。

（2）方法：以影像的中心为心尖，周边为基底，上部为前壁，下部为下壁和后壁，左侧为前、后间壁，右侧为前、后侧壁。通常可将负荷影像与静息或再分布影像同时显示在一个画面上进行比较，并进行影像相减处理，则可对可逆性缺损进行量化显示，也可将相对计数值与建立的正常参考值比较，将低于正常下限（均值-2.5 标准差）的病变区域用黑色显示，使阅片者更容易观察病变的程度与范围，称为变黑靶心图。也可将治疗前后两次心肌显像的靶心图相减，获得相减靶心图，以定量估计治疗后心肌血流改善的情况。

知识点 13：冠心病心肌缺血的早期诊断　　副高：掌握　正高：熟练掌握

心肌灌注显像是早期诊断冠心病心肌缺血简便、准确、无创伤性的方法，其灵敏度和特异性可达到90%以上。心肌缺血的典型表现是负荷试验心肌灌注影像出现显像剂分布稀疏或缺损，而静息或再分布影像呈正常或明显充填，提示为可逆性心肌缺血。负荷试验心肌灌注显像诊断冠状动脉狭窄的敏感性和特异性明显高于静息显像，而且敏感性随着病变血管的数目增加而提高，但有时也可因为三支冠状动脉病变而导致心肌的显像剂呈均匀性分布降低而出现假阴性结果。

知识点 14：高危冠心病的心肌灌注影像特征　　副高：掌握　正高：熟练掌握

①在两支以上冠状动脉供血区出现多发性可逆性缺损或出现较大范围的不可逆性灌注缺损；②定量或半定量分析有较大范围的可逆性灌注缺损；③运动负荷后心肌显像剂肺摄取增加；④运动后左心室立即呈暂时性扩大或右心室暂时性显影；⑤左冠状动脉主干分布区的可逆性灌注缺损；⑥休息时 LVEF 降低。

知识点15：心肌灌注影像对急性心肌梗死的诊断　　副高：掌握　正高：熟练掌握

心肌灌注显像对急性心肌梗死（AMI）的早期诊断是极其敏感而可靠的方法，通常在急性胸痛发作后几小时即可表现为局部灌注缺损。然而，某些患者在胸痛后有一段时间内可呈正常灌注影像；也有一些急性心肌梗死的患者，梗死灶大小随着时间延长而变小，这种现象的发生可以解释为自发性溶栓的结果，约有20%的急性心肌梗死患者有自发性溶栓发生。心肌灌注显像对急性心肌梗死诊断的阳性率及特异性均在90%以上。

知识点16：心肌灌注影像对急性胸痛的评估　　副高：掌握　正高：熟练掌握

（1）静息心肌灌注显像的应用为急性胸痛患者发现心肌缺血和梗死提供了一种有效的手段，可作为急诊的首选检测方法。通常在患者到达急诊室后先经过必要的临床处理，然后注射^{99m}Tc-MIBI 370MBq，待病情稳定后再行心肌显像。在急性心肌梗死的患者，一般静息心肌显像时都会发现有灌注缺损，在胸痛发生后的前24小时其可靠性极好。

（2）静息心肌灌注显像还有助于鉴别不稳定型心绞痛与急性心肌梗死，如果静息心肌显像是在胸痛的过程中进行，约有一半的不稳定型心绞痛患者在初期的显像都有灌注缺损，而胸痛消退后的延迟显像（^{201}Tl的再分布显像或^{99m}Tc-MIBI再注射显像剂后显像）可证明其缺损通常为可逆性的，与完全的梗死形成鲜明对比。如果在胸痛过程中显像结果为正常，则有力地证明其胸痛与心肌缺血无关。

知识点17：心肌显像的独特价值及不足　　副高：掌握　正高：熟练掌握

（1）独特价值：①可为疾病的诊断提供胜过解剖学信息的生理学意义认识；②能够提供独立的预后信息，其价值优于其他临床资料和对比血管造影；③其影像是以计数值为基础，可方便地行定量分析，定量分析结果具有高度的可重复性；④只要患者能合作，几乎所有患者均可得到高质量图像，且安全无创伤。

（2）不足之处：心肌灌注的不足主要是由于心肌血流灌注减低可以是冠心病原因，也可以是其他非冠心病因素所致。因此，心肌灌注显像显示的心肌缺血并非冠心病所特有。

知识点18：心肌灌注显像与冠状动脉造影的比较　　副高：掌握　正高：熟练掌握

冠状动脉造影与心肌灌注显像分别反映了解剖学和血流动力学的两种不同参数。根据临床经验，在动脉血管造影时，冠状动脉的直径狭窄大于50%就提示有血流动力学意义，但在许多情况下，通过常规的血管造影有时很难确定狭窄的精确百分率。而对于造影证实有冠状动脉狭窄的患者，负荷心肌显像有助于确定血流动力学的意义，因为血管造影估计狭窄程度的准确性高低取决于操作技术以及所应用方法。而且血管造影所确定的狭窄，其重要性可能随着血管痉挛加重或小血管病变出现而增加，当然也可能随着较完善且有功能的侧支血管的建立而减低。尽管是一个亚临界的病灶，但如果其狭窄的范围很大或发生在直径已经很小的某支血管以及多支低度狭窄的血管，则仍然有其血流动力学意义。

知识点19：心肌灌注显像与负荷超声心动图对心肌缺血诊断的比较

副高：掌握　正高：熟练掌握

从理论上说，负荷超声心动图类似于负荷放射性核素心血池显像。当患者的左心室射血分数及室壁运动无明显异常者，多巴酚丁胺超声心动图显像也如心肌灌注显像一样有用，但是在有较大范围的室壁运动异常或左心室功能障碍时，负荷超声心动图难以准确诊断心肌缺血。多巴酚丁胺超声心动图结果对于确定低危或高危的冠心病患者还没有像心肌灌注显像那样得到认同。

知识点20：心肌血流灌注显像和葡萄糖代谢显像中基本的血流-代谢显像模型

副高：掌握　正高：熟练掌握

在心肌血流灌注显像和葡萄糖代谢显像中，其基本的血流-代谢显像模型有3种：①血流与代谢显像二者的心肌显像剂分布均匀，提示为正常心肌；②血流灌注减低，而葡萄糖摄取正常或相对增加。这种血流-代谢不匹配模型在有心室功能障碍的患者，是心肌存活的有力证据，施行血管再通治疗是最佳的选择；③局部心肌血流与葡萄糖代谢呈一致性减低或缺损，呈匹配图像，为心肌瘢痕和心肌坏死的特征，这类患者施行再通手术治疗与药物保守治疗的效果及预后没有明显差别。

知识点21：平衡门电路法

副高：掌握　正高：熟练掌握

平衡门电路法是利用心电图的信号来确定放射性信息的采集与心动周期的容积组分之间的关系。目前常用多门电路技术。给患者静脉注射^{99m}Tc标记红细胞或人血清白蛋白等血池显像剂并在血池内达到平衡后，以受检患者自身的心电R波等为γ照相机或SPECT门控装置的触发信号，按设定的时间间隔连续采集心血池的影像，通过多个心动周期影像的叠加，获得R-R间期内一系列的图像。通常一个心动周期采集16~32帧图像，每帧图像相当于心动周期的不同部分；由于一个心动周期的信息量很低，获得的图像质量差，则须连续采集300~400个心动周期按对应的时间进行数据叠加，使之达到足够的计数密度要求，最后显示出反映心动周期中不同时间的系列影像，将此系列影像进行重放即可以心动电影方式观察心脏局部室壁运动情况，通过左、右心室的容积曲线还可计算出心室收缩与舒张期功能的指标。常规显像应进行多体位采集。

知识点22：首次通过法

副高：掌握　正高：熟练掌握

首次通过法是将显像剂作“弹丸”式静脉注射后，立即启动具有高灵敏的γ照相机进行快速心血管动态照相，然后通过专用软件和感兴趣区（ROI）勾画出左或右心室，获得显像剂首次通过左、右心室的系列影像及心室容积曲线，由此可以得到有关心功能的参数。①优点：首次通过法从时间上可以将左、右心室短暂分开，不存在相互重叠因素的影像，其结果应该更可靠，尤其是对于右心室功能的测定，优于X线心血管造影；②缺点："弹丸"注射技术及仪器的灵敏度要求较高，注射显像剂的剂量也较大，而且不能进行多体位的显像。

知识点23：心功能负荷试验　　副高：掌握　正高：熟练掌握

为了了解心脏的储备功能，提高诊断缺血性心脏疾病的敏感性，必要时可进行心功能负荷试验，方法为在心血管医师或有经验的医师指导下，给患者加以次极量运动或药物负荷试验。与心肌灌注显像负荷试验不同的是显像须在负荷试验过程中进行，即达到预计心率或其他参数时即刻进行采集，以反映负荷状态下的心功能。

知识点24：心室功能常用指标　　副高：掌握　正高：熟练掌握

（1）反映心室收缩功能的参数：左或右心室射血分数（EF）、心排血量（CO）、每搏量（SV）、高峰射血率（PER）、1/3射血分数（1/3EF）等。

（2）心室舒张功能参数：高峰充盈率（PFR）、高峰充盈率时间（TPFR）、1/3充盈率（1/3FR）和1/3充盈分数（1/3FF）等。

（3）反映心室容量负荷的参数：收缩末期容积（ESV）和舒张末期容积（EDV），有助于评价心力衰竭和严重的收缩功能减低患者合理治疗后心室大小的变化。

知识点25：心脏局部室壁运动　　副高：掌握　正高：熟练掌握

通过电影显示可以直观地了解心室各壁的运动情况，临床上一般将心室壁的运动分为正常、运动减低、无运动和反向运动4种类型。平衡法适用于定量测定左心室局部功能，为了对心室局部的功能进行定量分析，通常可利用计算机软件将心室分为5~8个扇形区域，并分别计算出各个区域的局部射血分数（REF）和室壁轴缩短率，其原理与测定整体心室功能相同。正常情况下，各个节段的轴缩短率均>20%、左室的REF>50%，但相当于间壁的节段可以略低。

知识点26：心脏功能时相分析　　副高：掌握　正高：熟练掌握

心血池影像的每一个象素都可以生成一条时间-放射性曲线，由于心室的运动呈周期性变化，因而所得的时间-放射性曲线也呈周期性变化，通过对曲线进行正弦或余弦拟合（即傅里叶转换）可以获得心室局部（每个象素）开始收缩的时间（即时相）以及收缩幅度（振幅）两个参数。用这两个参数进行影像重建可以获得心室的时相图、振幅图和时相电影

3 种功能影像及时相直方图。

知识点 27：心脏功能影像及时相直方图 副高：掌握 正高：熟练掌握

（1）时相图：是以不同的灰度或颜色反映心肌壁发生收缩的时间，灰度越高表示时相度数越大，即开始收缩的时间越晚。心房与心室开始收缩的时间相差甚远，故表现为完全不同的灰度或颜色，而左、右心室各壁的收缩基本同步，故表现为相同的灰度或颜色，无明显的分界线。

（2）振幅图：是以不同颜色反映心脏各部位收缩幅度的大小，灰度高提示幅度大，正常左心室收缩幅度明显大于右心室、心房、大血管，局部室壁运动障碍时则表现为病变处灰度减低。

（3）时相电影：将心脏各部位开始收缩的时间以一种显著标志（如黑色或白色）依次进行动态显示，即可直观地观察心肌激动传导的过程。正常时，电影显示可见室壁收缩的兴奋点起源于室间壁基底右侧，然后沿间壁下行，迅速传导至整个心室，最后消失于左、右心室的后基底部，右室的收缩略早于左室；如果有传导异常或室壁运动障碍，则其收缩的顺序和颜色就会发生改变。

（4）时相直方图：为心室时相度数的频率分布图，纵坐标代表分布的频率，横坐标为时相度数（0°~360°）；正常情况下，心室峰高而窄，心房及大血管峰低且较宽，两峰的时相度数相差近 180°，心室峰底的宽度称为相角程，反映心室最早收缩与最晚收缩时间之差，其参数是反映心室协调性的重要指标，正常的心室相角程<65°。

知识点 28：室壁瘤放射性核素心脏功能显像诊断 副高：掌握 正高：熟练掌握

室壁瘤可见心室影像形态失常，室壁瘤部位呈局限性向外膨出，心动电影显示有反向运动，局部射血分数减低，心室轴缩短率呈负值；时相分析见局部时相延迟，时相直方图上可见房、室峰之间出现附加的“室壁瘤”峰，相角程明显增宽。本法对心尖及前壁室壁瘤的诊断符合率达 95%，亦可用于判断手术后疗效和鉴别左心室真性与假性室壁瘤。

知识点 29：心脏传导异常的时相分析 副高：掌握 正高：熟练掌握

心脏传导异常时相分析可以显示心肌激动的起点和传导的途径，对判断其传导异常有重要价值。当束支传导阻滞时，表现为阻滞的心室时相延迟，时相图上色阶发生改变，相角程增宽，左、右心室峰分界清楚，甚至心室峰出现双峰。预激综合征时表现为预激的起点和旁路部位时相提前，时相图色阶改变，相角程有不同程度的增宽，其诊断符合率约为 90%。通过时相电影显示能更直观地显示传导异常的部位、范围及程度。

知识点 30：扩张型心肌病放射性核素心脏功能显像诊断

副高：掌握 正高：熟练掌握

心血池显像表现为整个心腔明显扩大，形态失常，室壁运动呈广泛性减低，心室整体功能不同程度下降，在时相图或振幅图上呈现“补丁”样或“花斑”样改变，对本病的诊断有一定价值。一般情况下，有整体功能障碍的双心室增大患者多为非缺血性心脏病，而节段性室壁运动异常且右心室功能相对完好者支持缺血性心肌病的诊断。

知识点 31：肥厚型心肌病放射性核素心脏功能显像诊断

副高：掌握 正高：熟练掌握

典型改变为左心室腔变小变形，肥厚的心肌壁影使左心室血池周围形成一圈显像剂分布空白区，尤其是左、右心室之间更明显，但 LVEF 正常或增高，呈高动力收缩功能，特别是 1/3EF 增高，射血期延长，80%以上的患者舒张期快速充盈功能受损，顺应性降低。PFR 和 1/3FR 下降。门电路心血池断层显像还可见左心房扩大。

知识点 32：化疗对心脏毒性作用的监测 副高：掌握 正高：熟练掌握

许多化学药物尤其是抗肿瘤药物，对心脏具有严重的不良反应，引起充血性心力衰竭和心室功能紊乱，最终导致患者死亡。核医学方法已经成为评估和监测左心室功能的重要手段。最常用的监测指标为静息 LVEF 变化，但舒张期功能障碍的监测可能是反映心脏毒性作用更灵敏的指标，动态监测化疗过程中心脏损害情况以指导停药时间和用药累积剂量，避免造成心脏不可逆性损伤甚至死亡，通常可以在临床症状出现之前发现心脏中毒的征象，且心脏功能损害程度与使用药物的累计剂量密切相关。如果 LVEF 绝对值下降≥10%和（或）最后的 LVEF≤30%时，应终止化疗。

第五节 超声心动图

知识点 1：超声心动图的基本工作原理 副高：掌握 正高：熟练掌握

当超声波在均一介质中传播时，在保持初始方向的同时，逐渐被吸收和散射。当其遇到两个不同介质的界面时，部分超声波信号则被反射回来。不同的组织或者界面对于超声波的反射强度不同，如肌肉、骨组织或钙化组织比血液反射能力更强。发射脉冲和接收反射信号之间的时间延迟，反射信号的强度，提示该组织反射回声的特性或组织间的界面反射。返回探头的信号可以提示超声波穿透的深度和反射的强度。这些信号传送到显示器上或打印纸上的灰阶图像——强回声显示为白色，低回声显示为灰色，无回声显示为黑色。超声心动图就是利用超声波的穿透性和反射性，通过计算机技术处理和成像。

知识点2：经胸和经食管超声心动图检查常规技术　　副高：掌握　正高：熟练掌握

目前，经胸和经食管超声心动图检查常规技术包括：①M型超声心动图：只在一条线上发射超声波信号，接收时沿时间轴线展开，对于记录组织的运动具有高度敏感性（大于二维超声心动图）。其提供一个随时间变化的图像深度和回声强度信息，直接观察运动组织的变化（如瓣膜的开放和关闭，心室壁的运动）。超声波声束必须尽量与观察组织垂直。可以手动或自动测量心腔的大小，室壁的厚度；②二维超声心动图：可以显示心脏的切面图像，初步快速判断组织结构。如果进行连续成像，则在显示器上可以观察到心腔、瓣膜和血管的实时情况；③多普勒超声心动图：包括脉冲多普勒和连续多普勒，脉冲多普勒能够对紊乱的血流进行定位，或可测量局部血流的速度。而连续多普勒则可以对心内的血流进行定量分析。彩色血流成像是一种自动化的脉冲波多普勒二维图像。它沿着二维图像的扫描线计算血流的速度和方向，并对其进行彩色编码。背离探头的血流标记为蓝色，朝向探头运动的血流标记为红色。流速越高彩色越鲜亮。超过速度极限，出现色彩翻转。高速湍流和局部加速血流通常标记为绿色。

知识点3：完整的经胸超声心动图检查　　副高：掌握　正高：熟练掌握

完整的经胸超声心动图检查，应该完成下列基本切面图像扫查：①胸骨旁长轴切面；②胸骨旁心底短轴切面；③二尖瓣水平短轴切面；④乳头肌水平短轴切面；⑤心尖水平短轴切面；⑥心尖四腔切面；⑦心尖二腔切面；⑧心尖长轴切面；⑨心尖五腔切面；⑩剑突下多切面；⑪胸骨上窝切面和胸骨旁右室切面。

知识点4：超声心动图临床适应证的选择　　副高：掌握　正高：熟练掌握

临床认为有必要或需要进行超声心动图检查的患者，都应是超声心动图检查的适应证。但下列情况需要结合临床，考虑是否进行必要的超声心动图检查：①房间隔缺损、室间隔缺损、或动脉导管未闭修补术后1年以上无症状的常规检查；②无心脏病证据但有孤立的房性和室性期前收缩的患者；③对几年内曾进行过左室功能的检查（包括超声心动图，左室质量，单光子发射计算机体层摄影，心脏磁共振）正常且临床情况没有发生任何改变的患者进行左室功能评价；④对二尖瓣脱垂无二尖瓣反流或有轻度反流，且临床情况没有变化的患者进行常规复查；⑤对无症状的轻度主动脉狭窄或者轻到中度的二尖瓣狭窄，且临床情况没有任何改变的患者进行再评估；⑥对无症状的轻度反流，临床情况无变化，左室内径正常的患者进行常规复查；⑦对人工瓣膜没有瓣膜功能异常证据且临床情况无改变的患者进行常规复查；⑧对出现短暂发热，但无细菌学证据或新出现杂音的自身或人工瓣膜的患者进行评估；⑨对于高血压而无心脏损害证据的患者进行评估；⑩已知有心脏损害的高血压患者临床情况无变化时进行复查；⑪对临床情况无变化的心力衰竭（包括收缩期和舒张期心力衰竭）患者进行常规复查；⑫对于临床情况无变化的肥厚型心肌病患者进行常规复查；⑬确定心房颤动或心房扑动患者左房内是否有血栓，以决定进行抗凝治疗，而不是进行电复律治疗。

知识点5：M超声检查/二维超声检查对左心室收缩功能进行评价
副高：掌握 正高：熟练掌握

（1）从多个不同切面，经验性直观定性估测左心室整体收缩功能。

（2）是否存在节段性室壁运动异常。

（3）M超声或二维超声测量（通常采用胸骨左缘长轴切面）左心室舒张末期内径（LVIDd）、左心室收缩末期内径（LVIDs）、舒张末期室间隔和左心室后壁厚度、收缩末期室间隔和左心室后壁厚度，计算室间隔和左心室后壁增厚率（正常25%以上）、短轴缩短率、每搏量、心排血量、心脏指数和射血分数（EF%，正常≥55%）。

（4）采用Simpson法（心尖四腔和心尖二腔切面）进行二维超声测量，手动轨迹法描计左心室收缩末期和舒张末期心室内腔，计算左心室收缩和舒张末期容积、每搏量、心排血量、心脏指数和射血分数。

（5）M超声二尖瓣波形E点至室间隔的距离（EPSS）正常为2~7mm，EPSS增加提示左心室收缩功能下降，EPSS>20mm提示EF值<30%。

知识点6：多普勒检查对左心室收缩功能进行评价 **副高：掌握 正高：熟练掌握**

（1）频谱多普勒（PW）测量左心室流出道血流速度时间积分（$LVOT_{VTI}$），同时测量LVOT直径，经计算得到每搏量、心排血量、心脏指数。

（2）连续多普勒（CW）得到二尖瓣反流频谱，测量*dp/dt*值，此值<1 000mmHg/s提示左心室收缩功能减低。

（3）二尖瓣瓣环组织多普勒，S波峰值正常>9cm/s。

知识点7：心内杂音产生的因素 **副高：掌握 正高：熟练掌握**

由于心内血流的湍流导致杂音产生，主要与以下因素有关：①正常瓣膜的血流速度高或流量较大；②通过病变瓣膜的前向血流；③瓣膜的反流；④血流分流（心腔或血管之间存在异常交通）；⑤通过狭窄血管的血流。

知识点8：超声心动图评价心脏杂音时的检查目的 **副高：掌握 正高：熟练掌握**

①确定病变的部位、病因及其严重程度；②确定血流动力学变化；③了解并发症；④了解继发性改变；⑤评价心脏大小和功能；⑥为将来随访建立参考资料；⑦治疗后的再评估。

知识点9：超声心动图的适应证　　副高：掌握　正高：熟练掌握

①有杂音，同时伴有循环和呼吸系统症状；②有杂音，无症状，但临床上强烈提示可能伴有结构性心脏病；③有杂音，无症状，但临床上难以除外心脏疾病。

知识点10：急性持续性胸痛患者超声心动图的适应证
副高：掌握　正高：熟练掌握

①急性胸痛时，提供心脏疾病的诊断，并提供瓣膜、心包或原发性心肌疾病的依据；②心电图尚未证实，临床怀疑急性心肌梗死的患者；③临床怀疑主动脉夹层的患者；④血流动力学不稳定的患者。

知识点11：急性冠脉综合征患者超声心动图的适应证
副高：掌握　正高：熟练掌握

①怀疑急性缺血或用标准方法没有证实的梗死；②左心室功能的评估；③下壁梗死并发右心室梗死的患者；④机械并发症和附壁血栓的检测；⑤缺血的定位和严重程度的评估。

知识点12：慢性缺血性心脏病患者超声心动图的适应证
副高：掌握　正高：熟练掌握

①有症状的患者心肌缺血的诊断；②静息状态下，整体心功能的评估；③再血管化前，存活心肌的评估；④再血管化后，伴典型症状患者的再狭窄的评价。

知识点13：引起心力衰竭水肿的疾病　　副高：掌握　正高：熟练掌握

水肿可以由多种原因引起，心力衰竭是其常见原因之一，超声心动图可以帮助诊断引起心力衰竭的原因，包括：①风湿性心脏病严重二尖瓣狭窄；②慢性阻塞性肺疾病；③右室心肌病，如致心律失常右室发育不良心肌病，右室致密化不全心肌病等；④成人先天性心脏病，如房间隔缺损；⑤缩窄性心包炎。

知识点14：左心室舒张功能障碍　　副高：掌握　正高：熟练掌握

Ⅰ，正常；Ⅱ，舒张功能轻度受损；Ⅲ，舒张功能中度受损；Ⅳ，舒张功能重度受损，又分为可逆限制性舒张功能障碍和固定限制性舒张功能障碍。

知识点15：心腔内压力测定　　副高：掌握　正高：熟练掌握

（1）右心房压力（RAP）：根据IVC内径和吸气塌陷程度估测见下表。

根据 IVC 内径和吸气塌陷程度估测 RAP

	正常程度升高（mmHg）（0~5，平均 3）	中度升高（mmHg）（5~10，平均 8）	重度升高（mmHg）（15）
IVC 内径	≤2. 1cm	≤2. 1cm	>2. 1cm
吸气塌陷	<50%	>50%	>50%
其他 RA 压力升高证据 ● 右心室呈限制性充盈模式 ● 三尖瓣 E/E'>6 ● 肝静脉舒张期血流为主，收缩期充盈分数<55%			

（2）右心室收缩期压力（RVSP）：RVSP（mmHg）= 4×（TR 峰值速度）^{2}+RAP。

（3）收缩期肺动脉压力（SPAP）：在没有右心室流出道梗阻的情况下，SPAP 等于 RVSP。

（4）肺动脉舒张末期压力（PAEDP）：在没有肺高压的情况下，PAEDP 等于左心房压（LAP）或肺毛细血管楔压（PCWP），需在有 PR 的条件下测定。PAEDP（mmHg）= 4×（PR 舒张末期速度）^{2}+RAP。

知识点 16：瓣膜狭窄时超声心动图的作用　　副高：掌握　正高：熟练掌握

①评价血流动力学改变的严重程度；②评价心室腔的大小、功能和（或）血流动力学的变化；③原有瓣膜狭窄，现在症状和体征发生改变时的重新评估；④原有瓣膜狭窄，在妊娠期间，血流动力学改变的严重程度和对心室代偿功能的评估；⑤有严重狭窄，但临床无症状患者的重新评估；⑥对轻至中度无症状的主动脉瓣狭窄，并伴有左心室功能不全或肥厚的患者的再评估；⑦对介入治疗效果的评价。

知识点 17：瓣膜关闭不全时超声心动图的作用　　副高：掌握　正高：熟练掌握

①评价血流动力学改变的严重程度；②评价心室腔的大小、功能和（或）血流动力学的变化；③对轻至中度关闭不全，并伴有症状变化的患者的再评估；④对严重关闭不全，无症状患者的再评估；⑤原有关闭不全，在妊娠期间血流动力学改变的严重程度和心室代偿功能的评估；⑥对无症状的轻至中度关闭不全患者，伴有心室扩张的评估；⑦对严重关闭不全和心功能代偿期，药物治疗效果的评估。

知识点 18：感染性心内膜炎患者超声心动图的临床价值　　副高：掌握　正高：熟练掌握

对临床疑诊或确诊感染性心内膜炎的患者，超声心动图的临床价值有：①血培养阴性，临床高度怀疑心内膜炎患者赘生物的检测；②怀疑有感染性心内膜炎的先心病患者，赘生物的检测；③明确感染性心内膜炎瓣膜损害的特征和检测，心脏代偿情况和对血流动力学的影响；④并发症的检测，如脓肿、穿孔等；⑤严重心内膜炎的重新评估，如血流动力学改变的严重程度、主动脉瓣受累、持续的发热和菌血症、临床症状变化等。

知识点19：人工瓣膜置换术后超声心动图的适应证

副高：掌握 正高：熟练掌握

①人工瓣膜置换术后，临床症状和体征发生改变的患者；②临床症状和体征没有变化，轻至中度心功能不全的患者；③临床症状和体征没有变化，瓣膜功能正常患者的常规评估。

知识点20：扩张型心肌病中超声心动图的作用

副高：掌握 正高：熟练掌握

①临床诊断心力衰竭或怀疑心肌病患者的左心室大小和功能的评估；②中心静脉压升高，临床高度怀疑由心脏病所致的患者；③呼吸困难，伴有心脏疾病的临床体征；④不能解释的低血压患者；⑤已经诊断心肌病，临床体征有变化患者的左室功能的再评价；⑥药物治疗心功能的评估与随访。

知识点21：心包疾病的超声心动图的临床价值

副高：掌握 正高：熟练掌握

①怀疑心包疾病的患者；②怀疑有心包出血的患者，如创伤、介入治疗及外科手术后等；③难治性心包积液或诊断早期缩窄的随访；④急性心肌梗死伴有持续性胸痛、低血压，并发现心包摩擦音的患者；⑤有心脏压塞征象的患者。

知识点22：心脏肿物和肿瘤超声心动图的指征

副高：掌握 正高：熟练掌握

①心脏肿物所致的临床事件或临床综合征患者；②心脏疾病所致的肿物，需要根据超声心动图进行抗凝或外科治疗的患者；③心脏肿瘤切除术后以及术后复发的随访；④心脏转移瘤的随访与监测。

知识点23：大血管疾病超声心动图的作用

副高：掌握 正高：熟练掌握

①明确主动脉夹层的诊断、分型以及并发症，帮助临床治疗决策；②明确主动脉瘤的部位，大小；③明确主动脉破裂的部位；④马方综合征或其他结缔组织疾病所致的主动脉根部扩张；⑤主动脉夹层修补术后的随访。

知识点24：肺部疾病患者的超声心动图指征

副高：掌握 正高：熟练掌握

①怀疑肺动脉高压的患者；②肺栓塞并怀疑在肺动脉、右心房、右心室有血栓者；③肺动脉高压患者治疗后的随访；④心源性与非心源性呼吸困难病因的鉴别；⑤肺部疾病伴有心脏受累患者。

知识点25：临床诊断高血压病超声心动图的作用 副高：掌握 正高：熟练掌握

①静息状态下左心室功能，左心室肥厚，或向心性重构对临床决策非常重要的患者；②并发冠心病的患者；③左心室功能不全患者，临床症状和体征有变化时左心室大小和功能的随访；④左心室舒张功能异常伴有或不伴有左心室收缩功能异常；⑤ECG无左心室肥厚的临界高血压患者决策时，左心室肥厚的评估。

知识点26：心律失常患者的超声心动图适应证 副高：掌握 正高：熟练掌握

①临床怀疑有结构性心脏病的心律失常患者；②家族史伴有遗传性心脏疾病的心律失常患者；③射频消融前总体评估；④需要治疗的心律失常患者；⑤心脏转复的患者；⑥以前有脑栓塞事件考虑与心房内血栓有关的患者；⑦抗凝是禁忌证，但根据超声心动图结果决定转复的患者；⑧以前证实有心房内血栓患者；⑨根据预后的因素而考虑转复的患者。

知识点27：严重外伤患者的超声心动图适应证 副高：掌握 正高：熟练掌握

①血流动力学不稳定患者；②严重挤压伤和胸腔穿透伤；③机械性通气的多发性外伤和胸腔外伤患者；④血流动力学不稳定的多发性损伤；⑤怀疑主动脉损伤的患者；⑥潜在的导管、导引钢丝、起搏电极或心包穿刺针损伤伴有或不伴有心脏压塞的患者。

知识点28：成人先天性心脏病超声心动图的适应证 副高：掌握 正高：熟练掌握

①临床怀疑先天性心脏病；②已知先心病，临床特征有变化；③已知有先心病，但诊断不明确；④已知有先心病，心室功能和房室瓣反流需要随访；⑤已知有先心病，必须进行肺动脉压随访；⑥手术修补后随访；⑦瓣膜成形术或换瓣后患者的随访。

知识点29：成人先天性心脏病超声心动图的作用 副高：掌握 正高：熟练掌握

①确定静脉、心房、心室和动脉之间的关系；②评价腔室大小及心室功能；③对心内及心外分流的定性、定位及定量诊断；④确定左心室和右心室流出道、瓣膜狭窄的部位和程度；⑤评价瓣膜反流；⑥估测肺动脉压；⑦显示主动脉缩窄和估计梗阻的程度；⑧证实心内和（或）中心血管附壁血栓；⑨房室瓣解剖和功能的评价；⑩幼年接受复杂先天性心脏病外科手术成长至成人过程中定期随访。

知识点 30：新生儿超声心动图检查指征 副高：掌握 正高：熟练掌握

①发绀、呼吸窘迫、充血性心力衰竭或动脉搏动异常；②染色体畸形或主要心血管畸形者；③早产儿心肺功能改善不明显者；④与心脏遗传疾病有关的综合征；⑤心脏杂音和心脏体征异常者；⑥一级亲属（父母，兄弟，姐妹）有先天性心脏病，或胎儿心脏超声心动图怀疑有先天性心脏病。

知识点 31：婴幼儿、青少年超声心动图检查指征 副高：掌握 正高：熟练掌握

①婴幼儿典型的或病理性杂音；②X 线胸片显示心脏扩大或心影异常者；③临床提示右位心者；④有已知心脏缺陷，需确定药物或手术和介入治疗时间者；⑤有已知心脏缺陷，术前评估；⑥有已知心脏缺陷，物理体征有改变；⑦获得性或先天性心脏病术后随访，临床怀疑有残余漏、心室功能不全、肺动脉高压、血栓、脓肿或心包积液等评估；⑧心血管疾病伴有显性遗传综合征者；⑨马方综合征的诊断和随访；⑩神经肌肉疾病伴有心肌受累者的随访；⑪运动诱发心前区疼痛或晕厥者；⑫有高血压和晕厥病史者；⑬持续发热，临床怀疑心肌炎、风湿热或川崎病者；⑭血液病或肿瘤患儿应用细胞毒性药物心肌受损的诊断和随访；⑮心脏移植后随访者。

知识点 32：经食管超声心动图的适应证 副高：掌握 正高：熟练掌握

①可疑的急性主动脉病变包括分离和破裂的评估；②对于非冠脉的介入手术中进行指导，包括肥厚型心肌病的室间隔切除、二尖瓣球囊扩张、卵圆孔或房间隔缺损以及室间隔缺损的封堵、射频消融术；③确定反流的机制和评价是否适合瓣膜修补；④二尖瓣或主动脉瓣机械瓣置换术后，怀疑瓣周漏；⑤对中度或高概率的感染性心内膜炎患者进行诊断和处理（如菌血症，尤其是葡萄球菌菌血症和真菌菌血症）；⑥有心内装置的患者持续发热；⑦评价房扑/房颤患者是否需要抗凝和（或）电复律和（或）射频消融治疗；⑧确定房颤或房扑患者左房内是否存在血栓，以决定抗凝治疗或电复律；⑨对于经胸超声心动图、心电图均正常且无房颤/房扑病史的患者确定其栓子来源是否为心源性的。⑩心外科手术中指导瓣膜修补或成形术效果，复杂先天性心脏病矫正治疗后血流动力学状况，有无残余分流和梗阻。

知识点 33：负荷超声心动图的适应证 副高：掌握 正高：熟练掌握

①胸痛综合征或心绞痛的患者，中度或高度怀疑冠心病或幼年曾患川崎病患者，ECG 不能提供确切信息，能够运动者可以进行运动负荷超声心动图，不能运动者行药物负荷超声心动图；②心导管检查已知冠心病有再血管化适应证患者，缺血性心肌病存活/缺血心肌的评估；③可疑主动脉瓣狭窄伴有低心排血量的证据，常规经胸超声心动图可能低估瓣膜狭窄的程度，应用多巴酚丁胺负荷超声心动图评价瓣膜狭窄程度。

知识点 34：右心室声学造影的适应证　　副高：掌握　正高：熟练掌握

经周围静脉注射过氧化氢溶液或其他方法产生的微泡，当这些微泡通过心脏和血管系统遇到超声波时，由于血液与微泡界面之间声阻的差异而出现强回声，超声心动图能够显示这些强回声的运动与行走方向，由于用于右心室声学造影的微泡平均直径通常>50μm，使其难以通过肺循环，因此可以用于下列心血管疾病的诊断：①先天性心脏病房间隔缺损，室间隔缺损轻度的右向左分流的诊断；②右心室心内膜边界的确定。

知识点 35：左心室声学造影的适应证　　副高：掌握　正高：熟练掌握

经肺声学造影剂微泡平均直径通常为4~6μm，经周围静脉注射后，右心系统显影后数个心动周期后，造影剂可以到达左心系统，进行左心室显影。左心室造影适用于下列情况：①确定心内膜边界；②判断室壁瘤的大小和范围；③鉴别心内的附壁血栓；④增加负荷超声心动图的敏感性（美国超声心动图学会建议负荷超声心动图在非造影剂影像条件下，≥2个连续心肌节段显示不清者，可以进行左室声学造影）；⑤选择性心肌声学造影有助于指导肥厚性梗阻型心肌病的介入治疗。

知识点 36：组织多普勒成像的临床应用价值　　副高：掌握　正高：熟练掌握

组织多普勒成像是以低速运动的心肌组织为研究对象，其衍生的相关技术，如速度、位移、应变、应变率以及组织同步化成像等，可定量评价局部心肌的机械做功以及心脏收缩和舒张运动的同步与协调性。其临床应用价值主要体现为：①能够有效评价心脏运动的协调性（心室内和心室间），可以帮助心脏再同步化治疗选择患者，优化治疗效果；②能够准确区分和测量心脏时间间期，为研究病理和病理生理状态下心脏时间间期的再分布提供了可靠的手段；③能够定量评价静息和负荷状态局部心肌的机械做功。可以无创地评价心肌梗死后局部心肌功能恢复；④能够定量评价局部心肌功能的早期损害。

知识点 37：斑点追踪超声心动图的适应证　　副高：掌握　正高：熟练掌握

斑点追踪技术主要是通过对高帧频二维超声图像中的天然声学标记点，即斑点回声进行逐帧追踪，从而对心肌的运动和形变进行重建，故又称为斑点追踪超声心动图。目前斑点追踪超声心动图主要适用于：①冠心病或其他影响心肌疾病的局部和整体心肌功能的评价；②心力衰竭患者心室内同步性的评价。

知识点 38：经食管实时三维超声心动图的适应证　　副高：掌握　正高：熟练掌握

实时三维超声心动图能够立体显示心脏的三维结构，清晰显示心脏结构毗邻组织之间的关系和心内血流状态，目前实时三维超声心动图有经胸实时三维超声心动图和经食管实时三维超声心动图两种模式，经胸实时三维超声心动图由于成像范围、成像角度和图像质量等因素，还不足以应用到临床诊断，经食管实时三维超声心动图能够对心脏进行全方位成像，主要应用于下列情况：①心内结构的三维显示，有助于结构性心脏病的诊断和治疗；②心腔容量的三维计算，有助于心腔容量的准确测量；③术中监测可提供清晰的解剖方位图像，为术中治疗决策提供重要的信息。

知识点39：心肌声学造影　　副高：掌握　正高：熟练掌握

心肌声学造影目前的研究和潜在的应用前景包括：①从心肌微循环水平评价冠状动脉狭窄程度；②心肌声学造影估测冠脉微循环储备能力；③心肌声学造影判断缺血心肌和测定“危险区”心肌；④心肌声学造影判定心肌梗死后的存活心肌；⑤新型的载体性造影剂将具备可携带药物、基因、单克隆抗体等物质的功能。可载血管新生基因或血管内皮生长因子的微泡，经静脉进行心肌靶向治疗。

知识点40：超声心动图的局限性　　副高：掌握　正高：熟练掌握

（1）图像质量对结果的影响：多数患者的超声心动图检查都可以获得清晰的图像，但是在下列情况下进行超声心动图检查，难以获得清晰和标准的图像，进而直接影响超声心动图临床诊断结果：①非常肥胖的患者；②胸壁畸形患者；③慢性肺部疾病（如低通气或者肺纤维化的慢性气道阻塞性肺疾病）；④机械通气患者。

（2）难以明确诊断：①新鲜血栓；②2mm的肿物，如肿瘤、血栓和赘生物等。对心腔内的肿物有时难以明确诊断。

第二章 心脏电生理检查及治疗

第一节 心脏电生理检查

知识点1：心脏电生理检查的内容 副高：掌握 正高：熟悉掌握

电生理检查的基本内容是在自身心律或起搏时，记录心内电活动，分析其表现和特征，加以推理，做出综合判断，为临床医生提供关于心律失常的正确诊断、发生机制研究、治疗方法选择和预后判断等方面的重要依据。

知识点2：电生理检查所需的仪器设备 副高：掌握 正高：熟悉掌握

(1) 急救：①配有监视器的除颤器2台；②临时起搏器。

(2) 生命体征监测：①体表心电图（电生理记录仪）；②动脉内压力（电生理记录仪）；③自动测定血压的袖件（无创性）；④脉搏血氧计；⑤凝血时间监测器（如果用肝素）。

(3) 其他：①静脉输液泵；②备用的患者连接线；③运送患者时的监视器。

(4) 资料记录：①电生理记录仪系统；②12导联心电图仪；③程序刺激器；④X线机；⑤计算机。

(5) 消融：①能源（射频发生器或其他）；②监测和控制用的器材；③各种电极导管。

知识点3：穿刺股静脉操作步骤 副高：掌握 正高：熟悉掌握

穿刺股静脉时，一般为操作便利多选择右侧股静脉。

(1) 以左手示指、中指和无名指在腹股沟韧带水平触诊股动脉搏动，穿刺点位于股动脉内侧0.5~1.0cm、腹股沟韧带下方2~3cm或皮肤皱褶下1.5~2.0cm处。

(2) 局部麻醉后用尖刀片在预定穿刺点做一小切口，用文氏钳钝性分离皮下组织。

(3) 左手持续触诊股动脉搏动，右手持血管穿刺针。穿刺针针芯斜面向上，针尖指向脐，与皮肤成30°~45°角刺入皮肤。

(4) 连有注射器的穿刺针带负压缓慢向前推送，直到针头进入股静脉内，此时注射器内可见静脉回血。如果此过程中未进入股静脉，则继续向前推送穿刺针，直至针尖触及髂骨膜，在注射器维持一定负压下缓慢回撤穿刺针，直到针头进入股静脉内。

(5) 左手固定穿刺针，右手撤走注射器，可见静脉血液从穿刺针尾部流出，将导引钢丝柔软端插入穿刺针，沿股静脉向前推送一段距离（10~15cm）。

(6) 左手压住穿刺点以上的部位以固定血管内的钢丝，撤走穿刺针，用湿纱布清洁导引钢丝。

知识点4：穿刺股动脉操作步骤　　副高：掌握　正高：熟悉掌握

穿刺股动脉时，一般为操作便利多选择右侧股动脉。

（1）以左手示指、中指和无名指在腹股沟韧带水平触诊股动脉搏动，并定位股动脉行走方向。穿刺点位于股动脉搏动最强处，腹股沟韧带下方2~3cm或皮肤皱褶下1.0~2.0cm处。

（2）局部麻醉后用尖刀片在预定穿刺点做一小切口，用文氏钳钝性分离皮下组织。

（3）左手持续触诊股动脉搏动，右手持血管穿刺针。穿刺针针芯斜面向上，针尖指向脐，与皮肤成30°~45°角刺入皮肤。

（4）穿刺针缓慢向前推送，当针头靠近股动脉时可感到轻微搏动感。向下刺入股动脉内，此时可见动脉血液沿穿刺针尾部搏动性喷出。如果血液喷射不好，可将穿刺针向前或向后调整。

（5）确定穿刺针针尖完全位于血管腔内，将导引钢丝柔软端插入穿刺针，沿股动脉向前推送一段距离（15~20cm）。

（6）左手压住穿刺点以上的部位以固定血管内的钢丝并防止出血，右手从血管内撤出穿刺针，左手继续压迫以防止出血。用湿纱布清洁导引钢丝，

（7）沿导引钢丝送入动脉鞘管（包括外鞘管和扩张管），注意使导引钢丝露出套管尾端5~10cm。

（8）在鞘管全部送入血管后，从鞘管中将扩张管和导引钢丝一起拔出。

（9）抽吸并用冲洗鞘管侧壁，关闭侧壁三通。并给予普通肝素50U/kg。

知识点5：穿刺锁骨下静脉操作步骤　　副高：掌握　正高：熟悉掌握

穿刺锁骨下静脉时，一般为操作便利与放置导管，多选择左侧锁骨下静脉。

（1）选择锁骨中内1/3交点或肩峰与胸锁关节连线的1/2处的下方1~2cm凹陷处进针。

（2）局部麻醉后用尖刀片在预定穿刺点做一小切口，用文氏钳钝性分离皮下组织。

（3）以左手拇指按在穿刺点内侧，中指放在胸骨上窝上方。

（4）右手持带注射器的血管穿刺针，穿刺针针芯斜面向下，针尖指向胸骨上窝，与皮肤成20°~30°角刺入皮肤。

（5）穿刺针在带负压情况下缓慢向前推送，直到针头进入锁骨下静脉内（此时可能有突破感），注射器内可见静脉回血。

（6）左手固定穿刺针，右手撤走注射器，可见静脉血液从穿刺针尾部流出，将导引钢丝柔软端插入穿刺针，沿锁骨下静脉向前推送一段距离（10~15cm）。

（7）透视下前送导引钢丝，直至导引钢丝进入下腔静脉。

（8）撤走穿刺针，左手压住穿刺部位，用湿纱布清洁导引钢丝。

知识点6：穿刺颈内静脉操作步骤 副高：掌握 正高：熟悉掌握

穿刺颈内静脉时，一般多选择右侧颈静脉。嘱患者将头转向右侧，保持头向左侧的同时让患者头抬离床面，可显示由锁骨、胸锁乳突肌锁骨头和胸骨头形成的三角。三角的底部在下，顶部在上。

（1）左手在三角的顶部触诊颈动脉搏动。穿刺点选在三角的顶部稍外侧。

（2）用尖刀片在预定穿刺点做一小切口，用文氏钳钝性分离皮下组织。

（3）带注射器的穿刺针与胸锁乳突肌锁骨头内缘平行。右手持注射器，穿刺针针芯斜面向上，针尖指向乳头，在颈内静脉正上方与皮肤成30°夹角。

（4）穿刺针带负压缓慢向前推送，直到针头进入颈内静脉内，此时注射器内可见静脉回血。如果此过程中未进入颈内静脉，则可将穿刺针的角度再向内侧调整，但不要使穿刺针指向正中线，以免误穿刺颈动脉。

（5）左手固定穿刺针，嘱患者屏息呼吸并右手迅速撤走注射器，可见静脉血液从穿刺针尾部流出，立即用手指堵住针头尾端，将导引钢丝柔软端插入穿刺针，沿股静脉向前推送一段距离（10~15cm）。

（6）左手压住穿刺点以上的部位以固定血管内的钢丝，撤走穿刺针，用湿纱布清洁导引钢丝。

（7）透视下前送导引钢丝，直至导引钢丝进入下腔静脉。

（8）撤走穿刺针，左手压住穿刺部位，用湿纱布清洁导引钢丝。

知识点7：需要在心腔内其他部位放置电极导管的情况 副高：掌握 正高：熟悉掌握

心电生理检查时通常把电极导管分别放置在右心房侧壁上部和下部，右心室心尖部，冠状静脉窦和房室束区域。在一些情况下，需要在心腔内其他部位放置电极导管：①对有或可能有室性心动过速患者进行电生理评定，右心室心尖部起搏未能诱发出室性心动过速，需将电极导管置于右室流出道进行程序刺激；②右心室起搏未能诱发室性心动过速，需在左心室进行程序刺激；③需要做左心室标测以确定左心室的激动顺序；④为评定心房激动顺序，除在右心房侧壁上部和下部放置电极导管外，也需要放置1根电极导管于右心房侧壁中部；⑤为进行射频消融术须置入射频消融导管（大头导管）。

知识点8：右心房中可辨认并可重复的部位 副高：掌握 正高：熟悉掌握

右心房后侧壁高部与上腔静脉交界处（窦房结区域）是最常用的记录和刺激部位。其他可辨认并可重复的部位包括：①右心房侧壁中部（在窦房结区域之下2~3cm处）；②右心房侧壁下部与下腔静脉交界处；③冠状静脉窦口；④卵圆孔边缘处的房间隔；⑤心房附件（右心耳）；⑥三尖瓣处的房室交界区。

知识点9：进行左心室导管术的特殊情况 副高：掌握 正高：熟悉掌握

常规心电生理检查不必进行左室导管术；但以下情况由于要做左心室刺激（起搏）和记录左心室电图，自动脉插管逆向地将电极导管送入左心室是必需的：①对预激综合征患者进行完全的电生理评定，尤其为了确定房室旁路的数目和对其作精确定位。这是导管射频消融技术成功的关键；②反复发作的室性心动过速，尤其用药物不能控制者。对这类患者需要进行左心室刺激和记录左心室不同部位的电位，以进行心室标测，找出室性心动过速的起源处或确定有无发生室性心律失常的解剖学基质。心室标测［左和（或）右心室］对室性心动过速成功的非药物治疗（外科手术、直流电或导管射频消融术）至关重要。

知识点10：左心室导管术的适应证 副高：掌握 正高：熟悉掌握

①确定左心室的激动形态顺序；②少数有或可能有室性心动过速的患者，右心室起搏（刺激）未能诱发这种心动过速，而用左心室刺激可能诱发；③为确定不应性和恢复时间的离散，需进行左心室标测和刺激；④为左侧心房室旁路的标测定位和消融。

知识点11：房室束电图的记录 副高：掌握 正高：熟悉掌握

房室束位于房间隔的右心房侧下部，冠状静脉窦的左上方，卵圆窝的左下方，靠近三尖瓣口的头侧。在X线荧光透视下，将电极导管经静脉送入右心室流入道或心尖部。此时把电极导管近端通过延长导线与记录器的输入端相联。然后，缓慢地后撤导管，当其顶端经三尖瓣口刚退至右心房时，注意操纵导管的方向，使其顶端（远端电极）向在三尖瓣口头侧和背侧的右心房壁靠拢，同时密切观察示波器上心内心电图图形。当导管顶端位于右心房内，A波（房波）振幅大而V波（室波）很小；导管顶端进入右心室时，A波甚小而V波明显；当导管自心室向心房后撤过程中，A波和V波都很显著，提示其顶端位于三尖瓣口附近，即所谓的房室束区域，此时常能发现房室束波（H波）。有时需反复地略微推送或后撤导管，并不断改变其顶端的方向，仔细探查房室束区域，才能找到满意的H波。将电极导管做轻度顺钟向转动，有助于使电极接触间隔，易于记录到房室束电位。一旦电极导管在位，呈现满意的房室束电位（H波），应立即固定导管，同步记录心内电图（房室束电图和必要时的右心房和右心室电图）和体表导联心电图。后者的数目视检查目的和具体条件而定。若能同时记录两个导联则用Ⅰ、aVF和V_1，分别代表X、Y、Z三个轴向。

知识点12：房室束波与右束支波的鉴别 副高：掌握 正高：熟悉掌握

（1）房室束波时限为15~25ms，右束支波的时限约为10ms，房室束波的时限比右束支波的长。但这点并不很可靠，在有传导异常的病例中，右束支波有时也可有较长的时限。

（2）从房室束波至心室波（V波）起始处的时间即HV间期，在成年人不应短于35ms。心脏手术过程中测定的HV间期表明，在无心室预激存在的情况下，自希氏束近端除极至心室除极开始的时间为35~55ms；而右束支电位总是发生在心室激动之前30ms或不到30ms。因此，像房室束波在其HV间期短于0ms表明所记录的电位是右束支电位。但是这点也不是很可靠的。

（3）观察记录到房室束波时电极导管的位置可以进行鉴别。即使记录到一个大的希氏束波但伴随的却是小的心房波，必须回撤电极导管以获得伴以较大的心房电图的房室束波。这样做有时可能显著地改变所测得的HV间期，并偶尔可揭示可被忽视的房室束内阻滞。因此，若用多电极（≥3）导管，自近端电极对至远端电极对同时记录是有助于验证的。

（4）用心房起搏方法来区别真正的房室束波与多个组成部分的心房波。真的希氏束波，当心房起搏频率加快时AH间期应当延长而HV间期无明显变化。

（5）为了验证房室束波，有时需要经动脉逆向插入电极导管至主动脉根部的无冠脉窦顶部，与右侧的电极导管同时记录房室束电位。如果左、右两侧均能记录到房室束波，则证明确是房室束电位。但需注意左侧的电极导管若进入左心室，往往会记录到左束支电位。左束支电位可用来鉴别真的房室束电位与右束支电位，若经静脉记录到的房室束波出现较早，表明它是真正的房室束电位。

（6）选择性房室束起搏是最可靠的证实方法。房室束起搏时如能获得：①QRS和T波的时限和形状与窦性心律一样；②刺激信号至V波的间期与窦性心律时测定的HV间期相等。要同时符合上述两个指标才是可靠的证明。

知识点13：心脏传导的PA间期 副高：掌握 正高：熟悉掌握

PA间期是指自P波起始点至希氏束电图上A波起始点的时间，代表了右心房内传导时间。此时，PA间期为20~60ms，平均40ms。PA间期不能作为评定心房内传导的指标。

知识点14：心脏传导的AH间期 副高：掌握 正高：熟悉掌握

AH间期是指自房间隔的下部通过房室结至房室束的传导时间。AH间期是大致的房室结传导时间。测量AH间期应在房室束电图上自A波上最早和可重复的快速波测至房室束电位（H波）的起始处。因为不知道在心房电图上哪一时点冲动进入房室结，所以测量AH间期最重要的一点是可重复性。另外，患者的自主神经状态可以明显地影响AH间期，因此，不应当把AH间期的绝对值作为评估房室结功能的一个肯定指标。AH间期的正常值大致为60~130ms，AH间期对起搏和药物（如阿托品）的反应往往提供比单纯测定AH间期更有意义。

知识点15：心脏传导的HV间期 副高：掌握 正高：熟悉掌握

HV间期是指自房室束近段至心室肌的传导时间，也就是冲动在房室束-浦肯野纤维系统内的传导时间。HV间期自房室束波（H波）的起始处测至任何导联上的心室波的最早起始处，包括同步记录的心内导联上的V波或体表导联上的QRS波。HV间期的正常值为

35~55ms。在不同的心率和自主神经张力情况下，HV 间期通常保持恒定。许多常用的药物，如洋地黄、β 受体阻滞剂、苯妥英钠、利多卡因和阿托品等，一般不影响 HV 间期。但奎尼丁和普鲁卡因胺延长 HV 间期，而异丙肾上腺素缩短 HV 间期。儿童的 HV 间期较短些。

知识点 16：心室内传导　　副高：掌握　正高：熟悉掌握

心室内传导的心腔内分析不是心电生理检查的常规组成部分。但心室内标测包括右心室和左心室标测，对下列情况是很有用的：①室内传导障碍的分析，例如，区别近段与远段右束支阻滞，区别左束支阻滞与左心室室内差异传导；②室性心动过速起源处的精确定位；③发现有无心室激动和心室兴奋性恢复的离散，以辨识有无致心律失常的病理生理基础，有助于识别可能发生心律失常事件的高危患者。

窦性心律时，从心室除极开始到有心室心尖部心肌激动的心室内传导时间正常时为30ms，左心室心内膜的激动时间为 29~52ms，平均值为 43ms。

知识点 17：左心室心内膜激动时间的分析　　副高：掌握　正高：熟悉掌握

（1）左心室电图的定性特征：波的偏转迅速，组成部分清楚。在所有的左心室电图中，仅在起始处记录到低振幅的电活动，持续时间仅数毫秒（2~15ms）。正常的左心室电图无分裂、碎裂或延迟出现的波（即在 QRS 后出现的波）。

（2）正常左心室电图的定量特征：平均振幅为（6.7±3.4）mV，95%的电图其振幅在 3mV 以上。左心室电图的时限为（54±13）ms，其中 95%的时限在 70ms 以下。左室底部电图的振幅较低（均值为 6.5mV）而时限略长（均值 60ms）。

（3）左心室心内膜激动：于 QRS 起始后 0~15ms（平均 6ms）开始。左心室心内膜激动的时限为（28±50）ms（平均为 36ms），占体表 QRS 时限的 41%（平均 QRS 时限 87ms，范围是 80~110ms）。

知识点 18：正常的心房激动顺序　　副高：掌握　正高：熟悉掌握

正常心房激动起始于高位右心房或中侧位右心房，再从该处传向低位右心房和房室交界区，以及左心房。正常时心房内传导时间为 50ms。

（1）正常的心房前向激动顺序：窦性心律时，心房激动的顺序依次为高位右心房、中位右心房，低位右心房及冠状静脉窦的近、中、远端邻近的心房。

（2）正常的心房逆向激动顺序：心室激动（期前收缩或心室刺激）经房室传导系统逆向传导后，引起心房逆向激动。正常的心房逆向激动最早为房室结相邻（房室交界区）的心房，呈放射状同步向右心房其他部位与左心房传导。因此，能在心内希氏束电图通道记录到最早的心房逆向激动，然后是相邻的右心房和冠状静脉窦激动，最后为高位右心房和左心房。

知识点 19：左心房房内传导的途径 副高：掌握 正高：熟悉掌握

左心房最早激动部位可以是房室结向左心房内的延伸。左心房的激动比较复杂，房内传导可能存在 3 条途径：①前结间束的分支 Bachmann 束；②位于房间隔中部的卵圆窝；③ Koch 三角顶部通过中央纤维体。Koch 三角的顶部总能记录到左心房激动电位。50%～70% 的患者，能观察到经 Bachmann 束传导的左心房激动，表现为冠状静脉窦远端（上和侧部）的激动早于冠状静脉窦的中部。

知识点 20：正常的心室激动顺序 副高：掌握 正高：熟悉掌握

窦性心律时，从心室除极开始到右心室心尖部心肌激动的心室内传导时间正常时为 30ms，左心室心内膜的激动时间为 29～52ms（平均 43ms）。左心室心内膜激动的形式呈现特定的方式，虽然患者之间存在着差异，室间隔中部的下缘是左心室心内膜的最早激动部位，而游离壁的基底部上方是心内膜第二个最早激动点。然后激动从这些突破点呈放射状向心室其他部位传导，而心尖部心肌较晚激动，下后壁的基底部最后激动。左心室心内膜的最早激动点与第二最早激动点不相邻者占 67%。Durrer 等在 1970 年对人的正常左心室心内膜激动方式做了研究，发现了第三个突破口，其位于下壁中部与室间隔的交界处。

知识点 21：常用的心腔记录导联、刺激部位以及刺激方式 副高：掌握 正高：熟悉掌握

常用的心腔记录导联、刺激部位以及刺激方式

1. 体表导联

   至少应有Ⅰ、Ⅱ、V_1 或Ⅰ、aVF、V_1

2. 心腔内记录导联

   房室束（房间隔右侧面下部）

   右房上部（后侧壁靠近上腔静脉入口处）

   冠状静脉窦（代表左心房或左心室后部）

   右心室心尖部

   * 右心房下部（侧壁，与下腔静脉交界处）

   * 右心房中部（侧壁）

   * 左心房

   * 主肺动脉（代表二尖瓣环和左心房前部）

   * 食管（不是心脏内导联，可反映左心房后部的电活动）

   * 右心室流出道或其他部位（视检查需要而定）

   * 左心室（放置部位视检查目的而定）

   * 主动脉无冠脉窦（记录房室束电图）

续 表

3. 心腔内刺激（起搏）——程序刺激

（1）刺激部位：同心腔内记录导联，视检查目的选用

（2）刺激方式：①规则的连续刺激：递增性、短阵快速性；②程序期前刺激：与自身搏动或基本起搏搏动（S_1）配对的一个期前刺激（S_2），或连续2个（S_2、S_3）或3个（S_2、S_3、S_4）期前刺激

4. 心室（心房）标测

（1）激动标测

（2）起搏标测

（3）拖带标测

＊不是心电生理检查常规使用的导联

知识点22：程序刺激的概念及作用　　副高：掌握　正高：熟悉掌握

程序刺激是为心电生理检查预先设定的刺激方式。临床心电生理检查的基本方法是与体表导联心电图同步的经静脉和（或）经动脉的心腔内电图记录技术与心腔内刺激（起搏）技术相结合。当窦性心律或起搏的心律时，引进单个或多个程序的期前刺激是观察动态电生理学的方法。正常心脏以可预期的方式对这些干预作出反应。程序刺激用来：①刻画出房室传导系统、心房和心室的电生理特性；②诱发心律失常并分析其发生机制；③评定药物、电刺激、导管消融和外科手术干预对房室传导系统、心房和心室功能的影响以及它们对心律失常的治疗效果。

知识点23：规则的连续刺激　　副高：掌握　正高：熟悉掌握

规则的连续刺激是指以周长相等的刺激（S_1）作连续刺激（S_1S_1 刺激），持续10～60s不等。休息1分钟后再以较短的周长（即较快的频率）再次进行 S_1S_1 刺激。如此继续进行，每次增快刺激（起搏）频率10次，逐步增加到170～200次/分或出现房室阻滞时为止，即是分级递增性刺激（起搏）。此种心房刺激可达300次/分，但较少采用，因为如此快速的刺激易诱发心房颤动或其他房性快速心律失常，妨碍检查进行。心室刺激一般不宜超过200次/分，且刺激持续时间较短。

知识点24：程序期前（早搏）刺激的概念和方式　　副高：掌握　正高：熟悉掌握

程序期前（早搏）刺激是指在自身心律或基础起搏心律中引入单个或多个早搏（期前）刺激，有以下几种方式：

（1）S_1S_2 刺激：即释出一个期前刺激。先由 S_1S_1 刺激8～10次，称为基础刺激或基础起搏，在最后一个 S_1 之后发放一个期前 S_2 刺激，由 S_1S_2 数值规定其配对间期，使心脏在定律搏动的基础上发生一次期前搏动。逐步改 S_1S_2 数值，达到扫描刺激的目的。

（2）S_2 刺激：即与自身搏动配对的单个期前刺激。程序刺激器不发放 S_1 脉冲，而感知

心脏自身的 P 波或 QRS 波，每感知 8~10 次，发放一个期前刺激，形成在自身心律的基础上出现一次期前搏动。逐步改变 S_2 的配对间期，以进行扫描刺激。

（3）$S_1S_2S_3$ 刺激：先由 S_1S_1 起搏 8~10 次，在最后一个 S_1 之后发放 S_2 和 S_3 刺激各 1 次，其配对间期分别由 S_1S_2 和 S_2S_3 的数值规定，使心脏在规则的起搏基础上连续发生两个期前搏动，一般 S_1S_2 不变而 S_2S_3 进行性变化。也可逐步分别改变 S_1S_2 和（或）S_2S_3 配对间期数值，以进行扫描刺激。

（4）S_2S_3 刺激：不发放 S_1 刺激脉冲，使刺激器感知自身搏动的 P 波或 QRS 波；每感知 8~10 个自身心搏，依次释出 S_2 和 S_3 各一个，各自的配对间期可以逐步改变，使心脏在自身心律的基础上连续发生两个期前搏动，也可达到扫描的目的。

（5）$S_1S_2S_3S_4$ 刺激和 $S_2S_3S_4$：即在连续 8~10 次起搏搏动后或感知 8~10 次自身心搏后连续发放 3 个期前刺激。在临床电生理检查方案中，采用连续 3 个期前刺激的较少。

知识点 25：程序期前（期前收缩）刺激的适用情况　　副高：掌握　正高：熟悉掌握

（1）心脏不应期测定：①有效不应期（ERP），位于应激后一段时间内，不能再次应激的时间；②相对不应期（RRP），是位于应激后一段时间内，虽能再次应激，但传导速度减慢；③功能不应期，是指能连续两次有效通过（传出）的激动之间的最短时距。

心房程序刺激法可测定房室结、房室束-浦肯野纤维系统、心房和旁道的前向不应期，心室刺激可用于测定房室束浦肯野纤维系统、房室结和旁道的逆向不应期及心室的不应期。

（2）室上速和室性心动过速的诱发和终止。

（3）阐明房室结双径路现象。

（4）诊断预激综合征。

（5）阐明裂隙现象的机制和分型。

知识点 26：表示不应性的不应期指标　　副高：掌握　正高：熟悉掌握

（1）相对不应期（RRP）：以较长配对间期的期前刺激进行刺激时，期前刺激和基本刺激引起的搏动（期前收缩和基本搏动），二者的传导时间是相等的。当配对间期逐渐缩短，期前收缩的传导时间延长。当配对间期进行性缩短，期前收缩传导时间进一步延长。开始比基本搏动的传导时间延长的最长配对间期为相对不应期。因此，相对不应期标志心脏组织的应激性（兴奋性）未完全恢复。

（2）有效不应期（ERP）：期前刺激与基本刺激的配对间期继续缩短，以至期前刺激不能下传。心脏组织的有效不应期是期前刺激不能传播通过时的最长配对间期。因此，有效不应期应当在该组织的近端（冲动传入端）进行测定。

（3）功能不应期（FRP）：心脏组织的功能不应期是经由它传导的连续两个冲动间的最短配对间期。因为 FRP 是自该组织传出的一个指标，应当在该组织的远端来测定，所以一个组织的功能不应期的评定必须具备一个条件，即较近段组织的功能不应期短于远段组织的有效不应期。

知识点 27：测定不应期的具体方法　　副高：掌握　正高：熟悉掌握

测定不应期的具体方法是采用期前刺激技术，引进一个心房或心室刺激，从舒张晚期开始，逐步缩短其配对间期，观察其下传或逆传的反应，直到不再发生反应。引进期前心房刺激是为房室传导系统各部分前向不应期的测定，而引进期前心室刺激是测定其逆向传导功能和不应期。

知识点 28：对期前心房刺激的反应形式　　副高：掌握　正高：熟悉掌握

对期前心房刺激有 3 种反应形式，其特征是不同配对间期的期前刺激时发生传导延迟或阻滞的部位不同：①Ⅰ型反应：最常见，其特征是期前心房刺激冲动在房室结内产生进行性传导延迟而房室束-浦肯野纤维系统内没有任何改变。最终在房室结内或心房内发生阻滞；②Ⅱ型反应：起初可见房室结内传导延缓，但在较短的配对间期时，希氏-浦肯野系统内出现进行性传导延迟。传导阻滞常在房室结内先发生，但也可发生在心房内，偶尔发生在房室束-浦肯野纤维系统内；③Ⅲ型阻滞：最少见，起初房室结内发生传导延缓，但在某个临界配对间期时，房室束-浦肯野纤维系统内突然产生明显的传导延缓。在这型反应，最先发生阻滞的部位无例外地在房室束-浦肯野纤维系统内。

知识点 29：对期前心室刺激的反应形式　　副高：掌握　正高：熟悉掌握

（1）束支折返激动：心室重复反应中最常见的一种，也称为“V_3 现象”。本质是利用房室束-浦肯野纤维系统和心室肌而形成的大折返激动。当连续心室起搏时，在室内传导正常者逆向的房室束激动最可能由右束支逆传来的冲动所产生。

（2）房室结内折返引起的心室回波：这类回波发生于逆向房室结传导延缓达到某个临界值时（即 $H_2A_2>H_1A_1$ 到一定程度时）。患者有房室结双径路存在，心室回波的产生是经由慢径逆向向上传导，再通过快径下传至心室。

（3）心室内折返激动引起的心室回波：这类心室重复反应最常见于有心脏病的患者，尤其是冠心病以前有过心肌梗死者。期前刺激的数目、基本驱动周长数目和刺激部位增多时，心室重复反应的发生率增高。这类心室重复反应在短配对间期时发生，可以呈不同的 QRS 形状，但是有心肌梗死史者 QRS 呈右束支阻滞型的多于左束支阻滞型。

知识点 30：激动顺序标测　　副高：掌握　正高：熟悉掌握

激动顺序标测就是心动过速时利用多电极记录心脏多部位的局部电活动，观察同次心脏激动中各部位的电激动先后发生的顺序，或同一部位依据时间顺序的电活动。激动顺序标测常用在心动过速发作或显性预激时标测心房、心室的最早激动点、缓慢传导区或折返路径。根据心房或心室的激动顺序，对心律失常的诊断及其机制做出明确的结论。激动顺序标测的前提是心动过速能够持续或反复被诱发，或存在心室预激。室上性心动过速（包括房速和房扑）时，心房的激动顺序对确立诊断十分重要，而对预激性心动过速和室性心动过速（室速）而言，心室的激动顺序对诊断更为关键。

知识点31：起搏标测 副高：掌握 正高：熟悉掌握

起搏标测是应用起搏技术在心室或心房的不同部位，以不同的频率进行起搏，然后比较和分析不同部位的12导联起搏心电图与心动过速12导联心电图，比较，从而判断VT起源的一种方法。当二者心电图图形在12导联或接近12导联完全一致时，说明该起搏部位位于或靠近心动过速的起源点，必要时可在该部位放电消融。实际上，起搏标测就是心动过速起源点的标测，主要用于室速的标测，偶尔用于房速的标测。

知识点32：拖带标测的概念 副高：掌握 正高：熟悉掌握

心动过速发作时，用高于心动过速的频率起搏时，心动过速的频率可上升到起搏频率，当起搏停止后，心动过速的频率又回降到原来频率的现象称为拖带现象。拖带和拖带标测的目的是为鉴别心动过速可能的发生机制，判定心动过速折返环路的大致部位。拖带标测是在多个点进行心动过速的拖带检查，并对结果进行分析和比较。通过对可引起隐匿性现象起搏点的确定，以及起搏停止后自身心动过速恢复时第一个心动周期激动顺序的分析，有可能发现心动过速的“最早激动部位”和“最早激动点”，为心动过速的诊断及治疗提供可靠依据。

知识点33：拖带标测中拖带的方法 副高：掌握 正高：熟悉掌握

确定心动过速的频率或间期后，应用比心动过速周期值短10ms的起搏间期或比心动过速频率快5次/分的频率起搏，起搏30~120秒后停止起搏，观察和判断是否拖带了心动过速，当拖带心动过速后，则可初步认定该心动过速为折返机制引起。

知识点34：拖带标测中可以进行拖带的部位 副高：掌握 正高：熟悉掌握

对于各种心动过速，能发生拖带的起搏部位既可能在心房，也可能在心室，越靠近心动过速的折返环拖带的成功率越高。一般情况下，拖带的部位与折返环应当位于同一心腔，如心房起搏可以拖带房速、房扑，心室起搏可以拖带室速。房室折返性心动过速的折返环路包括心房和心室，因此，心房和心室起搏都能拖带房室折返性心动过速。房室结折返性心动过速的心房和心室虽然都不是折返环路的必需成分，但心房或心室的刺激经过传导可以进入位于房室结内的折返环路中，进而拖带该心动过速。

知识点35：拖带标测中影响拖带的因素　　副高：掌握　正高：熟悉掌握

心动过速是否能被拖带，决定因素有：①心动过速的周期值；②可激动间隙的大小；③刺激部位心肌的不应期；④刺激脉冲从起搏刺激部位到心动过速折返环的距离。

知识点36：拖带标测中拖带的分型及意义　　副高：掌握　正高：熟悉掌握

（1）分型：①显性拖带：是指拖带时起搏的心房或心室波图形与心动过速时有明显不同的拖带；②隐匿性拖带：是指拖带时起搏的心房或心室波图形与心动过速有相同或相近时的拖带。

（2）意义：显性拖带提示拖带的起搏部位距折返环较远，而隐匿性拖带提示拖带起搏的部位靠近折返环或位于其出口。拖带标测不仅有助于确定心房（心室）的哪些成分参与了折返环，还有助于确定心动过速消融可能有效的靶点，即折返环的缓慢传导区或折返环出口。

知识点37：基质检测　　副高：掌握　正高：熟悉掌握

心动过速基质标测的基础是心动过速患者心内存在心肌解剖学或电学的病理性改变，通过标测可以发现和记录到与这些病变一致的特异性电位，而这些记录部位可能就是心律失常的起源点或折返环路的关键性部位。心动过速均有不同的解剖学和电学基质。室速最常见的解剖学基质是心肌缺血，由冠心病引发的心律失常充分表现了这种病理学的机制。心脏电生理检查对冠心病室速患者十分有用，与冠心病室速有关的病理学基质通常是室壁运动异常。

知识点38：心电生理检查的指征　　副高：掌握　正高：熟悉掌握

（1）一类指征：此类患者应该接受电生理检查，即电生理检查可为患者带来诊断或治疗上的帮助。

（2）二类指征：此类患者可行电生理检查，但检查给患者能否提供确切的帮助不能肯定，专家们对此类患者是否进行心内电生理检查意见不统一。

（3）三类指征：专家一致认为此类患者不需进行电生理检查。三类指征即电生理检查的禁忌证。

知识点39：心电生理检查的具体适应证　　副高：掌握　正高：熟悉掌握

（1）肯定的适应证：①持续性室速或心脏骤停，发生在无急性心肌梗死、抗心律失常药物中毒或电解质紊乱者，尤其基础室性异位搏动的数目太少不足以用心电图监测来评估抗心律失常药功效；②病因不明的晕厥，但不像是非心脏性原因所致；③原因不明的宽

QRS 波心动过速；④评定抗心律失常器械对心动过速的识别和终止的功能；⑤有症状的 WPW 综合征，尤其拟进行导管消融术者；⑥频发的有症状的室上性心动过速，尤其药物治疗无效而拟做导管消融术时；⑦二度房室阻滞而阻滞的部位不肯定；⑧心房扑动而可能进行导管消融治疗。

（2）有争议的适应证；①无症状的 WPW 综合征；②心肌梗死后；③非持续性室性心动过速；④心肌病；⑤频发室性异位搏动；⑥任何室上性心动过速。

（3）非适应证；①无症状的窦性心动过缓；②无症状的束支阻滞；③心悸；④心房颤动；三度房室阻滞或二度Ⅱ型房室阻滞。

知识点 40：心电生理检查的具体禁忌证　副高：掌握　正高：熟悉掌握

①感染：未控制的感染性心内膜炎或其他部位有感染性疾病的患者；②出血：有出血倾向和血小板低的患者；③严重水、电解质、酸碱失衡的患者；④急性心肌梗死、心肌炎患者；⑤严重肝、肾衰竭的患者；⑥血管（四肢、腔静脉）有静脉血栓栓塞症；超声心动图确诊心脏内部有血栓的患者；⑦患者或家属拒绝心脏介入治疗的患者。

知识点 41：穿刺部位出血的预防和处理　副高：掌握　正高：熟悉掌握

股静脉和股动脉穿刺均可引起出血。通常与局部压迫不够有关，肥胖、较强抗栓治疗、穿刺和压迫技巧欠佳时出血风险增加。预防及处理方法有：①拔除导管后，局部用力压迫止血 10~20 分钟；②腹股沟局部加压包扎后沙袋压迫 6 小时；③患者卧床 12 小时，避免过早下床，减少下肢活动；④术后密切观察，发现出血情况及时处理；⑤加强基本功训练，掌握血管穿刺和压迫技巧。

知识点 42：气胸与血气胸的预防和处理　副高：掌握　正高：熟悉掌握

气胸与血气胸大多与颈部的血管（尤其是锁骨下静脉）穿刺有关。主要预防是注意血管穿刺的技巧，熟悉局部的解剖结构，穿刺针进针缓慢，保持负压进针，并不要进针太深。穿刺不顺利，可在 X 线透视指导下进行，一旦抽到气体后，迅速退出。少量气胸不需要特别处理，可继续观察；吸氧有利于气体的吸收。中到大量气胸可穿刺抽气，必要时可行胸壁切开水封瓶引流。血气胸的预防基本同上，注意穿刺针进入锁骨下动脉的识别。若穿刺针或导丝进入锁骨下动脉，只要不进入扩张鞘，退出穿刺针或导丝，密切注意观察，一般不需要特别处理。少量血气胸不需要特别处理，可继续观察。中到大量血气胸可穿刺抽液和抽气，必要时可行胸壁切开水封瓶引流。偶尔需要外科手术进行干预。

知识点 43：神经损伤的预防　副高：掌握　正高：熟悉掌握

臂丛神经损伤、枕神经损伤、霍纳综合征，大多数与颈部的血管穿刺直接或间接有关

(或局部血肿压迫)，主要预防是注意血管穿刺的技巧，熟悉局部的解剖结构，不要进针太深。出现情况请相关科室处理。

知识点44：血栓栓塞的预防和处理　　副高：掌握　正高：熟悉掌握

血栓栓塞包括动脉系统栓塞和肺栓塞，动脉系统栓塞与抗凝不充分有关。穿刺动脉插入动脉导管者应常规应用肝素50U/kg，对仅有右心的电生理检查不常规使用肝素。肺栓塞可发生于任何术后卧床下肢制动者，是下肢深静脉血栓形成，继而脱落所致。因此，这类患者术后应常规给予1次低分子肝素预防下肢深静脉血栓形成。

知识点45：心律失常的预防和处理　　副高：掌握　正高：熟悉掌握

导管在心房或心室内操作，会引起心房或心室期前收缩，特别在导管跨越三尖瓣时会诱发室性心律失常，甚至室速的发生，故注意导管操作要轻柔。在进行心房或心室刺激时，要根据规定的程序刺激方案，不要用过分强烈的刺激方案，以免诱发无临床意义的心律失常。多种折返性心律失常可因心房/心室刺激所诱发，也能被刺激所终止。给予配对间期短的期前心房刺激，常引起心房颤动，但常呈一过性，故患者没有因心房颤动而产生血流动力学状态的恶化，不需特别处理，等待恢复窦律后再继续进行检查。若出现血流动力学状态的恶化，应进行电除颤。如果心房颤动持续时间较长，或反复发作，应终止检查。心室刺激时可能发生心室颤动，及时电除颤是有效的控制方法。使用刺激强度不超过2倍舒张期阈值、脉宽<2ms的刺激，可减少心室颤动的发生机会。

知识点46：局部出血、血肿形成与股动静脉瘘的处理　　副高：掌握　正高：熟悉掌握

大多发生于股动脉或股静脉穿刺处，即腹股沟部位。偶尔出血很严重。穿刺股动脉发生严重出血较多见，尤其是肥胖的患者。穿刺点要准确，穿刺静脉时尽量不要刺到动脉，若穿刺到动脉，退出穿刺针后局部压迫止血。穿刺时注意缓慢进针，尽量不要刺过血管后壁。注意穿刺时进入动脉血管的识别，若有疑问时进入导丝再透视注意其行走方向。可用以下方法减少出血的危险性：①撤出导管后用手指压迫穿刺处10~20分钟；②检查结束后患者卧床12~24小时；③手指压迫停止后，置沙袋于腹股沟部位4小时；④检查结束后密切观察患者。

术中一旦疑有股动静脉瘘，切忌再插入大直径的导管或扩张管。如瘘口直径<3mm者，可采用局部压迫止血法或随访观察；若瘘口直径>3mm者，可施行外科手术或带膜支架置入术。

知识点47：迷走反射的预防及处理　　副高：掌握　正高：熟悉掌握

迷走反射可发生在检查中或检查后，表现为意识模糊、血压低、心率慢，甚至会有心脏搏动消失，严重者会有呼吸、心脏骤停。一旦发生迷走反射应静脉注射阿托品 1～2mg，补充血容量、应用升压药物（如多巴胺）。预防措施：①避免空腹时间太长；②补充足够的血容量，空腹时间较长者可在结束检查之前快速补充生理盐水 500ml；③避免疼痛。

第二节 电 复 律

知识点 1：电击复律的机制　　副高：掌握　正高：熟悉掌握

电击复律的机制主要是瞬间高压强电流电击使所有或绝大部分心肌同时除极，异位心律消除，使正常时心脏最高起搏点窦房结重新控制心脏节律，恢复窦性心律。

知识点 2：电复律的适应证　　副高：掌握　正高：熟悉掌握

（1）心房颤动：①心房颤动病史在 1 年以内，无明显心力衰竭，心脏扩大不显著（心胸比率<55%）者；②心房颤动伴有心衰、心绞痛或心室率过快，药物难以控制者；③引起房颤的诱因（如甲亢、心肌梗死、肺炎等）基本控制后，仍有心房颤动者；④二尖瓣分离术、球囊扩张术或人工瓣膜置换术后 2～3 个月，心房颤动依然存在者；⑤预激综合征并发房颤者。心房颤动并出现上述情况之一者参考用电复律。

（2）心房扑动：对持续性心房扑动而药物治疗效果不满意者，可电复律治疗。一般来说所需能量较小，25～30J 可以使大多数房扑复律，个别需超过 200J 的能量，成功率在 95%以上。

（3）阵发性室上性心动过速：应用刺激迷走神经手法和药物治疗无效且发作时间长并出现并发症者应考虑电复律治疗。

（4）室性心动过速：对于阵发性室性心动过速血流动力学稳定者可选用药物治疗，如利多卡因、胺碘酮心律平等。对于急性心肌梗死、急性心肌缺血、心脏外科手术后的室速，或药物治疗无效的室速，或室性心动过速伴有低血压、无尿、心力衰竭、晕厥等情况时，应尽早应用电复律治疗。

（5）心室颤动或心室扑动：均为电复律的紧急指征，特别是冠心病，包括心肌梗死时。在心脏骤停开始的 1～2 分钟内立即给予电除颤是首选方法。

知识点 3：心房颤动的电复律方法　　副高：掌握　正高：熟悉掌握

心房颤动病程较长，心脏已有明显扩大，电击复律的成功率下降，复律后也不易维持。复律前需行经食管心房超声检查，对心房内无血栓患者，复律后予以有效抗凝 4 周；对具有栓塞发生的高危患者，包括有栓塞史（3 个月前）者、已行人工瓣膜置换术者、风心病二尖瓣狭窄新近发生心房颤动者以及超声心动图发现有心房血栓者（抗凝时间较长，直至血栓消失后，可以电复律），若抗凝治疗无禁忌，应在复律前 3 周行抗凝治疗，并持续至术后4周。药物可选用华法林，每日用量2.5mg，最好根据华法林基因检测结果调整剂量，要求国际标准化比率（INR）值维持在2~3。术后可应用胺碘酮维持窦性心律。

知识点4：室性心动过速的电复律方法　　副高：掌握　正高：熟悉掌握

不稳定的单形性VT给予同步电复律，不稳定的多形性VT给予较高能量的非同步除颤。有脉的单形性VT，单相波同步电转复，能量从100J或更高开始，通常反应较好。电复律成功率在97%左右。甚至有些用大剂量药物治疗无效的患者电复律仍然有效。洋地黄中毒引起的室性心动过速则不宜应用电复律。

知识点5：心脏骤停患者在紧急情况下给予电复律的指征　　副高：掌握　正高：熟悉掌握

对于心脏骤停者应早期识别，早期心肺复苏、早期除颤、早期高级生命支持和尽早复苏后治疗，紧急情况下无论是心室颤动、心脏停搏或者电机械收缩分离，为争取抢救时间，均可给予电复律。其理由是：①心脏骤停时要弄清是何种类型，必须做心电图或心电示波，否则会延误抢救时间；②心脏骤停的主要原因是心室颤动，特别是冠心病患者，快速盲目电击可及早抢救患者；③对于心脏停搏或电-机械收缩分离患者，1次盲目电击对预后无严重影响。

知识点6：2006年ACC/AHA/ESC室性心律失常治疗和心脏性猝死预防指南中有关室性心律失常进行电复律治疗的建议　　副高：掌握　正高：熟悉掌握

2006年ACC/AHA/ESC室性心律失常治疗和心脏性猝死预防指南中有关室性心律失常进行电复律治疗的建议

临床状况	治疗建议	推荐类别	证据水平
院外发生的心脏停搏（心脏停搏最常见的心电机制是VF和无脉性VT）	在院外有体外自动除颤器（AED）设备时，应立即使用AED给予电击治疗	Ⅰ	C
室性快速心律失常引起心脏停搏时	立即给予最大能量（单相波除颤器一般为360J），电除颤后仍有复发，再次除颤后首选静脉应用胺碘酮以稳定节律	Ⅰ	B
对于反复发生的室性快速或非快速心律失常的心脏停搏患者	根据CPR的流程推荐的方案处理	Ⅰ	C
对发生心脏停搏患者反应时间≥5min的病例	在电除颤前先进行短时间（90~180s）的CPR是合理的	Ⅱa	B

知识点7：电复律的禁忌证 副高：掌握 正高：熟悉掌握

①病程长达数年的慢性心房颤动，特别是心脏（尤其是左心房）明显增大的二尖瓣病患者；②心房颤动或心房扑动伴有窦房结功能障碍者；③心房颤动或心房扑动伴缓慢心室率（<60次/分）或完全性房室传导阻滞者；④不能耐受长期抗心律失常药物治疗的患者；⑤低血钾和洋地黄中毒者；⑥有风湿活动：中毒性心肌炎或心肌病伴发房颤者。

知识点8：电复律的术前准备 副高：掌握 正高：熟悉掌握

对于发生室速、室颤导致心脏停搏者，应立即进行电复律，并同时开始心肺复苏有关操作步骤。对择期复律的患者，应做好术前准备。具体包括：①正确选择病例，严格掌握适应证；②做好患者及家属的心理疏导工作，以取得同意和配合，签署治疗同意书；③纠正心力衰竭和电解质紊乱。术前1~2天应停用洋地黄类药物和利尿剂。必要时加用相应的抗心律失常药物；④术前患者应适当休息，避免精神紧张，术前4~8小时禁饮食，以免麻醉时反流吸入呼吸道；⑤检查除颤器工作性能是否完好，准备好心肺复苏的各种抢救药品和器械，一般应有麻醉师在场，以备紧急时气管插管。

知识点9：电复律的术中操作 副高：掌握 正高：熟悉掌握

（1）患者平卧于木板床上（必要时行胸外心脏按压），并建立静脉通道，以备急用。

（2）复律前5~15分钟充分吸氧，以免心肌缺氧而诱发心室颤动，同时做好气管插管和复苏准备。

（3）记录术前12导联心电图，并连接好心电示波器，连续监测心电变化。

（4）对于意识清醒者，静脉注射地西泮15~20mg（>5min）或由麻醉师选用其他快速镇静药，令患者报数，达嗜睡状态，患者睫毛反射消失时施行电击。

（5）按规定位置放置电极板，并裹盐水纱布或涂导电糊，复律时任何人不准接触患者和病床。

（6）复律后立即记录12导联心电图，连续监测心电图及生命体征，每15分钟或0.5小时检测1次呼吸、血压、心率，直到意识完全恢复。

在心室颤动和心室扑动等紧急情况下则不必应用麻醉剂，予以紧急电复律。

知识点10：电复律常用电击能量的选择 副高：掌握 正高：熟悉掌握

首次电击时，心房扑动、阵发性室上速、室性心动过速，选用50~150J；心房颤动用120~200J，心室扑动、心室颤动选用200~300J，儿童除颤可以使用2~4J/kg作为初始除颤能量，后续能量级别应至少为4J/kg，并可以考虑使用更高能量级别，但不超过10J/kg或成人最大剂量。对于心脏较大、心功能差或病史较长者，可能需要能量较大，首次电击未成功，可再次或加大能量电击。选择性电复律2次放电时间间隔应在5分钟以上，一次治疗过程中不宜反复电击超过4次，以免造成严重心肌损伤。

知识点11：电复律的疗效 副高：掌握 正高：熟悉掌握

直流电复律即时成功率很高，室性心动过速和心房扑动几乎达100%，室上速和心房颤动分别为80%、90%。电复律本身无维持窦性心律的作用，特别是心房颤动，复律后需用药物来维持窦性心律，因此，对估计术后不易维持窦性心律者，尽量不做电复律治疗。

知识点12：并发局部皮肤灼伤的处理 副高：掌握 正高：熟悉掌握

在电复律的并发症中，局部皮肤灼伤最常见，多为电极板与皮肤接触不良或反复电击所致。多为轻度灼伤，不需特殊处理或局部涂以氧化锌软膏即可。

知识点13：并发心律失常的处理 副高：掌握 正高：熟悉掌握

（1）期前收缩（早搏）：电击后可发生房性期前收缩或室性期前收缩，多数在数分钟后可自行消失，不需特殊处理，若为频发、多源或R on T型室性期前收缩，可静脉应用利多卡因。

（2）室性心动过速或心室颤动：室性心动过速或心室颤动可因同步装置不良、心肌本身病变、低血钾、酸中毒、洋地黄过量或放电量不足引起，应予以静脉注射利多卡因和5%碳酸氢钠，立即再行复律。

（3）窦性停搏或窦房阻滞：常由于本身有窦房结功能不全所致，电击后出现较长时间窦性停搏。部分患者由于长期心房颤动或扑动，窦房结长期处于超速抑制状态，一旦电击后窦房结功能需要有一个“苏醒”过程才能恢复正常，若电击后有明显而持久的窦性停搏、窦房阻滞或窦性心动过缓，可静脉应用阿托品0.5~1mg，必要时应用异丙肾上腺素静脉滴注1~2μg/min，以防由于心率过慢而诱发阿-斯综合征。

（4）房室传导阻滞：较少见，若有严重的房室传导阻滞可应用异丙基肾上腺素静脉注射，必要时行临时心脏起搏。

知识点14：并发低血压、充血性心力衰竭、肺水肿的处理 副高：掌握 正高：熟悉掌握

低血压多见于高能电击时，数小时后多自行恢复，一般无需特殊处理。在心房颤动转复为窦性心律后，出现心脏增大、充血性心衰、甚至肺水肿。原因在于电击转复为窦性心律后，右心房的收缩比左心房有力（左心房长期明显扩大而恢复较慢），使过多的血液聚积在肺血管中。也可能左心室不能泵出来自左心房过多的血液，而导致心衰、肺水肿。其他可能相关的因素还包括肺栓塞、麻醉剂抑制心肌、缺氧、心律失常等。

知识点15：并发肺或全身性栓塞的处理 副高：掌握 正高：熟悉掌握

肺或全身性栓塞在我国发生率较低，术前应向患者及家属说明，以免发生不必要的纠纷。若有栓塞发生，应使用抗凝疗法。

知识点16：并发心肌损伤的表现及原因 副高：掌握 正高：熟悉掌握

心肌损伤在心电图上表现为ST段升高或T波倒置，血液中CK-MB升高，多为电击能量较大或反复电击所致。

知识点17：并发起搏器损伤的处理 副高：掌握 正高：熟悉掌握

对于已安装永久性起搏器的患者发生心律失常需电击复律时，直接在胸部埋藏起搏器区域表面放电，可能会导致起搏器功能失常或起搏阈值异常增大。故电击时电极板应远离起搏器至少12.5cm。择期电击复律者可选用前后位放置电极转复。电击复律后应定时对起搏器功能进行检查。

第三节 人工心脏起搏器

知识点1：人工心脏起搏系统的组成 副高：掌握 正高：熟悉掌握

人工心脏起搏系统由4部分组成：①起搏器（脉冲发生器和电池）；②导线系统；③心内膜和（或）导线界面；④程控器。

知识点2：修订后的NASPE/BPEG起搏器编码注释

副高：掌握 正高：熟悉掌握

修订后的NASPE/BPEG起搏器编码注释

编码	意义
VOO，VOOO，VOOOO	非同步心室起搏，无感知、无频率应答或心室多部位起搏
VVIRV	心室抑制型起搏，有频率应答和多部位心室起搏（双室起搏或单室多部位起搏）
AAI，AAIO，AAIOO	可感知同步心房除极的心房起搏，无频率应答或多部位起搏
AAT，AATO，AATOO	有触发功能的心房起搏，在心房警觉期感知时不延迟，无频率应答和多部位起搏
AATOA	有触发功能的心房起搏，在心房警觉期感知时不延迟，无频率应答，但有多部位起搏（双房起搏或在单房多部位起搏）

续 表

编码	意义
DDD，DDDO，DDDOOO	双腔起搏（在 V-A 间期内房、室感知后有正常的抑制，在 A-V 间期内可感知心室的信号，在程控的 P-V 间期后、V-A 间期感知到 P 后可触发心室起搏），无频率应答及多部位起搏
DDI，DDIO，DDIOO	无心房同步的心室起搏（心房感知后不再发放脉冲，但不影响逸搏周期），无频率应答及多部位起搏
DDDR，DDDRO	双腔、频率应答起搏，无多部位起搏
DDDRA	双腔、频率应答起搏，无多部位心房起搏（双房起搏或单房多部位起搏）
DDDOV	双腔起搏，无频率应答功能，但有多部位起搏（双室起搏或单房多部位起搏）
DDDRV	双腔起搏，有频率应答功能和多部位起搏（双房起搏或单房多部位起搏）和双室起搏（双室起搏，或单室多部位起搏，或双室及双室起搏）

知识点3：心脏起搏系统的类型　　副高：掌握　正高：熟悉掌握

（1）VVI 型：使用一支电极导管的单腔起搏器，起搏心室、感知心室活动，R 波抑制型按需起搏器。价格低、安置较简单，是我国目前应用最多的起搏器类型。由于非生理性起搏，有些病态窦房结综合征患者可能发生起搏器综合征。

（2）AAI 型：单腔起搏器，起搏心房、感知心房活动，P 波抑制型按需起搏器，是价格较低的生理性起搏器。适用于房室传导功能正常的窦性心动过缓患者。若有房颤、房性心动过速等房性心律失常者则不能使用。

（3）DDD 型：心房与心室各置一根电极的双腔起搏器。能够顺序起搏心房和心室，又能感知心房和心室的自身心律按需工作，使心脏的活动接近生理状态。适用于房室传导阻滞患者，但房性心律失常，如房颤及房性心动过速患者不宜使用。其功能程控调整后也可以在 DVI、VDD、VAT 及 VVI 模式下工作。

（4）VDD 型：它是使用一根电极的双腔起搏器，导管顶端的电极置于右心室，导管在心房部位的电极可以感知心房的自身心律，然后按需发放电脉冲刺激心室。可用于窦性心律正常的房室传导阻滞患者，属较新的生理性起搏器。

（5）频率应答型起搏器：以上 4 种心脏起搏器的起搏频率一经设定，即不再改变。频率应答型起搏器的起搏率可以根据人体活动情况、中心静脉血液温度、呼吸频率或心电图 QT 间期等变化自动进行调整，以适应人体在各种生理情况下的需要。此类起搏器适用于变时性功能不全患者，即窦房结不能随人体活动等情况而调节心率者。频率应答自适应起搏器可有单腔起搏，如 VVIR、AAIR 模式，也可有双腔起搏，如 DDDR 模式。

知识点4：起搏器的可程控参数　　副高：掌握　正高：熟悉掌握

（1）起搏频率：是指起搏器的工作频率，也就是心脏活动的下限频率，当心脏自身心律低于此频率时，起搏器即开始工作。一般起搏器出厂时心搏频率设定为 70 次/分。对于双腔起搏器或频率应答起搏器，还需要设定上限频率，避免在心房率过快或剧烈运动时起搏心率过于明显地增加。

（2）起搏脉冲宽度：一般起搏器设定在0.5ms，增加脉宽即增加起搏能量的输出。

（3）起搏电压：与脉宽共同代表起搏器输出电能的强度，一般起搏器选定为3~5V。

（4）感知灵敏度：按需起搏器需要感知所在心腔的自身心律的心电除极波，以做出响应。心脏起搏器的心室感知灵敏度一般取2.5mV，心房取1.2mV。

（5）不应期：起搏器感知到自身心律或发放了电脉冲之后，有一段时间不再感知任何信号，此段时间即为起搏器不应期，心室感知不应期为300ms左右，心房感知不应期一般取400ms。

（6）滞后功能：是指起搏器感知到自身心律后，在原起搏周期后延长一段时间发放下一个电脉冲，相当于逸搏心律。目的是尽量让自身心律更多地出现。

（7）AV间期：对于双腔起搏器、感知到心房自身心律或者起搏了心房后，需要延迟一段时间再按需刺激心室，这段房室延迟时间即为AV间期，可程控调整，一般为150ms。

知识点5：各类心脏起搏器的选择原则 副高：掌握 正高：熟悉掌握

（1）窦房结功能障碍，房室传导功能正常（文氏点>130次/分）及无明显房性心律失常者，选择AAI起搏。

（2）房室传导阻滞或三束支传导阻滞，窦房结功能正常，选择VDD起搏器。

（3）窦房结与房室传导功能均有障碍，无房颤的患者选择DDD起搏。

（4）房颤及房性心律失常伴房室传导障碍者选用VVI起搏器。

（5）心脏变时性功能障碍、体力活动量较大的患者，应选择频率应答自答自适应起搏器。

知识点6：植入临时性起搏器的适应证 副高：掌握 正高：熟悉掌握

（1）治疗性起搏：①缓慢性心律失常：各种原因引起的房室传导阻滞、严重窦性心动过缓、窦性停搏伴阿-斯综合征发作或近乎晕厥者；②各种原因引起QT间期延长，并发尖端扭转型室性心动过速；③阵发性室上性心动过速需行超速抑制治疗终止时。

（2）保护性起搏：①有慢性心脏传导系统功能障碍者进行外科手术、妊娠分娩、心导管检查时；②冠心病者行PTCA或瓣膜病患者行球囊扩张瓣膜成形术时；③心肌病或疑有窦房结功能不全的心脏病患者行心房颤动、心房扑动或室上性心动过速电复律时；④心律不稳定患者在安置永久性心脏起搏或起搏器依赖需更换起搏器时。

（3）诊断性起搏：主要用于临床电生理检查，如阵发性室上性心动过速的诊断与鉴别诊断等。

知识点7：临时心脏起搏器置入术的方法 副高：掌握 正高：熟悉掌握

临时心脏起搏的方法有经皮起搏、经静脉起搏、经食管心脏起搏和经胸心脏起搏，多数采用经静脉起搏。但起搏方法的选择取决于当时的情况，当情况紧急且患者在抢救室内应首选经皮起搏，一旦稳定则改用经静脉起搏。

知识点 8：临时心脏起搏器置入术的静脉途径　副高：掌握　正高：熟悉掌握

临时心脏起搏电极置入静脉途径包括锁骨下静脉，颈内静脉，颈外静脉，股静脉及肱静脉。其中股静脉、颈内静脉及锁骨下静脉是最常用的静脉入路。由于临时起搏器电极导线较硬，在操作过程中应动作轻柔，避免损伤血管及心脏组织。

知识点 9：临时心脏起搏器置入术的电极定位　副高：掌握　正高：熟悉掌握

临时心脏起搏通常采用单腔按需起搏器，即 VVI，在体表心电图指引下应用漂浮导管电极，不需 X 线导引。心腔内心电图可指导电极的定位：电极到达右房时呈现巨大 P 波，进入右心室时记录到巨大 QRS 波，电极接触到心内膜时 ST 段呈弓背向上抬高 1.0～3.0mV 是重要的定位指标。

右心室心尖部起搏时体表心电图呈左束支传导阻滞及左前分支阻滞样图形，心电轴显著左偏-30°～-90°，V_5、V_6 导联 QRS 波形态可表现为以 S 波为主的宽阔波。右心室流出道起搏时 QRS 波群呈类似左束支传导阻滞样图形，Ⅱ、Ⅲ、aVF 导联的主波向上，心电轴正常或右偏。

知识点 10：临时心脏起搏器置入术的并发症　副高：掌握　正高：熟悉掌握

临时心脏起搏并发症的发生与术者的技术水平、起搏器电极的留置时间及术后的护理状况密切相关。最常见的并发症是导管移位，其次是穿刺并发症、心律失常、膈肌刺激、感染、导管断裂、心肌穿孔等。临时起搏电极留置时间最好不超过 1 周。

知识点 11：置入性心脏起搏器治疗的适应证　副高：掌握　正高：熟悉掌握

（1）Ⅰ类适应证：根据病情，有明确证据或专家一致认为起搏器治疗对患者有益、有用或有效。相当于绝对适应证。

（2）Ⅱ类适应证：根据病情，起搏器治疗给患者带来的益处和效果证据不足或专家们的意见有分歧。又分为Ⅱa 类（倾向于支持）和Ⅱb 类（意见有分歧）。是相对适应证。

（3）Ⅲ类适应证：根据病情，专家一致认为起搏治疗无效，甚至在某些情况下对患者有害，因此不需要或不应该置入心脏起搏器。亦即非适应证。

知识点 12：窦房结功能障碍的适应证　副高：掌握　正高：熟悉掌握

（1）Ⅰ类适应证：①记录到有症状的窦房结功能障碍，包括经常出现导致症状的窦性停搏；②有症状的变时性不良者；③由于某些疾病必须使用某类药物，而这些药物又可引起窦性心动过缓并产生症状者。

（2）Ⅱa类适应证：①心率<40次/分的窦房结功能障碍，但症状与心动过缓的关系不明确者；②有不明原因的晕厥，且临床发现或电生理检查诱发窦房结功能障碍者。

（3）Ⅱb类适应证：清醒状态下心率长期低于40次/分，但症状轻微。

（4）Ⅲ类适应证：①无症状的窦房结功能障碍；②虽有心动过缓症状，但已经证实并非由窦性心动过缓引起者；③由于服用非必须应用的药物导致的窦性心动过缓。

知识点13：成人获得性房室传导阻滞的适应证　　副高：掌握　正高：熟悉掌握

（1）Ⅰ类适应证：①任何阻滞部位的三度房室传导阻滞（AVB）和高度AVB，合并有症状的心动过缓（包括心力衰竭）或继发于AVB的室性心律失常；②必须长期服用治疗其他心律失常或其他疾病的药物，而该药物又可导致三度AVB和高度AVB（无论阻滞部位），合并有症状的心动过缓者；③清醒状态下任何阻滞部位的三度AVB和高度AVB且无症状的患者，被记录到有3秒或更长的心脏停搏，或逸搏心率<40次/分，或逸搏心律起搏点在房室结以下者；④清醒状态下任何阻滞部位的三度AVB和高度AVB，无症状的心房颤动和心动过缓者有一个或更多至少5秒的长间歇；⑤导管消融房室结后出现的任何阻滞部位的三度AVB和高度AVB；⑥心脏外科手术后不可能恢复的任何阻滞部位的三度AVB和高度AVB；⑦神经肌肉疾病导致的任何阻滞部位的三度AVB和高度AVB，如肌强直性肌营养不良、Kearn-Sayre综合征、假肥大性肌营养障碍、腓侧肌萎缩患者，有或无心动过缓的症状（证据级别：B）；⑧伴有心动过缓症状的二度AVB，不论分型或阻滞部位（证据级别：B）；⑨任何阻滞部位的无症状三度AVB，平均心室率<40次/分或>40次/分伴有心脏增大或左心室功能异常或阻滞在房室结以下者（证据级别：B）；⑩不伴有心肌缺血的运动中出现二度或三度AVB。

（2）Ⅱa类适应证：①成人无症状的持续性三度AVB，逸搏心率<40次/分不伴有心脏增大；②电生理检查发现在房室束内或以下水平的无症状性二度AVB（证据级别：B）；③一度或二度AVB伴有类似起搏器综合征的血流动力学表现（证据级别：B）；④无症状的二度Ⅱ型AVB，且为窄QRS波者。但当二度Ⅱ型AVB伴有宽QRS波者，包括右束支阻滞，则适应证升级为Ⅰ类（证据级别：B）。

（3）Ⅱb类适应证：①神经肌肉病，如肌强直性肌营养不良、假肥大性肌营养障碍、腓侧肌萎缩患者，导致的任何程度的AVB（包括一度AVB），有或无症状但不能确定AVB会进一步发展者（证据级别：B）；②某种药物或药物中毒导致的AVB，但停药后可改善者（证据级别：B）。

（4）Ⅲ类适应证：①无症状的一度AVB（证据级别：B）；②发生于房室束以上以及未确定阻滞部位是在房室束内或以下的二度Ⅰ型AVB；③预期可以恢复且不再复发的房室传导阻滞。

知识点14：慢性室内双束支和三束支传导阻滞的适应证

副高：掌握　正高：熟悉掌握

（1）Ⅰ类适应证：①双束支或三束支传导阻滞伴间歇性三度房室传导阻滞；②双束支或三束支传导阻滞伴二度Ⅱ型房室传导阻滞；③交替性双侧支传导阻滞。

（2）Ⅱa类适应证：①虽未证实晕厥由房室传导阻滞引起，但可排除系其他原因（尤其是室性心动过速）引起的晕厥；②虽无临床症状，但电生理检查发现HV间期≥100ms；③电生理检查时，由心房起搏诱发的房室束以下非生理性传导阻滞。

（3）Ⅱb类适应证：神经肌源性疾病（肌发育不良、克恩-塞尔综合征等）伴发的任何程度的束支传导阻滞，无论是否有症状，因为传导阻滞随时会加重。

（4）Ⅲ类适应证：①束支传导阻滞无症状或不伴有房室传导阻滞；②束支传导阻滞伴有一度房室传导阻滞，但无临床症状。

知识点15：与急性心肌梗死相关的房室传导阻滞的适应证

副高：掌握　正高：熟悉掌握

（1）Ⅰ类适应证：①急性心肌梗死后持续存在的房室束以下的二度或三度房室传导阻滞；②房室结以下的短暂性二度或三度房室传导阻滞，伴束支传导阻滞者。如果传导阻滞部位不清楚则应进行电生理检查；③持续和有症状二度或三度房室传导阻滞。

（2）Ⅱ类适应证：①Ⅱa类适应证：无；②Ⅱb类适应证：房室结水平的持续性二度或三度房室传导阻滞。

（3）Ⅲ类适应证：①不伴室内传导阻滞的短暂性房室传导阻滞；②伴左前分支传导阻滞的短暂性房室传导阻滞；③单纯左前分支传导阻滞；④持续性一度房室传导阻滞伴有陈旧或发病时间不明的束支传导阻滞。

知识点16：儿童、青少年和先天性心脏病患者起搏治疗的适应证

副高：掌握　正高：熟悉掌握

（1）Ⅰ类适应证：①二度或三度房室传导阻滞并发有症状的心动过缓、心功能不全或低心排血量；②有窦房结功能不全症状，窦房结功能不全表现为与年龄不相称的窦性心动过缓；③术后二度或三度房室传导阻滞持续>7天，预计不能恢复；④先天性三度房室传导阻滞合并宽QRS波逸搏心律、复杂室性期前收缩及心功能不全；⑤婴儿先天性三度房室传导阻滞，心室率<50次/分，或合并先天性心脏病，心室率<70次/分；⑥心动过缓依赖性持续性室性心动过速，可合并或无长QT间期，起搏治疗证明有效。

（2）Ⅱa类适应证：①慢-快综合征，需长期药物治疗（地高辛除外）；②先天性三度房室传导阻滞，1岁以上，平均心率<50次/分或有2~3秒的长间隙，或因变时功能不全出现症状；③长QT综合征并发2：1二度房室传导阻滞或三度房室传导阻滞；④无症状窦性

心动过缓并发复杂器质性心脏病，静息心率<40 次/分或有>3 秒的长间隙；⑤先天性心脏病患者，其血流动力学表现为心动过缓和房室不同步受损。

（3）Ⅱb 类适应证：①暂时性术后三度房室传导阻滞，恢复窦性心律后残留室内双束支传导阻滞；②先天性三度房室传导阻滞，心率在可接受范围，窄 QRS 波，心功能正常；③青少年患者先天性心脏病，静息心率<40 次/分，或有>3 秒的长间隙，但患者无症状；④神经肌源性疾病伴发的任何程度（包括一度）的房室传导阻滞，无论是否有症状，因为传导阻滞随时会加重。

（4）Ⅲ类适应证：①术后暂时性房室传导阻滞，其传导已恢复；②无症状的术后室内双束支传导阻滞，伴或不伴一度房室传导阻滞；③无症状的二度Ⅰ型房室传导阻滞；④青少年无症状的窦性心动过缓心率>40 次/分，或最长间隙<3 秒。

知识点 17：颈动脉窦高敏综合征及神经介导性晕厥的适应证

副高：掌握　正高：熟悉掌握

（1）Ⅰ类适应证：反复发作的颈动脉窦刺激导致的晕厥，或在未用任何可能抑制窦房结或房室传导药物的前提下，轻微按压颈动脉窦即可导致超过 3 秒的心室停搏者。

（2）Ⅱa 类适应证：①反复发作晕厥，虽诱因不明，但证实有颈动脉窦高敏性心脏抑制反射；②明显的有症状的神经心源性晕厥，行自发或倾斜试验诱发的心动过缓。

（3）Ⅱb 类适应证：无。

（4）Ⅲ类适应证：①颈动脉窦刺激引起的高敏性心脏抑制反射，但无明显症状或仅有迷走刺激症状；②反复发作昏厥、头晕或眩晕，而缺乏颈动脉窦刺激引起的心脏抑制反射；③场景性血管迷走性晕厥，回避场景刺激晕厥不再发生。

知识点 18：肥厚型心肌病的适应证

副高：掌握　正高：熟悉掌握

（1）Ⅰ类适应证：并发符合窦房结功能不全及房室传导阻滞中的Ⅰ类适应证的各种情况。

（2）Ⅱ类适应证：①Ⅱa 类适应证：无；②Ⅱb 类适应证：药物治疗困难，伴有症状的肥厚型心肌病，在休息或应激情况下有明显流出道梗阻者。

（3）Ⅲ类适应证：①无症状或经药物治疗可以控制；②虽有症状但无左心室流出道梗阻的证据。

知识点 19：起搏治疗和长 QT 间期综合征适应证

副高：掌握　正高：熟悉掌握

（1）Ⅰ类适应证：心动过缓依赖性持续性室速，可有或无长 QT 间期，起搏治疗证明有效。

（2）Ⅱ类适应证：①Ⅱa 类适应证：先天性长 QT 综合征高危患者；②Ⅱb 类适应证：无。

（3）Ⅲ类适应证：无。

知识点20：充血性心力衰竭心脏再同步化治疗（CRT）技术的适应证

副高：掌握　正高：熟悉掌握

（1）Ⅰ类适应证：同时满足以下条件者为CRT技术适应证。①缺血性或非缺血性心肌病；②充分抗心力衰竭药物治疗后，纽约心脏病协会（NYHA）心功能分级仍在Ⅲ级或不必卧床的Ⅳ级；③窦性心律；④左心室射血分数≤35%；⑤左心室舒张末期内径≥55mm；⑥QRS波时限≥120ms伴有心脏运动不同步。

（2）Ⅱa类适应证：①充分药物治疗后NYHA心功能分级好转至Ⅱ级，并符合Ⅰ类适应证的其他条件；②慢性心房颤动患者，符合Ⅰ类适应证的其他条件，可结合房室结射频消融行CRT，以保证夺获双心室。

（3）Ⅱb类适应证；①符合常规心脏起搏适应证并心室起搏依赖的患者，合并器质性心脏病或NYHA心功能Ⅲ级及以上；②常规心脏起搏并心室起搏依赖患者，起搏治疗后出现心脏扩大及NYAHⅢ级及以上；③QRS时限<120ms并符合Ⅰ类适应证的其他条件，经超声心动图或组织多普勒（TDI）检查，符合下列不同步条件任意2条者：a. 左心室射血前时间（又称主动脉射血时前时间）延长，≥140ms；b. 心室间机械收缩延迟，左心室射血前时间较右心室延迟≥40ms；c. 左心室后外侧壁激动延迟。

（4）Ⅲ类适应证：心功能正常，不存在室内传导阻滞者。

知识点21：经静脉右室心尖部心内膜起搏的静脉途径

副高：掌握　正高：熟悉掌握

（1）经头静脉切开行心内膜起搏：可在一个切口内分离出血管及置入起搏器导线，是经静脉心内膜起搏的首选电极进路，因静脉直径有限，通常只用于单导线置入。

（2）经锁骨下静脉穿刺行心内膜起搏：锁骨下静脉是颈根部最粗的静脉，直径约2cm，它跨越第1肋骨及颈胸膜走行于锁骨下动脉的前下方。经锁骨下静脉穿刺行心内膜起搏，若掌握熟练，即是一种方便、省时的插管方法。但由于其是一种“盲目”的穿刺方法，若掌握不当有误穿锁骨下动脉、肺尖等风险。

（3）其他静脉途径：还有双侧颈外静脉和颈内静脉，通常在上述静脉入路失败时选择。

知识点22：经头静脉切开行心内膜起搏手术步骤　副高：掌握　正高：熟悉掌握

（1）患者仰卧于X线手术台上，常规消毒铺巾，0.4%利多卡因溶液行局部麻醉。

（2）于一侧锁骨下胸壁，在三角肌胸大肌沟表面皮肤上做长3～4cm的斜切口或横切口。

（3）分离皮下组织后，显露出三角肌-三角肌沟，在其纵行脂肪垫下找到头静脉。

（4）剪开脂肪垫表面包膜，钝性分离头静脉。注意动作轻柔，以免引起静脉痉挛导致插管困难。

（5）游离头静脉约2cm，分别在静脉远端和近端各绕一根固定线，结扎静脉远端，在远端和近端固定线之间用小尖刀或眼科剪切开静脉。

（6）用静脉拉钩或小膝状镊将静脉提起，确认静脉切口。沿静脉提沟之凹面将心内膜电极送入静脉内。

知识点23：经锁骨下静脉穿刺心内膜起搏手术步骤

副高：掌握　正高：熟悉掌握

（1）患者平卧于X线手术台上，常规消毒铺巾，可直接经皮肤穿刺或者先切开皮肤做皮下囊袋，经囊袋穿刺。局部麻醉后用盛有1～2ml生理盐水的5ml或10ml注射器及18号薄壁针头在锁骨中内1/3交界处与皮肤成10°～15°的角度，针尖指向胸骨上切迹进针，用左手示指尖触摸胸骨上窝做穿刺方向的参考点。

（2）保持针筒内负压缓慢进针，针头在锁骨与第1肋骨的间隙内前进，方向指向胸骨上窝，当针头进入锁骨下静脉内时，有静脉血进入针筒，但压力不大，此时再进针2～3mm并保持固定位置。

（3）确认针头已进入锁骨下静脉且回抽通畅，针头管留置在静脉内。为防止针头移动，手指固定针头，取下针筒并向针头内送入导引钢丝。

（4）必须在透视下送入导引钢丝，以观察导丝在血管内的走行方向。正常情况下，导丝顺利进入上腔静脉，若导丝进入颈静脉则需及时调整其前进方向。

（5）经X线透视确认导引钢丝已进入上腔静脉达右心房内，拔出穿刺针头，指引钢丝仍留在上腔静脉内。

（6）将静脉扩张器及外套管经导引钢丝送入锁骨下静脉内。

（7）确认外套管及静脉扩张器已送入锁骨下静脉内（约送入10cm），将导引钢丝及静脉扩张器由外套管拔出，而外套管留在锁骨下静脉内。

（8）经外套管将心内膜电极送入锁骨下静脉及右心房内。

（9）在透视下确认电极导管已进入右心房内，撕开并拔去外套管，电极即留置在右心房内。

（10）通过三尖瓣向右室心尖部置入电极的方法与头静脉切开法相同。

知识点24：电极定位于右室心尖部的方法

副高：掌握　正高：熟悉掌握

（1）直接进入法：要求导引钢丝有一定的硬度及弹性。钢丝末端做成10°～20°的弧度，当电极位于右心房三尖瓣开口上方时，旋转导引钢丝，使电极尖端朝向脊柱侧，稍使推力电极即可随血流进入右心室。

（2）电极后退法：应用电极后退法时，电极必须具有足够的柔性而易于弯曲成袢。当电极进入右心房后，其尖端将顶住右心房侧壁呈弧形，缓缓后撤指引钢丝，同时向前退进无指引钢丝的电极导管使其形成袢，继续向前送入电极导管，使其形成的袢随血流进入右心室而电极导管尖端仍留在心房内。当电极袢已充分进入右室后，缓缓将指引钢丝向电极导管送入，同时向外牵拉电极导管，当指引钢丝进入电极导管末端时即可固定在右室心尖部。

知识点25：右心室心尖部起搏手术方法及电极定位

副高：掌握 正高：熟悉掌握

经静脉右心室心尖部起搏时，采用X线正位透视和起搏电极参数测试对电极进行定位，必要时可结合右前斜位或侧位观察电极尖端是否位于心尖部或右心耳。电极固定在右心室心尖部的标志：X线透视电极尖端越过脊柱位于左侧膈肌上方或与膈肌重叠；侧位透视时，电极尖端朝向胸骨侧，若朝向脊柱侧则为电极进入冠状静脉窦。理想的电极位置除尖端应在右心室心尖部外，电极在右心房内应当有一定的弧度，过紧会造成日后血液经三尖瓣反流。经透视电极位于右心室心尖部后，撤出导引钢丝，等待5分钟稳定后测试各项电参数。

知识点26：右心室流出道起搏手术方法及电极定位

副高：掌握 正高：熟悉掌握

右心室流出道起搏手术中，电极导线的进路与一般右心室心尖部起搏相同，但必须应用螺旋型电动固定电极。为确保电极固定在右心室流出道，须首先将电极送入肺动脉，然后将其撤回到右心室流出道。必须进行正、侧位的X线透视，后前位透视见电极尖端指向右上方，右前斜位示电极尖端指向胸骨内面，利用体表心电图定位非常重要，若电极与右心室流出道心内膜有很好的接触则肢体Ⅲ导联QRS波群为直立。

知识点27：心房起搏的适应证

副高：掌握 正高：熟悉掌握

心房起搏的适应证主要是房室传导正常的病窦综合征患者，有不同程度的心源性脑缺血综合征的症状。电生理检查应符合以下标准：①心房调搏文氏点130次/分；②房室束电图H-V在正常范围内；③体表心电图的房室传导阻滞及束支传导阻滞；④间断但不频繁的阵发性房扑、房颤及阵发性室上性心动过速并可用药物控制者；⑤无巨大的右心房及静止心房。

知识点28：心房起搏的电极安置部位

副高：掌握 正高：熟悉掌握

心房起搏的电极安置部位可选择右心耳、心房壁、房间隔或冠状静脉窦。其中最常用的是右心耳，其次为心房壁。选择右心耳进行起搏时，最常用的是“J”形心房电极，只有少数心耳电极难以固定的情况下，可选用“J”形主动螺旋电极或借用“J”形导引钢丝固定的直螺旋电极。

知识点29：永久起搏器植入术后的处理 副高：掌握 正高：熟悉掌握

（1）术后平卧12~24小时，囊袋局部沙袋压迫止血6~8小时。

（2）规范化预防性应用抗生素应在术前0.5~2小时开始，使手术部位暴露时局部组织中已达到足以杀灭/抑制手术过程中入侵切口细菌的药物浓度，如果手术时间超过3小时，可在手术中给予第二剂。原则上，静脉使用抗菌药物的有效覆盖时间应包括整个手术过程和手术结束后48小时。

（3）术后应密切观察伤口出血及感染情况，1~3天换药1次，7天拆线。

（4）起搏器植入术后12~24小时应进行连续性心电监测，以观察起搏器的功能以及患者对程控心率的反应。

（5）患者出院时填写并交给患者植入起搏器卡片，写好诊断、起搏器埋藏植入时间、类型、术中情况、术后有无并发症、拆线日期等。

（6）安置心脏起搏器后，应告知患者避免接触强电磁场，使用微波炉需要离开其1米以上；若起搏器说明书未明确告知，也不宜进行超短波理疗和做磁共振等检查，但一般家用电器则无妨碍。

知识点30：永久起搏器植入术后的随访检查内容 副高：掌握 正高：熟悉掌握

（1）详细了解病史：了解起搏器安装前后症状的变化，以区别由于原发病或起搏器本身引起的症状。

（2）仔细体格检查：除一般查体外，应重视与起搏系统有关的特殊检查。在植入初期，注意检查切口及起搏器囊袋局部皮色、温度、皮肤张力及有无触痛。

（3）体表心电图及动态心电图：每次门诊随访都应做心电图，以了解起搏及感知功能。如患者完全是自主心律，应放置磁铁后记录心电图，这是判断起搏功能的重要方法。

（4）动态心电图：比常规心电图更敏感，其可检查出常规心电图不能发现的心律失常、起搏及感知功能障碍，尤其对间歇性或短阵性起搏系统功能失调具有重要意义。

（5）胸部X线检查：患者安装起搏器后应常规行后前位及侧位X线胸片检查，观察起搏器的位置、电极的位置以及电极有无移位、断裂。

（6）起搏器测试及程控：主要包括起搏功能测试、感知功能测试、导线阻抗测试、电池消耗情况检测，其他程控参数包括起搏器型号、工作方式、起搏频率、输出能量、感知灵敏度、不应期，起搏与自主心率比例、起搏器模式转化、心律失常的发生及类型等。

知识点31：心脏起搏器手术相关并发症及处理 副高：掌握 正高：熟悉掌握

（1）局部出血或血肿：局部压迫或切开取出血块清理出血点。预防的方法包括术前评价凝血功能，若病情允许，停服氯吡格雷5~7天，停服低分子肝素12小时，停服华法林1~3天并调整INR<1.5~1.8。出血风险高危患者阿司匹林片停用5~7天；术中注意止血，

术后局部加压包扎。

（2）导线移位：应在X线透视下重新调整导管位置。预防导线脱位的方法是术中定位可靠、张力合适、固定牢靠，必要时选用主动固定电极导线。

（3）血胸、气胸或血气胸：轻者可不做特殊处理，必要时行穿刺引流或外科手术处理。

（4）心肌穿孔：临床表现为胸痛，体检时发现心包摩擦音，起搏心电图由左束支传导阻滞图形变为右束支传导阻滞图形，少数患者可发生心脏压塞。发生此并发症时，应将起搏导线撤入心腔，重新放置，以免引起心脏压塞。

（5）心脏压塞：可由心肌穿孔或冠状静脉窦损伤、穿孔所致。需进行心包穿刺引流，必要时需外科开胸引流。

（6）导线损伤：包括导线断裂和绝缘层破裂。一旦发现，一般应及时更换导线，改为头静脉路径或在原锁骨下静脉外侧穿刺，也可以换至对侧锁骨下静脉穿刺。如为双腔起搏器的心房导线问题，如患者不愿意立即更换，也可以将起搏方式由DDD方式程控为VVI方式，待更换起搏器时，再同时行导线更换术。预防的方法主要是经锁骨下静脉外侧点穿刺，合适的缝扎，最好采用头静脉切开作为静脉路径。

（7）感染：为起搏器植入后的严重并发症，可表现为囊袋局部红、肿、热、痛及局部破溃；可静脉应用抗生素，必要时做清创处理。清创无效时，可考虑拔除电极导线。感染严重时可有败血症，需取出起搏系统，全身使用抗生素，局部清创。

（8）静脉血栓形成：其发生率和严重程度与所选的血管途径无关，多根导线植入及充血性心力衰竭患者可能更易发生。一旦诊断为静脉血栓形成，若无禁忌证，应及早进行溶栓治疗，可用尿激酶或rt-PA，也可以给予肝素抗凝治疗。长期治疗可给予华法林抗凝治疗。对于部分患者也可以行外科手术治疗。

知识点32：起搏系统并发症——起搏障碍　　副高：掌握　正高：熟悉掌握

（1）电极脱位：在起搏器安置术后短时间发生起搏故障，即起搏脉冲信号后全部或部分无QRS波群，常为电极脱位。复查X线胸片有时可见电极头部移位。十二导联常规心电图检查可见起搏脉冲后QRS波形态与原起搏心电图有所改变，即可确诊。

（2）起搏阈值增加：起搏电极安置后2周至3个月内，为亚急性阈值期。此期间由于电极顶端周围心内膜组织水肿、炎性反应等可以使起搏阈值电压升高3~4倍，如阈值电压接近或超过了起搏器脉冲电压输出值，即可能造成起搏障碍。此外，若在亚急性阈值期不恰当地将起搏电压或脉宽程控调节过低也可造成起搏障碍。3个月后为慢性阈值期，阈值电压一般为安置术中的2倍左右。

（3）起搏系统质量故障：起搏脉冲发生器发生故障时，除了起搏电压下降不能起搏心脏外，起搏频率也常明显减慢，此情况常见于电池提前耗竭。电极导管断裂也是常见起搏障碍原因之一，初期心电图上起搏信号时有时无，最后完全缺失，而起搏时起搏频率可无明显变化。

知识点33：起搏系统并发症——感知功能障碍　　副高：掌握　正高：熟悉掌握

（1）感知不良：当自身心律出现后，起搏器仍按原频率发放脉冲即为感知不良。感知不良若同时伴有起搏障碍，常是电极头部移位或电极导管断裂发生。此外，起搏器感知灵敏度太低（即感知度值太高）、心肌缺血以及起搏器不应期设置过长等也可能引起感知不良。

（2）感知过度：起搏器感知到不应该感知的信号，如前一心动的T波、心室后电位及外界环境干扰等而使起搏器受抑制，并停止发放起搏脉冲，即为感知过度。发生原因可能为起搏器感知灵敏度设置过度、T波高大而起搏器对波形斜率判断能力差，以及感知不应期调控过短所引起。一般可以采取程控降低感知灵敏度，延长不应期等方法解决。双极电极导管抗外界干扰能力优于单极电极导管。

知识点34：起搏系统并发症——起搏器综合征　　副高：掌握　正高：熟悉掌握

有些病态窦房结综合征患者安置了VVI起搏器以后，出现精神不振、头晕、疲乏、胸闷及血压降低等表现，是心脏起搏后心房、心室收缩不协调使心搏量下降所致。改用生理性起搏的方式可避免此现象。如VVI起搏时增加滞后功能，减慢起搏频率等，在尽可能增加自身心律后，也可以在一定程度上减轻症状。

知识点35：起搏系统并发症——起搏器介导性心动过速
副高：掌握　正高：熟悉掌握

起搏器介导性心动过速（PMT）主要见于双腔起搏器（DDD）。当心室起搏心律发生室房逆传时，逆行P′波被起搏器在心房的电极感知，经AV时间延迟后触发心室起搏，心室兴奋再次逆性心房产生逆传P′波而形成环状折返性心动过速。心电图特征是PR间期等于起搏器程控房室延迟间期，每个QRS波前均有起搏信号，磁铁频率试验可终止。若患者发生快速性房性心律失常，由起搏器介导下传心室，也可引起PMT，但这种PMT在磁铁试验时，心房自身快速性房性心律失常频率不变，而心室率转为磁铁频率，若移去磁铁则PMT复发。一旦确诊PMT，可以通过延长心房不应期、缩短AV间期使起搏器不能感知逆行P′波，以及降低上限频率使起搏频率下降等方法解决。若无效可将DDD方式程控为DDI或DVI方式。

第四节　植入型心脏复律除颤器

知识点1：植入型自动除颤复律器的Ⅰ类适应证　　副高：掌握　正高：熟悉掌握

植入型自动除颤复律器（ICD）的Ⅰ类适应证包括：①非可逆性原因引起的室颤或血流动力学不稳定的持续性室速导致的心脏骤停；②器质性心脏病的自发持续性室性心动过

速，无论血流动力学是否稳定；③原因不明的晕厥，在心电生理检查时能诱发有显著血流动力学改变的持续性室速或室颤；④心肌梗死所致 LVEF<35%，且心肌梗死后 40 天以上，NYHA 心功能Ⅱ或Ⅲ级；⑤NYHA 心功能Ⅱ或Ⅲ级，LVEF≤35%的非缺血性心肌病患者；⑥心肌梗死所致 LVEF<30%，且心肌梗死 40 天以上，NYHA 心功能Ⅰ级；⑦心肌梗死后非持续室速，LVEF<40%，且心电生理检查能诱发出室颤或持续室速。

知识点 2：ICD 的Ⅱ类适应证　　副高：掌握　正高：熟悉掌握

（1）Ⅱa 类适应证：①原因不明的晕厥，伴有显著左心室功能障碍的非缺血性扩张型心肌病；②心室功能正常或接近正常的持续性室速；③肥厚型心肌病，有一项以上的心脏性猝死主要危险因素；④致心律失常性右心室发育不良/心肌病，有一项以上心脏性猝死主要危险因素；⑤服用 β 受体阻滞剂期间发生晕厥和（或）室速的长 QT 综合征患者；⑥在院外等待心脏移植的恶性快速室性心律失常患者；⑦有晕厥或心脏骤停史的 Brugada 综合征患者；⑧有明确室速记录但没有引起心脏骤停的 Brugada 综合征患者；⑨儿茶酚胺敏感性室速，服用 B 受体阻滞剂后仍出现晕厥和（或）室速；⑩心脏结节病、巨细胞性心肌炎或 Chagas 病。

（2）Ⅱb 类适应证：①临床推测心脏骤停是室颤引起，而由于其他原因不能行电生理检查；②等待心脏移植，因室速产生严重症状（晕厥）者；③家族性或遗传性的高危状况导致致命性室性心动过速，如长 QT 综合征、肥厚型心肌病；④非持续性室速，有冠状动脉疾病、心肌梗死病史、左心室功能低下者，电生理检查诱发出持续性 VT/VF；⑤不明原因晕厥，心功能低下，电生理检查诱发出室性心律失常；⑥不明原因晕厥，家族中有猝死史，心电图表现有 Brugada 样表现（RBBB 合并 ST 抬高）；⑦晕厥并发进展型器质性心脏病，病因难以确定。

知识点 3：ICD 的Ⅲ类适应证　　副高：掌握　正高：熟悉掌握

①原因不明的晕厥，没有可诱发的室性快速心律失常，也无器质性心脏病；②无休止的室速或室颤；③外科手术或导管消融可治疗的室速或室颤，例如，伴随预激综合征的房性心律失常、右心室流出道室速、特发性左心室室速或束支折返性室速；④由于一过性或可逆性疾病或状况（如急性心肌梗死、电解质紊乱、药物、创伤）所致的室性快速心律失常，而上述疾病或状况能被纠正使危险性降低；⑤明显的精神性疾病，可能被器械植入术所加重或不能进行系统的随访；⑥预期生存期≤6 个月的终末性疾病；⑦有左心室功能障碍和 QRS 波群时限延长而无自发的或可诱发的持续性或非持续性室速的、准备进行紧急冠状动脉旁路手术的冠心病患者；⑧NYHAⅣ级的、非等候心脏移植术的药物难治性充血性心力衰竭患者。

知识点 4：ICD 植入技术的术前准备　　副高：掌握　正高：熟悉掌握

（1）患者及家属准备：术前谈话并签署知情同意书。向患者及家属详细介绍ICD适应证，术前、术中和术后可能出现的并发症，ICD治疗与基础心脏病的关系，术后对基础心脏病相应治疗及抗心律失常药物治疗的重要性；患者术前4小时禁食，适时停用抗血小板、抗凝药物及抗心律失常药物（5个半衰期），改善心功能和全身基础情况（电解质、出凝血时间等）；常规备皮，留置静脉输液通路。

（2）人员：需要一组从事心脏起搏、电生理检查和治疗并有丰富经验的专科医师；还要配备有经验的护理人员，包括心内科护士及心导管室护士；放射科技术员，麻醉医师；ICD厂家专业技术支持人员。

（3）器械：拟应用的ICD系统，导线应有主动固定导线的备用品；静脉穿刺针及撕开鞘（根据导线决定型号）；常规起搏器植入时的手术器械；C形臂心血管造影机等。

（4）监测、抢救设备：心电监测仪或多导电生理记录仪；体外除颤仪，最好有2台备用，其中一台有贴片除颤电极；血氧饱和度监测仪；气管插管、麻醉机及吸引器等备用。

（5）药物准备：除局部麻醉药物外，主要备用心肺复苏、抗心律失常药物及心导管室常用药物。

知识点5：ICD的植入方法　　副高：掌握　正高：熟悉掌握

（1）ICD导线植入静脉径路：左、右侧静脉径路均可选，包括头静脉、锁骨下静脉、腋静脉及颈部静脉等，常用左侧锁骨下静脉或头静脉。

（2）囊袋制作：部位可选胸前区切口或腋下切口，以前者为常用；根据患者胸前皮下组织情况可将囊袋制作在皮下或肌肉内囊袋；临床上常用左侧胸前皮下制作囊袋。

（3）ICD导线植入：与普通右心室导线植入技术相类似；双腔ICD心房导线的植入与双腔起搏器心房导线植入相同；CRTD左心室导线与CRT相同；ICD导线常需准备主动固定导线备用。

（4）除颤阈值（DFT）测试：DFT是指能将室速或室颤转为窦性心律的最小能量，临床上一般测得值比真正的除颤阈值高，常根据所选择的ICD能提供的最高放电能量低10J，作为实际测得的DFT值，可根据患者的病情测定1~2次。诱发室速或室颤的方法目前临床根据不同厂家的ICD有4种常用方法，即T波电击、50Hz直流电诱发、短阵（或猝发性）快速心室刺激、程序电刺激（S_1S_2）。T波电击方法简单、省时，诱发成功率较高，不良反应少；直流电诱发成功率高，诱发时间短暂，但低血压的发生率高。DFT测试前需先行静脉基础麻醉，麻醉药物可根据麻醉医师或术者的习惯选择，临床常用丙泊酚（1mg/kg）；同时行高压阻抗测定，正常值为30~40Ω；另外，常规起搏和感知测试与起搏器植入时相同。

（5）植入ICD：注意脉冲发生器与导线间的正确连接，常在DFT测试前先连接好并置入囊袋内，做一简单缝合，待DFT测定满意后重新逐层缝合囊袋。

（6）参数设定：术毕根据患者既往室性心律失常发作的频率及对血流动力学的影响情况，初步进行参数的设定。

（7）植入过程中严密监测心率、血压及血氧饱和度等。

知识点6：ICD植入技术的术后处理 副高：掌握 正高：熟悉掌握

（1）囊袋局部沙袋压迫6小时，卧床6~24小时不等（根据是否为单、双腔起搏及是否应用主动固定导线而定）。

（2）术后24~48小时严密监测心率、呼吸及血压等重要生命体征。

（3）经静脉给予规范的预防性应用抗生素，注意观察囊袋出血及愈合情况。预防性应用抗生素一般应在术前0.5~2小时内给药，使手术部位暴露时局部组织中已达到足以杀灭/抑制手术过程中入侵切口细菌的药物浓度，如果手术时间超过3小时，可在手术中给予第二剂。原则上，静脉使用抗菌药物的有效覆盖时间应包括整个手术过程和手术结束后48小时。

（4）术后如发生“电风暴”现象，应寻找可能的原因，如电解质紊乱、交感神经过度兴奋等，并做出相应处理。

（5）一旦ICD放电，及时观察ICD工作情况，并根据室速或室颤的发作和终止情况，进行相应参数设置。

知识点7：ICD植入技术的并发症预防及处理 副高：掌握 正高：熟悉掌握

（1）低血压：常发生在静脉麻醉、DFT测试过程中，也可由低血容量（为改善心功能过度利尿等）及迷走反射等引起。一旦发生可适量补充血容量，如需要可酌情应用升压药物及其他对症处理。

（2）呼吸抑制：静脉麻醉过度、室性心律失常不能及时终止、呼吸道分泌物堵塞等均可引起，需在术中严密监测血氧饱和度。发生时除了保持气道通畅外，还应加大氧流量、面罩吸氧，必要时行气管插管呼吸机辅助呼吸。

（3）心功能不全：术前需优化抗心力衰竭药物治疗，术中一旦发生心功能不全，则按急性心功能不全处理。

（4）心律失常：最严重的是DFT测试时不能终止室速或室颤，需启运体外高能量除颤，如仍未成功，立即行心肺复苏，同时迅速查找可能的原因，如常见的通气功能、电解质情况等，进行相应的处理后再行体外除颤。

（5）脑栓塞：对术前为房颤者，术中DFT测试可能使其复律，术前应行必要的检查，包括食管超声检查、抗凝治疗需INR达标，一旦发生脑栓塞应及时处理。

（6）死亡：可发生在整个围手术期，后果严重。术前常由于恶性室性心律失常发作引起，应加强术前监测；术中可能因上述并发症引起；术后除改善基础心脏病及全身情况外，需注意预防ICD术后“电风暴”的发生。

知识点8：ICD对不同的心律失常的治疗方法 副高：掌握 正高：熟悉掌握

（1）室颤：只能选用非同步直流电除颤方式。

（2）室速（VT）：①抗心律失常起搏（ATP）；②低能量直流电同步复律。

（3）快速室速（FVT）：①抗心律失常起搏；②低能量直流电同步复律；③非同步直流电除颤。

知识点9：抗心律失常起搏的方法 副高：掌握 正高：熟悉掌握

（1）频率适应性Burst起搏：以预先设定的频率，进行猝发、短阵超速抑制治疗。

（2）频率适应性Ramp起搏：猝发起搏的另一种方式，起搏周期可逐渐缩短。该程序可自行设定。

（3）频率适应性Ramp+起搏：即递减起搏的另一种方式，递减的间期可以自行设定。

知识点10：缓慢性心律失常起搏治疗 副高：掌握 正高：熟悉掌握

当患者发生缓慢性心律失常或在ICD做电复律后出现缓慢性心律失常时，ICD可以进行起搏治疗。

知识点11：ICD的诊断功能 副高：掌握 正高：熟悉掌握

ICD植入后可以启动其诊断功能，将储存于ICD腔内电图，心动过速发生的时间、周长、联律间期、治疗时间、治疗方式和对治疗的反应等信息在ICD程控仪中进行显示。ICD还能对心律失常的发作进行报警，将心律失常事件进行记录和统计，并以数字及图表的形式供医生随时检查，为治疗提供有用的依据。

第五节 心律失常的射频消融术

一、室上性心动过速的射频消融

知识点1：室上性心动过速射频消融的适应证 副高：掌握 正高：熟悉掌握

射频消融属于创伤性技术，有一定的危险性，应从严掌握适应证，一般来说有下列情况的患者应选择消融治疗：①患者有威胁生命的快速心律失常，如预激综合征并发心室率极快的心房颤动；②频繁发作的房室折返性心动过速（AVRT）或房室结内折返性心动过速（AVNRT），药物治疗或预防无效，或药物治疗产生不可耐受的不良反应；③有AVRT或AVNRT发作，虽然药物终止及预防发作有效，但患者不愿接受终生药物治疗，要求根治心律失常的患者。

知识点 2：室上性心动过速射频消融的禁忌证　　副高：掌握　正高：熟悉掌握

因 X 线照射可能对胎儿有害，故射频消融对妊娠早、晚期的妇女是明确禁忌证，除此外无明显禁忌证。但对于有全身性疾病、体质衰竭、严重心功能不全等不能耐受长时间手术或大的动脉、静脉病变妨碍导管操作者，也不适于行射频消融治疗。对于快速性心律失常发作不频繁、心律失常发作时无明显临床症状、心律失常易于用刺激迷走神经手法或药物终止的患者，应结合患者具体情况而定。一般认为，此类患者不是立即进行射频消融的适应证，对于儿童和老人更应慎重。对于一些患者心电图提示房室旁路存在，或电生理检查发现房室交界区双径现象，但临床上无与之相关的快速性心律失常发作史者，不应行射频消融治疗。

知识点 3：射频消融的治疗　　副高：掌握　正高：熟悉掌握

目前在临床上应用射频消融治疗心律失常，在房室折返性和房室结折返性心动过速的治疗中方法成熟、成功率高，并发症少。①房室折返性心动过速：切断房室旁路，根治与房室旁路有关的快速心律失常，包括顺向性和逆向性 AVRT；部分或全部从房室旁路下传的快速性房性心律失常，即预激综合征伴心室率快的房扑或房颤；②房室结折返性心动过速：房室结改良术（阻断慢径路或快径路）根治以房室交界区双径路为电生理基础的 AVNRT。

知识点 4：射频消融的术前准备　　副高：掌握　正高：熟悉掌握

手术前患者空腹 8 小时，停服所有抗心律失常药物至少 5 个半衰期。对于精神紧张、不能充分合作或儿童患者可以使用镇静剂。凡穿刺动脉，把电极导管插入行左心操作者应在放置好动脉鞘管后给肝素3000U，其后操作每隔 1 小时追加肝素1000U，单纯穿刺静脉的右心导管操作不需用肝素。注意术前、术中应有足够的液体入量。其他同电生理检查。

知识点 5：常规电生理检查明确诊断　　副高：掌握　正高：熟悉掌握

按常规电生理检查方法放置冠状窦、高位右心房、房室束、右心室导管，应用分级递增和程序刺激方法，明确心律失常的发生机制，确定患者为 AVRT（旁路位于何处）还是 AVNRT，对心律失常的发生部位进行初步检测。然后再进行定点标测。

知识点 6：左侧旁路的定位　　副高：掌握　正高：熟悉掌握

左侧旁路定位先利用 4 极或 10 极 5F 电极导管在冠状窦内粗标房室旁路的位置，然后经股动脉逆行，跨越主动脉瓣在二尖瓣环下，或经股静脉穿刺房间隔插入大头电极至左心室，以冠状窦电极为参考点细标旁路位置。一般采用右前斜位 30°的 X 线投照角度，辅助以左前斜 45°X 线投照以避开房室束等。旁路位置判定方法及标准如下：

（1）显性预激旁路：①窦性心律时 A、V 波最近处，且此处 V 波较体表心电图上“Δ”波提前 20~40ms；②心室起搏或心动过速发作时 V、A 最靠近，且 A 波最提前处；③确定旁路的位置后，一般消融靶点图为小 A 大 V 波，少数病例可在心房侧消融靶点图为大 A 大 V 波。

（2）隐匿性旁路：①测定心室起搏或心动过速发作时 VA 最近且 A 波最靠前处，即为旁路所在位置；②确定旁路的位置后，一般消融靶点小 A 大 V 波，少数病例可在心房侧消融靶点图为大 A 大 V 波。

知识点 7：右侧旁路的定位　　副高：掌握　正高：熟悉掌握

右侧旁路没有类似于冠状窦的解剖结构作为标测的路标。采用左前斜 45°的投照角度，此时室间隔与投照角度相垂直，而三尖瓣环犹如时钟面向操作者。冠状窦口相当于 5 点钟相位，代表后间隔部位，房室束导管顶端相当于 12~1 点钟为前间隔部位，3 点钟为中间隔，9 点钟左右为右游离壁。利用大头电极在三尖瓣环的心房侧进行标测，在三尖瓣环上应记录到小 A 大 V 波，A/V<1。少数病例可在心房侧消融靶点图为大 A 大 V 波。显性旁路和隐匿性旁路位置的判定标准同左侧旁路。对于少数导管到位困难的病例，可加用长鞘管或经上腔静脉途径进入消融电极可增加成功率。

知识点 8：房室旁路的消融　　副高：掌握　正高：熟悉掌握

大头电极精确标测到旁路走行位置后即可进行放电消融。选用功率为 20~40W，先试放电 5~10 秒。如 5 秒内能阻断旁路，应继续放电 30~60 秒。10 秒内未能阻断旁路说明标测定位不精确，应重新换位标测。10 秒后阻断旁路者说明导管位置靠近旁路而未对准“靶心”，即使能暂时阻断，也会很快恢复，此时应轻微移动导管标测到“靶心”位。显性旁路时在窦性心律时放电，隐匿性旁路应在心室起搏时放电，一般不应在心动过速时放电，以免心动过速突然停止使导管移位，而难以再寻找靶点。

知识点 9：房室旁路消融成功的判定标准　　副高：掌握　正高：熟悉掌握

（1）房室旁路的前向传导被阻断：窦性心律时“Δ”波消失，各种频率和程序心房刺激时无旁路前传的证据。

（2）房室旁路逆向传导被阻断：心室起搏时出现室房分离或出现室房递减性传导，且房室束导管记录的 A 波最早出现。

显性旁路成功的标准需前传、逆传都被阻断的证据，而隐匿性旁路则只需要评价室房逆传情况。消融后观察 10~15 分钟，再次电生理检查证实无旁路前传和逆传情况，即可结束操作，按程序拔管、压迫、止血、包扎后送患者回病房。

知识点10：房室结改良慢径路消融的标测方法 副高：掌握 正高：熟悉掌握

（1）后位法：X线透视采用左前斜位30°，在影像上位于心脏后方的冠状窦口在影像的下部，位于心脏前方的房室束导管顶端在影像的上方，将这两点之间的区域划分为3等份，从上至下依次为A区、B区和C区。冠状窦口的下方为D区，冠状窦入口内为E区。快径路消融的部位在A区。而慢径路消融的部位可以从D区开始，在大头电极记录到小A波、大V波，其间无H波的部位放电，如不能成功，依次在C区、B区甚至可在E区消融获得成功。

（2）下位法：X线透视用后前位或右前斜位30°，首先用大头导管记录到房室束电位，然后用导管尾端控制装置，将大头导管的顶端下垂在记录到小A大V波的部位放电消融。

（3）中位法：右前斜位30°时，将大头导管顶端电极放于希氏束导管顶端与冠状窦口连线的中点附近放电消融。

下位法与中位法比较简单，操作时间短，容易成功。后位法比较耗时，但比下位法和中位法安全，其消融先从远离房室束的部位开始，不容易导致完全性房室传导阻滞。

知识点11：房室结改良慢径路消融成功的判定标准 副高：掌握 正高：熟悉掌握

（1）放电过程中出现间断的交界性心律或交界性心动过速。

（2）消融后心房程序刺激无AH间期跳跃性延长（双径路消失）。

（3）心房程序刺激不能诱发心动过速，加用异丙肾上腺素亦不能诱发AVJRT。

但个别患者消融后，心房程序刺激仍存在AH间期跳跃性延长，甚至有个别心房回波但不能诱发心动过速，加用异丙肾上腺素亦不能诱发，则亦可判定为消融成功。

知识点12：三维标测下的室上速消融的操作方法 副高：掌握 正高：熟悉掌握

①连接好三维标测系统，如Carto或Ensite系统；②为先建立静脉通路，进入标测电极电生理检查明确诊断；③AVRT患者，在左侧或右侧心腔建模，重点是心动过速或起搏时最早激动点附近的瓣环附近标测局部激动时间（LAT），在最早激动处消融；④AVNRT患者，绝大多数在右侧心腔建模，重点是标记His束、冠状窦口、心动过速时最早激动点处，在最早激动点处避开His束消融，或传统二维定位法处开始消融。

知识点13：射频消融术后的注意事项 副高：掌握 正高：熟悉掌握

（1）术后患者须按照医嘱卧床静养，静脉穿刺处沙袋压迫6小时，动脉穿刺处沙袋压迫8~12小时，并患肢制动（限制不动），注意观察是否出血；卧床期间给予易消化饮食。术后一般1周后可恢复正常活动。

（2）术后早期密切观察心率和心律情况，如有不适，及时向医生汇报，必要时行心电图、心脏超声和X线胸片等检查。

（3）若术后有心动过速再次发作的感觉，但并未真正发作，无需特殊治疗。

（4）出院后如有复发，应及时就近记录心电图，并与手术医生取得联系，决定下一步治疗方案。

（5）术后如经动脉操作者服用抗凝治疗，一般需服阿司匹林1~3个月。

知识点14：穿刺并发症的预防　　副高：掌握　正高：熟悉掌握

（1）气胸及血气胸：为锁骨下静脉穿刺并发症。掌握正确的锁骨下静脉穿刺方法，操作熟练时很少见。体型极瘦或过于肥胖者，穿刺颈内静脉。少量气体（肺压缩体积少于30%）可观察，等待自行吸收；气体量大时（肺压缩体积大于30%）需行胸腔闭式引流。

（2）喉痉挛：避免导丝进入颈内静脉过深。

（3）误穿动脉：锁骨下静脉穿刺时可能误穿锁骨下动脉，每次操作应确保导丝进入下腔静脉。如误入锁骨下动脉应保留鞘管行外科修补，严禁直接拔出鞘管。穿刺股静脉时误入股动脉，为避免误入动脉，穿刺时位置不宜过低。

（4）栓塞：包括肺栓塞和肢体动脉栓塞，严重肺栓塞可致命。对栓塞高危患者应预防性使用肝素，一旦发生栓塞行溶栓治疗。

（5）血栓形成及血栓性静脉炎：术后保持静脉回流通畅，常规使用低分子肝素可预防。已有血栓形成可使用低分子肝素及华法林治疗。

（6）动静脉瘘：超声引导下凝血酶局部注射效果显著，可避免外科手术。

（7）血肿：提高压迫止血技术，尽量避免。

（8）血管夹层：导管操作动作轻柔，血管迂曲者使用长鞘。

知识点15：导管操作并发症的预防　　副高：掌握　正高：熟悉掌握

（1）导管打结、断裂：使用前检查导管完整性及稳定性，在血管分叉或升主动脉处松解导管，准备异物抓。

（2）导管嵌入腱索：规范操作导管，弯进直出，必要时行外科手术。

（3）心脏压塞：穿刺房间隔时要在造影剂的指导下，正确、协调地使用穿刺针、扩张管及外鞘管。必要时应用超声导引。

（4）冠状静脉窦破裂：常见于冠状静脉窦畸形。操作冠状窦电极动作需轻柔。

（5）主动脉瓣反流。

知识点16：射频消融相关并发症　　副高：掌握　正高：熟悉掌握

（1）完全性房室传导阻滞：间隔部旁道消融应避免心室起搏下消融，双径路的改良要注意识别三度AVB的征象，当出现快速交界心律、一过性三度AVB、交界心律缺少A、V或PR延长时应暂停消融，观察后再行决定。一旦术中有一过性三度AVB应立即停止消融，多数患者能恢复，部分患者可能出现完全性房室传导阻滞，需植入永久起搏器。

（2）心脏压塞：使用温控大头导管或冷盐水灌注大头导管可减少消融相关的心脏压塞。

二、心房扑动的射频消融

知识点1：房扑射频消融的心电生理检查 副高：掌握 正高：熟悉掌握

对阵发性房扑者用心房起搏诱发房扑，标测心房激动顺序，证实折返环在三尖瓣环部位。折返环不在三尖瓣环部位者，在右心房其他部位或左心房（CS内）起搏，出现隐匿拖带的部位为折返环所在部位。激动沿三尖瓣环逆钟向折返者为典型房扑，顺钟向折返者及非三尖瓣环部位折返者为不典型房扑。

知识点2：房扑射频消融的消融技术 副高：掌握 正高：熟悉掌握

对于峡部依赖性房扑采用下腔静脉至三尖瓣环连线线性消融的方法在峡部区域进行定点消融。消融时用长导引鞘作支撑，将鞘的开口处固定于下腔静脉与右心房连接部，消融导管经鞘内送至三尖瓣环部，自三尖瓣环部开始消融，导管在鞘内逐渐拖拉向下腔静脉缓慢回撤，每点消融20秒。如房扑仍有发作，则再重复3~4遍，无效时改换三尖瓣环→冠状窦口、冠状窦口→下腔静脉按同样方法消融。非峡部依赖性房扑进行消融时，需明确折返环路的确切部位，然后选择合适位置切断折返环。

知识点3：房扑射频消融的成功指标 副高：掌握 正高：熟悉掌握

峡部依赖性房扑分别在CS口部及右心房游离壁部起搏，起搏中出现下腔静脉至三尖瓣环连线双向传导阻滞者，提示消融成功。如出现双向传导阻滞而房扑仍不能终止者，应考虑为非峡部依赖性房扑。

知识点4：房扑射频消融的并发症 副高：掌握 正高：熟悉掌握

导管消融治疗房扑的成功率很高，但仍有一定的并发症，虽然发生率很低，但较严重，包括心脏压塞、肺静脉狭窄、心房食管瘘、栓塞性并发症及继发新的房性心律失常和肺静脉毗邻结构损伤。

三、心房颤动的射频消融

知识点1：阵发性房颤的导管消融 副高：掌握 正高：熟悉掌握

（1）2012年欧洲心脏病学会（ESC）房颤指南：①对于有症状的阵发性房颤，一次药物治疗尝试后，导管消融为I推荐（A）；②如果患者无显著心脏疾患，拒绝心律失常药物治疗，无论心率控制是否充分，导管消融可以在抗心律失常药物治疗前作为一线治疗

（Ⅱa，B）。指南认为，对于有症状的阵发性房颤，鉴于有症状的阵发性房颤在轻微或没有心脏疾患时，在有经验的术者手术相对安全，消融可以在经选择的患者作为起始治疗。

（2）2011 年美国心脏病学院（ACCF）、美国心脏协会（AHA）和美国心律学会的房颤指南：如果患者左心房正常或轻度扩大，左心室功能正常或轻微扩大，没有严重的肺部疾病，可进行导管消融（Ⅰ类，A），但有如下条件：①在有经验的电生理中心（消融例数>50 例/年）；②有显著症状采用一种抗心律失常药物疗效不佳。对于左心房显著扩大或左心室功能明显异常的患者，导管消融为Ⅱb 类推荐，证据强度为 A。

知识点 2：持续性房颤的导管消融　　副高：掌握　正高：熟悉掌握

（1）2012 年 ESC 房颤指南：对于有症状药物治疗困难的持续性房颤，导管消融作为Ⅱa类推荐（B），对于有症状而药物治疗困难的“长久持续性房颤”，导管消融作为Ⅱb 类推荐（C）。指南认为，对于持续性或长久持续性房颤，无或轻微心脏疾病，导管消融的获益-风险比结果不够明确，这些患者可能需要广泛和再次的消融手术，将药物治疗困难作为消融的前提似乎较合理。由于胺碘酮严重而频繁的不良反应，尤其在长期治疗时更明显，在较年轻的患者应考虑导管消融作为选择。

（2）2011 年 ACCF/AHA/HRS 房颤指南：对于有症状的持续性房颤（无药物治疗效果限制），导管消融作为Ⅱa 类推荐（A）。

知识点 3：有症状房颤患者导管消融手术的建议　　副高：掌握　正高：熟悉掌握

有症状房颤患者导管消融的建议（2011～2012 年房颤指南）

	2011 ACCF/AHA/HRS	2012 ESC
阵发性房颤		
左心房正常或轻度扩大，左心室功能正常或轻微扩大，没有严重的肺部疾病	Ⅰ（A）	Ⅰ（A）
左心房显著扩大或左心室功能明显异常	Ⅱb（A）	Ⅱa（A）
持续性房颤		
持续性房颤	Ⅱa（A）	Ⅱa（B）
长久持续性房颤	N	Ⅱb（C）
永久性房颤	N	N

知识点 4：房室结消融　　副高：掌握　正高：熟悉掌握

2010ESC 房颤指南中要求：①在心率不能使用药物控制，同时药物难以预防房颤发作或有不能耐受的不良反应，而导管消融或外科消融房颤无适应证、不成功或被拒绝时，导管消融房室结作为Ⅱa类推荐（B）；②持续性房颤患者有心脏再同步化治疗指征（尽管经合理治疗纽约心脏病协会NYHA为Ⅲ级，LVEF<35%，QRS时限>130ms）时，导管消融房室结作为Ⅱa类推荐（B）；③持续性房颤，当合理治疗以控制心率不充分或有不良反应时，NYHA为Ⅰ或Ⅱ级，LVEF≤35%，消融房室结后植入CRT作为Ⅱb类推荐（C）；④当怀疑心动过速介导的心肌病，药物不能控制，直接消融房颤无适应证、不成功或被拒绝时，导管消融房室结作为Ⅱb类推荐（C）；⑤在未尝试药物治疗或导管消融房颤、或未尝试控制房颤或心室率的房颤患者，不建议消融房室结，Ⅲ类推荐（C）；⑥在经选择的房颤并发肥厚型心肌病患者，消融房室结同时心室持续起搏（促进间隔延迟激动）可能是有益的。

知识点5：显性旁路消融　　副高：掌握　正高：熟悉掌握

房颤合并预激者，2006 ACC/AHA/ESC房颤指南中，对于有症状的预激患者，尤其是具有快心室率或具有短的旁路不应期者，推荐消融旁路Ⅰ(B)。2010ESC房颤指南对于有猝死风险者，导管消融显性旁路为Ⅰ(A)类推荐，对于高危险职业的预激患者（如飞行员、公共运输司机）发生房颤者或极易发展为房颤，建议导管消融无症状的显性旁路Ⅰ(B)。

知识点6：心房颤动导管消融的策略　　副高：掌握　正高：熟悉掌握

2012ESC房颤指南认为：①环肺静脉线性隔离术，肺静脉或肺静脉前庭是大多数房颤消融手术的基石，如果拟消融肺静脉则目标应是隔离全部肺静脉；对于环肺静脉线性隔离术，建议偏向前庭部位消融而离开肺静脉，形成围绕单个环肺静脉或一侧肺静脉的隔离环，有助于减少肺静脉狭窄，同时可以消融房颤维持的基质；②环肺静脉消融术，单纯以解剖学消融为终点而不要求环绕区域的电学隔离，因为存在消融间隙容易发展规律的心律失常，所以指南倾向于推荐环肺静脉线性隔离术；③对于持续性或长久持续性房颤一般须更多的基质改良，附加线性消融以连接解剖或功能上的障碍减少折返，存在大量不同的线性消融设计，在特定的患者何种附加线有效尚不清楚；④右心房房扑消融，只要有临床房扑的证据或在消融术中发作房扑，建议消融三尖瓣环-下腔静脉峡部达到双向阻滞Ⅰ(B)；⑤单中心报告消融联合心房复杂碎裂电位（CFAEs），而不隔离肺静脉，目前一般仅将碎裂电位消融作为肺静脉隔离策略的辅助方法，神经节消融作为肺静脉隔离术的补充，其价值目前仍未确定。

知识点7：心房颤动导管消融的术前检查和准备　　副高：掌握　正高：熟悉掌握

（1）知情同意，患者和家属签署手术同意书，了解相关风险和成功率。

（2）血常规、肝肾功能、血电解质、出凝血时间、人类免疫缺陷病毒抗体、梅毒螺旋体抗体、丙型肝炎、乙肝两对半检测，常规体表心电图。

（3）超声心动图和X线胸片，了解心脏左心房大小和左心室射血分数。

（4）术前行食管超声心动图，排除左心房尤其是左心耳有无血栓。

（5）多排 CT 或 MRI 检查，三维重建左心房和肺静脉，一般须包括前后位、后前位、左侧位、右侧位、头足位、左前斜和右前斜多个体位，注意肺静脉的结构与左心耳的关系，注意主动脉、肺静脉前庭与脊柱等解剖标志的关系。

（6）拟行全身麻醉患者，须请麻醉科医师会诊做全麻准备。

（7）对于术后观察常规进冠心病监护病房（CCU），通知 CCU 备床。

（8）术前 8 小时禁食水。

（9）术前 30 分钟留置细导尿管。

知识点 8：心房颤动导管消融的药物和抗凝准备　　副高：掌握　正高：熟悉掌握

（1）术前停用抗心律失常药 5 个半衰期，近期有研究认为术前可不停用胺碘酮。

（2）禁食水期间，根据患者病情和生理需要，注意适当补充液体、能量和电解质。

（3）抗凝准备：①近期的指南推荐房颤患者如果正在口服抗凝药，术前可不停用华法林，有助于降低围手术前的血栓风险，且手术并发症无显著增加，此方案无需换用低分子肝素桥接治疗；②对于血栓风险极低，术前 1~2 天住院者，食管超声后给予依诺肝素 1mg/kg，q12h，术前 12 小时停用；③对于血栓风险极低的患者，未在心腔内超声指导下消融，术中心脏压塞风险较大的患者，可考虑术前 3~5 天停用华法林，而采用低分子肝素桥接治疗，如依诺肝素 1mg/kg，q12h，术前 12 小时停用。

知识点 9：心房颤动导管消融的器械和药物准备　　副高：掌握　正高：熟悉掌握

（1）三维导航设备：Carto 系统、Ensite 系统或者 MediGuide™手术导航系统。

（2）设备：射频消融仪、盐水灌注泵。

（3）消融导管：冷盐水灌注消融导管。

（4）房间隔穿刺鞘、穿刺针：Swartz SL1（8.5F）、SLO（8.5F 或 8.0F），1 根房间隔穿刺针。

（5）IASSO 电极、连接线：10 极 Lasso 电极（15mm 和 20mm）、Lasso 延长连接线。

（6）冠状静脉窦电极导管、连接线：1 根。

（7）其他设备和药物：①右心导管 1 根；②无创血氧饱和度监测仪、无创或有创血压监测仪、体外除颤器、呼吸机；③细导尿管及导尿包 1 个；④微量输液泵 1 个；⑤芬太尼（0.1mg）8 支，咪达唑仑（10mg）5 支；⑥阻滞剂准备：纳洛酮 2 支、氟马西尼 2 支；⑦对比剂 100~150ml；⑧灌注导管用低浓度肝素盐水（1000U/1000ml盐水）。

知识点 10：心房颤动导管消融术的镇静镇痛方案　　副高：掌握　正高：熟悉掌握

房颤导管消融可导致患者显著疼痛，部分中心采用全身麻醉，部分中心采用局麻加镇静和镇痛。对于预计难以配合、耐受力差、手术时间长的患者建议采用全身麻醉，此外，严重睡眠呼吸暂停综合征的患者建议全麻下呼吸机通气。

局麻下的镇静和镇痛方案：①芬太尼 0.5mg 和咪达唑仑 20mg，用生理盐水配制为 50ml 液体；②初始可静脉注射 2ml 观察镇静效果和对呼吸的影响；③3~5ml/h 持续静脉泵入。

对于较年轻且体重大的患者可以适当加量，高龄低体重患者适当减量，具体可参考芬太尼和咪达唑仑的药物说明。在用药过程中，密切监测意识、血压、呼吸和氧饱和度的变化，建议血压监测间隔为 5 分钟或采用有创监测。

知识点 11：心房颤动导管消融术的血管穿刺方案　　副高：掌握　正高：熟悉掌握

房颤消融患者须持续抗凝，且由股静脉置入粗鞘管，需由穿刺经验丰富者完成，要求尽可能一次成功，避免反复穿刺或穿刺股动脉，以防形成血肿。

（1）常规穿刺右侧颈内静脉或左侧锁骨下静脉植入 6F 血管鞘，经鞘管植入冠状窦电极；建议采用右侧颈内静脉；对于颈部粗短的肥胖患者，如颈内静脉定位困难，可将股静脉中植入的导丝送至右侧颈内静脉，在透视下操作。

（2）股静脉穿刺植入 2 根房间隔穿刺鞘，须放置 2 根粗鞘管，穿刺位置要求偏低，避免穿入腹股沟韧带内，否则移动鞘管困难且 2 根鞘管互相影响。

知识点 12：房间隔穿刺方案　　副高：掌握　正高：熟悉掌握

分别穿刺房间隔，植入 2 个长鞘，分别植入 Lasso 电极和盐水灌注消融导管。在房颤的消融术中，穿刺完第 1 针，如果拟进行 2 次穿刺，可以经第 1 次穿刺放置的鞘管行左心房造影，根据造影结果适当调整第 2 次穿刺的位置，部分中心仅一次穿刺经孔植入 2 个鞘管。此外，可采用三维导航设备记录间隔穿刺点位置，有时在鞘管脱位至右心房时，再次穿刺房间隔做定位参考。

知识点 13：环肺静脉线性消融电隔离术　　副高：掌握　正高：熟悉掌握

（1）肺静脉造影：右侧肺静脉采用 RAO30°或 45°，左侧肺静脉采用 LAO45°，选择性肺静脉造影。

（2）左心房解剖建模：Carto 系统背部贴片为解剖参考，心电参考电极常采用体表心电图导联，Ensite 系统可采用冠状窦电极做解剖参考。

（3）肺静脉定口：在三维标测系统重建的左心房模型上，参考造影结果和体位标记出肺静脉开口的解剖位置，一般在每侧肺静脉口部的顶部、底部、前壁、后壁取 4~5 点，比对 CT 或 MRI 三维重建的结果，分析定口是否准确。

（4）环肺静脉线性消融：在口部逐点消融，前壁 43℃×35W×30s，后壁 43℃×35W×30s，消融时盐水灌注速度 17~20ml/min，消融间期标测时盐水灌注速度 2ml/min，前壁消融线一般在定口线附近消融，后壁线可以在定口稍偏外消融，注意肺静脉电位变化和导管贴靠情况，必要时适当延长消融时间 15~20 秒，或在下一点消融后回移消融。

（5）消融顺序：可由左侧肺静脉顶部开始，一般先消融前壁，后壁消融疼痛比例较高，待镇痛药物充分作用后消融，可在窦性心律、起搏心律或房颤心律下消融，有的患者是肺静脉电位逐渐延迟与心房电位分离后消失，有的无明显延迟，在消融中肺静脉电位突然消失。

（6）肺静脉隔离验证：消融后可在肺静脉内或消融线外起搏，观察是否存在传入和传出阻滞，从而确认是否肺静脉环隔离；有些中心在消融后半小时，在静脉滴注异丙肾上腺素后，经鞘管内快速给予 ATP 20mg（或腺苷）观察肺静脉传导是否恢复，如有恢复则在消融间隙上重新补点消融。

（7）房性驱动灶消融：异丙肾上腺素静脉滴注（20~30μg/min）15 分钟观察短阵促发刺激能否诱发房性心律失常，对诱发重复性较好的房性驱动灶消融。

知识点 14：环肺静脉前消融电隔离术　　副高：掌握　正高：熟悉掌握

此术式一般在全身麻醉下，食管内放置温度计监测食管内温度，在穿刺房间隔和消融期间采用心腔内超声协助定位解剖结构，并注意观察消融期间是否有温度过高产生的“微泡”，监测阻抗。此术式相对于环肺静脉线性隔离术，消融显著更靠近左心房侧而远离肺静脉口，以求消融更多的房颤基质，温度和功率设置更高，在消融过程中如有微泡或食管温度快速升高达 1℃则停止递减能量。抗凝方案和肺静脉定口等操作基本同环肺静脉线性隔离。温度和功率设置：3.5mm 开放盐水灌注导管消融时 35W，每 3~5 秒递增 5W，最高至 50W，但在左心房后壁通常仅给予 30~35W，尤其食管前仅消融时间 20 秒。

知识点 15：导管消融方法的附加消融线　　副高：掌握　正高：熟悉掌握

（1）左心房顶部线：在顶部连接两个肺静脉环的消融线，消融时注意顶部消融导管，如为垂直贴靠，须将鞘管适当回撤并轻柔操作，避免张力过大，尤其在左右顶部心房壁较薄处。

（2）左下肺静脉至二尖瓣环连线：传统采用后下消融线，但因该线经过心脏静脉回流系统，阻断困难，故多须冠状窦内消融，操作风险增加，部分术者改为经肺静脉隔离环前向下连至二尖瓣环，或经右侧肺静脉前上连至二尖瓣环，或由左心房顶部线中间连至二尖瓣环，但消融线显著延长。

（3）三尖瓣环-下腔静脉线：由三尖瓣环底部消融至下腔静脉，消融导管由 LAO 45°下 5~6 点开始，记录小 A 大 V 波，三维标记线性消融至下腔静脉，在消融前，分别起搏冠状窦口部（CSO）和低位右心房（LRA），记录传导 CSO-LRA 和 LRA-CSO 的传导时间，如果消融后上述传导时间延长 100~120ms 甚至以上，或者三维标测消融线两侧的激动传导确认是否完全阻滞，但须注意极少数患者可能跨界嵴传导，传导时间延长不显著。

（4）上腔静脉隔离线：多数在上腔静脉与右心房交界处消融数点即可隔离上腔静脉；如拟在游离壁消融，须注意标记和避开窦房结，其次注意在消融前起搏确认无膈肌起搏，避免损伤膈神经，如紧邻膈神经，必要时行心包穿刺，植入球囊分隔后消融。

知识点16：判断和验证消融线是否完整的辅助方法

副高：掌握　正高：熟悉掌握

①消融线上局部电位幅度明显降低≥75%；②消融线上记录到宽的双电位；③消融线两侧距离<1cm 的两点传导时间≥60ms；④消融后采用三维标测系统记录局部激动时间，在消融线一侧起搏，记录消融线对侧的激动顺序，如有跨线传导则为阻滞不完全。

知识点17：消融术中的抗凝和操作要点　副高：掌握　正高：熟悉掌握

（1）在房间隔穿刺成功后，建议导丝植入左上肺静脉，建议在 LAO450 下监测推送导管，注意是否达心房后壁。

（2）在每次更换导管或经鞘管输注液体时，注意先回抽，舍弃鞘管或导管中的血液、空气，避免栓塞。

（3）在房间隔穿刺前给予肝素 100～150U/kg，其后每小时追加1000U，建议每 15 分钟监测 ACT，使 ACT 保持在 350～450 秒，对于房间隔穿刺经验缺乏者，心脏压塞风险较高者，可在房间隔穿刺后确认较安全时给予肝素，但须注意操作时间应在数分钟内，而且须密切关注和回抽鞘管和导管内液体。

知识点18：术后第 1 日用药和监测　副高：掌握　正高：熟悉掌握

（1）术后第 1 日用药：①无禁忌者，普罗帕酮 100～200mg，每日 3 次；或胺碘酮 0.2g，每日 3 次；②无心衰者，每日静脉输液1500～2000ml，注意能量和水、电解质平衡；③无胸痛气促者，普通肝素1000U/h，静脉注射（术后 4 小时开始）×（12～36）小时；④有胸痛气促者，行急诊心包或胸腔超声，有明显积液者，给予维生素 K 5～10mg 静脉滴注，必要时用鱼精蛋白阻滞。

（2）术后第 1 日监测：①床边监护：术后至少 24 小时监护血压、心率；②问诊体检：每 3~4 小时询问有无气促、胸痛，听诊心音变化和对比双侧呼吸音；③急诊超声：有血压降低、气促胸痛者，急诊心包和胸腔超声，报告术者；④急查血象：术后 6～12 小时，共 2 次；⑤平诊超声：术后 6～24 小时，常规复查超声排除无症状性缓慢渗出。

知识点19：术后第 2~5 日用药和监测　副高：掌握　正高：熟悉掌握

（1）术后第 2~5 日用药：①普罗帕酮 100~200mg，每日 3 次；或胺碘酮 0.2g，每日 3 次；②术后 12 小时至第 2 日复查超声，无心包和胸腔积液者依诺肝素钠 1 支，皮下注射（ih），q12h（停用普通肝素）×（3~5）日；③华法林 2.5mg，每日 1 次（监测 INR）。

（2）术后第 2~5 日监测：①心包和胸腔超声；②必要时第 2~3 日复查血常规。

知识点20：心房颤动消融术后的并发症 副高：掌握 正高：熟悉掌握

（1）心包积液/心脏压塞：房颤消融最常见的并发症主要与术者经验、患者心房病理情况、消融术式和能量等因素有关。少量的积液往往可以无需抽吸引流，但大量的积液则必须尽快穿刺引流，甚至行外科切开心包。

（2）卒中：包括血栓/气栓、出血。

（3）肺静脉狭窄：是肺静脉节段性隔离术最常见的并发症，目前很少行此手术，这种并发症已经极少发生。

（4）食管-左房瘘：见于在左房后壁消融的术式。由于消融伤及左房后壁和比邻的食管，导致患者吞咽时食物、空气进入左房和循环系统。主要表现为术后1周内发热、卒中。有极高的致命性。

（5）膈神经损伤：既可见于左房消融时，也可见于右房消融时。

知识点21：合并心包和胸腔积液者处理 副高：掌握 正高：熟悉掌握

（1）早期清血、引流：①心包、胸腔积液：>1.0cm建议尽早穿刺引流，尤其胸腔积液超过1.0cm提示已有大量出血；②穿刺引流血液：10~20ml留于试管观察是否凝固外，其他血液收集于无菌袋内并肝素化，备用，必要时使用血液自体回输设备，紧急时少部分无血栓血液可直接回输。

（2）早期外科准备：联系外科，备便携式心电监护仪（外科转诊前联系准备）。

知识点22：消融术后的注意事项 副高：掌握 正高：熟悉掌握

（1）穿刺肢体制动12~24小时。

（2）嘱患者当晚进少量流质或液体（术后4小时无胸痛、无气促和无低血压者）。

（3）术后1个月进软食和偏凉食物。

（4）必要时用胃酸抑制剂和胃黏膜保护剂1个月。

（5）用普罗帕酮或胺碘酮2~3个月，定期随访，根据病情调整用药。

（6）使用抗凝药物3个月，口服华法林者定期监测INR，目标值2.0~3.0，3个月后再评价是否须继续口服抗凝药。

知识点23：心房颤动的外科消融 副高：掌握 正高：熟悉掌握

传统外科迷宫手术成功率较高，但相对创伤也较大。近年许多中心倾向于采用微创射频手术（Wolf Mini-maze手术），损伤显著减小，治愈率较高。该术式主要适应证为孤立性房颤和阵发性房颤。手术主要包括双侧肺静脉广泛隔离、左心房线性消融、心外膜部分去神经化以及左心耳的切除操作。相对于导管消融，Wolf Mini-maze手术临床证据相对较少。

四、室性期前收缩的射频消融

知识点 1：室性期前收缩消融的适应证　　副高：掌握　正高：熟悉掌握

室性期前收缩消融的适应证主要取决于室性期前收缩来源的部位和数量。

（1）单源的功能性室性期前收缩：任何部位的室性期前收缩原则上都可以进行射频消融，但来源于右心室流出道、主动脉根部左心室流出道和左后分支部位的单源性室性期前收缩的射频消融疗效较好，其中以右心室流出道室性期前收缩最为多见。

（2）室性期前收缩的数量足够多：如果室性期前收缩的数量超过总心搏数的5%，未来有可能发生室性期前收缩诱发的心肌病；如果室性期前收缩的数量超过总心搏数的20%，未来发生室性期前收缩诱发心肌病的可能性较大。

知识点 2：室性期前收缩消融的术前准备　　副高：掌握　正高：熟悉掌握

（1）心脏超声检查：重点了解心脏结构和大小，有无器质性心脏病。

（2）动态心电图：了解室性期前收缩是单源抑或多源及数量，同时以备术后复查比较。

（3）常规检查：同普通室上性心动过速消融。

知识点 3：室性期前收缩来源的判断　　副高：掌握　正高：熟悉掌握

主要根据室性期前收缩的形态来判断其来源。

（1）右心室流出道室性期前收缩：胸前导联呈完全性左束支阻滞图形，即 V_6 导联以 R 波为主，V_1 导联以 S 波为主，Ⅱ、Ⅲ、aVF 导联主波向上。如果 V_2 导联呈 Rs 型，部分患者室性期前收缩来源于主动脉根部；如果 V_1 和 V_2 导联以 S 波为主，V_3 导联呈 Rs 型，少数患者室性期前收缩来源于主动脉根部。

（2）左心室流出道室性期前收缩：胸前导联呈完全性右束支阻滞图形，即 V_1 导联以 R 波为主，Ⅱ、Ⅲ、aVF 导联主波向上。

（3）左后分支型室性期前收缩：胸前导联呈完全性右束支阻滞图形，即 V_1 导联以 R 波为主，Ⅲ导联主波向下。

知识点 4：室性期前收缩的标测方法　　副高：掌握　正高：熟悉掌握

（1）二维（X 线）和三维标测系统下均可进行标测和消融。

（2）右心室流出道和主动脉根部室性期前收缩多采用起搏标测法，同时可结合激动顺序标测法和记录单极电图进行标测。三维系统下多采用激动顺序标测法，寻找最早激动点。

（3）左后分支来源的室性期前收缩与左后分支型室性心动过速的标测方法一致，主要通过在左后分支近端记录理想的 P 电位来标测。

（4）术中如果室性期前收缩数量很少或无室性期前收缩，可静脉滴注异丙肾上腺素。

静脉滴注异丙基肾上腺素后如果室性期前收缩较多，可继续行射频消融术；如果室性期前收缩很少或仍然无室性期前收缩，则很难判断消融效果，手术无法进行。

知识点5：消融有效标准 副高：掌握 正高：熟悉掌握

（1）放电消融时室性期前收缩开始增多，甚至出现短阵室性心动过速，然后室性期前收缩逐渐减少，最后消失或基本消失。

（2）必要时静脉应用异丙基肾上腺素后室性期前收缩仍然很少见或无室性期前收缩。

（3）部分患者放电消融时期前收缩明显减少或消失，停止放电后期前收缩又恢复，多次调整消融导管都是如此，可改用冷盐水灌流导管进行消融。极少数患者考虑为心外膜下室性期前收缩，可通过心包穿刺经心包行射频消融。

（4）术后复查动态心电图同一类型室性期前收缩较消融术前减少80%以上。

五、室性心动过速的射频消融

知识点1：室性心动过速的分类和发生机制 副高：掌握 正高：熟悉掌握

（1）特发性室性心动过速：比较多见，通常无器质性心脏病，常见的包括来源于右心室流出道主动脉根部、左室流出道的室性心动过速和左后分支型室性心动过速。

（2）瘢痕相关性室性心动过速：多见于各种器质性心脏病，包括致心律失常性右心室心肌病、冠心病心肌梗死后、缺血型心肌病、扩张型心肌病和肥厚型心肌病等。由于心肌中存在低电压/无电压的瘢痕组织，瘢痕周围组织形成折返而导致室性心动过速。

（3）束支折返性室性心动过速：是一种特殊类型的室性心动过速，多见于扩张型心肌病，非常少见。通常激动沿右束支前传，左束支逆传，少数情况下激动可反向传导。

知识点2：室性心动过速的诊断 副高：掌握 正高：熟悉掌握

（1）右心室流出道室性心动过速：胸前导联呈完全性左束支阻滞图形，即V_6导联以R波为主，V_1导联以S波为主，Ⅱ、Ⅲ、aVF导联主波向上。如果V_2导联呈Rs型，部分患者室性心动过速来源于主动脉根部；如果V_1和V_2导联以S波为主，V_3导联呈Rs型，少数患者室性心动过速来源于主动脉根部。室性心动过速发作前后通常可见频发的同一形态的室性期前收缩。

（2）左室流出道室性心动过速：胸前导联呈完全性右束支阻滞图形，即V_1导联以R波为主，Ⅱ、Ⅲ、aVF导联主波向上。室性心动过速发作前后通常可见频发的同一形态的室性期前收缩。

（3）左后分支型室性心动过速：胸前导联呈完全性右束支阻滞图形，即V_1导联以R波为主，Ⅲ导联主波向下。室性心动过速发作间歇通常无同一形态的室性期前收缩。

（4）束支折返性室性心动过速：通常呈完全性左束支传导阻滞图形，室性心动过速发作间歇无同一形态的室性期前收缩，同时存在扩张型心肌病。确诊需要进行心内电生理检查。

（5）瘢痕相关性室性心动过速：可存在多种形态的室性心动过速和室性期前收缩，同时存在器质性心脏病。

知识点 3：室性心动过速的标测方法 副高：掌握 正高：熟悉掌握

（1）右心室流出道主动脉根部和左室流出道室性心动过速：多采用起搏标测法，同时可结合激动顺序标测法和记录单极电图进行标测。三维系统下多采用激动顺序标测法，寻找最早激动点。

（2）左后分支型室性心动过速：主要通过在左后分支近端记录理想的 P 电位来标测，术中能否诱发室性心动过速几乎不影响消融效果。

（3）瘢痕相关性室性心动过速：通常需要三维标测系统指导手术，通常先在窦性心律下进行电压（基质）标测，寻找瘢痕组织，再结合起搏标测激动顺序标测和记录特殊电位在窦性心律下进行线性消融。

（4）束支折返性室性心动过速：通常只需消融右束支即可。

知识点 4：消融有效标准 副高：掌握 正高：熟悉掌握

（1）绝大多数在室性心动过速发作间歇放电，放电消融时同一形态室性期前收缩开始增多，甚至出现类似形态的短阵室性心动过速，然后室性期前收缩逐渐减少，最后消失或基本消失。少数在室性心动过速发作时放电，心动过速终止通常提示消融有效。

（2）左后分支型室性心动过速部分患者在有效消融左后分支后可出现左后分支阻滞的图形。

（3）束支折返性室性心动过速患者在消融后出现完全性右束支阻滞的图形，提示消融有效。

（4）必要时静脉应用异丙肾上腺素后室性期前收缩仍然很少见或无室性期前收缩且无室性心动过速，程序刺激也不能诱发室性心动过速，通常采用与消融前相同的诱发方式。

（5）部分患者放电消融时室性期前收缩/室性心动过速明显减少或消失，停止放电后室性期前收缩/室性心动过速又恢复，多次调整消融导管都是如此，可改用冷盐水灌流导管进行消融。极少数患者考虑为心外膜下室性心动过速，可通过心包穿刺经心包行射频消融。

（6）术后复查动态心电图同一类型室性期前收缩较消融术前减少 80%以上，室性心动过速消失。

六、心室颤动的导管消融治疗

知识点 1：特发性室颤的消融 副高：掌握 正高：熟悉掌握

特发性室颤是指无器质性心脏病和明显的心电异常的一类室颤患者，很多病例的初始心律失常事件与房室束-浦肯野纤维系统起源的异常动作电位有关。如果室颤频繁发作导致

ICD 反复放电或者患者发生“电风暴”，而诱发室颤的室性期前收缩又是可以做心内电生理标测的情况下，导管消融就成为此部分特发性室颤患者的治疗选择之一。

知识点 2：缺血性心脏病的室颤消融 副高：掌握 正高：熟悉掌握

室颤可发生于心肌梗死的各个阶段，β 受体阻滞剂、胺碘酮和有效的血运重建可以显著降低绝大多数缺血性心脏病患者室颤的发生率；导管消融并非首选，仅适用于药物和血运重建无效的少数病例。

知识点 3：心室颤动导管消融技术 副高：掌握 正高：熟悉掌握

室颤导管消融的主要靶点是针对诱发室颤的、适时发生的室性期前收缩触发灶。绝大多数情况下，这些室性期前收缩触发灶起源于浦肯野系统，用导管消融的方法消除这些“肇事”室性期前收缩可以减少、预防室颤/“电风暴”的发生，挽救患者的生命。靶向室性期前收缩的标测过程可以联合应用传统的心内电生理检查方法和先进的三维电解剖标测技术，前者可通过 2~4 根心内电极记录室性期前收缩发生时心肌的最早激动点和识别小而尖的浦肯野电位；后者可以指示出心肌低电压区和瘢痕区，有助于在器质性心脏病患者明确室性期前收缩触发灶的起源位置。

由于室性期前收缩发生的不可预测性，导管消融的最佳时机应是室性期前收缩发生最频繁的时期，此时心电生理检查易于捕获并实施消融，也能更准确地判断消融的疗效。当室性期前收缩为多形性或反复诱发室颤时，直接标测室性期前收缩可能很困难；此时应着重在窦性节律下标测靶向区域的浦肯野电位。

第三章　心血管疾病常用无创诊断技术

第一节　体 格 检 查

知识点1：正常脉搏的特点　　副高：掌握　正高：熟练掌握

（1）通过升支、波峰和波形描述。
（2）由叩击波（左室射血产生）和潮汐波（从外周血管反流形成）组成。
（3）分为0~4级。
（4）正常脉压为30~40mmHg（即收缩压与舒张压的差值）。
（5）动脉收缩时上升支产生首个波峰。
（6）当舒张期主动脉瓣关闭时，下降支会产生第2个波峰称为重搏波。

知识点2：交替脉的特点　　副高：掌握　正高：熟练掌握

（1）触诊为节律规整而强弱交替的脉搏。
（2）反映心肌功能不全，但未必是前、后负荷及心肌收缩力改变的失代偿表现。

知识点3：奇脉的特点　　副高：掌握　正高：熟练掌握

（1）收缩压在吸气时下降幅度较正常水平>10mmHg。

（2）病因包括心脏压塞，慢性肺疾病、急性哮喘发作，大块肺栓塞，右室梗死，心功能衰竭，张力性气胸，妊娠，肥胖以及少见的缩窄性心包炎。

（3）发生机制包括：①吸气时右室的静脉回心血量增加，室间隔随之左移，导致左室搏出量下降；②吸气时肺静脉系统储血增加导致左心回心血量减少。

（4）存在左室舒张末压力升高（主动脉反流、左室功能不全），房间隔缺损（ASD、吸气/呼气时向左房分流），或右室肥厚（RVH）及肺动脉高压的情况下，心脏压塞时也可能不出现奇脉。

知识点4：双峰脉的特点　　副高：掌握　正高：熟练掌握

（1）形成脉搏波幅增大并且伴有两个收缩峰。
（2）由于主动脉反流引起叩击波和潮汐波增强所致，双峰脉在颈动脉最容易触及。
（3）最常见的原因为严重的主动脉瓣关闭不全（AR、重搏脉）伴或不伴主动脉狭窄

(AS)，也可见于肥厚性梗阻性心肌病（HOCM、双峰脉，“尖顶-穹隆状”脉），高动力循环状态（如动脉导管未闭、动静脉瘘）。

知识点5：迟微脉的特点　　副高：掌握　正高：熟练掌握

（1）升支上升缓慢和波幅低平。

（2）最常见于主动脉瓣狭窄，但伴颈动脉硬化的老年人即使有严重的主动脉瓣狭窄也可能不出现。

（3）只表现在升支波上。

知识点6：升支波脉的特点　　副高：掌握　正高：熟练掌握

（1）颈动脉脉波升支上的峰值（升支波切迹），可能触不到。

（2）可以观察到两个明显的波，起始的上升支缓慢，峰值延迟，接近于S_2。

（3）见于主动脉狭窄。

知识点7：复脉的特点　　副高：掌握　正高：熟练掌握

（1）上升波增强，在重搏波之后伴随出现另一个舒张期波峰。

（2）第2个波峰出现在舒张期，即S_2之后，区别于重搏脉。

（3）见于低心排血量（CO）和高外周阻力（SVR）或高心排血量和低外周阻力（两种情况下，收缩压均降低）。

知识点8：动脉搏动的Osler征及表现　　副高：掌握　正高：熟练掌握

Osler征的表现为：①经用血压计袖带阻滞肱动脉仍可触及桡动脉的清晰搏动；②有创式血压测量法的结果不同于袖带测量，可能诊断为假性高血压。

知识点9：动脉搏动的脉搏短绌征及表现　　副高：掌握　正高：熟练掌握

脉搏短绌表现：①当心房纤颤时，直接心脏听诊的心率与脉率不等；②短的P间期意味着舒张期缩短，导致心肌收缩不全，不能产生足够的每搏量到达外周，因此，脉率可能低于心率。

知识点10：肱-股动脉脉搏延迟表现　　副高：掌握　正高：熟练掌握

①一般情况下，肱动脉和股动脉的脉搏波几乎同时出现（股动脉稍早）；②当血管狭窄导致血流受阻，股动脉脉搏可能延迟出现；③当处于仰卧位时，下肢血压低于上肢血压。

知识点 11：瓣上型主动脉口狭窄的表现　　副高：掌握　正高：熟练掌握

瓣上型主动脉口狭窄表现是血流被引向右侧，右侧的脉搏和血压高于左侧（包括双侧颈动脉脉搏不等）。

知识点 12：双上肢血压、脉搏不等的表现　　副高：掌握　正高：熟练掌握

双上肢血压、脉搏不等（收缩压>10mmHg）表现为：①由动脉硬化、栓塞及动脉炎引起的主动脉、无名动脉和锁骨下动脉阻塞所致；也见于颈肋综合征或前斜角肌综合征、胸腔出口综合征、锁骨下动脉盗血综合征、瓣上型主动脉口狭窄或主动脉夹层；②有主动脉缩窄的锁骨下动脉缝合修复术史或体-肺动脉分流。

知识点 13：主动脉瓣重度反流引起高排血量的脉搏异常体征　　副高：掌握　正高：熟练掌握

（1）Hill 征：①股动脉收缩压明显高于肱动脉（>40mmHg）；②提示慢性重度主动脉瓣关闭不全的可靠体征；③是由流向主动脉远端的叠加波形成的。

（2）Traube 征："枪击音"，即听诊器胸件放到股动脉上可听到"放枪声"。

（3）Corrigan 脉：①水冲脉；②由心脏的高排低阻导致洪大的上升支和下降支。

（4）Duroziez 征：股动脉的收缩/舒张双期杂音，最具有预测性。

知识点 14：颈静脉脉搏的基本原则　　副高：掌握　正高：熟练掌握

①应同时测量压力和波形；②调整头和躯干的位置，直到能够清楚地观察到静脉搏动，通常约为 45°；③观察颈静脉时颈内静脉优于颈外静脉，右侧优于左侧；④正常人的颈静脉脉搏吸气时下降。

知识点 15：颈静脉压力的测量　　副高：掌握　正高：熟练掌握

（1）颈静脉压力的测量高度在颈部胸骨角上方（锁骨与胸骨柄连接处），不论患者为何种体位，该位置均被认为在右心房的中心之上 5cm。

（2）颈静脉压力 ≥9cmH_2O 时认为压力升高。

（3）1mmHg = 1.36cmH_2O。

（4）腹颈静脉回流、肝颈静脉回流被用来证实或确定静脉压升高，持续压迫右季肋区 10～30 秒致压力升高超过 4cmH_2O 并且撤除压迫后升高持续超过 10 秒；检查时患者须避免用力，因用力可导致假阳性结果。

知识点 16：颈静脉脉搏波形　　副高：掌握　正高：熟练掌握

（1）“a”峰（正向波）：心房压缩（心房收缩）。

（2）“x”谷（负向波）：心室收缩期心房舒张导致右房压下降。

（3）“v”峰（正向波）：收缩期右房充盈。

（4）“y”谷（负向波）：舒张期三尖瓣开放，右室充盈。

知识点17：颈静脉脉搏的病理状态及表现　副高：掌握　正高：熟练掌握

（1）心房纤颤：表现为“a”波消失，仅出现一个正向波。

（2）完全性心脏阻滞或房室分离：表现为大炮“a”波，为心房收缩与三尖瓣关闭同时发生所致。

（3）三尖瓣狭窄（右室肥厚、肺动脉高压、部分重度左室肥厚）：表现为巨大的“a”波及平缓下降的“y”谷。

（4）重度三尖瓣反流（TR）或房间隔缺损：表现为明显的“v”波和快速下降形成的“y”波。

（5）缩窄性心包炎：表现为舒张早期显著的“y”波，并且随着颈静脉压力增高和Kussmaul征有时会出现显著的“x”波，与前者形成W形波。

（6）限制性心肌病：可能会出现显著的“x”和“y”波。

（7）心脏压塞：表现为“x”波显著，“y”波消失，代表随着颈静脉压力的升高舒张期充盈消失。

（8）下腔静脉（SVC）阻塞：表现为颈静脉压升高但搏动消失。

知识点18：心前区搏动的最强点、范围和持续时间　副高：掌握　正高：熟练掌握

（1）心尖部未必是搏动最强点（PMI），如在风湿性二尖瓣狭窄患者中，PMI可能由右室产生。

（2）正常情况下心尖部在收缩早期移向胸壁，并且在锁骨中线内第4或5肋间最易触及。

（3）心前区搏动范围是直径1~2cm，持续时间小于半程收缩期。

知识点19：心肌肥厚的特点　副高：掌握　正高：熟练掌握

（1）左室肥厚（LVH）的心尖搏动持久但不弥散。

（2）右室肥厚（RVH）或肺动脉高压导致左胸骨旁持久但不弥散的抬举样搏动。

（3）肥厚性心肌病导致收缩期2次或3次的显著心尖搏动。

知识点20：心肌扩张的特点　副高：掌握　正高：熟练掌握

（1）左室扩大导致心尖搏动左移并且搏动弥散。

（2）右室扩大导致心尖搏动弥散，搏动点位于胸骨旁。

知识点21：心前区搏动的病理状态　　副高：掌握　正高：熟练掌握

（1）左室室壁瘤的心尖搏动可弥散性向外膨出并呈摆动样。

（2）缩窄性心包炎可以收缩时胸壁回缩为特点（而不是向外运动）。

（3）容量负荷过重时可导致心前区搏动增强（重度主动脉瓣或三尖瓣反流，大量的左向右分流）。

知识点22：第一心音查体表现　　副高：掌握　正高：熟练掌握

①二尖瓣（第一成分）和三尖瓣（第二成分）的关闭为心室收缩期的开始；②最好应用鼓形听诊器在心尖部听诊二尖瓣、胸骨左缘听诊三尖瓣；③二尖瓣和三尖瓣的开瓣音为病理性杂音。

知识点23：第一心音强度的影响因素　　副高：掌握　正高：熟练掌握

第一心音（S_1）的强度受4个方面的影响：①心室收缩开始时二尖瓣瓣叶的位置；②左心室压力搏动上升的速度；③二尖瓣结构是否受损；④在心脏和听诊器之间存在的组织、空气和液体的量。

第一心音增强可见于：①二尖瓣狭窄时，此时较强的第一心音常提示此瓣膜是柔软可活动的；②完全性房室传导阻滞时，出现房室分离现象。当心房和心室同时收缩，则第一心音强度明显增加，称为“大炮音”；③PR间期缩短、心动过速或心室收缩力加强时，S_1可以增强。

第一心音减弱可见于：①胸部传导心音有关组织的变化，使心音传到胸壁减弱；②PR间期变长；③二尖瓣反流时关闭欠佳。

知识点24：第一心音的心音分裂　　副高：掌握　正高：熟练掌握

（1）第一心音的心音分裂出现在右束支传导阻滞（RBBB）（通常是S_2分裂）、左心室起搏、预激或Ebstein畸形。

（2）S_1的逆分裂少见，可由重度二尖瓣狭窄、左束支传导阻滞以及右心室起搏引起的M_1关闭延迟所致。

（3）S_1分裂必须与S_4、喷射音鉴别，S_4为使用钟形听件于心尖部听诊最明显，喷射音（肺动脉或主动脉区）于心底部听诊明显。

知识点25：第二心音的查体表现　　副高：掌握　正高：熟练掌握

（1）第二心音出现在心室收缩末期，为主动脉瓣（第一成分）和肺动脉瓣（第二成分）关闭产生。

（2）用鼓形听件在胸骨左缘和右缘的第 2 肋间听诊最为清晰。

知识点 26：第二心音的强度　　副高：掌握　正高：熟练掌握

（1）主动脉瓣关闭在胸骨右缘第 2 肋间最清楚，通常强于肺动脉瓣第 2 心音，后者的听诊区为胸骨左缘第 2 肋间。

（2）高血压、主动脉扩张时 S_2（A_2）增强，主动脉瓣狭窄时 S_2（A_2）减弱；肺动脉高压、肺动脉扩张时 S_2（P_2）亢进，肺动脉狭窄（PS）时 S_2（P_2）减弱。

知识点 27：第二心音分裂　　副高：掌握　正高：熟练掌握

（1）正常情况下，A_2 和 P_2 在吸气时分离、呼气时重叠（生理性分裂），是右室射血时间比左室长以及肺血管床的阻抗下降导致。

（2）S_2 分裂可以是生理性的，也可以为病理性。

（3）病理性分裂：①固定分裂：由于右心容量在吸气和呼气时变化微小，分裂时距不受呼吸影响。见于房间隔缺损、肺动脉狭窄、右心衰竭；②通常分裂：为正常分裂时距的延长，贯穿于整个呼吸周期，分裂在吸气和呼气时均存在，但不固定。原因为 P_2 延迟，见于 RBBB、肺动脉高压、右心功能不全、肺动脉瓣狭窄、肺动脉扩张；A_2 提前，见于重度二尖瓣反流、室间隔缺损（VSD）、WPW（左室预激）；③反常分裂：分裂在呼气时出现（P_2 在前，A_2 在后），吸气相消失。原因为 A_2 延迟，见于 LBBB、AS、左心功能不全、HOCA、主动脉扩张、栓塞；P_2 提前，见于 WPW（右室预激）。

知识点 28：第三心音的查体与强度　　副高：掌握　正高：熟练掌握

（1）由充盈早期血流突然减速形成。

（2）青年人为生理性，可于立位时消失。几乎所有的成人在 40 岁以后 S 消失。

（3）使用钟形听件（低频）轻置于左侧卧位心尖部听诊。

（4）右室的 S_3 可在胸骨左缘，吸气时可能增强。

（5）最常在高速血流通过房室瓣时听到。

（6）S_3 紧跟在开瓣音和心包叩击音之后。

（7）S_3 与心房波形的“y”波或超声心动中的 E 峰相对应。

（8）S_3 极少出现在明显的 MS 情况下。

知识点 29：第四心音的查体与强度　　副高：掌握　正高：熟练掌握

（1）是心室充盈阻抗增加、血流减速和心室顺应性下降导致心房收缩瓣膜振动所产生。

（2）S_4 通常为病理性（心房奔马律），但也偶尔见于年轻人。

（3）听诊 S_4 最好使用钟形听件，出现在 S_1 之前，心电图的 P 波之后，等同于超声心动中的 A 峰。

（4）左心 S_4 的听诊最好在呼气相，左侧卧位的心尖部；右心 S 最好在吸气时的胸骨左缘至胸骨中部。

（5）常见的左心 S_4 的病理状态有主动脉狭窄、高血压、HCM 及缺血性心脏病；右心 S_4 可在肺动脉高压和肺动脉狭窄时闻及。

（6）心房纤颤时听不到 S_4 奔马律。

（7）如果同时听到 S_3 和 S_4，可能见于心动过速和 PR 间期延长，称为“复合奔马律”。

（8）带有明显的 S_3 和 S_4 的四联律可能见于心动过速。

知识点 30：舒张期开瓣音（OS）　　副高：掌握　正高：熟练掌握

（1）病理性杂音由二尖瓣或三尖瓣狭窄时瓣膜在舒张早期突然开放产生。

（2）开瓣音为一心尖内侧的高调杂音，听诊时最好用鼓形听件。

（3）如果瓣膜活动性差或同时合并二尖瓣关闭不全，可以不出现开瓣音。

（4）如果与 S_2 的间期少于 70ms 提示为重度二尖瓣狭窄，但该时限也受其他因素的影响，如左房和左室压力和顺应性。

（5）S_2-OS 间期在心率加快或伴随主动脉瓣狭窄、主动脉瓣关闭不全或二尖瓣关闭不全时可能没有意义。

（6）肿瘤扑落音与开瓣音的出现时间相同。

（7）开瓣音在心包叩击音或 S_3 之前。

（8）右心开瓣音在胸骨左缘听诊最为清晰，并随着呼吸变化。

知识点 31：舒张期的其他杂音　　副高：掌握　正高：熟练掌握

①肿瘤扑落音与开瓣音出现在同一时间段内，是由于肿瘤（如黏液瘤）在舒张期随血流进入心室；②心包叩击音出现在 S_3 之前、开瓣音之后，利用鼓形听件在心尖部最易闻及并随呼吸发生变化，发生在缩窄性心包炎的舒张早期心室的快速充盈期。

知识点 32：收缩期杂音　　副高：掌握　正高：熟练掌握

（1）喷射音（ES）：①喷射音出现在收缩早期，在瓣膜开放后；②喷射音在颈动脉搏动之前；③利用鼓形听件听诊为一高调心音；④主动脉喷射音随主动脉瓣三个瓣开放出现，可在胸骨、胸骨左缘或心尖部闻及。主动脉扩张时也可出现，不随呼吸发生改变；⑤肺动脉喷射音在呼气时增强、吸气时减弱（仅有右侧的心音随吸气降低），肺动脉扩张时亦可出现。

（2）非喷射性喀喇音（收缩中晚期）：①主要见于二尖瓣黏液瘤样变后发生的二尖瓣

脱垂（MVP）；②喀喇音是收缩期腱索突然拉紧产生的震动所致；③利用鼓形听件在心尖部最易闻及；④其他少见原因包括房间隔室壁瘤、肿瘤或非黏液瘤样二尖瓣病变；⑤喀喇音可以是单发或多发，并可能随时间变化；⑥左室的后负荷容量降低时喀喇音接近 S_1，左室容量或后负荷增加时远离 S_1。

（3）心包摩擦音和其他额外心音：①为高调搔抓音；②患者在取坐位前倾或呼气末时明显；③典型杂音由三相组成，但通常仅可闻及心房收缩、心室收缩或心室舒张期中的一或两项。

（4）起搏器起搏音：为第一心音之前出现的胸壁肌肉收缩产生的高频额外心音。

（5）心脏人工瓣膜音：①开放与关闭时的心音强度随修复瓣膜的类型和构造而不同；②球门形瓣膜为响亮的开放音及关闭音；③双瓣尖或斜形盘状瓣膜，关闭音强于开放音；④在主动脉瓣修复后，正常情况下不应出现收缩期杂音（若出现说明主动脉关闭不全）；⑤二尖瓣修复术后，正常情况下不应出现全收缩期杂音（若出现说明有二尖瓣关闭不全）。

知识点33：主动脉瓣狭窄的收缩期心脏杂音　　副高：掌握　正高：熟练掌握

（1）位置：利用鼓形听件在胸骨右侧或左侧第2肋间最清楚。

（2）性质：主要为递增/递减性质粗糙音；老年患者为一高调乐音并向心尖部传导（Gallavardin 音）。

（3）传导：向颈部和颈动脉传导，有时在老年患者可能向心尖部传导，但不会超过心尖部。

（4）强度：与血流量相关，可能不反映狭窄的严重度。

（5）严重度：射血时间延长提示重度主动脉瓣狭窄（期限延长高峰延迟）。

（6）影响因素：主动脉瓣狭窄杂音可在做 Valsalva 动作时减弱，室性期前收缩后增强。

（7）伴随表现：颈动脉搏动有明显的“a”波（室间隔肥厚导致右室顺应性下降-Bernheirn 效应）；颈动脉搏动的升支波表现得微小而低平，但老年动脉硬化患者不一定出现；颈动脉震颤（shudder），心尖搏动持久而位置固定；先天性主动脉瓣狭窄早期喷射音；第2心音为单音（P_2）或可出现反常分裂；重度主动脉瓣狭窄时 A_2 强度减弱；听诊可及 S_4；脉压减低。

知识点34：主动脉硬化的收缩期心脏杂音　　副高：掌握　正高：熟练掌握

（1）位置：利用鼓形听件在胸骨右缘第2肋间听诊。

（2）性质：柔和。

（3）传导：无明显传导。

（4）强度和严重度：与血流及速度相关。

（5）伴随表现：无主动脉瓣狭窄表现，P_2 正常，无颈动脉传导。

知识点35：肥厚型心肌病的收缩期心脏杂音　　副高：掌握　正高：熟练掌握

（1）位置：左室流出道（LVOT）梗阻杂音沿胸骨左缘最为清晰。

（2）性质：粗糙。

（3）传导：LVOT梗阻杂音可广泛传导但无颈部传导。

（4）强度和严重度：与梗阻程度有关。

（5）影响因素：影响左室容量：收缩力和血管阻力的血流动力学改变所引起的杂音变化有助于HCM与AS鉴别。站立时AS杂音减弱，而HOCM增强；Valsalva（用力时）HOCM杂音增强，而AS杂音减弱或不变；硝酸酯类药物使HOCM及AS杂音增强；室性期前收缩后HOCM及AS的杂音增强。

（6）伴随表现："a"波增强（室间隔肥厚继发右室顺应性减低）；颈静脉脉搏波升支陡立，有时为双峰，"峰-穹隆"现象；左室心尖部抬举样搏动，双相或三相（前收缩期及收缩期的双外向搏动）；S_2反常分裂；S_4奔马律。

知识点36：肺动脉瓣狭窄的收缩期心脏杂音　　副高：掌握　正高：熟练掌握

（1）位置：肺动脉瓣听诊区。

（2）性质：递增/递减型，低或中调粗糙杂音。

（3）传导：指向左肩或颈部。

（4）强度和严重度：取决于血流量，反映在杂音持续时间、达峰时间和S_2分裂程度。

（5）影响因素：吸气时增强。

（6）伴随表现："a"波增强；持续的胸骨旁抬举样搏动；P_2消失或减弱；S_2分裂增宽；早期肺动脉瓣喷射音随吸气减弱；可闻及右心S_4。

知识点37：无害性和功能性杂音　　副高：掌握　正高：熟练掌握

（1）位置：胸骨左或右缘。

（2）性质：柔和、短促，收缩中期。

（3）传导性：无传导。

（4）强度和严重度：与血流量有关，但通常性质柔和。

（5）影响因素：强度可随不同体位改变或消失，如站立位。

（6）伴随表现：主动脉相对狭窄，左室假腱索。

知识点38：二尖瓣关闭不全的收缩期心脏杂音　　副高：掌握　正高：熟练掌握

（1）位置：采用鼓形听件在心尖部听诊。

（2）性质：吹风样，高调。

（3）传导性：典型者向左腋下传导，与主动脉瓣狭窄不同。

（4）强度和严重度：随血压、负荷情况、机制和反流程度而变化。

（5）影响因素：可在呼气时增强或心脏等容收缩期增强。

（6）变异：由后叶脱垂导致的二尖瓣反流可沿前向传导至胸骨左缘和颈部。二尖瓣关闭不全杂音可不为全收缩期；伴随在喀喇音之后可出现在收缩中或晚期；急性二尖瓣关闭不全时杂音可出现在收缩早期（跨瓣压力迅速平衡）。

（7）伴随表现：心尖搏动移位，S_1 减弱，出现 S_3，S_2（P_2）在肺动脉高压时可表现为亢进。

知识点 39：三尖瓣关闭不全的收缩期心脏杂音　　副高：掌握　正高：熟练掌握

（1）位置：胸骨下缘，也可位于胸骨右缘。

（2）性质：吹风样，高调。

（3）传导性：右侧传导，不超过腋下，与二尖瓣不同。

（4）强度：吸气时增强（Carvallo 征），有时重度三尖瓣关闭不全的杂音较低，吸气时可不增强（当右室容量不变时发生右心衰竭）。

（5）严重度：可与杂音强度相关，肯定与颈静脉压增高相关。

（6）变异：如右室明显扩张，占据左侧心前区时，三尖瓣反流杂音可向心尖部传导。

（7）伴随表现：左侧胸骨旁抬举样搏动（由右室肥厚导致）；颈静脉压增高伴随巨大“v”波和迅速下降的“y”谷；肝可触及，右心 S_3，舒张期隆隆样杂音，S_2 分裂变窄以及肺动脉高压时出现 P_2 亢进。

知识点 40：室间隔缺损的收缩期心脏杂音　　副高：掌握　正高：熟练掌握

（1）位置：胸骨下缘。

（2）性质：粗糙，高调。

（3）传导性：沿胸骨而无腋下传导。

（4）强度：通常响亮，但也取决于分流量。

（5）严重度：通常伴随震颤，但杂音强度与分流程度不成正比（响亮、局限的杂音通常分流量小、柔和：非局限杂音通常分流量大）。

（6）影响因素：与三尖瓣关闭不全不同，吸气时无增强，应用硝酸酯类药物杂音减弱。

（7）变异：根据左、右室相对压力水平，可有收缩早期喷射音。如杂音在胸骨左缘第 1 和第 2 肋间最响、向左侧锁骨方向传导，则怀疑嵴上缺损。

（8）伴随表现：震颤，S_2 一般正常。

知识点 41：二尖瓣狭窄的舒张期心脏杂音　　副高：掌握　正高：熟练掌握

（1）位置：心尖部附近，最清晰在左侧卧位。

（2）性质：最好使用钟形听件，为舒张期递增型低调隆隆样杂音，杂音于收缩期前增强（在正常窦性心律或心房颤动时可闻及）。

（3）传导性：无传导。

（4）严重度：与杂音的持续时间有关，A_2 到开瓣音的间期可能与严重程度相关。

（5）影响因素：硝酸酯药物使杂音增强，由于产生心动过速所致。

（6）变异：当血流量增加时，无二尖瓣狭窄时也可能听到舒张早到中期隆隆样杂音（如较大的室间隔缺损、PDA）。

（7）伴随表现：S_1 可能增强；开瓣音伴开瓣音-A_2 间期缩短，P_2 增强以及左侧胸骨旁抬举样搏动。

知识点 42：主动脉瓣关闭不全的舒张期心脏杂音　　副高：掌握　正高：熟练掌握

（1）位置：胸骨或右缘。

（2）性质：吹风样，高调递减型，最好使用鼓形听件，紧随在 A_2 之后。最佳听诊体位为前倾坐位呼气状态。

（3）传导性：如上述部位的杂音清楚并向胸骨右缘传导，则应考虑主动脉根部病变；如为瓣叶畸形，杂音位于左胸并向心尖部传导。

（4）强度：与主动脉舒张压和左室舒张末压压差相关，并且受主动脉瓣关闭不全的大小影响。

（5）严重度：严重程度不取决于杂音持续时间，但全收缩期杂音与严重的主动脉瓣关闭不全有关；其他的伴随表现是决定严重度的重要因素。

（6）变异：瓣叶的吻合口缝隙可产生杂音，急性主动脉瓣关闭不全为舒张早期杂音。

（7）伴随表现：主动脉瓣区收缩期喷射性杂音，Austin-Flint 杂音为舒张期心尖部低调杂音，并在收缩期前增强、类似于 MS 时的杂音，S_1 减弱（提前关闭），S_2 反常分裂，出现 S_3，心尖搏动增强并且发生移位，收缩压降低、脉压增宽，脉搏洪大并可能出现双峰脉；Hill 征阳性；可出现舒张期二尖瓣反流。

知识点 43：肺动脉瓣关闭不全的舒张期心脏杂音　　副高：掌握　正高：熟练掌握

（1）位置：胸骨左缘第 2 或第 3 肋间隙。

（2）性质：高调吹风样，舒张早期递减型，如果出现有肺动脉高压通常紧随 P_2 之后；如无肺动脉高压则为 P_2 之后的低调杂音。

（3）传导：非常局限。

（4）强度：吸气时增强。

（5）严重度：重度肺动脉瓣关闭不全时出现往返型杂音。

（6）伴随表现：S_2 响亮不伴主动脉瓣关闭不全的周围血管征。

知识点 44：三尖瓣狭窄的舒张期心脏杂音　　副高：掌握　正高：熟练掌握

（1）性质：固定位于胸骨左缘下段或剑突下。

（2）特点和音调：比二尖瓣狭窄杂音频率高、开始时间早，在收缩期前增强，最好使用钟形听件听诊。

（3）传导性：局限。

（4）强度：吸气时增强。

（5）严重度：与杂音持续时间有关。

（6）影响因素：开瓣音在吸气时增强。

（7）变异：在血流增加（如伴随房间隔缺损）的情况下，可能出现短促的舒张早到中期的隆隆样杂音。

（8）伴随表现："a"波增强，缓慢下降"y"波；S_1 分裂和 S_1/T_1 响亮；肝大、腹腔积液、水肿。

知识点45：动脉导管未闭的舒张期心脏杂音　　副高：掌握　正高：熟练掌握

（1）位置：在胸骨左缘第2肋间可闻及，传导至左锁骨区。

（2）性质：粗糙，响亮，机械样杂音，有时伴震颤。

（3）传导性：逐渐增强，高峰在 S_2 处，然后逐渐下降，可不全部覆盖舒张期。发展至肺动脉高压时，舒张期成分缩短。当肺动脉收缩压明显升高时，舒张期成分会消失。

知识点46：呼吸的听诊表现　　副高：掌握　正高：熟练掌握

（1）总体来讲，吸气时右心杂音和心音增强，左心杂音及心音减弱。

（2）特例包括：并发右心衰竭时，三尖瓣关闭不全杂音在吸气时并不增强；二尖瓣脱垂的喀喇音接近 S_1 时，杂音在吸气时可延长并增强；肺动脉瓣狭窄的喀喇音吸气时减弱。

知识点47：Valsalva动作的听诊表现　　副高：掌握　正高：熟练掌握

（1）深吸气然后向着关闭的声门用力呼气10~12秒。

（2）在第2阶段的用力期间可于床边发现静脉回流减少、血压降低和反射性心动过速。

（3）第4阶段是特征性的体循环动脉血压升高和反射性心动过缓。

（4）在用力时唯一增强的杂音是肥厚梗阻型心肌病，二尖瓣脱垂引起的二尖瓣关闭不全杂音将会延长，强度将会增加。

（5）右心杂音在Valsalva动作结束后的2或3个心搏后恢复至基线水平。

知识点48：血流动力学对听诊的影响　　副高：掌握　正高：熟练掌握

（1）仰卧位时抬高下肢增加静脉回流，可最大程度地放大左侧和右侧的心音，肥厚梗阻型心肌病的杂音则消失。

（2）紧握双手可升高血压和心率；主动脉瓣狭窄杂音不变或可减弱，其他大多数左心杂音增强。肥厚梗阻型心肌病的杂音减弱，二尖瓣脱垂的喀喇音和杂音延迟并减弱。

知识点49：药物对听诊的作用　　副高：掌握　正高：熟练掌握

（1）硝酸酯药物可显著地短暂性减少前负荷和后负荷（血压），并随之增加心室率。

（2）有利于鉴别主动脉瓣狭窄（增强）和二尖瓣关闭不全（减弱）；二尖瓣狭窄（增强）和 Austin Flint 杂音（减弱）；二尖瓣脱垂喀喇音时限延长。

知识点50：急性心肌梗死的体格检查表现　　副高：掌握　正高：熟练掌握

①心动过速；②S_1 减弱；③S_2 反常分裂；④S_3 奔马律；⑤S_4（心肌缺血时左室顺应性下降）；⑥二尖瓣反流的收缩期杂音（乳头肌功能不全或左室扩张）。

知识点51：右室梗死的体格检查　　副高：掌握　正高：熟练掌握

右室梗死的体格检查表现为：①“a”波增强；②Kussmaul 征（由于右室顺应性降低，吸气时颈静脉压增加），低血压；③S_3，S_4；④三尖瓣收缩期杂音（乳头肌功能不全）；⑤无肺部啰音。

知识点52：扩张型心肌病的体格检查表现　　副高：掌握　正高：熟练掌握

①颈静脉压力升高，“a”、“v”波增强；②血压降低，脉压减小，交替脉；③心尖搏动侧移，通常弥散；④并发左束支传导阻滞或左室射血时间延长时出现 S_2 反常分裂，肺动脉高压时 S_2（P_2）亢进；⑤心动过速时出现 S_4、S_3 或重叠奔马律；⑥二尖瓣、三尖瓣反流杂音。

知识点53：限制型心肌病的体格检查表现　　副高：掌握　正高：熟练掌握

①颈静脉压升高，迅速下降的“y”波；②Kussmaul 征；③脉压减小；④S_3 或 S_4；⑤房室瓣反流杂音；⑥肝大、水肿、腹腔积液。

知识点54：心脏压塞的体格检查表现　　副高：掌握　正高：熟练掌握

①颈静脉压升高；②低血压（Beck 三联征：颈静脉压升高、心音遥远和低血压）；③心动过速；④奇脉；⑤“x”波下降支显著，“y”波下降支减小或消失；⑥可有心包摩擦音。

知识点 55：缩窄性心包炎的体格检查表现 副高：掌握 正高：熟练掌握

①颈静脉压升高；②“x”波升支和“y”波降支陡峭；③Kussmaul 征；④收缩期心尖搏动回缩；⑤心包叩击音；⑥肝大、水肿、腹腔积液。

知识点 56：肺动脉高压的体格检查表现 副高：掌握 正高：熟练掌握

①“a”波明显；②左锁骨旁收缩期抬举样搏动；③P_2 亢进，可传导至心前区；④S_2 通常分裂；⑤右心 S_4 或 S_3；⑥肺动脉瓣区喷射音；⑦肺动脉瓣反流；⑧三尖瓣反流。

知识点 57：房间隔缺损的体格检查表现 副高：掌握 正高：熟练掌握

①巨大“v”波；②右心室收缩期强有力的抬举样搏动；③P_2 增强；④S_2 固定分裂；⑤肺动脉喷射音；⑥收缩中期喷射性杂音；⑦舒张期三尖瓣区低调隆隆样杂音；⑧肺动脉瓣关闭不全；⑨Holt-Oran 综合征（手-心综合征）；⑩Lutembacher 综合征：房间隔继发孔缺损并发二尖瓣狭窄。

知识点 58：室间隔缺损的体格检查表现 副高：掌握 正高：熟练掌握

①S_2 正常；②S_2 分裂增宽（大型缺损）；③左室 S_3（大型缺损）；④收缩期杂音强度和持续时间变化；⑤震颤。

知识点 59：动脉导管未闭的体格检查表现 副高：掌握 正高：熟练掌握

①水冲脉；②心尖搏动移位，弥散；③S_2 被杂音掩盖，但通常正常；④S_3；⑤左锁骨处连续性机械样杂音，杂音高峰在 S_2 附近；⑥杂音的收缩期成分在发生反向分流时消失；⑦“差异性发绀”，即反向分流时发生发绀或杵状指。

第二节 心 电 图

知识点 1：心电图的概念 副高：熟悉 正高：掌握

心电图检查是针对心脏生物电活动的无创性检查手段，是一种在人体表面安放电极，通过导线将心脏电活动在人体表面形成的电位差，通过仪器记录下来的技术。将打印在方格坐标纸上的各种曲线称心电图。虽然心电图不是直接记录心脏的电活动，但其每一个波形都反映了心脏电场在体表电位的变化。

知识点 2：心电图导联的种类 副高：熟悉 正高：掌握

（1）双极导联：由一对电极（正极和负极）直接安置于体表相隔一定距离的任意两点而构成，是测量两个电极所在部位之间的电位差。

（2）单极导联：将双极导联中的负极（又称无关电极）与“0”电位相连接，测定正极（又称探查电极）所在部位与“0”电位之间的电位差。“0”电位可通过将3个肢体电极相连接（右上肢、左上肢、左下肢）构成一个中心电端，即Wilson中心端而获得。

知识点3：常规心电图导联　　副高：熟悉　正高：掌握

（1）肢体导联：包括标准导联和加压肢体导联。①标准导联为双极肢体导联，包括Ⅰ、Ⅱ、Ⅲ导联；②加压单极肢体导联与单极肢体导联相似，只是在记录某一肢体的电压时，将该处电极与中心电端断开，包括aVR、aVL、aVF导联。

（2）胸导联：属单极导联，将心电图机的负极与中心电端连接，正极置于胸壁的特定部位，即构成胸导联。根据心脏在胸腔中的位置，常规胸前导联包括V_1～$V_6$6个导联。为了对后壁和右心的疾病进行诊断，临床对胸导联进行了扩展，增加了V_7、V_8、V_9、V_{3R}、V_{4R}和V_{5R}导联。

知识点4：肢体导联的连接方式　　副高：熟悉　正高：掌握

肢体导联的连接方式

导联	正极	负极	反映心电向量的方向
Ⅰ导联	左上肢	右上肢	从右向左
Ⅱ导联	左下肢	右上肢	从右向下
Ⅲ导联	左下肢	左上肢	从左向下
aVR导联	右上肢	左上肢和下肢	从中心向右上
aVL导联	左上肢	右上肢和下肢	从中心向左上
aVF导联	下肢	右上肢和左上肢	从上向下

知识点5：额面六导联系统　　副高：熟悉　正高：掌握

将3个标准导联和3个加压单极肢体导联的轴线保持方向和角度不变，统一绘制在同一个中心点上，便可得到一个向四周均匀辐射的图形，即为Bailey六轴系统。其坐标系统采用±180°的角度标志，Ⅰ导联正侧为0°，顺钟向的角度为正，逆钟向为负。六轴之间依次各相距30°。六轴系统对于测定心电图的额面心电轴和判定各肢体导联间波形的关系有帮助。

知识点6：心电轴的概念 副高：熟悉 正高：掌握

心电图学上所说的心电轴通常指额面上QRS心电轴，常用QRS最大向量在额面上用与Ⅰ导联所成的角度表示，代表心室除极的大小和方向。正常心电轴指向左下方，在0°~90°。

知识点7：心电轴的测量方法 副高：熟悉 正高：掌握

（1）目测法：根据Ⅰ导联和Ⅲ导联的QRS波群主波方向估测心电轴的大致方位。具体指标为：①心电轴正常：Ⅰ、Ⅲ导联的QRS波群主波向上或双相；②心电轴右偏：Ⅰ导联的QRS波群主波向下，Ⅲ导联主波向上；③心电轴左偏：Ⅰ导联中的QRS波群主波向上，Ⅲ导联主波向下；④心电轴极度右偏：Ⅰ、Ⅲ导联的QRS波群主波均向下。

（2）坐标法：临床上测量心电轴最常用的方法是测量Ⅰ和Ⅲ导联QRS波的振幅，然后求出额面QRS波群电轴。具体方法为：①画出六轴系统中导联的方向，Ⅰ导联正侧为0°，负侧为±180°；Ⅲ导联正侧为+120°，负侧为-60°；②计算出Ⅰ、Ⅲ导联QRS波群振幅的代数和；③在Ⅰ、Ⅲ导联上相应幅度处分别做垂线，连接原点与交点所指方向，即为心电轴的方向；④用量角器测量其角度。

（3）查表法：根据Ⅰ、Ⅲ导联QRS波群振幅代数和这两个数值，从专用的心电轴表中直接查得相应的额面心电轴。

知识点8：心电轴的临床意义 副高：熟悉 正高：掌握

（1）正常额面QRS心电轴在0°~+90°。

（2）心电轴0°~-30°为“轻度左偏”，-30°~-90°为“电轴左偏”，见于：①横位心或膈肌高位；②心脏左移；③左心室肥大；④左束支阻滞；⑤左前分支阻滞；⑥右心室梗死等。

（3）心电轴+90°~+180°为“电轴右偏”，见于：①垂位心及6个月以下的婴儿；②心脏右移；③右心室肥大；④右束支阻滞；⑤左后分支阻滞；⑥左心室肌萎缩或梗死等。

（4）-90°~+180°为“电轴不确定”，见于严重的右心室肥大，$S_{Ⅰ}S_{Ⅱ}S_{Ⅲ}$综合征，右心室肥大并束支阻滞等。

另外，心脏的钟向转位常有电轴偏移；预激综合征亦可引起电轴偏移。

知识点9：钟向转位 副高：熟悉 正高：掌握

从心尖部向心底部观察，可设想心脏循其长轴作顺钟向转位或逆钟向转位。正常心电图中左右心室过渡区波形（QRS波群正负波形振幅相当）出现在V_3、V_4导联。若过渡区波形出现在V_5、V_6导联，为“顺钟向转位”，可见于右心室肥厚。若过渡区波形出现在V_1、V_2导联，为“逆钟向转位”，可见于左心室肥厚。心电图上的这种转位只提示心电位的转位变化，并非都是心脏在解剖上转位的结果。

知识点10：正常心电图P波　　副高：熟悉　正高：掌握

P波是由左右心房除极产生，其时限0.08~0.11s。正常P波为窦性P波，其形态在大部分导联呈钝圆形，有时可有轻度切迹。P波方向，因为心房除极的综合向量指向左、前、下方，所以Ⅰ、Ⅱ、aVF、V_3~V_6导联P波直立；aVR导联P波倒置；其余导联P波直立、双向或倒置。只要Ⅱ导联的P波直立，aVR导联的P波倒置，即为窦性心律。肢体导联P波振幅不超过0.25mV，胸前导联振幅<0.20mV。V_1导联首先由右房除极产生的低幅初始正向部分，其振幅（mm）×宽度（s）乘积称为起始P波指数（IPI），正常<0.03mm·s。V_1导联P波终末部分为负向代表左房除极形成，振幅应<0.1mV，其振幅和时间的乘积称为P波终末电势（ptf）绝对值<0.03mm·s。

知识点11：正常心电图PR间期　　副高：熟悉　正高：掌握

PR间期代表自心房开始除极至心室开始除极的时间。心率在正常范围时，成人的PR间期在0.12~0.20s。幼儿及心动过速时，PR间期相应缩短。

知识点12：正常心电图QRS波群　　副高：熟悉　正高：掌握

（1）时限：正常成人中多为0.06~0.10s，最宽不超过0.11s，儿童上限为0.09s。

（2）肢体导联的形态与振幅：①成年人Ⅰ导联以R波为主，儿童和青少年电轴可以轻度右偏，其R/S≤1；②Ⅱ导联以R波为主；③Ⅲ导联形态多变，可负可正，正常个体R波可以出现粗钝和切迹，最易受呼吸的影响；④aVR导联以负向波为主；⑤aVL导联一般以R波为主，如QRS电轴>+90°，则以负向波为主；⑥aVF导联以R波为主。$R_{Ⅱ}$<2.5mV，R_{aVR}<0.5mV，R_{aVL}<1.2mV，R_{aVF}<2.0mV。其中各导联R+S≤0.5mV为低电压。

（3）胸导联的形态与振幅：①V_1、V_2导联以负向波为主；②V_5、V_6导联以R波为主。胸导联QRS波群的移行规律是从V_1~V_5导联，R波逐渐增高，S波逐渐变浅，因此V_1导联上的R/S<1.0，V_5、V_6导联上的R/S>1.0，过渡区V_3、V_4导联R/S=1.0。正常Q波<1/4R，时限<0.04s。V_1导联中不应有q波，但可呈QS型。R_{V1}<1.0mV；R_{V5}<2.5mV；R_{V1}+S_{V5}<1.2mV；R_{V5}+S_{V1}男<4.0mV，女<3.5mV。

知识点13：正常心电图J点　　副高：熟悉　正高：掌握

J点是指QRS波群的终末与ST段起始部的交点。大多在等电位线上，通常随ST段的偏移而移位。早期复极时J点上移，心动过速时因Ta波重叠于QRS波群后段而使J点下移。

知识点 14：正常心电图 ST 段　　副高：熟悉　正高：掌握

自 QRS 波群终点至 T 波起点的线段称为 ST 段，为心室除极结束后缓慢复极的一段短暂时间。正常的 ST 段为一等电位线，有时也可有轻微的偏移，但任一导联下移不应超过 0.05mV，V_1 ~ V_3 导联抬高不超过 0.3mV，V_4 ~ V_6 以及肢体导联抬高不超过 0.1mV。

知识点 15：正常心电图 T 波　　副高：熟悉　正高：掌握

T 波是指心室快速复极所形成的 ST 段之后的一个圆钝、较大且时程较长的波。其升支与降支不对称，升支较缓，降支较陡，顶端圆钝。方向与 QRS 波群主波方向一致。但 V_1 的 T 波向上，则 V_2 ~ V_6 导联就不应再向下。正常情况下，除Ⅲ、aVL、aVF、V_1 ~ V_3 导联外，T 波的振幅不应低于同导联 R 波的 1/10，T 波高度在胸导联有时可高达 1.2~1.5mV，也属正常。

知识点 16：正常心电图 U 波　　副高：熟悉　正高：掌握

是在 T 波后 0.02~0.04s 出现的圆钝状低平波，方向与 T 波相同。胸导联较易见到，以 V_3 导联较为明显。形成机制还不明确，可能是浦肯野纤维复极或乳头肌复极所致。

知识点 17：正常心电图 QT 间期　　副高：熟悉　正高：掌握

QT 间期是指从 QRS 波群的起点至 T 波终点代表心室肌除极和复极全过程所需的时间。QT 间期的长短与心率的快慢密切相关，心率越快，QT 越短，反之越长。心率在 60 ~ 100 次/分时，QT 的正常范围为 0.32 ~ 0.44s。因为心率对 QT 间期的影响很大，所以常用校正的 QT 间期，即 $QTc = QT/\sqrt{RR}$。QTc 相当于 RR 间期为 1s（心率为 60 次/分）时的 QT 间期，正常 QTc 的上限为 0.44s，超过此值即属延长。

知识点 18：小儿心电图的特点　　副高：熟悉　正高：掌握

小儿心电图变化较大，总的趋势为由最初的右心室占优势变为左心室占优势的过程，其具体特点如下：

（1）小儿心率较成人快，至 10 岁以后可大致保持成人的心率水平（60 ~ 100 次/分），小儿的 PR 间期较成人短，7 岁以后趋于恒定（0.10 ~ 0.17s），小儿的 $QTc = (0.40 \pm 0.023) / \sqrt{RR}$，较成人略长。

（2）小儿的 P 波时限较成人稍短（儿童 <0.09s），P 波的电压新生儿较高，以后则较成人为低。

（3）婴幼儿常呈右室占优势的 QRS 图形特征。Ⅰ导联有深 S 波，V_1（V_{3R}）导联多呈高 R 波，而 V_5、V_6 导联常出现深 S 波。R 波电压随年龄而增加，以后则高于成人，Q 波较成人为深（常见于Ⅱ、Ⅲ、aVF 导联），3 个月以内婴儿的 QRS 初始向量向左，因而无 Q 波。新生儿期的心电图主要呈“悬垂型”，心电轴>+90°，以后与成人大致相同。

（4）小儿 T 波的变异较大，新生儿期其肢体导联及左胸导联常出现 T 波低平、倒置。

知识点 19：右房肥大的心电图表现　　副高：熟悉　正高：掌握

右房肥大时，向前下的起始除极向量增大，心电图表现为Ⅱ、Ⅲ、aVF 导联出现高而尖的 P 波，振幅大于 0.25mV，称为“肺型 P 波”，常见于慢性肺源性心脏病以及某些先天性心脏病。在并发慢性肺气肿时，P-QRS 波群的电压降低，即使Ⅱ、Ⅲ、aVF 导联的 P 波电压达不到 0.20~0.25mV 的诊断标准，只要 P 波呈尖峰状，其电压达到同导联 R 波的 1/2 时即应考虑右房肥大。一般各个导联的 P 波时程均不超过 0.10s。

知识点 20：左房肥大的心电图表现　　副高：熟悉　正高：掌握

左房肥大时其终末向左后的除极向量增大，时间延长，心电图表现为Ⅰ、Ⅱ、aVL、aVF、V_4~V_6 导联 P 波增宽，≥0.11s，常呈双峰型，峰间距≥0.04s，典型者多见于二尖瓣狭窄，称为“二尖瓣型 P 波”。V_1、V_2、V_3 导联出现以负向波为主的正负双向型 P 波，Ptf_{v1}绝对值≥0.04mV·s。

知识点 21：双房肥大的心电图表现　　副高：熟悉　正高：掌握

右房与左房都肥大时，心电图表现为 P 波振幅增高和增宽，而呈双峰型，临床见于风湿性心脏病和先天性心脏病。Ⅱ、Ⅲ、aVF 导联 P 波振幅≥0.25mV，P 波时间≥0.11s。V_1 导联 P 波呈双向，起始部分高而尖，≥0.15mV，终末部分宽而深，Ptf_{v1}绝对值≥0.04mV·s。

知识点 22：左室肥大的心电图表现　　副高：熟悉　正高：掌握

左室肥大时，左室的电活动占优势，QRS 向量向左（后）方向增大，QRS 时限可延长，电压增高并伴 ST-T 改变。

（1）左室高电压的传统诊断：①R_{v5}>2.5mV 或 R_{v5}+S_{v1}>3.5mV（女），>4.0mV（男）；②$R_{Ⅰ}$>1.5mV 或 $R_{Ⅰ}$+$S_{Ⅲ}$>2.5mV；③R_{aVL}>1.2mV 或 R_{aVF}>2.0mV。

（2）心电轴左偏，但一般不超过-30°。

（3）QRS 波群时限>0.10s（一般不超过 0.11s）。

（4）在以 R 波为主的导联中 T 波低平、双向或倒置，可伴 ST 段压低。

在左室高电压的基础上，结合其他阳性指标，可考虑左室肥大的诊断。符合条件越多，超过正常范围越多者越可靠，具体再结合临床资料综合分析。

知识点23：右室肥大的心电图表现　　副高：熟悉　正高：掌握

右室肥大达一定程度时，综合向量逆转，从正常左室优势出现变为右室优势，右前向量突出增大，心电图表现为：①R_{v1}>1.0mV，S_{v1}较正常减少或消失，V_1（或V_{3R}）导联R/S>1；②V_5的R/S≤1；③R_{v1}+S_{v5}>1.2mV；④aVR导联R/S或R/q≥1（R>0.5mV）；⑤电轴右偏。

知识点24：双室肥大的心电图表现　　副高：熟悉　正高：掌握

当左右心室都肥大时，有可能因两侧心室的综合向量互相抵消而呈现大致正常的心电图，或仅表现为左室肥大。胸导联出现左心室肥大图形，同时出现以下心电图改变之一：①额面QRS电轴右偏超过+90°；②显著顺钟向转位；③V_1导联R/S>1；④V_5～V_6导联R/S>1；⑤右房肥大；⑥aVR导联R/q≥1，R>0.5mV。

知识点25：心肌缺血时T波的改变　　副高：熟悉　正高：掌握

心内膜下心肌缺血时，局部心肌的复极较正常推迟，由于最后心内膜下心肌复极时没有与之抗衡的心电向量存在，导致心电图上出现与QRS主波方向一致的对称性直立高耸的T波。心外膜下或透壁心肌缺血时，心内膜复极在先而心外膜复极在后，因而出现与正常方向相反的T向量，心电图表现为对称性深倒置的T波。

知识点26：心肌缺血时的ST段改变　　副高：熟悉　正高：掌握

心内膜下心肌缺血时，可表现为ST段下移。ST段下移可以分为J点型、上斜型、水平型和下垂型四种。下垂型、水平型ST段下移≥0.1mV有诊断价值。J点型ST段下移在J点之后0.08s处下移≥2mm也有诊断价值。心绞痛发作时、运动试验时ST段下移比较显著，有时心肌缺血仅表现为ST段轻度下移或水平延长。ST段下移的程度与冠状动脉供血不足的程度有一定相关性。

心外膜下或透壁性心肌缺血可表现为ST段抬高，主要见于变异型心绞痛。ST段抬高的诊断标准为：2个或2个以上肢体导联ST段抬高≥1mm，抑或2个或2个以上胸导联ST段抬高≥2mm。缺血性ST段抬高呈弓背向上，伴有对应导联ST段下移。若ST段持续抬高，提示可能发生心肌梗死。

知识点27：急性心肌梗死的典型心电图演变　　副高：熟悉　正高：掌握

（1）超急性期：见于急性心肌梗死的极早期（数分钟或数小时）。由于急性损伤性阻滞可造成心室激动时间延长，QRS波幅增加，面向损伤面的导联ST段斜形升高，T波对称直立高耸。

（2）急性期：此期开始于梗死后的数小时或数日，持续到数周，心电图表现为 2 个或 2 个以上的导联新出现病理性 Q 波［≥0. 03s 和（或）≥1mm］；ST 段起始部呈弓背向上抬高；直立型 T 波可演变为后支开始倒置，并逐渐加深；新出现的完全性左束支阻滞。

（3）亚急性期（稳定演变期）：出现于梗死后数周到数月。心电图表现为病理性 Q 波增深增宽或其后 R 波振幅下降，或保持不变，ST 段逐渐下降至基线；T 波倒置逐渐增深再缓慢恢复，或长期保持倒置。

知识点 28：急性非 Q 波型心肌梗死的心电图表现　　副高：熟悉　正高：掌握

急性非 Q 波型心肌梗死是指确有急性心肌梗死但心电图没有病理性 Q 波表现。主要表现为 ST-T 改变，可分为 3 个类型：①ST 段抬高型：占 40%～50%；②ST 段下移型：占 30%～40%；③T 波倒置型：约占 20%。若 ST-T 改变持续 24 小时以上且有动态变化，应考虑急性非 Q 波型心肌梗死的诊断。

知识点 29：急性心肌梗死的定位与受累血管　　副高：熟悉　正高：掌握

急性心肌梗死的定位与受累血管

受累的心壁	导联	受累血管	镜像改变
前壁	V_2、V_3、V_4、V_5	前降支	Ⅱ、Ⅲ、aVF
前间壁	V_1、V_2、V_3	前降支或对角支	V_7、V_8、V_9
侧壁	V_5、V_6	回旋支	Ⅱ、Ⅲ、aVF
广泛前壁	V_{1-6}、Ⅰ、aVL	前降支	Ⅱ、Ⅲ、aVF
高侧壁	Ⅰ、aVL	回旋支	Ⅱ、Ⅲ、aVF
前侧壁	V_3、V_4、V_5、V_6、Ⅰ、aVL	前降支	Ⅱ、Ⅲ、aVF
下壁	Ⅱ、Ⅲ及 aVF	右冠脉或回旋支	Ⅰ、aVL
正后壁	V_7、V_8、V_9	右冠脉或回旋支	V_1、V_2、V_3、V_4
右室	V_{4R}、V_{5R}、V_{6R}	右冠脉	无

知识点 30：急性心肌炎的心电图表现　　副高：熟悉　正高：掌握

心肌细胞发生弥漫性炎性浸润，心肌细胞变性、溶解和坏死，并累及起搏及传导系统，引起 QRS 低电压、病理性 Q 波、ST-T 改变、心脏传导障碍和各种心律失常。

知识点 31：原发性心肌病的心电图表现　　副高：熟悉　正高：掌握

（1）扩张型心肌病：没有“典型性”的 ECG 表现，常可见窦性心动过速，房性和室性心律失常或传导异常。除 ST 段和 T 波改变外，可出现心前区 R 波递增不良或病理性 Q 波。

（2）肥厚型心肌病：①非对称性室间隔肥厚：Ⅰ、Ⅱ、Ⅲ、aVL、aVF 及 V_5、V_6 导联产生病理性 Q 波（深而窄，不超过 0.04s），T 波常直立，个别有 ST 段抬高者但无动态改变；②心尖肥厚型心肌病：V_3、V_4 导联巨大倒置的 T 波（>10mm）、伴 ST 段下移及左室电压升高。

知识点 32：急性心包炎的心电图表现　　副高：熟悉　正高：掌握

心包炎早期 PR 段下移（aVR 除外），伴有心包积液时可出现 QRS 波低电压和（或）电交替。特征性心电图改变为 ST 段呈斜直形或弓形抬高，凹面向上，一般不超过 4mm。

知识点 33：电解质紊乱对心电图的影响　　副高：熟悉　正高：掌握

（1）低血钾：T 波平坦或倒置；U 波显著；ST 段轻度压低；P 波振幅和宽度增加；PR 间期延长；QTc 间期延长；期前收缩及各种心动过速。T 波和 U 波的振幅变化是其典型的特征性变化。

（2）高血钾：T 波高尖；PR 间期延长；QRS 波群时限延长；P 波平坦甚至完全消失。

（3）低血钙：ST 段延长，QTc 间期延长。

（4）高血钙：ST 段缩短，QTc 间期缩短。

知识点 34：药物对心电图的影响　　副高：熟悉　正高：掌握

（1）洋地黄效应：洋地黄直接作用于心室肌，使动作电位时相缩短以至消失，并减少时相幅度，心电图表现为：①ST 段下垂型压低；②T 波低平、双向或倒置，双向 T 波初始部分倒置，终末部分直立变窄。ST-T 呈“鱼钩型”；③QT 间期缩短。

（2）洋地黄中毒：可以出现各种心律失常：频发性及多源性室性期前收缩、室性心动过速（特别是双向性室性心动过速）甚至室颤。交界性心动过速伴房室脱节，房性心动过速伴不同比例的房室阻滞。也可发生窦房阻滞伴交界性逸搏或实性停搏、心房扑动、心房颤动等。

知识点 35：正常窦性心律的心电图表现　　副高：熟悉　正高：掌握

P 波在Ⅰ、Ⅱ、aVF 导联直立，aVR 导联倒置，V_1 导联正负双向。每个窦性 P 波之后均继以 QRS 波群，PR 间期>0.12s；正常窦性心率的范围是 60～100 次/分，婴儿期心率为 110～150 次/分，年龄增长，心率逐渐减慢，8 岁时接近成人。

知识点 36：窦性心律失常的心电图表现　　副高：熟悉　正高：掌握

（1）窦性心律不齐：窦性 P 波，PP 间期不等，相差>0.12s（或 0.16s）。

（2）窦房结内游走心律：P 波为窦性，但同一导联上窦性 P 波可有轻度变化；PR 间期在 0.12～0.20s 范围内，但其间期可随心率略有差异；多有窦性心律不齐。

（3）窦性心动过缓：窦性 P 波，成人 P 波的频率<60 次/分，PR 间期≥0.12s。

（4）窦性心动过速：窦性 P 波，成人 P 波的频率>100 次/分，很少超过 160 次/分，PR 间期≥0.12s。

（5）窦性停搏：心电图出现长的 PP 间期，此间歇不是基本窦性 PP 间期的倍数。

知识点 37：期前收缩的基本心电图特征　　副高：熟悉　正高：掌握

提前出现的 QRS 波群或 P 波，其后有一个较正常延长的代偿间期。

知识点 38：不同类型期前收缩的心电图表现　　副高：熟悉　正高：掌握

（1）房性期前收缩：提前出现的房性 P 波，形态与窦性 P 波有一定的差别；PR 间期≥0.12s；房性 P 波后可以继以一个正常或变异（差异传导）的 QRS 波群，也可以不继以 QRS 波群（“房早未下传”）；代偿间歇多不完全。

（2）交界性期前收缩：提前出现的与窦性心律基本相同的 QRS-T 波（伴室内差异性传导时可变形）；可见逆行 P 波，出现在 QRS 波群之前，P′R<0.12s，或出现在 QRS 波群后，RP′多>0.16s；期前收缩后代偿间期可完全或不完全。

（3）室性期前收缩：提前出现宽大、畸形的 QRS 波群，时限≥0.12s，其前无相关的 P 波；ST-T 呈继发性改变，与 QRS 波群的主波方向相反；代偿间期绝大多数是完全的。

（4）室性并行心律：异位室性搏动与窦性搏动的联律间期不恒定；长的两个异位室性搏动间的间距是最短的两个异位搏动间距的整倍数；可以产生室性融合波，其形态介于以上两种 QRS 波群之间。

知识点 39：室上性心动过速的心电图表现　　副高：熟悉　正高：掌握

（1）房室折返性心动过速（AVRT）：房室旁路参与的房室折返性心动过速，心动过速可被期前收缩诱发或终止，心电图表现为：①节律规整，频率在 150～250 次/分，多数≥180 次/分；②QRS 波群形态、时限均正常，也可呈束支阻滞型；③逆行 P 波位于 QRS 波群之后；④RP′<P′R，RP′>0.07s。心电图可有预激波或正常。

（2）房室结折返性心动过速（AVNRT）：房室结双径路引起的房室结折返性心动过速可被期前收缩诱发或终止，心电图表现为：①节律规整，频率在 150～210 次/分，平均 170 次/分；②QRS 波群形态、时限正常，也可呈束支阻滞型；③逆行 P 波与 QRS 波群部分重叠；④RP′<P′R，RP′<0.07s。

知识点40：房性心动过速的心电图表现 副高：熟悉 正高：掌握

P波形态与窦性不同；频率>100次/分，最高可达250次/分；PR间期正常或延长，PP′过快时可出现2∶1或3∶1传导。

知识点41：室性心动过速的心电图表现 副高：熟悉 正高：掌握

室性心动过速的心电图中连续出现3个或3个以上宽大畸形的QRS波群，频率高于100次/分，RR间期可匀齐，但相差很少超过0.03s。窦性P波与宽大畸形的QRS波群常无关，形成房室脱节，故PR间期不固定，且P波的频率常较QRS波群频率低；偶尔室上性激动可下传心室产生心室夺获（QRS波群提前出现，形态与窦性心律时相同）或形成室性融合波。发作时间持续少于30s，不伴有明显血流动力学改变的室速为非持续性室速。发作时间持续30s以上，或持续时间不到30s，但可引起明显血流动力学障碍的室速为持续性室速。若宽阔畸形的QRS波群围绕基线不断扭转其主波的正负方向，通常每隔3~10个同向波之后就会发生扭转翻向对侧，这种特殊类型的室速称为尖端扭转型室速。

知识点42：心房扑动的心电图表现 副高：熟悉 正高：掌握

心房扑动的心电图表现为P波消失，代之以波形相同、波幅相等、间期匀齐、波间无等电位线的锯齿状波（F波，在Ⅱ、Ⅲ、aVF及V_1中易于辨认），F波频率为240~430次/分；房室传导可呈不同比例（2∶1和4∶1下传最常见）；QRS波群形态、时限正常，也可呈束支阻滞型。

知识点43：心房颤动的心电图表现 副高：熟悉 正高：掌握

心房颤动的心电图表现为P波消失，代之以形态不同、振幅大小不等、波间无等电位线的F波，频率为350~600次/分；RR间期绝对不齐。若伴有完全性房室传导阻滞，则心室律可能匀齐。

知识点44：心室扑动的心电图表现 副高：熟悉 正高：掌握

心室扑动的心电图表现为规则的、振幅相等的连续波形，不能区分出QRS波与ST段和T波。每个扑动波由圆钝的上升段和下降段组成，形态似正弦波，频率为180~250次/分。

知识点45：心室颤动的心电图表现 副高：熟悉 正高：掌握

心室颤动的心电图表现为QRS波与T波完全消失，代之以形态不同、大小各异、极不匀齐的颤动波（F 波），频率在 250~500 次/分。

知识点 46：逸搏心律的心电图表现 副高：熟悉 正高：掌握

当上位节律点出现停搏或节律明显减慢，或者因传导障碍而不能下传时，或者期前收缩后代偿间歇等，低位起搏点发出一个或一串冲动，1~2 个者为逸搏，连续 3 个以上者为逸搏心律。

（1）房性逸搏心律：心电图表现为 P 波的形态不同于窦性，心房率为 50~60 次/分，PR 间期>0. 12s。

（2）交界性逸搏心律：最常见的逸搏心律，见于窦性停搏以及三度房室传导阻滞等。心电图表现：QRS 波群形态与窦性下传的 QRS 波群一致；P 波位于 QRS 波群前时，PR 间期小于 0. 10s；或在 QRS 波群附近（前、中、后）出现逆行 P 波，其在Ⅰ、Ⅱ、aVF 导联倒置，aVR 导联直立，P′R 间期<0. 12s，RP 间期<0. 20s；QRS 频率为 40~60 次/分，慢而规则。

（3）室性逸搏心律：多见于双结病变或发生在束支水平的三度房室传导阻滞。其 QRS 波群呈室性波形，频率一般为 20~40 次/分，可以不规则。

知识点 47：反复搏动的心电图表现 副高：熟悉 正高：掌握

反复搏动又称反复心律，是指心脏某一心腔激动后，经传导激动对侧心腔，传导过程中发生单次折返，使原激动起源的心腔再次激动，可以分为房性、交界性和室性反复心律。

（1）交界性反复搏动：交界性逸搏或交界性心律时，QRS 波群后出现逆行 P 波，RP 间期>0. 20s 时，P 到下一个 QRS 波群（R′）间期常延长，RR′间期一般≤0. 50s。

（2）室性反复搏动：室性宽 QRS 波群后为逆行 P 波，P 波后跟随着室上性窄 QRS 波群（R′），RR′间期比正常窦性心律时的 RR 间期短。

知识点 48：窦房阻滞的心电图表现 副高：熟悉 正高：掌握

（1）二度Ⅰ型窦房阻滞：窦性 PP 间期逐渐缩短，之后出现一个长的 PP 间期，此后重复该现象。长的 PP 间期小于基本窦性 PP 间期的 2 倍。

（2）二度Ⅱ型窦房阻滞：预期产生的 PP 间期间歇性脱落，长的 PP 间期是基本窦性 PP 间期的倍数。

知识点 49：房内阻滞的心电图表现 副高：熟悉 正高：掌握

房内阻滞的心电图表现为 P 波增宽≥0. 12s，出现双峰，切迹间距≥0. 04s。结合临床资料与左房肥大相鉴别。

知识点50：房室阻滞的心电图表现 副高：熟悉 正高：掌握

（1）一度房室阻滞：心电图表现为PR间期延长，成年人PR间期>0.20s（老年人>0.22s，14岁以下儿童>0.18s），或对2次检测结果进行比较，心率没有明显改变而PR间期延长超过0.04s。

（2）二度房室阻滞：心电图表现为部分P波后QRS脱漏，可分为两型：①二度Ⅰ型房室阻滞（莫氏Ⅰ型）：P波规律出现，PR间期逐渐延长，R-R间期逐渐缩短，直至出现一次QRS波群脱漏。漏搏后PR间期缩短，随后又逐渐延长至QRS波群脱漏，可周期性反复出现，也称为文氏现象。②二度Ⅱ型房室阻滞（莫氏Ⅱ型）：PR间期恒定（正常或延长），部分P波后无QRS波群。连续出现2次或2次以上的QRS波群脱漏，称为高度房室传导阻滞。

（3）三度房室阻滞：又称完全性房室阻滞。P波与QRS波群无关（PR间期不固定），心房率快于心室率。出现交界性逸搏心律时，QRS波群形态正常，频率为40～60次/分；出现室性逸搏心律时，QRS波群宽阔畸形，频率20～40次/分。偶有P波下传心室者，称为几乎完全性房室阻滞。心房颤动时，心室率慢而绝对规则，为心房颤动合并三度房室阻滞。

知识点51：束支与分支阻滞的心电图表现 副高：熟悉 正高：掌握

（1）右束支阻滞：完全性右束支阻滞为：①QRS波群时限≥0.12s；② V_1、V_2 导联QRS波呈rsR′型或M形，Ⅰ、V_5、V_6 导联S波增宽而有切迹，其时限≥0.04s；aVR导联呈QR型，其R波宽而有切迹；③ V_1、V_2 导联ST段轻度压低，T波倒置；Ⅰ、V_5、V_6 导联T波方向一般与终末S波方向相反，仍为直立。不完全性右束支阻滞时形态类似，只是QRS波群时限<0.12s。

（2）左束支阻滞：完全性左束支阻滞为：①QRS波群时限≥0.12s；②Ⅰ、V_5、V_6 导联呈宽大R波，R波粗钝有切迹，无小q波及S波，V_1、V_2 导联呈宽大而深的QS或rS波（其r波极为低小）；③ST-T方向与QRS波主波方向相反。不完全性左束支阻滞时形态类似，而QRS波群时限<0.12s。左束支阻滞并发心肌梗死时，常掩盖梗死的图形特征而难以诊断。若左胸导联均呈QS波，Ⅰ、V_6 导联出现Q波，V_1、V_2 导联出现R波等，均应高度怀疑合并心肌梗死。

（3）左前分支阻滞：最早的间隔和下壁除极向量指向右下方，最大QRS综合向量指向左、后、上方。心电图表现为：①心电轴明显左偏达-30°～-90°；②Ⅱ、Ⅲ、aVF导联呈rS型，$S_{Ⅲ}>S_{Ⅱ}$，Ⅰ、aVL导联呈qR型，$R_{aVL}>R_{Ⅰ}$；③QRS波群时限<0.12s。

（4）左后分支阻滞：除极向量方向与左前分支阻滞相反，初始10～20ms指向左上；随后最大QRS综合向量指向下、右、后方。心电图表现为：①电轴右偏+90°～+180°；②Ⅰ、aVL导联呈rS型，Ⅱ，Ⅲ、aVF导联呈qR型（q波时限<0.025s），$R_{Ⅲ}>R_{Ⅱ}$；③QRS时限<0.12s。

知识点 52：预激综合征的心电图表现 副高：熟悉 正高：掌握

预激综合征是指在正常的房室传导途径之外，心房和心室之间还存在附加的房室传导束（旁路），包括以下几种类型：

（1）WPW 综合征：即经典型预激综合征，属显性房室旁路。心电图表现：①PR 间期 <0. 12s；②QRS 波群增宽，时限≥0. 12s；③QRS 波起始部有预激波（δ 波）；④PJ 间期一般正常（≤0. 27s）；⑤继发性 ST-T 改变。大致分为两型：A 型（左侧旁路），$V_{1\sim6}$导联预激波和 QRS 波群均直立，Ⅰ导联和 aVL 导联预激波为负向；B 型（右侧旁路），$V_{1\sim3}$导联 QRS 波群以负向为主，$V_{4\sim6}$导联预激波和 QRS 波均直立。

（2）短 PR 综合征的心电图表现：①PR 间期<0. 12s；②QRS 波时限正常（伴右束支阻滞或室内传导阻滞例外）；③QRS 起始部无预激波。

（3）Mahaim 型预激综合征的心电图表现：①PR 间期正常或延长；②QRS 波时限延长，呈类完全性左束支阻滞图形；③QRS 起始部有预激波（δ 波）；④可伴继发性 ST-T 改变；⑤心动过速时，QRS 波表现为类左束支阻滞的宽大畸形，V_1 导联呈 rS。

知识点 53：心室按需起搏的心电图表现 副高：熟悉 正高：掌握

心室按需起搏（VVI）是指心室单腔起搏、单腔感知、感知自身信号后的反应是抑制心室起搏脉冲的发放。心室起搏的心电图表现为在钉样起搏信号后紧跟着一个起搏脉冲引发宽大畸形的 QRS 波群（>0. 12s），T 波方向与 QRS 波群主波方向相反。右室心尖部起搏产生类左束支阻滞 QRS 波群，Ⅱ、Ⅲ、aVF 导联的主波向下，心电轴左偏。右室流出道起搏产生类左束支阻滞 QRS 波群，Ⅱ、Ⅲ、aVF 导联的主波向上，心电轴正常或右偏。若一部分心室肌被自身节律控制，另一部分被起搏节律所激动，则形成真性室性融合波。QRS 波群形态介于完全心室起搏和窦性激动下传的 QRS 波形态之间。假性室性融合波的心电图表现为 QRS 波群为窦性激动自身下传的形态正常的 QRS 波，心室起搏无效，起搏信号叠加在 QRS 波中。

知识点 54：心房按需起搏的心电图表现 副高：熟悉 正高：掌握

心房按需起搏（AAI）是指心房单腔起搏、单腔感知、感知自身信号后的反应是抑制心房起搏脉冲的发放。右心房起搏最常见的部位是右心耳。心电图表现为钉样起搏信号后紧跟着心房除极波（P 波），起搏的 P′波形态不同于窦性 P 波。自身心律与起搏节律发生干扰时，可产生房性融合波。

知识点 55：单腔起搏器工作异常的心电图改变 副高：熟悉 正高：掌握

（1）感知异常：分为感知不良和感知过度。起搏器的感知器对自主的 P 波或 QRS 波不能感知，仍按自身的基础起搏周期发放的起搏脉冲，称为感知不良或感知低下。起搏器对肌电干扰或远场电位发生感知，称为感知过度，心电图表现为起搏暂停或起搏间期延长。

（2）起搏功能障碍：心电图表现为起搏间期长于基础起搏间期或逸搏间期，起搏信号后无相应的P′波（AAI）或QRS波群（VVI）。

知识点56：DDD起搏的心电图表现 副高：熟悉 正高：掌握

DDD起搏具有心房、心室的起搏功能和心房、心室的感知功能，还具有房室之间类房室结样的传导功能。DDD起搏心电图可表现为4种图形。

（1）心房心室顺序起搏：在一个心动周期内前后有2个钉样信号，第一个钉样信号后是起搏心房的P′波，第二个钉样信号后为起搏心室的宽大畸形QRS波，2个钉样信号之间是AV间期（相当于PR间期），AV间期可根据临床需要进行调整。

（2）心房感知、心室起搏：类似于VAT起搏，表现为：在自身P波（窦性或房性）后的一段时间（AV间期）后，跟随一个钉样起搏信号和一个起搏脉冲引发的宽大畸形的QRS波（>0.12s），T波方向与QRS波主波方向相反。

（3）心房起搏、心室感知：心电图表现类似AAI。

（4）心房心室均为感知：心电图中无起搏脉冲的钉样信号，P波及QRS波群均为自身激动图形。

知识点57：DDI起搏的心电图表现 副高：熟悉 正高：掌握

DDI起搏为房室顺序起搏，心房感知仅抑制心房起搏脉冲的发放而不触发心室起搏，直至心室间期达到下限频率间期时才发放心室起搏脉冲。

知识点58：双腔起搏器工作异常的心电图表现 副高：熟悉 正高：掌握

（1）感知异常：①心房感知低下：自身心房波后出现心房起搏脉冲，QRS波群可以是自身下传或起搏的；②心房感知过度：呈VAT模式工作，心室起搏脉冲前无心房波，有时可见肌电干扰；③心室感知低下：自身的QRS波后出现心室起搏的脉冲信号；④心室感知过度：心房、心室起搏脉冲均被抑制，导致起搏频率变慢甚至出现长间歇。

（2）起搏异常：分为心房起搏不良和心室起搏不良，表现为起搏脉冲信号无相应的起搏夺获的P′波或QRS波。

（3）起搏器介导性心动过速：①有明确的诱发原因（房早、肌电位干扰等）；②VAT起搏模式；③心动过速频率匀齐，心动过速频率等于上限频率，心动过速时经起搏器房室1∶1传导；④心动过速有突发突止的特点。

第三节 运动试验

知识点1：运动试验的概念 副高：熟悉 正高：掌握

运动试验即心电图运动负荷试验（ECG exercise test），是指通过一定负荷量的生理运动，增加心肌耗氧量，诱发心肌缺血，了解受试者冠状动脉病变情况的试验。由于其方法简便实用、无创伤、比较安全，是目前临床对可疑或已知冠心病进行检测及评估的最常用、最有价值的无创性诊断技术。

知识点2：运动试验的生理基础 副高：熟悉 正高：掌握

生理情况下，运动时为满足肌肉组织需氧量的增加，心率相应加快，心排血量相应增加，必然伴随心肌耗氧量增加，冠状动脉血流量增加。当冠状动脉发生病变而狭窄到一定程度时，患者在静息状态下可以不发生心肌缺血，但当运动负荷增加伴随心肌耗氧量增加时，冠状动脉血流量不能相应增加，即引起心肌缺氧，心电图可出现异常改变。心肌耗氧量与心率快慢、心室大小、室壁张力、室内压力增加速度及心室射血时间有关。在临床上，一般以心率或心率与收缩期血压的乘积来反映心肌耗氧量情况。

知识点3：运动试验的临床应用 副高：熟悉 正高：掌握

（1）用于诊断目的：①帮助诊断不明原因的胸痛；②早期检出高危患者中的隐性冠心病；③了解各种和运动有关的症状（晕厥、心悸、胸闷等）的原因；④了解运动引起的心律失常；⑤了解多支冠状动脉病变中的受累血管；⑥对从事特殊职业（如飞行员）人群的体检及筛选。

（2）用于评估目的：①评估冠心病的预后；②评估冠心病药物及PCI术后的疗效；③评估冠状动脉旁路移植术后的疗效；④评估冠心病缺血阈值、冠脉储备及心功能状况；⑤评估抗心律失常药物的疗效。

（3）用于康复治疗目的：指导心肌梗死后及其他心血管患者体力活动及日常活动的负荷量或康复锻炼运动量。

知识点4：运动试验的适应证 副高：熟悉 正高：掌握

①对不典型胸痛或可疑冠心病患者进行诊断和鉴别诊断；②评估冠心病患者的心脏负荷能力；③评价冠心病的药物治疗、介入治疗效果；④进行冠心病易患人群流行病学调查筛选试验。

心电图显示有预激图形、左束支阻滞、起搏心律的患者不适宜采用该项检查。

知识点 5：运动试验的绝对禁忌证 副高：熟悉 正高：掌握

①急性心肌梗死或心肌梗死合并室壁瘤；②高危不稳定型心绞痛（5 天内反复发作）；③未控制的、伴有症状或血流动力学障碍的心律失常；④未控制的有症状的心力衰竭；⑤有症状的严重主动脉狭窄；⑥急性肺栓塞或肺梗死；⑦急性心肌炎或心包炎；⑧急性主动脉夹层分离；⑨任何急性或严重疾病，或运动引起加重的非心源性疾病（如多种感染性疾病、肾功能不全、甲状腺功能亢进症等）；⑩患者拒绝或运动能力障碍者。

知识点 6：运动试验的相对禁忌证 副高：熟悉 正高：掌握

①左冠状动脉主干狭窄；②中、重度狭窄的瓣膜性心脏病；③电解质异常；④严重的高血压［SBP>200mmHg 和（或）DBP>110mmHg］或显著低血压；⑤肥厚型心肌病或其他原因的心室流出道梗阻；⑥快速性或缓慢性心律失常；⑦高度房室传导阻滞；⑧严重贫血；⑨精神或身体异常不能充分进行运动；⑩年老（>70 岁）或体弱难以胜任运动负荷者。

知识点 7：运动终止的绝对指征 副高：熟悉 正高：掌握

①受试者要求；②出现典型心绞痛；③急性心肌梗死；④ST 段水平型或下斜型压低≥0. 2mV；⑤无病理性 Q 波导联 ST 段抬高≥0. 1mV（V_1 及 aVR 除外）；⑥运动负荷增加出现血压及心率降低，收缩压较基础血压下降超过 10mmHg，并伴有其他心肌缺血的征象；⑦严重的心律失常：室性心动过速、心室扑动或心室颤动；⑧明显的症状和体征：极度体力衰竭、发绀、面色苍白、皮肤湿冷、共济失调、头晕、视物模糊、黑蒙、缺血性跛行等。

知识点 8：运动终止的相对指征 副高：熟悉 正高：掌握

①运动负荷增加，收缩压较基础血压下降超过 10mmHg，不伴有其他心肌缺血的征象；②显著的高血压：SBP>220mmHg 和（或）DBP>110mmHg；③频发的室性期前收缩：多源或成对；④阵发性室上性心律失常；⑤出现心室内传导阻滞；⑥胸痛增加。

知识点 9：运动负荷量的确定和运动方案的选择 副高：熟悉 正高：掌握

应根据患者的年龄和病情设定运动负荷量。运动负荷量分为两档：①极量负荷量：是指心率达到人体的生理极限的负荷量。这种极限运动量一般多采用统计所得的各年龄组的预计最大心率为指标。最大心率的粗略计算法为：220-年龄数；②亚极量负荷量：是指心率达到 85%~90%最大心率的负荷量，在临床上大多采用亚极量负荷试验；60 岁以下受检者一般常规选择经典的 Bruce 运动方案。对年龄较大者或心功能不全者选用 Bruce 修订方案。

经典的 Bruce 运动方案

级别	时间（min）	速度（km/h）	坡度（度）
1	3	2.7	10
2	3	4.0	12
3	3	5.4	14
4	3	6.7	16
5	3	8.0	18
6	3	8.8	20
7	3	9.6	22

Bruce 修订方案

级别	时间（min）	速度（km/h）	坡度（度）
1	3	2.7	0
2	3	2.7	5
3	3	2.7	10
4	3	4.0	12
5	3	5.4	14
6	3	6.7	16
7	3	8.0	18

知识点 10：踏车运动试验　　副高：熟悉　正高：掌握

受试者在装有功率计的踏车上做踏车运动，以速度和阻力调节负荷大小，负荷量分级依次递增。负荷量以（kg · m）/min 计算，每级运动 3 分钟。男性由（300kg · m）/min 开始，每级递增（300kg · m）/min；女性由（200kg · m）/min 开始，每级递增（200kg · m）/min。直至心率达到受检者的预期心率。运动前、运动中及运动后多次进行心电图记录，逐次分析做出判断。

知识点 11：平板运动试验　　副高：熟悉　正高：掌握

平板运动试验是目前应用最广泛的运动试验方法，是引起心肌耗氧量最高的运动方式。让受试者在自动调节坡度及速度的活动平板上行走，直至达到受试者的预期心率，记录运动前、中、后的心电图变化和血压，根据运动量、临床症状、血流动力学改变做出判断，并依据受试者条件选择运动方案。

知识点12：运动试验前基本操作流程和要求 副高：熟悉 正高：掌握

①询问病史，必要时进行体格检查，查阅常规心电图和各种临床检查资料，复核适应证及禁忌证；②应在用餐2小时后进行，并禁浓茶及烟酒。近2周内患感冒或其他感染者不宜行运动负荷试验；③尽可能停用利尿药、抗抑郁药、雌激素类药物。病情允许者需停用β受体阻滞剂、钙离子通道阻滞药、硝酸酯类药物至少48小时，洋地黄类药物至少1周。但对已知冠心病患者为了解治疗效果及判断预后，则不宜停用抗心绞痛药物；④向受试者介绍检查的目的、步骤，以取得患者的配合；⑤准备好心肺复苏设备及急救药品，防止意外情况发生。高危患者应有心内科医师监护；⑥记录运动前心电图和血压。

知识点13：运动试验中基本操作流程和要求 副高：熟悉 正高：掌握

①连续监测心电图，每分钟记录1次，血压每2分钟记录1次；②密切观察受试者情况，如呼吸、神态、面色、步态等；③嘱受试者及时告知不适症状，如胸痛、头晕、疲乏等，以便立即终止运动，防止发生意外。

知识点14：运动试验后基本操作流程和要求 副高：熟悉 正高：掌握

①继续连续监测心电图，每分钟记录1次，至少6分钟，血压每2分钟记录1次，至少观察6~10分钟；②出现心绞痛、ST缺血性改变、血压改变等阳性指征时，应给予相应处理，直至临床情况和心电图、血压恢复运动前状态。必要时应转入监护室做进一步观察及处理。

知识点15：运动试验阳性标准 副高：熟悉 正高：掌握

①运动中或运动后以R波为主的导联J点后80ms处ST段水平型或下斜型压低较运动前增加≥0.1mV，持续时间>1分钟；②运动中或运动后ST段弓背向上型抬高≥0.1mV；③出现典型心绞痛。

知识点16：运动试验可疑阳性标准 副高：熟悉 正高：掌握

①运动中或运动后以R波为主的导联J点后80ms处ST段水平型或下斜型压低较运动前增加0.05~0.1mV，持续时间≥1分钟；②运动中或运动后以R波为主的导联，ST段上斜型压低在J点后60ms处≥0.15mV或ST段斜率<1mV/s（25mm/s走纸速度），持续≥1分钟；③U波倒置；④出现严重的心律失常，如室性心动过速、房室传导阻滞、窦房阻滞、束支传导阻滞等；⑤T波变为倒置或双向；⑥运动中收缩压较运动前或前一级运动时下降≥10mmHg。

知识点17：引起运动试验假阳性的原因 副高：熟悉 正高：掌握

①药物：洋地黄类、排钾利尿药、降压药、镇静药、雌激素；②心脏病变：心肌病、心包炎，二尖瓣脱垂、主动脉瓣严重狭窄、心肌桥；③心电图原有异常：心室肥厚、左束支传导阻滞、预激综合征、非特异性ST段异常；④其他：低血钾、过度换气、漏斗胸、饱餐、重度贫血。

知识点18：引起运动试验假阴性的原因 副高：熟悉 正高：掌握

①药物：普萘洛尔、硝酸甘油及其他抗心绞痛药、奎尼丁、普卡胺、吩噻嗪；②心脏病变：单支冠脉病变、陈旧性心肌梗死等；③心电图原有异常：左前分支阻滞、电轴左偏；④其他：因非心肌缺血所致症状提前终止运动。

知识点19：运动试验对几种冠心病的应用 副高：熟悉 正高：掌握

（1）心肌梗死后：可分为两个阶段进行，急性期（心肌梗死后7~10天）和恢复期（心肌梗死后3~6周）。心肌梗死后运动试验最大心率≥120次/分（或70%的极量运动心率值），若用β受体阻滞剂者心率≥110次/分即可终止运动。

（2）经皮冠状动脉成形术（PTCA）后：运动试验可用于确定PTCA后血管再通情况，现已作为PTCA术前、术后的常规检查项目。一般在PTCA后1~2周进行。

（3）冠脉旁路移植术（CAS）后：运动试验可用于确定CAS后血管再通情况，一般在CAS后4~5周后进行。

第四节 24小时动态心电图

知识点1：动态心电图的概念及特点 副高：熟悉 正高：掌握

动态心电图（AECG）又称Holter检测，是指连续记录24小时或更长时间的心电图，是临床上广泛应用的无创心血管疾病检测方法之一。AECG的最大特点是通过分析连续、长时间、全信息的心电记录，可获得多种心电数据，为临床诊治和科学研究服务。

动态心电图与常规心电图相比，有以下优势：①记录时间长，弥补了常规心电图因记录时间短而难以捕捉异常心电信息的不足；②动态观察日常生活状态下的心电图变化，更能真实反映患者的症状与心脏的关系。

知识点2：动态心电图系统的基本构成 副高：熟悉 正高：掌握

动态心电图系统包括记录器、电极、导联线和回放分析系统。记录器是核心部分，是通过导联线与受检者相连的、随身携带的心电信息采集和存储设备。随着电子学和计算机技术的进步，记录器的记录介质从盒式磁带发展为电子硬盘、闪存卡和电子优盘。由于闪存卡存储器的体积小，耗电低，具有记忆功能，克服了断电后数据丢失的缺点，成为目前临床上普遍应用的记录器。业内人士认为电子优盘存储器是今后发展的方向。回放分析系统采用性能良好的计算机或心电工作站通过专用的动态心电图分析软件浏览分析所记录的心电图形。

知识点3：动态心电图的导联系统　　副高：熟悉　正高：掌握

（1）双极导联：目前在国内普遍应用的是模拟常规导联的双极导联，最常用的是同步记录 CM_1、CM_5 和 M_{aVF} 3个导联。①CM_1 导联P波清晰，利于识别室上性心律失常或伴室内差异性传导及室性心律失常；②CM_5 导联对QRS波群和ST段变化，尤其ST段压低较敏感。对心室激动起源或传导异常的观察较好；③M_{aVF}导联反映下壁心肌缺血。

（2）Mason-Linker导联：同步记录12导联的动态心电图在临床应用中逐渐增加。为连续记录患者日常活动时的心电图，10个记录电极集中在前胸，将常规体表心电图记录电极中的3个肢体电极和接地电极移至躯干部与肢体连接部位，称为Mason-Linker导联。12导联同步Holter可以对心肌缺血进行定位诊断，如急性下壁、前间壁、前壁、前侧壁、高侧壁、广泛前壁及心尖部心肌缺血。根据缺血的部位大致判断病变血管。并对心律失常进行定位诊断，有利于射频消融术和临床意义的评估。

知识点4：动态心电图的适用范围　　副高：熟悉　正高：掌握

①判断临床症状与心脏电活动的关系，如心悸、胸痛、晕厥等症状是否与心脏相关；②对患者的心律失常进行定量分析及危险评估；③心肌缺血的诊断和评估，特别是发现无症状性心肌缺血的重要手段；④协助诊断冠心病，鉴别冠心病心绞痛类型，尤其对变异型心绞痛的判断有重要价值；⑤心肌梗死及其他心脏病的预后评估；⑥评定窦房结功能；⑦评定起搏器功能；⑧评价抗心律失常和抗心肌缺血药物的疗效；⑨预测各类型心脏疾病可能出现的恶性心律失常；⑩医学科学研究和流行病学调查。

知识点5：心律失常的诊断和评价标准　　副高：熟悉　正高：掌握

（1）窦性心律的评价：一般情况24小时的窦性心搏总数在10万次左右，>14万次为持续性窦性心动过速。若24小时内窦性心搏总数≤8万次、平均窦性心率≤50次/分、最快窦性心率≤90次/分、最慢窦性心率≤40次/分（持续1分钟）、或者出现二度Ⅱ型窦房阻滞、窦性停搏>3.0s，短阵房颤、房扑或室上速发作停止时窦性搏动恢复时间>2s，提示窦房结功能不全。

（2）室性心律失常评价：正常人室性期前收缩≤100次/24小时（<1‰），或5次/小时，超过此数说明心脏电活动异常，是否属病理性应结合临床资料判断。室性期前收缩达到Lown法分级3级及以上，对室性期前收缩、多形性室性期前收缩、短阵室性心动过速、

多形性室性心动过速、持续性室性心动过速多有病理意义。

(3) 室性心律失常药物疗效评价：即患者治疗前后自身对照，达到以下标准才能判定治疗有效：①室性过早搏动减少≥70%；②成对室性期前收缩减少≥80%；③短阵室性心动过速消失≥90%，15 次以上室性心动过速及运动时≥5 次的室性心动过速完全消失。

知识点 6：心肌缺血的诊断及评价标准　　副高：熟悉　正高：掌握

ST 段呈水平或下斜型压低≥1.0mV (1.0mm)，持续≥1.0 分钟，2 次发作间隔时间≥5.0 分钟。正常心率 ST 段下移测量点为 J 点后 80ms，当心率>120 次/分钟时将自动变为 J 点后 50ms。因为心率对 ST 段变化会产生影响，可用 ST/HR 比值消除心率影响，ST/HR 比值≥1.2μV/min 为异常 (1mm=100μV)。

知识点 7：心率变异性分析　　副高：熟悉　正高：掌握

(1) 时域分析指标：①SDNN (NN 间期标准差)：是指检测时间内全部 NN 间期的标准差，正常值为 141±39ms，SDNN<100ms 为心率变异性轻度降低，SDNN<50ms 为明显降低；②SDANN (NN 平均值的标准差)：指每 5 分钟内 NN 间期平均值的标准差，正常值约 127±35ms；③r-MSSD：指相邻 NN 间期差值的均方根，正常值 27±12ms；④心率变异性三角指数：指 NN 间期的总心搏数除以 NN 间期直方图 (以 1/128s 即 7.8125ms 为间隔绘制) 最高点的心搏数，<20 为降低，<15 为明显降低。

(2) 频域分析指标：目前将心率变异功率谱的频段确定为 4 个：①超低频 (ULF) 功率：频段≤0.003Hz；②极低频功率 (VLF)：频段 0.003~0.04Hz；③低频功率 (LF)：频段 0.04~0.15Hz；④高频功率 (LF)：频段 0.15~0.4Hz。

第五节　24 小时动态血压监测

知识点 1：动态血压的诊断标准　　副高：熟悉　正高：掌握

(1) 正常值：目前中国高血压指南推荐如下正常值标准：24 小时动态血压均值<130/80mmHg，白昼均值<135/85mmHg，夜间均值<125/75mmHg，夜间血压下降率>15%。

(2) 血压负荷：血压负荷是指收缩压或舒张压的读数大于正常值的次数占总测量次数的百分比。血压负荷较动态血压的平均值与心血管死亡率更密切相关，更能精确地预测心血管事件。收缩压或舒张压负荷程度>30%时，可有显著的心室舒张功能降低。24 小时血压负荷与左室重量指数呈正相关，与左室充盈率呈负相关，收缩压及舒张压负荷>40%是预测左室功能不全的指征。血压负荷为诊断高血压病及预测其靶器官受累程度提供了有用的信息，对指导临床高血压治疗具有重要意义。

(3) 其他：24 小时血压趋势图和夜间血压下降百分率等也作为判断血压水平和节律的指标。

知识点2：动态血压监测的适用范围 副高：熟悉 正高：掌握

动态血压监测（ABPM）适用于：①可疑白大衣性高血压；②难治性高血压；③在诊室出现收缩期高血压的老年人及妊娠妇女；④低血压状态；⑤发作性高血压；⑥直立性低血压及疑似自主神经功能不良的患者；⑦查体发现有左室肥厚、微量白蛋白尿及脑卒中，但诊室血压相对正常的患者。

知识点3：健康人的血压波动规律 副高：熟悉 正高：掌握

健康人血压波动呈“长柄勺”型，凌晨2：00~3：00时处于血压低谷，清晨起床后血压急剧上升，在8：00~9：00时达第一峰值，下午17：00~18：00时可略高些，此为第二峰值，从18：00时开始缓慢下降，呈双峰一谷。收缩压波动范围大于舒张压，日间血压波动范围大于夜间。

知识点4：计算降压谷峰比的方法 副高：熟悉 正高：掌握

峰值计算方法主要有：①在服药后第2~8小时内计算峰值。取服药后第2~8小时均值中的最大降低值，或（最大降低值+相邻的1个较大降低值）/2或（最大降低值+相邻的3个较大降低值）/4或6个小时的血压降低均值；②将24小时分为12个2小时时段，计算每一时段的血压降低均值，取最大降低值；③将24小时分为8个3小时时段，计算每一时段的血压降低均值，取最大降低值。谷值的计算分别有计算服药间隔末1、2、3或4个小时的血压降低均值作为谷值。

知识点5：动态血压测量的优点 副高：熟悉 正高：掌握

①动态血压可以获得较多的血压信息、无测量者偏差、无“白大衣”效应、重复性高、准确性好，有助于对影响血压波动的因素及机制的研究，并且能更为准确可靠地确诊高血压和判断药物疗效；②安慰剂只降低诊所血压，而不降低动脉内测得的动态血压及无创性测量的动态血压，应用动态血压评价抗高血压药物疗效可省去安慰剂对照；③动态血压监测可使患者生活在完全熟悉的环境中，避免了环境紧张因素造成的血压升高；④每15~30分钟测定的24小时血压平均值与动脉内直接测压数据有很好的相关性；⑤动态血压监测可避免对高血压患者的治疗过度。治疗过度导致血压过低会加重心、脑、肾靶器官缺血损害，引起不良后果；⑥24小时动态血压对疗效的判断更全面、详细、可靠。动态血压监测反映的血压水平、昼夜节律状况与心、脑、肾靶器官损害程度之间有较好的相关性。

知识点6：动态血压监测存在的局限性 副高：熟悉 正高：掌握

①间断性测压不能获得全部24小时的血压波动资料，无法取得短时间内血压波动的信息；②剧烈活动或运动会导致较大的血压误差；③动态血压监测过程中的仪器噪音虽已得到显著改善，但对患者的日常生活，尤其是夜间睡眠仍有影响，从而影响到血压水平；④动态血压监测的参数分析尚未建立合理、科学的解释标准，动态血压监测的降压疗效标准和提供预后的参数指标均有待建立。

知识点7：进行自测血压的指征　　副高：熟悉　正高：掌握

欧洲高血压学会建议在下列情况下进行自测血压：可疑白大衣高血压、可疑隐性高血压、抗高血压治疗指导、老年高血压、妊娠、糖尿病与难治性高血压。

第四章 心血管疾病的创伤性诊断和治疗技术

第一节 冠状动脉造影

知识点1：选择性冠状动脉造影的概念 副高：掌握 正高：熟练掌握

选择性冠状动脉造影术是用特制的心导管经外周动脉逆行插管至主动脉根部的冠状动脉口，将造影剂注射入冠状动脉内以显示冠状动脉的形态及血流情况，来判断有无冠状动脉形态及功能异常的一种左心导管技术，临床应用较广，是目前诊断冠状动脉粥样硬化性心脏病的“金指标”。

知识点2：选择性冠状动脉造影的适应证 副高：掌握 正高：熟练掌握

（1）临床已确诊为冠心病，拟行冠状动脉旁路移植术或PCI。

（2）有不典型的心绞痛症状，临床疑诊冠心病。

（3）有不典型的胸痛症状需排除冠心病。

（4）Holter、运动试验提示有客观缺血证据而无临床症状。

（5）不明原因的心脏增大、心功能不全或室性心律失常。

（6）冠状动脉旁路移植术后或PTCA术后再发心绞痛，需除外再狭窄或移植血管的病变或新生血管病变。

（7）从事特殊职业者（如飞行员或高空作业人员）的健康检查。

（8）当急性心肌梗死出现下列情况或并发症时应考虑行急诊冠状动脉造影：①发病12小时内的急性心肌梗死，仍有胸痛和心电图ST段抬高，拟对梗死相关动脉行急诊PCI，作为溶栓治疗的替代治疗使血管再通时；②急诊心肌梗死并发心源性休克对升压药反应不佳，若心肌梗死发病在36小时内，休克开始18小时内可进行血运重建术者，应在主动脉内球囊反搏（IABP）支持下进行急诊冠状动脉造影；③前壁或大面积急性心肌梗死溶栓治疗后仍有胸痛，抬高的ST段无明显降低，临床考虑未再通，拟行补救性PCI者；④急性心肌梗死并发室间隔穿孔或乳头肌断裂导致心源性休克或急性肺水肿，经过积极的内科治疗血流动力学不能稳定，考虑急诊手术治疗时，术前应在IABP辅助下行左心室及冠状动脉造影；⑤出现梗死后心绞痛也应尽早行冠状动脉造影，争取血管重建治疗。

（9）不稳定型心绞痛，经常规药物系统治疗仍不能控制症状，宜早期行冠状动脉造影明确病变严重程度，以选择PCI或冠状动脉旁路移植术。

（10）非冠状动脉病变重大手术前的冠状动脉造影，用以评估手术风险，包括：①50

岁以上或伴有胸痛的风湿性心脏瓣膜病患者拟行瓣膜置换术前；②钙化性心瓣膜病的换瓣术前；③先天性心脏病行矫正术前，尤其是法洛四联症、大血管转位等可能并发先天性冠状动脉畸形者；④特发性肥厚性主动脉瓣下狭窄手术前；⑤其他非心血管疾病，如肿瘤或胸腹大手术前。

知识点3：选择性冠状动脉造影的禁忌证　　副高：掌握　正高：熟练掌握

（1）未控制的严重室性心律失常，造影时室性心动过速和心室颤动的危险性增加，应争取在造影术前或术中用药物控制。

（2）未控制的充血性心力衰竭或急性左心衰竭。

（3）未控制的严重电解质紊乱或洋地黄中毒。

（4）未控制的高血压，造影时增加心肌缺血和（或）心力衰竭的发生，应在术前、术中予以满意控制。

（5）急性脑卒中。

（6）严重肾衰竭和（或）无尿，除非已准备透析治疗清除造影剂和体内过多液体，否则不宜进行造影。

（7）并发感染性疾病及其他未能控制的全身性疾病。

（8）严重碘造影剂过敏；应用非离子碘造影剂及适当的术前用药可减少过敏反应的发生。

（9）正在口服抗凝药（如华法林）的患者，如病情允许应在造影前48小时停服。对不能停用抗凝治疗的患者（如机械瓣置换术后），建议在造影术前停用华法林48小时，期间给予肝素静脉注射（造影术前4小时停用）。造影后再恢复口服抗凝药治疗。

（10）急性心肌梗死无适应证中所述者。

（11）急性心肌炎。

（12）主动脉瓣心内膜炎。

（13）活动性出血（如胃肠道出血）或严重出血倾向。

（14）患者坚决拒绝PTCA、CABG或瓣膜置换术者。

（15）精神病或严重全身性疾病导致严重不合作的患者。

知识点4：经皮股动脉穿刺冠状动脉插管法（Judkins法）中左冠状动脉造影导管的插入方法　　副高：掌握　正高：熟练掌握

左冠状动脉插管首选Judkins左管。用肝素盐水冲洗Judkins管及145cm长的导丝，将导引钢丝插入Judkins管，尖端与导管尖端平行，一起经导管鞘插入后即将J型导丝前送出导管尖端4~5cm。在X线荧光屏监视下将导管及导丝前送，遇有阻力或导管方向异常时应调整导丝及导管方向，不可强行递送，以免损伤血管内膜或引起穿孔。导管通过主动脉弓进入升主动脉后，导引钢丝即可退出，回抽2~3ml血弃去。以肝素盐水冲洗后，将导管连接到三联三通及注射器上，与压力换能器、造影剂瓶及肝素盐水瓶相通，构成密闭系统。将导管充满造影剂，于左前斜位（或右前斜位）透视下，缓慢推送导管前进，使导管第一弯曲沿升主动脉后壁，第二弯曲沿主动脉前壁下行，送至主动脉根部时，若导管大小适宜其尖端会自行进入左冠状动脉口。当导管进入开口后，若压力曲线无衰减，可试验性注射造影剂1~2ml，以检查导管的位置，校正导管尖端的方向，使之指向血流而不是抵住动脉壁。选择合适的投照体位，在2~3秒快速手推注射造影剂，每次4~5ml，进行连续摄影。投照结束后令患者咳嗽二三声，以促进造影剂自冠状循环排出，缩短造影剂所致血压下降和心动过缓的时间。

知识点5：Judkins法中右冠状动脉造影导管的插入方法

副高：掌握　正高：熟练掌握

右冠状动脉插管同左冠状动脉插管步骤，将Judkins右冠管送至升主动脉，此时导管尖端向左后，在左前斜位60°投影观察下，缓缓以顺时针方向旋转导管，使其尖端指向右前侧（即荧光屏上图像的左侧），如导管固定于该处并随心搏运动，一般已进入右冠状动脉口，导管进入右冠状动脉口时一般有一明显的前冲运动。注射少量造影剂，若见右冠状动脉显影，且压力、心电监护正常即可进行右冠状动脉造影。如果导管插入过深或导管刺激冠状动脉口痉挛，可造成楔嵌而中断血流，右冠状动脉易发生楔嵌。发现导管处于楔嵌位时，应立即后撤导管，压力恢复正常后重新插管。

知识点6：Judkins法提示导管处于楔嵌位的指征

副高：掌握　正高：熟练掌握

①压力波形出现衰减或心室化；②心电图示ST段上抬或下移，T波改变，心动过缓，甚至心电静止；③导管进入冠状动脉口后回抽血困难（排除管尖顶住血管壁），或试注造影剂后造影剂不易消失；④胸痛、胸闷发作。

知识点7：Judkins法中的左心室造影方法

副高：掌握　正高：熟练掌握

通过鞘管或引导钢丝插入猪尾导管送至主动脉弓，撤除导引钢丝，将导管送至主动脉根部，通过主动脉瓣口进入左心室。若导管不能直接穿过主动脉瓣，可在后前位透视下，将导管尖端送至主动脉瓣区，再持续稳定地轻轻加压推进，使导管尖端在紧靠主动脉瓣上方形成1个2~3cm的大环，然后边回撤导管，边缓慢顺时针方向旋转导管，直至导管在收缩期通过开放的主动脉瓣进入左心室。导管进入左心室后置于中部略偏前，该处导管较稳定，运动幅度不大，不抵触心室壁，无室性心律失常（通常以左心室流入道为宜），记录左心室压力后即可连接高压注射器进行左心室造影。取右前斜位30°（双向摄影加左前斜位60°），试验性注射造影剂2~3ml，观察导管位置，满意后，以12~15ml/s的速率高压根据体重（平均0.5ml/kg）和心脏大小注射造影剂，一般为30~45ml。

知识点8：Judkins法中插管及造影的注意事项　　副高：掌握　正高：熟练掌握

（1）导管进入升主动脉后应顺其自然前送即可顺利地进入左冠状动脉口，过多旋转不但不易将导管送入左冠状动脉口，而且容易引起导管在血管内打结等并发症。

（2）以Judkins左管进行左冠状动脉插管能否成功的关键在于导管型号的选择。在左前斜位60°投影面上，导管前部的曲臂于升主动脉下部跨越升主动脉腔与升主动脉成45°时导管易进入左冠状动脉口。如果与升主动脉所成的角度过小，表明导管型号过大，需换用型号较小的。如与升主动脉所成的角度过大，或包装时的形状未能张开，则表明型号过小，需换用较大型号的造影管。

知识点9：经肱动脉切开冠状动脉插管法（Sones法）的适用范围

副高：掌握　正高：熟练掌握

由于经皮股动脉穿刺技术的发展，Sones法在下述几种情况下选用：①股动脉和髂动脉系统有阻塞性病变，无法经股动脉穿刺插管；②怀疑主动脉夹层，经股动脉插管有穿破危险；③患者过于肥胖，做股动脉穿刺有困难或术后难以止血。

知识点10：Sones法的肱动脉切开术　　副高：掌握　正高：熟练掌握

常选用右肱动脉。患者仰卧，上肢外旋伸直，常规消毒铺巾后，以2%利多卡因局麻，在肱动脉搏动最清楚处，即肘横纹内上方2~4cm处做横切口，逐层分离皮下组织至深筋膜下，游离出肱动脉，上下游离出2cm，分别在其近心端及远心端置入浸湿的止血带，助手拉紧两端止血带暂时阻断血流，术者在两带之间切开肱动脉，切口与血管长轴垂直，见动脉血喷出后，迅速将Sones管插入肱动脉腔内，并立即静脉注射5000U肝素。肝素盐水冲洗导管后，通过加压三通注射系统与压力监护、造影剂及高压盐水相连。

知识点11：Sones法的插管技术　　副高：掌握　正高：熟练掌握

术者位于患者的右侧，在X线指引下，将Sones管经肱动脉、腋动脉、右锁骨下动脉送至升主动脉根部。如导管从锁骨下动脉进入无名动脉有困难，将患者枕头移开，嘱患者头转向左侧，将导管尖转向下方即可使导管顺利进入无名动脉。

知识点12：Sones法中左冠状动脉插管方法　　副高：掌握　正高：熟练掌握

将X线投影位调整到前后位，将Sones管送入左瓦尔萨尔瓦窦（Valsalva sinus）并轻轻顶住窦壁，然后逆时针方向旋转导管，导管尖将沿瓦尔萨尔瓦窦壁向上翘起，继续一面轻轻向前递送导管，一面保持逆时针方向旋转导管，导管就会进一步向上向后翘起，当管尖不再摆动，且导管前端的弯曲突然伸直，表明导管已进入左冠状动脉口。试注少量造影剂，如左冠状动脉显影，且压力及心电监护正常即可继续左冠状动脉造影。

知识点 13：Sones 法中右冠状动脉插管方法　　副高：掌握　正高：熟练掌握

右冠状动脉插管一般采用左前斜位 60°投影位。将导管尖插入右冠状动脉窦，上下移动导管，并轻轻顺时针方向旋转导管，管尖将向右冠状动脉口翘起，继续递送并顺时针方向旋转，导管前端的环将加大超过右冠状动脉口，再将导管稍稍上提即可进入右冠状动脉口，进入右冠状动脉口时前端突然伸直并随心搏而摆动。

知识点 14：造影剂推注速度和注射剂量　　副高：掌握　正高：熟练掌握

每次冠状动脉造影剂的推注剂量以冠状动脉显影清晰为原则，手推造影方式经济、安全、简便，能满足医疗和研究的需要。一般左冠状动脉造影时，每次推注 7～10ml，以 2～4ml/s 的速度注入，右冠状动脉造影时每次 4～8ml，推注速度为 2～4ml/s。造影剂总用量不超过 4ml/kg，老年、体弱及肝肾功能不全患者，应尽量控制用量。

知识点 15：经桡动脉途径冠脉造影的适应证　　副高：掌握　正高：熟练掌握

①桡动脉搏动好、走行直；②Allen 试验阳性；③既往无桡动脉及锁骨下动脉变异或闭塞史。符合上述条件的患者均可选择桡动脉途径行冠状动脉造影。

有以下情况可首选桡动脉途径冠脉造影：①股动脉狭窄、闭塞；②髂动脉或腹主动脉严重迂曲、狭窄、闭塞及夹层；③下肢静脉严重曲张并发深静脉血栓形成或有肺动脉栓塞史；④肥胖并股动脉搏动较弱；⑤降主动脉瘤或腹主动脉瘤，经股动脉途径操作导管有较大风险者；⑥腰部疾病术后不能长时间卧床者；⑦心功能不全或其他原因不能平卧的患者；⑧术后需要远距离搬动、转运，下肢不易固定，致使压迫止血困难。

知识点 16：经桡动脉途径冠脉造影的禁忌证　　副高：掌握　正高：熟练掌握

（1）绝对禁忌证：①Allen 试验阴性；②桡动脉搏动弱或者无搏动；③桡动脉-静脉短路；④桡动脉严重迂曲或变异。

（2）相对禁忌证：①桡动脉搏动较差，脉搏较弱；②桡动脉、锁骨下动脉或无名动脉迂曲；③主动脉严重扩张；④身材矮小、肥胖的老年女性；⑤胸廓成形术后或胸廓畸形致大动脉走行变异；⑥CABG 术后，需行桥血管造影，不能经右桡动脉行左乳内动脉造影或左桡动脉行右乳内动脉造影。

知识点 17：桡动脉穿刺术的穿刺方法　　副高：掌握　正高：熟练掌握

（1）患者仰卧于导管床上，右手自然外伸、外展于臂托上，与身体成 10°～30°，手腕部垫高，以利于穿刺。

（2）常规消毒，铺巾，范围为自肘关节上 15~20cm 处至手掌部。

（3）选择桡动脉搏动最强、走行直的部位穿刺，一般在距离腕横纹 2~3cm 处，此处桡动脉表浅、搏动最强。

（4）1%~2%利多卡因 1~2ml 在穿刺部表浅麻醉；注意勿进针过深，以免刺到桡动脉引起桡动脉痉挛；麻醉药不宜注入过多，否则穿刺处肿胀，桡动脉摸不清，致穿刺失败。

（5）穿刺时进针角度和桡动脉走行一致，角度为 30°~60°，有血液喷出后，左手固定穿刺针，右手轻柔地送入导丝，导丝送入一定要非常顺利，没有阻力。顺利送入导丝后，再在穿刺处补充麻醉，顺穿刺针用手术刀刃朝上切开皮肤 2mm 左右，退出穿刺针，沿导丝送入 6F 桡动脉鞘，经鞘管注入肝素 3000U、硝酸甘油 200μg、维拉帕米 2.5~5mg 或地尔硫䓬 3~5mg。

知识点 18：桡动脉穿刺术造影导管的送入方法　　副高：掌握　正高：熟练掌握

送导管时，可首选 1.5m 的 0.035in 的超滑 J 形导丝，在 X 线透视下，无阻力情况下轻柔推送导丝和导管前进，尽可能多的让导丝走在导管前面。如遇到阻力，切勿暴力推送导丝导管，应先回撤，然后重新送入，必要时撤出导丝，自导管中推注造影剂，以了解血管的解剖情况。当导丝通过无名动脉后难以进入升主动脉，可回撤导丝嘱患者深吸气再次送入，多数可顺利到达升主动脉。若还不能，则先将导丝送入降主动脉，然后将导管送至主动脉弓部，回撤导丝至导管口后，旋转导管使导管口指向升主动脉，再送入导丝，即可顺利送入升主动脉。到达窦底后，撤出导丝，连接三联三通，监测动脉压力。

知识点 19：桡动脉穿刺术左冠状动脉造影　　副高：掌握　正高：熟练掌握

应用 5F 共用型导管行左冠状动脉造影时，先将导管送至升主动脉根部，撤导丝，连三联三通，监测动脉压力，此时，共用型导管的头部多指向右窦，需顺时针旋转同时缓慢回撤导管，见其前端有一轻微上弹的动作，说明已到左冠开口，推注少量造影剂加以证实。5F 共用型导管带有侧孔，需要轻柔地旋转或推送导管使之和左冠有良好的同轴性，方能获得高质量的左冠影像。若升主动脉宽度和左冠开口方向异常，需更换适当大小的 JL 或 AL 造影导管。

应用 JL 导管经桡动脉行左冠状动脉造影和经股动脉途径的操作不同，首先将导丝送至升主动脉根部，再将导管沿导丝送至升主动脉根部，退导丝，缓慢回撤导管后再旋转导管，可见导管前端有一弹入冠脉开口的动作，推注少量造影剂确定导管已到位。进行多角度的体位造影，以获得高质量的影像。

知识点 20：桡动脉穿刺术右冠状动脉造影　　副高：掌握　正高：熟练掌握

应用 5F 共用型导管行左冠造影完成后，可在左前斜 45°顺时针旋转导管，使其开口离开左冠口，再继续顺时针旋转并推送导管，使之指向影像的右切线位，见其远端有一明显向右上方弹入右冠脉口的动作，推注少量造影剂加以证实。如未能到位，则推送导管使其远端进入右冠窦并指向影像的右切线位，缓慢回撤，同样可见其远端有一明显向右上方弹入右冠脉口的动作。

知识点21：5F共用型导管行右冠状动脉造影操作的危险情况

副高：掌握 正高：熟练掌握

5F共用型导管行右冠状动脉造影操作时，有两种潜在的危险情况：①导管较易进入窦房结动脉或圆锥支，发生导管嵌顿，一旦发现压力衰减或心率下降，应立即后撤导管，嘱患者大声咳嗽；②导管进入右冠口内较深，远端顶在右冠状动脉壁，一则造成右冠近段病变的假象，再则有致右冠开口撕裂夹层的危险。此时需后撤导管至右冠开口处再行造影。如果反复进入圆锥支，可考虑换用JL或AL造影导管。

知识点22：经桡动脉途径冠脉造影的注意事项

副高：掌握 正高：熟练掌握

①在X线透视下插送导管、导丝，导丝一定走在导管前面5cm以上，以了解血管的变异、迂曲、成角等情况；②导管操作一定要轻柔，防止粗暴操作；旋转导管要缓慢，尤其在锁骨下动脉-无名动脉-主动脉迂曲的患者，不要同一个方向旋转导管超过720°；③整个造影过程需连续监测冠状动脉口的压力，推注造影剂速度要均匀、适度。

知识点23：术后严重心律失常的原因及处理

副高：掌握 正高：熟练掌握

常见冠状动脉造影术后的并发症有心动过缓、传导阻滞、室性期前收缩、室速、室颤等。心动过缓和传导阻滞常为一过性，撤离导管或嘱患者咳嗽后可自行恢复。如果严重心动过缓持续40次/分或二度以上房室传导阻滞时，可静脉注射阿托品0.5～1.0mg，还不能恢复时应立即人工心脏临时起搏。心室颤动是冠状动脉造影严重的并发症，如不及时抢救可致死亡。发生原因是导管堵塞冠状动脉口或严重冠状动脉病变加上注射造影剂引起心肌缺血，心电不稳定所致。室颤也可见于冠状动脉正常者，可能为导管堵塞冠状动脉口造成急性心肌缺血。一旦发生室颤，立即将导管撤出，胸外按压并立即电除颤，能量用200～400J，一次不能转复，可继续除颤并给予其他急救药物，多数患者可抢救成功。

知识点24：术后心肌梗死的常见原因及处理

副高：掌握 正高：熟练掌握

心肌梗死的发生率为0.1%，常见原因有：①导管或造影剂刺激冠状动脉痉挛；②导管损伤冠状动脉口，引起血管内膜撕裂甚至血管急性闭塞；③栓塞：可能为血栓栓塞或气体栓塞，多由导管头或导丝带入或因排气不当，将气泡注入冠状动脉内。

术前肝素化，及时追加肝素，操作轻柔，尽量减少导丝在体内停留时间等，是预防冠状动脉造影时发生心肌梗死的措施。一旦发生心肌梗死，应尽快明确病因并积极治疗，给予冠状动脉内硝酸甘油 200~300μg 或硝苯地平 10mg 以解除冠状动脉痉挛，冠状动脉内溶栓治疗或行急诊介入性治疗及外科手术治疗；若梗死范围不大，血流动力学稳定，也可在严密观察下保守治疗。

知识点 25：术后周围动脉栓塞的原因及处理　　副高：掌握　正高：熟练掌握

栓子来自导管或导丝表面形成的血栓，因操作不慎所致脱落的动脉粥样斑块，注入气泡等容易发生周围动脉栓塞。栓塞一旦发生，应立即给予血管扩张药和溶栓治疗。

知识点 26：术后死亡的影响因素　　副高：掌握　正高：熟练掌握

死亡是冠状动脉造影手术的严重并发症，其影响因素主要有：①术者的经验；②冠状动脉病变严重程度，其与死亡率密切相关，如左主干严重病变、严重三支血管病变、左心功能严重受损等患者行冠状动脉造影的死亡率明显增高，其中左主干严重病变者最危险，占死亡的近半数。

知识点 27：冠状动脉造影的术前准备　　副高：掌握　正高：熟练掌握

术者应全面掌握患者的临床资料，阅读 X 线心脏照片，注意升主动脉根部的宽度，准备适宜的造影导管。检查股动脉及足背动脉搏动情况。向患者说明造影的大致过程，解除思想顾虑，争取患者的信任和合作。

术前应做血、尿常规化验，检查肝、肾功能，出、凝血时间，凝血酶原时间及国际标准化比值（INR）、血糖及血电解质。术前 1 天备皮，做碘过敏试验。造影当日晨禁食，建立一可靠的静脉输液通道，进入导管室前给予地西泮 10mg 或苯海拉明 20mg，肌内注射。

知识点 28：冠状动脉造影的术后处理　　副高：掌握　正高：熟练掌握

经股动脉穿刺途径进行造影的患者，术后应卧床 12~24 小时，在股动脉穿刺处用沙袋压迫 6 小时，注意局部有无出血、血肿，严密监测心率、血压、心电图变化及尿量，定期观察足背动脉搏动情况，鼓励患者饮水、补充血容量，以尽快排出造影剂。酌情应用抗生素。桡动脉穿刺途径患者，术后逐渐减压，注意局部有无出血、血肿，上肢有无肿胀等。

知识点 29：冠状动脉造影常用的投影体位投射角度观察血管节段　　副高：掌握　正高：熟练掌握

（1）右前斜 30°：左主干，前降支中、远段、对角支，右冠中段、后降支、后侧支。

（2）右前斜 30°+足位 30°：左主干+前降支近段，左回旋支全长+钝缘支中间支。

（3）右前斜 30°+头位 30°：前降支+对角支。

（4）左前斜 30°+头位 30°：前降支，回旋支分叉处及对角支开口处，冠状动脉近段+中段+后降支/后侧支分叉支。

（5）左前斜 45°+足位 30°：左主干末端+前降支/回旋支分叉处+左回旋支+钝缘支。

（6）左侧位 90°：右冠近端中段+后降支/后侧支分叉处，前降支中段+远段，到前降支的冠状动脉桥。

（7）前后位或右前斜 5°~15°+头位 30°：左主干，前降支全长和对角支。

（8）左前斜 50°~60°：右冠状动脉全长。

知识点 30：左冠状动脉及分支的 X 线投影　　副高：掌握　正高：熟练掌握

（1）左冠状动脉主干（左主干）：开口于升主动脉左冠状窦中、上部，一般长 2~3cm，个别极短，甚或由一开口而直接分为前降支和左回旋支。有时对角支从前降支及左回旋支之间由左主干直接发出，称为中间动脉。

（2）前降支：为左主干的延续，沿前室间沟下行抵达心尖部，有时并绕过心尖而终止于后室间沟。前降支为供应前壁心肌的重要血管。

（3）室间隔支：从前降支垂直发出，有 5~10 支，供应室间隔前 2/3 心肌的血液，第一间隔支较粗且重要。

（4）对角支：从前降支斜行发出，一般 1~3 支，供应左心室前侧壁心肌。

（5）左回旋支：自左主干发出，与前降支几乎呈直角，沿左房室沟绕向心脏后方，发出边缘支供应左室侧壁及部分下、后壁心肌。

（6）钝缘支：为由左回旋支发出的边缘支中走行于心脏左缘的最粗大的一支。

（7）左房回旋支：由左回旋支近端发出，供应左心房心肌，约 40%窦房结动脉由此发出。

（8）房室沟支：为回旋支的延续，走行于左房室沟。

知识点 31：右冠状动脉分支的 X 线投影　　副高：掌握　正高：熟练掌握

（1）圆锥支：为右冠状动脉的第一个分支，向前行供应右室流出道及肺动脉圆锥部心肌。有时圆锥支在右冠状窦单独开口，造影时需注意。

（2）窦房结支：由右冠状动脉近端发出，向上行至上腔静脉入口处附近，供应窦房结血液。

（3）右室支：供应右室壁心肌，通常仅 1 支走行于心脏右缘，较粗大，称为锐缘支。少数可有 2~3 支右室支。

（4）房室结支：在右冠状动脉远端 U 形转折之顶部发出，供应房室结血液。

（5）后降支：走行于后室间沟并发出间隔支，供应左室膈面心肌及室间隔后 1/3 的血液。在少数左优势型分布者，后降支由左回旋支发出。

（6）左室后侧支：走行于左室后侧壁（在左优势型者该分支由左回旋支发出）。

知识点32：冠状动脉造影片的阅读和分析　副高：掌握　正高：熟练掌握

分析阅读冠状动脉造影片时，应注意各冠状动脉投影之间的关系。在右房室沟内走行的有冠状动脉与左房室沟内走行的左回旋支位于一环状平面上；而在前室间沟内走行的前降支与在后室间沟内走行的后降支则在另一平面上。

知识点33：冠状动脉的良性畸形　副高：掌握　正高：熟练掌握

多数冠状动脉畸形无症状、体征和并发症，通常在冠状动脉造影时偶然发现。在所有畸形中81%是良性的，包括：①前降支和左回旋支自左冠状窦单独开口（发生率0.41%）；②左回旋支异位起源于右冠状窦或右冠状动脉（0.37%）；③冠状动脉异位起源于后窦（0.0038%）；④冠状动脉起源于升主动脉（0.163%），以右冠状动脉常见（0.15%）；⑤左回旋支缺如（0.003%）；⑥冠状动脉间交通（0.002%）；⑦小冠状动脉瘘（0.12%）。

知识点34：冠状动脉的恶性畸形　副高：掌握　正高：熟练掌握

少数冠状动脉畸形与潜在的严重后果相联系，如心绞痛、心肌梗死、晕厥、心律失常、心力衰竭或猝死。这些具有潜在危险的畸形包括：①冠状动脉异位起源于肺动脉（0.0108%）；②冠状动脉异位起源于对侧冠状窦（0.154%），其中以右冠状动脉起源于左冠状窦为常见（占0.107%）；③单一冠状动脉（0.044%）；④大的冠状动脉瘘（0.05%）。

知识点35：冠状动脉狭窄程度的表示和判断　副高：掌握　正高：熟练掌握

冠状动脉狭窄程度常规应用狭窄直径表示，即以紧邻狭窄段近端、远端和“正常”血管区的直径作为100%，狭窄段直径减少1/2称为50%狭窄，减少9/10称为90%狭窄，完全闭塞即100%狭窄。狭窄直径减少50%相当于面积减少75%，直径减少70%相当于面积减少90%，直径减少90%相当于面积减少99%。狭窄程度的判断通常用目测法，近年来，计算机辅助的定量冠状动脉造影分析（QCA）也较广泛应用，特别是用于研究工作。

知识点36：冠状动脉病变狭窄的临床意义　副高：掌握　正高：熟练掌握

一般认为，50%以下的固定狭窄为轻微病变，除非在此基础上发生冠状动脉痉挛或血栓形成，一般不会引起缺血症状。70%以上的固定狭窄可引起缺血症状，90%~99%的固定狭窄为重度狭窄，不仅可引起严重缺血，还可引起该血管供血区心肌功能不全。目前国际上仅对≥70%的狭窄进行血管成形术，<70%的狭窄可用药物治疗。

知识点 37：冠状动脉狭窄性病变 副高：掌握 正高：熟练掌握

不同程度的管腔狭窄为冠状动脉粥样硬化性心脏病最常见的表现。狭窄可分为局限性和弥漫性，又可分为同心性和偏心性。凡病变偏向血管中线一侧者称为偏心性狭窄，偏心性狭窄又分为Ⅰ型和Ⅱ型。Ⅰ型病变表面光滑、基底宽；Ⅱ型病变基底窄、呈尖角状、边缘锯齿状或火山口样，Ⅱ型斑块常表明冠状动脉斑块破裂、斑块出血，可伴有或不伴有非完全闭塞性血栓或再通的机化血栓。偏心性病变X线造影时，某些病变在某一体位可仅表现为局部造影剂变淡，而在另外的体位则发现明显的偏心性狭窄，应对可疑病变必须多体位投照。

知识点 38：冠状动脉闭塞性病变 副高：掌握 正高：熟练掌握

①完全闭塞性病变：远端无任何前向血流；②次全闭塞性病变：血管腔几乎完全闭塞，可见微弱而缓慢的前向血流通过血管阻塞处，但不能充盈全部血管床。此为功能性完全闭塞，其临床意义与完全闭塞相似。

知识点 39：造影结果分析错误的常见原因 副高：掌握 正高：熟练掌握

（1）投照体位不全或投照角度不妥：未能把冠状动脉树的重要血管支完全分开，血管的重叠和缩短影响了病变的显示和判断，尤其是血管分叉处的病变。

（2）显影不佳：包括注射压力、剂量、速度的不足，造成血管显影不佳致使判断错误。

（3）超选择性注射：导管插入过深进入分支内行超选择性造影，经验不足的术者将未能显影的血管误认为完全闭塞。

（4）位于血管起始处的完全闭塞性病变：如看不到残干，则易被误诊。

（5）导管刺激引起的冠状动脉痉挛：导管刺激引起的冠状动脉痉挛易被误诊为狭窄，用痉挛消除试验有助于帮助诊断。

（6）心肌桥压迫。

（7）冠状动脉起源和分布的先天性异常。

知识点 40：冠状动脉侧支循环建立的方式 副高：掌握 正高：熟练掌握

（1）桥状侧支：严重狭窄或闭塞的冠状动脉的远端被通过与近端相连的局部侧支延迟前向充盈。

（2）冠状动脉内侧支：严重狭窄或闭塞的冠状动脉远端被来自同一冠状动脉的侧支充盈，如来自右冠状动脉闭塞近端分支的侧支通过左室后侧支逆行充盈闭塞的右冠状动脉远端的血流。

（3）冠状动脉间侧支：严重狭窄或闭塞的冠状动脉远端被来自邻近血管的侧支充盈，

如来自右冠状动脉后降支的侧支逆行充盈前降支。

知识点41：冠状动脉侧支循环的分级　　副高：掌握　正高：熟练掌握

（1）0级：无侧支循环形成。

（2）Ⅰ级：隐约的侧支显影，仅充盈小分支。

（3）Ⅱ级：狭窄或闭塞远端的血管被侧支充盈，但造影剂密度较供血血管低且充盈缓慢。

（4）Ⅲ级：狭窄或闭塞血管远端通过侧支显影，造影剂密度与供血血管相同，且充盈迅速。

知识点42：常见的心室节段性运动功能异常　　副高：掌握　正高：熟练掌握

（1）运动减弱：部分心室壁运动功能减弱。

（2）运动消失：部分心室壁完全丧失运动功能。

（3）反向或矛盾运动：部分心室壁心肌在收缩期间向外运动而膨出。

（4）收缩时相异常：室壁运动不同步、不协调。

第二节　经皮冠状动脉介入治疗

知识点1：经皮冠状动脉介入治疗的适应证　　副高：掌握　正高：熟练掌握

（1）稳定型冠心病：药物治疗辅以经皮冠状动脉介入治疗（PCI）。PCI对于稳定型心绞痛的价值在于缓解症状、提高生活质量。

（2）非ST段抬高型急性冠状动脉综合征：需要紧急（2h内）进行介入的极高危临床特征包括：①胸痛持续时间长、无明显间歇或持续时间超过30分钟，濒临心肌梗死表现；②心肌生物标志物显著升高和（或）心电图示ST段显著压低（≥2mm）持续不恢复或范围扩大；③有明显血流动力学变化，严重低血压、心力衰竭或心源性休克表现；④严重恶性心律失常室性心动过速、心室颤动。高危特征包括：①年龄>70岁；②曾有MI病史；③既往造影显示冠状动脉狭窄；④PCI后或CABG后；⑤24小时内反复发作胸痛；⑥心电图有ST段轻度压低（<2mm）；⑦心肌生物标志物轻度升高；⑧N-末端脑钠肽前体（NT-proBNP）、C-反应蛋白等升高；⑨肾功能不全（肾小球滤过率<60ml/min）。高危患者也需要介入治疗。

（3）ST段抬高型急性心肌梗死：起病12小时内的患者，关键是尽量缩短进门-球囊扩张（D to B）时间，将其控制在90分钟以内。对于起病时间超过12小时但是不到24小时者，如仍有缺血证据，或有心功能障碍或血流动力学不稳定或严重心律失常，也应进行直接PCI；对于有心源性休克的患者，可将时间放宽到36小时。

对于无直接PCI条件的医院，有以下情况之一应进行转运PCI：①就诊时间距离发病时间超过 3 小时，且转运导致的延误不超过 90 分；②患者有溶栓禁忌证。虽然转运导致开通 IRA 的时间有所延误，但是患者还是可以从 PCI 中获益。

溶栓失败的患者，应该在症状发生 12 小时内行补救性 PCI。溶栓成功的患者，都可以考虑 24 小时内行急诊 PCI。

（4）使用 Euro SCORE 和 SYNTAX 积分评估 CABC 或 PCI 的风险，根据风险-获益评估，作出有利于患者的选择。对于手术高危患者（Euro SCORE>5），应首先考虑 PCI；当 SYNTAX 积分>32 时，应首先考虑 CABG。

知识点 2：PCI 的禁忌证　　副高：掌握　正高：熟练掌握

（1）如果患者血流动力学稳定，不应该在直接 PCI 时对非梗死相关血管行 PCI 治疗。

（2）ST 段抬高急性心肌梗死患者发病 12 小时以上、无症状且血流动力学及心电稳定，不宜行直接 PCI。

知识点 3：PCI 术前的一般评估　　副高：掌握　正高：熟练掌握

（1）病史：详细询问心绞痛史、心肌梗死史、PCI 史、CABG 史、其他心脏病史、糖尿病、高血压、高脂血症、脑血管病史、肝肾疾病史、肺病史、其他手术史、药物过敏史，（特别是造影剂过敏史）。

（2）症状：详细询问心绞痛发作的诱因、程度、频率、持续时间、缓解方式、最近 2~3 个月的进展情况及有无劳力性喘憋、夜间阵发性呼吸困难等心功能不全症状。

（3）体征：注意体温、血压、心脏大小、心音强弱、心率及心律、肺内啰音、颈静脉充盈情况、有无肝脾大及腹腔积液、有无双下肢水肿。另外，应仔细检查外周血管搏动情况，拟行桡动脉穿刺者应行 Allen 试验。

知识点 4：PCI 术前的辅助检查　　副高：掌握　正高：熟练掌握

（1）心功能检查：超声心动图检查可以明确心脏的大小、瓣膜情况、室壁运动、心脏收缩及舒张功能。

（2）缺血与存活心肌的评价：①症状发作时与症状缓解后心电图的对比有助于缺血及缺血部位的诊断；②24 小时动态心电图检查有助于捕捉到缺血发作时心电图改变以及无症状性心肌缺血；③心电图运动试验有助于缺血及缺血部位的诊断；④放射性核素心肌灌注显像有助于明确心肌梗死的部位、范围及心肌缺血的部位、范围；⑤负荷超声心动图有助于评估是否存在可诱发的心肌缺血及其部位和严重程度；⑥^{18}F-脱氧葡萄糖代谢试验有助于存活心肌及范围的评价；⑦磁共振心肌灌注显像有助于评估心肌缺血及部位。

（3）其他重要脏器功能：血清丙氨酸氨基转移酶、天门冬氨基酸氨基转移酶有助于肝功能的评价；尿素氮、血肌酐有助于肾功能的评价，老年人需行肌酐清除率检查或根据公式推算肾小球滤过率以更准确地反映肾脏功能。

（4）其他：血、尿、便三大常规及血电解质、出凝血功能检查，注意有无感染、贫血、血小板减少、尿路感染或出血、消化道感染或出血、电解质紊乱、凝血功能障碍等情况。

知识点 5：PCI 的病变形态　　副高：掌握　正高：熟练掌握

更新的 ACC/AHA 按照有无 C 型病变，将病变分为高危（至少一处 C 型病变）及非高危（C 型病变诊断标准见下表）。

高危病变（C 型病变）特征

弥漫，长度>2cm	>3 个月的慢性闭塞病变和（或）桥侧支形成*
近段极度扭曲	无法保护重要的侧支
极度成角，角度>90°	退化的静脉桥伴脆弱病变*

*：高危指技术上失败及再狭窄。

知识点 6：PCI 的病变分类　　副高：掌握　正高：熟练掌握

心血管造影与干预学会（SCAI）按照是否存在 C 型病变以及血管开通/闭塞情况将病变分为 4 种类型。

（1）Ⅰ型病变：是指预测成功率高而危险性低的病变。表现：①不符合 C 型病变标准；②血管为开通的。

（2）Ⅱ型病变：符合 AHA/ACC C 型病变标准的任意一项：①弥漫，长度>2cm；②近端极度扭曲；③极度成角，角度>90°；④>3 个月的慢性闭塞病变和（或）桥侧支形成；⑤退化的静脉桥伴脆弱病变。

（3）Ⅲ型病变：表现为：①不符合 C 型病变的标准；②血管为闭塞的。

（4）Ⅳ型病变

1）符合 AHA/ACC C 型病变标准的任意一项：①弥漫，长度>2cm；②近端极度扭曲；③极度成角，角度>90°；④>3 个月的慢性闭塞病变和（或）桥侧支形成；⑤退化的静脉桥伴脆弱病变。

2）血管为闭塞的。

此分类方法可更好地预测成功率与并发症率。

知识点 7：PCI 的术前准备　　副高：掌握　正高：熟练掌握

（1）作为一种有创性检查、治疗手段，PCI 前介入医生需与主管医生、患者及其家属讨论介入治疗、CABG 及药物治疗的优劣，并阐明受益与风险，包括手术中、术后可能出现的各种并发症，以征得患者同意，并签署知情同意书。

（2）术前 1 天晚服用 300mg 氯吡格雷，如患者已连续服用氯吡格雷（75mg/d）3 天以上，可以不再加用负荷剂量的氯吡格雷。

（3）除了药物外，午夜后禁食、水；如果手术安排在下午，患者早晨可以进食少量食物。

（4）正在使用肝素或低分子肝素患者，手术当日上午停用1次。

（5）糖尿病患者如安排在上午手术，则手术当日晨停用降糖药及胰岛素。正在服用二甲双胍者需连续48小时停用该药。

（6）肾功能不全患者术前需充分水化。方法：静脉滴注晶体液6～12小时（每小时100～150ml），合并左室功能不全者酌情给予利尿药。建议患者使用对肾功能影响相对小的等渗或低渗造影剂。

（7）过敏体质或既往曾对造影剂过敏者建议术前3天开始服用泼尼松30mg/d或术前给予地塞米松5mg。

（8）双侧腹股沟区备皮，拟行桡动脉穿刺者同时行双上肢备皮。

知识点8：PCI经股动脉路径的方法　　副高：掌握　正高：熟练掌握

穿刺点应选择在股横纹下方约2cm处，股动脉搏动正上方。采用2%利多卡因局部浸润麻醉。先在皮下注射形成皮丘，沿穿刺方向进穿刺针，估计到达股动脉深度后，在其周围进行浸润麻醉。每次注药前先回抽注射器，证实无回血后再行注入。以后边退针边注入，以逐层麻醉皮下组织。左手3个手指保持一条直线置于穿刺点上方股动脉搏动最明显处，穿刺针与皮肤成30°～45°，中空穿刺针斜面向上进针，当持针手感觉到明显的动脉搏动时，即可刺破血管，见搏动性血流从穿刺针流出，缓慢送入导引钢丝，退出穿刺针，肝素盐水纱布擦拭导引钢丝，沿导引钢丝送入动脉鞘。肝素盐水冲洗鞘管。

知识点9：PCI经股动脉路径的优、缺点　　副高：掌握　正高：熟练掌握

（1）优点：技术容易掌握；动脉内径大，可根据需要置入较大鞘管。

（2）缺点：压迫止血较为困难；患者需平卧较长时间；易出现局部血肿、假性动脉瘤及动静脉瘘、腹膜后血肿；尽管有闭合设备，但价格较为昂贵且对部分患者效果差。

知识点10：PCI经桡动脉路径的方法　　副高：掌握　正高：熟练掌握

手臂自然外展，手腕保持过伸位。可以在腕部垫小卷纱布以充分暴露动脉。穿刺前首先摸清桡动脉的走行，选择桡动脉搏动最强、走行直的部位穿刺。一般选择桡骨茎突近端1cm处。如果该部位桡动脉迂曲，应向近端移1～2cm。给予2%利多卡因浸润麻醉。刀刃朝上切开皮肤。采用21号穿刺针进行穿刺，进针的方向应与桡动脉走行保持一致，角度为30°～60°，可以在桡动脉壁的上方直接穿刺前壁或穿透桡动脉，再缓慢退针至针尾部有血液喷出。注意尽可能第一针成功，反复穿刺会引起桡动脉发生痉挛，使穿刺更为困难。再次穿刺需要在前一次穿刺部位的近心端1～2cm。穿刺成功后送入25cm的0.019in直导丝，若

导丝不能插入，可能系钢丝顶在动脉的对侧壁，稍微后撤穿刺针即可，有时需将穿刺针稍微旋转，还可在直导丝的头端做一个小“J”形弯。导丝成功置入后，送入 11cm 5F 或 6F 鞘管。

知识点 11：PCI 经桡动脉路径的优、缺点　　副高：掌握　正高：熟练掌握

（1）优点：压迫止血容易，患者不需要长期卧床，无需闭合设备。

（2）缺点：操作较复杂，血管内径较小不宜插入较大的鞘管而限制了某些操作，血管易发生痉挛使送入器械失败，血管损伤可以导致无脉症。

知识点 12：PCI 经桡动脉路径的适应证　　副高：掌握　正高：熟练掌握

①桡动脉搏动好，Allen 试验阳性；②腹主动脉以下的血管病变（髂动脉、股动脉），如严重狭窄或闭塞、血管重度扭曲、夹层等不能选择股动脉路径；③服用华法林等抗凝药物，经桡动脉路径可以减少出血并发症；④患者不能平卧或不能很好配合。

知识点 13：PCI 经桡动脉路径的禁忌证　　副高：掌握　正高：熟练掌握

（1）绝对禁忌证：①穿刺侧无桡动脉搏动；②Allen 试验阴性，提示掌弓侧支循环不好；③穿刺侧存在肾透析用的动静脉短路。

（2）相对禁忌证：①桡动脉搏动差或细小，尤其是矮个老年妇女；②既往有大血管异常的病史（如锁骨下动脉异常）；③用 6F 或 7F 鞘管不能完成的治疗；④不能用右桡动脉行右位心冠状动脉造影或左内乳动脉的介入治疗，也不能用左桡动脉行右内乳动脉的介入治疗。

知识点 14：PCI 经肱动脉路径的方法　　副高：掌握　正高：熟练掌握

碘伏消毒肘窝处皮肤，仔细触摸肱动脉搏动，在肘横线上方肱动脉经过处皮下注射 2% 利多卡因浸润麻醉后做皮肤切口，采用改良 Seldinger 或微穿刺技术将穿刺针送入血管腔，见血液从穿刺针尾部流出后，送入导丝及鞘管。一般来说，6~8F 鞘管均很容易置入。

知识点 15：PCI 置入导引导管的操作　　副高：掌握　正高：熟练掌握

将指引导管套在 0.030in 导丝上，尾端经短连接管、“Y”形连接管与高压三通板及环柄注射器连接并冲洗。在 0.035in 导丝导引下，推送指引导管至冠状窦底，撤出导丝，放出指引导管内气泡，拧紧尾端螺纹。经环柄注射器回吸，确认无气泡后推入少许造影剂。观察压力图形，确定指引导管顶端位置、导管有无打折、是否顶壁。调节指引导管进入冠状动脉开口，注意压力图形，如压力图形异常，应注意导管与冠脉的同轴性并注意除外冠状

动脉开口处病变。推入少许造影剂明确指引导管到位。

知识点16：PCI导引导管的准备　　副高：掌握　正高：熟练掌握

在从导丝外保护圈抽出导丝前，应经保护圈尾部冲洗导丝。抽出导丝，穿入持针器，用针头对导丝头端进行塑形，塑形的角度及半径依血管发出的角度及血管的内径而定。

知识点17：PCI导引导管的送入　　副高：掌握　正高：熟练掌握

将塑好形的导丝顶端退回到持针器内，拧松指引导管尾部螺纹，插入持针器，拧紧指引导管尾部螺纹。缓慢推送导引导丝至估计即将出指引导管处，X线透视下继续推选导丝进入冠状动脉，将导丝调节器套在导丝尾部，边旋转边推送导丝，间断注入少许造影剂，以确认导丝在正常的路径内。导丝到位后，退下导丝调节器、持针器，用湿纱布擦拭导丝。

知识点18：评价冠脉病变及血流的新技术　　副高：掌握　正高：熟练掌握

（1）冠脉血管内超声（IVUS）：将IVUS导管尾端与驱动马达相连，充分冲洗后经导引导丝将IVUS导管送至靶病变远端，手动或自动匀速回撤导管并记录超声影像，分析斑块的病理学特点，应用软件进行测量最小管腔面积、面积狭窄百分比以及参考血管直径等参数。一般认为最小管腔面积≤$4mm^2$的病变需要治疗。

（2）光学相干断层扫描（OCT）：与IVUS相比分辨率更高，但是对深部组织显像较差。沿0.014in指引钢丝将OCT导管送至靶病变以远，经灌注腔注入硝酸甘油后充盈球囊阻断血流，持续生理盐水灌注，回撤导管、观察病变并记录分析影像。应用软件进行测量最小管腔面积、面积狭窄百分比等参数。

（3）冠脉内压力测定：将0.014in压力导丝送至靶病变远端，回撤，测定并记录冠脉压力。计算血流储备分数FF′R。正常血管的FFR值应为1；如果FFR<0.75，通常认为心外膜血管的狭窄病变有血流动力学意义。

知识点19：造影成功标准　　副高：掌握　正高：熟练掌握

在支架使用前，单纯球囊扩张后管腔狭窄<10%、TIMI血流3级即被认为成功；使用支架后，管腔狭窄<20%被认为成功。

知识点20：PCI手术的成功标准　　副高：掌握　正高：熟练掌握

PCI手术成功标准应该是在达到造影成功标准的同时，住院期间不出现死亡、心肌梗死、急诊CABG等并发症。

知识点21：PCI的临床成功标准　　副高：掌握　正高：熟练掌握

短期的临床成功是指在达到解剖学及手术成功标准的同时，患者在术后没有缺血的表现和症状。长期的临床成功是指患者术后6个月以上持续没有心肌缺血的表现和症状。

知识点22：急性冠状动脉闭塞的防治　　副高：掌握　正高：熟练掌握

急性冠状动脉闭塞常由冠状动脉夹层、血栓形成所致。临床因素和冠状动脉病变解剖可增加其风险，某些PCI操作不当也可引起该并发症。为避免夹层撕裂所致冠状动脉闭塞的严重临床后果，在结束PCI操作前，必须重复冠状动脉造影。

知识点23：无复流的防治　　副高：掌握　正高：熟练掌握

PCI时心外膜大冠状动脉血管狭窄已解除，但远端前向血流明显减慢或丧失。无复流的发生与临床情况（如急性心肌梗死）、冠状动脉病变（富含血栓、静脉旁路血管狭窄）和介入操作（斑块旋磨术）等有关。PCI术前及术中使用充足的抗栓药物可减少无复流发生。冠状动脉旋磨时应用某些药物或对静脉桥血管病变PCI时应用远端保护装置，也使无复流减少。处理无复流可以冠状动脉内注射硝酸甘油、维拉帕米、地尔硫䓬、腺苷、罂粟碱和GPⅡb/Ⅲa受体阻滞药。

知识点24：冠状动脉穿孔的防治　　副高：掌握　正高：熟练掌握

冠状动脉穿孔是PCI时少见的并发症，但很严重。表现为少量对比剂外渗或呈蘑菇状向管腔外突出（限制性穿孔），或对比剂持续外漏至心包腔内（自由性穿孔），引起心包积血、心脏压塞和循环衰竭。老年女性、糖尿病、心力衰竭史等是冠状动脉穿孔的临床危险因素。慢性完全阻塞性病变PCI时使用中硬度导引钢丝或亲水涂层导引钢丝；钙化病变旋磨术或支架术置入后高压扩张；球囊（支架）直径与血管大小不匹配，均增加冠状动脉穿孔甚至破裂的危险性。一旦发生冠状动脉穿孔，应立即用与血管内径相似的球囊作较长时间的低压扩张以封堵破口，必要时应用适量鱼精蛋白中和肝素。对破口大、出血快、心脏压塞者，应立即行心包穿刺引流，必要时置入冠状动脉带膜支架或行紧急外科手术。小血管或血管末梢穿孔时，可用栓塞剂。

知识点25：支架脱落的防治　　副高：掌握　正高：熟练掌握

支架脱落较少发生，多见于病变未经充分预扩张或直接支架术时；近端血管扭曲或已置入支架；支架跨越狭窄或钙化病变阻力过大且推送过于强力时；支架置入失败，回撤支架至导引导管时，因管腔内径小、支架与导引导管同轴性不佳、支架与球囊装载不牢，导致支架脱落。仔细选择器械和严格操作规范，可预防支架脱落。一旦发生支架脱落，可操作取出，但需防止原位冠状动脉撕裂；也可用另一支架将其原位置入。

知识点 26：支架血栓形成的防治　　副高：掌握　正高：熟练掌握

支架血栓形成常伴心肌梗死或死亡，是很严重的少见并发症。24 小时内发生为急性支架内血栓，1 周内为亚急性，1 周以上为晚期支架内血栓，半年以上为极晚期血栓。支架血栓形成一旦发生，应立即行冠状动脉造影，对血栓负荷大者，可用血栓抽吸导管做负压抽吸。用 PCI 治疗时，常选用软头导引钢丝跨越血栓性阻塞病变，并行球囊扩张至残余狭窄<20%，必要时应再次置入支架。常在 PCI 同时静脉应用 GPⅡb/Ⅲa 受体阻滞药。对反复、难治性支架血栓形成者，需外科手术治疗。支架血栓形成的预防措施包括 PCI 术前控制临床情况（如控制血糖，纠正肾功能和心功能不全）、充分抗血小板和抗凝治疗。PCI 时，选择合适的支架覆盖全部病变节段，支架充分扩张、贴壁良好，避免和处理好夹层撕裂。长期和有效的双联抗血小板治疗可预防药物洗脱支架晚期和极晚期血栓形成。

知识点 27：对比剂肾病的防治　　副高：掌握　正高：熟练掌握

对比剂肾病是指对比剂引起的急性肾功能损害，是医院内获得性肾衰竭的重要原因。表现为 PCI 后血清肌酐较术前增高 44.2μmol/L（0.5mg/dl）或 25%。许多临床因素（包括基础肾功能中度、重度减退，高龄，糖尿病，合并应用肾毒性药物）促使对比剂肾病的发生。此外，对比剂肾病与应用较大剂量对比剂明显相关，为了预防对比剂肾病，对慢性肾病患者行心血管造影和 PCI 时，应根据临床情况综合考虑造影剂类型、用量等因素，并在术前和术后采取防治措施（包括水化、碱化、透析疗法）。

知识点 28：周围血管并发症的防治　　副高：掌握　正高：熟练掌握

穿刺部位血栓形成、出血和假性动脉瘤形成 PCI 后短时内发生低血压（伴或不伴腹痛、局部血肿形成），应怀疑腹膜后出血，必要时行超声或 CT 检查，并及时补充血容量。前臂血肿常因导引钢丝误入分支血管引发穿孔，或插管发生严重桡动脉痉挛时强行拔出导管损伤所致。为此，在透视下推送导引钢丝或导管，必要时行桡动脉造影或经动脉鞘内注入血管扩张剂，有利于预防。

知识点 29：PCI 围手术期的抗血小板药物治疗　　副高：掌握　正高：熟练掌握

术前已经接受长期阿司匹林治疗的患者应在 PCI 前服用 100～300mg 阿司匹林，以往未服用阿司匹林的患者应在 PCI 术前至少 2 小时，最好 24 小时前给予 300mg 阿司匹林口服。PCI 术后对于无阿司匹林过敏或高出血风险的患者，口服 100～300mg/d 的阿司匹林；对于担心出血风险者，可在支架术后的初始阶段给予 100mg/d 的低剂量阿司匹林治疗。

氯吡格雷的负荷剂量应根据其术前服用的时间来确定。对于术前 6 小时或更早服用者，通常给予 300mg 负荷剂量，而术前 6 小时以内服用者，可给予 600mg 负荷剂量。

所有置入药物洗脱支架（DES）者如无出血风险，PCI 术后每日给予 75mg 氯吡格雷，至少服用 12 个月。置入 DES 者 1 年后继续应用氯吡格雷为Ⅱb 类推荐。

知识点 30：PCI 围手术期的抗凝药物治疗　　副高：掌握　正高：熟练掌握

普通肝素或低分子肝素均可使用，不建议普通肝素与低分子肝素混用以及不同低分子肝素之间交叉使用。术前使用磺达肝葵钠的患者，术中使用足量的普通肝素。术前使用伊诺肝素的患者，根据说明书减量使用普通肝素。

知识点 31：PCI 后二级预防药物治疗　　副高：掌握　正高：熟练掌握

除了抗血小板和抗凝治疗外，抗高血压、调脂和糖尿病的治疗在 PCI 后的二级预防中扮演着重要的角色。抗高血压治疗应使血压达标（<140/90mmHg，慢性肾病或糖尿病者应<130/80mmHg）。调脂治疗应达到：①LDL-C<2. 6mmol/L；②极高危患者（如 ACS、糖尿病）LDL-C<2. 08mmol/L。糖尿病治疗的目标为糖化血红蛋白<6. 5%。

知识点 32：药物洗脱支架的基本概念　　副高：掌握　正高：熟练掌握

药物洗脱支架（DES）技术是指以支架为载体，靶向性地携带药物到达血管损伤局部，并在一定时间内持续作用于支架置入部位，抑制血管壁的炎性反应和内膜的过度增生，降低介入治疗术后再狭窄。

知识点 33：药物洗脱支架的适应证和禁忌证　　副高：掌握　正高：熟练掌握

（1）临床适应证：有缺血证据的冠心病，尤其是合并糖尿病等高再狭窄危险的患者。研究显示，急性冠脉综合征（包括急性心肌梗死）使用药物洗脱支架安全有效。

（2）推荐的病变/血管适应证：自身冠状动脉病变、小血管（靶血管直径<3mm）、弥漫性病变（尤其是病变长度>15mm）。

（3）病变/血管的相对适应证：分叉/血管开口处病变、慢性完全闭塞病变、多支病变、无保护的左主干病变、支架内再狭窄病变、桥血管病变等。

（4）禁忌证或相对禁忌证：大量血栓病变、无法完全扩张的病变，不能够耐受阿司匹林和氯吡格雷治疗双抗凝治疗的患者、不适宜介入治疗或支架治疗的患者及对 316L 不锈钢、支架或涂层药物过敏的患者。

知识点34：药物洗脱支架的并发症 副高：掌握 正高：熟练掌握

（1）急性/亚急性血栓形成：主要与介入治疗本身相关，如支架未能完全覆盖病变或内膜撕裂、支架膨胀不全/未完全贴壁、支架远端血流缓慢等。

（2）晚期血栓形成：大多与未正规使用抗血小板药物、阿司匹林/氯吡格雷抵抗以及支架内皮化延迟、晚期支架贴壁不良、涂层聚合物导致的炎症反应等有关。发生率低，一旦发生则是致命性的，应引起重视。大量临床试验结果表明，DES置入术后晚期血栓的发生率与BMS相比无显著性差异。

（3）迟发型支架贴壁不良：发生率4%~5%，与涂层聚合物引起的炎症反应、血管异常重塑有关，也可能与药物的抗增殖、内皮修复延迟有关。在目前的临床试验中并未观察到其与心脏事件或者支架内血栓发生的相关性。

第三节 心脏导管检查及血流动力学监测

知识点1：心导管检查的概念 副高：掌握 正高：熟练掌握

心导管检查是将不透X线的塑料导管，在X线的指导下，经周围血管送至所需检查的心脏、血管等部位，以了解不同部位血流动力学和血氧含量的变化，是临床诊断疾病，了解病情变化和观察疗效的一种常见检查方法。

知识点2：心导管检查的影像学设备 副高：掌握 正高：熟练掌握

一台性能优良、功能齐全的X线机，对心导管检查具有重要的意义。目前数字减影装置（DSA）已广泛应用，使选择性造影图像更加清晰，并可通过非选择性静脉注射造影剂得到类似选择性造影的效果，具有密度分辨率高，可观察动脉系统，进行心脏功能、实质性脏器血流灌注检测以及减少造影剂剂量等优点。

知识点3：心导管检查的心导管设备 副高：掌握 正高：熟练掌握

心导管的规格一般以F编号来表示其外周直径的大小（mm），其换算公式是：F编号/3=导管外周直径（mm）。常用的心导管型号是F4~6。

（1）普通型端孔心导管：此型心导管在其顶端3~4cm处塑成45°，以利于调整导管方向及推进到达右心室和肺动脉，主要用于测压及抽取血样本。

（2）Swan-Ganz导管（漂浮导管）：此型导管本身重量轻而且柔软，其顶端附有气囊，为四腔气囊导管，借其漂浮性能或轻送助其逐渐向前，根据所显示的压力曲线可判断导管所处的位置。其无需在X线透视下进行，适用于重症患者床边血流动力学监测。

（3）猪尾导管：此型导管顶端塑成猪尾环状，因而在做主动脉、左心室造影时，可避免导管顶端对靶器官的直接撞击，从而减少组织损伤和心律失常的发生。

（4）Judkins冠脉造影管：是选择性冠状动脉造影中使用最广泛的一种类型，分左、右冠脉造影导管。

知识点4：心导管检查的导引钢丝　副高：掌握　正高：熟练掌握

①直导引导丝：其管端有数厘米的软头，利于通过直血管；②“J”形导引钢丝：其管端有小弯曲和大弯曲的柔软头，利于通过不同弯曲度的血管；③冠状动脉腔内成形术（PTCA）导引钢丝：这种钢丝一端的内芯由一根逐渐变细的直钢丝支撑，直到头端数厘米处，使其增加必要的硬度，而头端仍由长短不一、直或不同弯度的柔软钢丝构成。

知识点5：Seldinger血管穿刺技术的具体操作　副高：掌握　正高：熟练掌握

（1）选定穿刺点：依被穿刺的具体血管选择穿刺点。

（2）局麻：用1%利多卡因或普鲁卡因在穿刺点做浸润麻醉。当抽吸无回血时方可注射麻醉药。

（3）穿刺血管：在选定的穿刺点进针，针头斜面向上，进针方向通常与血管走向保持45°，进针深度依被穿刺血管部位和患者的胖瘦而定。若进针深度已超过被穿刺血管的估计深度仍不见回血，则缓慢退针观察，仍无回血，则退至皮下，调节方向重新进针。仍不成功，则退出穿刺针，用肝素盐水冲洗后再穿刺。若见鲜红色血液连续喷出表示穿刺针进入动脉；若见暗红色血液连续溢出，表示穿刺针进入静脉。若欲穿刺静脉而误穿动脉，立即退针，局部压迫3~5分钟再行穿刺；若欲穿刺动脉而误穿静脉，退针后最好压迫1分钟。准确穿刺后，以左手固定穿刺针。

（4）导入导引钢丝：导丝软头在前，推送时应无阻力。送入长度通常约20cm，拔出穿刺针。若推送导丝遇阻力，应立即退出钢丝，接上注射器，如血流通畅，再导入钢丝，若回血不畅则拔出穿刺针，局部压迫1~2分钟再行穿刺。

（5）导入扩张管和外鞘管：用手术刀片在穿刺点做一与皮肤皱褶平行的切口，用血管钳沿钢丝分离皮下组织，沿导丝送入扩张管和外鞘管至血管腔内。注意钢丝必须露出鞘管尾端才可向前推进导丝，扩张管必须与外鞘管保持紧密嵌合。鞘管后部留在血管外1~2cm时停止推送，一并退出钢丝和扩张管，保留鞘管在血管内，从尾部三通开关处注入肝素盐水5ml。

知识点6：颈内静脉穿刺的优点　副高：掌握　正高：熟练掌握

①解剖位置固定，变异较少；②穿刺部位不会因年龄、胖瘦而改变；③到右房的距离短、途径直；④并发症的发生率较锁骨下静脉途径少，如气胸、血胸、臂丛神经，胸导管损伤较少发生，故采用较多。

知识点7：颈内静脉穿刺的具体操作 副高：掌握 正高：熟练掌握

选用右侧颈内静脉进行颈内静脉穿刺。左侧颈内静脉与胸膜顶紧挨，有胸导管。取平卧位，头转向对侧，头低20°～30°，肩枕过伸位，可增加静脉的充盈并减少空气栓塞的机会。经锁骨内侧段上缘3cm处作水平线，其与胸锁乳突肌锁骨头前缘交点即为穿刺点；也可以锁骨内侧段上缘、胸锁乳突肌锁骨头及胸骨头构成的三角形中点为穿刺点，按Seldinger法进行。进针前用手触摸颈动脉，确保穿刺针在动脉外侧行进。进针深度一般<5cm，体瘦者多在2cm左右。

知识点8：股静脉穿刺的具体操作 副高：掌握 正高：熟练掌握

股静脉穿刺时左、右股静脉均可选用，常选右侧。右手示、中及无名指并拢，在腹股沟韧带中部下方2～3cm处触摸股动脉搏动，确定股动脉走行。以股动脉内侧0.5cm与腹股沟皮折线交点为穿刺点，按Seldinger法进行。若在同一股静脉拟导入两根鞘管，第二穿刺点可选在第一穿刺点下方1cm处，待两根导丝分别进入股静脉后，再分别导入鞘管。

知识点9：股动脉穿刺的具体操作 副高：掌握 正高：熟练掌握

股动脉穿刺时左、右股动脉均可选用，常选右侧，右手示、中及无名指并拢，在腹股沟韧带中部下方2～3cm处触摸股动脉搏动，确定股动脉走行。以股动脉与腹股沟皮折线交点为穿刺点，按Seldinger法进行。

知识点10：锁骨下静脉穿刺的具体操作 副高：掌握 正高：熟练掌握

患者去枕平卧，适当抬高穿刺侧肩胛或压低肩关节。穿刺点在锁骨中点下缘1～2cm处，肥胖者可下移1～2cm，针头斜面朝向足侧，穿刺针与皮肤成30°，针尖指向锁骨上窝与环状软骨之间。进针时针尖先抵向锁骨，然后回撤，再抬高针尾，紧贴锁骨下缘负压进针，深度一般为4～5cm。如抽出暗红色血液，则移去注射器，导入导引导丝；如抽出鲜红色血液，则拔出注射器，局部压迫止血5分钟；若进针抽出气体，标明损伤肺尖，应立即退针，胸部X线透视观察。必须透视导引导丝进入右房或下腔静脉后方可导入扩张管和外鞘。如确认导丝进入主动脉，则撤出导丝，局部压迫5分钟；但如扩张管进入锁骨下动脉则不可撤出，应等待外科处理。

知识点11：右心导管检查的目的 副高：掌握 正高：熟练掌握

（1）测定肺动脉压力和计算肺动脉阻力，判断有无肺动脉高压以及肺动脉高压的程度、性质，为手术或药物治疗提供依据。

（2）协助超声心动图完成先天性心脏病的诊断和鉴别诊断，了解其分流水平、分流量及心功能状态。

（3）测定肺毛细血管楔压，结合左心室压测量等判断心功能状况。

（4）为先天性心脏病介入治疗术前提供血流动力学依据和术后治疗效果评价。

知识点12：右心导管检查的适应证　　副高：掌握　正高：熟练掌握

①原因不明的肺动脉高压（超声心动图估测收缩压>40mmHg）。测定肺动脉压力和计算肺动脉阻力，判断有无肺动脉高压及肺动脉高压的程度及性质，为手术或药物治疗提供依据；②超声诊断不明确的肺血多先天性心脏病，协助超声心动图完成先天性心脏病的诊断和鉴别诊断。并了解其分流水平、分流量及心功能状态；③分流性先天性心脏病合并重度肺动脉高压，术前需判断肺动脉高压的程度及性质；④心力衰竭需测定肺毛细血管楔压以判断心功能情况；⑤心脏移植前判断心功能及全肺阻力情况；⑥可行介入治疗的左向右分流性先天性心脏病（房间隔缺损、室间隔缺损、动脉导管未闭等）介入治疗前后。

知识点13：右心导管检查的禁忌证　　副高：掌握　正高：熟练掌握

心导管检查的唯一绝对禁忌证为神志清楚的患者拒绝接受该检查。下列均为相对禁忌证：①感染性疾病期间；②未经控制的室性快速心律失常；③电解质紊乱，如严重低钾血症；④严重心功能不全；⑤严重肝、肾功能不全；⑥活动性风湿疾病；⑦出血性疾病或尚在服用抗凝剂过程中。

知识点14：右心导管术导入心导管的操作　　副高：掌握　正高：熟练掌握

将充满肝素盐水的右心导管沿外鞘插入股静脉，在X线引导下，沿髂静脉、下腔静脉依次送入右心房、右心室、肺动脉。

右心导管一般头端略带曲度，如无明显右室高压、右室增大、明显三尖瓣反流，在右房下部转动导管头端指向三尖瓣口，当三尖瓣开放时直接将导管送入右室中部。当心脏明显增大，导管直接进入右室有困难时，可采用“导管头端打圈法”，即将导管头端顶在右房侧壁或肝静脉形成倒“U”形圈，然后轻轻转动并下拉导管，使导管头端朝向三尖瓣口，并弹入右室内。进右室特别困难者，可借助于导丝硬头人工弯曲成形，然后送入导管头端（不能出头），使导管头曲度增大，进入右心室。

将导管由右室中部轻轻后撤至右室流出道，使导管水平状浮于心腔，然后顺时针转动导管使导管头端上抬后，继续推送导管，一般都可以顺利进入肺动脉，深吸气时推送导管有助于进入右心室流出道。如果导管进肺动脉比较困难，可尝试借助泥鳅导丝配合，导丝漂入肺动脉后，循导丝推送导管入肺动脉。

知识点 15：右心导管术的心腔内压力测定 副高：掌握 正高：熟练掌握

导管到位后可以测定相应心腔的压力。压力换能器的位置应固定在一个零点水平，可选择在卧床患者的腋中线等高水平。将连接管两端与三通开关和压力换能器相连接，开放通大气，使电压力计为零，再关闭通大气后即可测压。测压的顺序可按心导管推进顺序的逆方向进行，即肺小动脉-肺动脉-肺总动脉右心室流出道-右心房上、中、下部-上腔静脉及下腔静脉等不同部位，分别测压并记录压力曲线。需要时将肺总动脉与右心室进行连续测压，可显示压力阶差，对肺动脉瓣狭窄的诊断具有重要意义。

知识点 16：右心导管术肺小动脉楔压的测定 副高：掌握 正高：熟练掌握

一般来说，将肺小动脉楔压近似等于肺毛细血管楔压，其测定对于评价肺血管状态、测定肺血管阻力、反映左心房压力及左心室舒张末压等有重要意义。需要测量时，将 F_4 或 F_5 端孔导管或球囊-漂浮导管送至肺动脉远端，楔入肺小动脉内来测定。目前，肺小动脉楔压不是右心导管术中的常规测定项目。

知识点 17：压力及血氧测定的注意事项 副高：掌握 正高：熟练掌握

（1）测压时必须保持导管、三通管、压力延长管、换能器的连接严密和通畅。导管、三通管、压力延长管必须定时冲洗，排气要完全，避免气泡和血凝块充塞导管或延长管而影响压力的描记。如发现压力波形与导管位置不符，需仔细检查，必要时更换换能器。

（2）测压取血时需保持准确、良好的导管头端位置。正确的导管位置是游离于心脏、大血管腔内，如导管头端顶在血管壁或心腔壁上，则会取血困难、测压不准确。测压时不要触碰导管，以保证测压的稳定性。

（3）每次测压前必须重新校零，避免零点漂移带来的误差。

（4）各部位血氧饱和度的测定受血流层流、导管冲洗程度、测定时间等多种因素的影响，每次测定时需要仔细核对，并保持导管位置不变，一旦发现误差，需及时重新取样本。每次取血样前必须充分冲洗导管，先用 10ml 注射器抽取 2~4ml 导管内残留血液后再用 5ml 注射器取样本。

知识点 18：右心导管检查的并发症及处理 副高：掌握 正高：熟练掌握

（1）心律失常：有室性期前收缩、室性心动过速、房性期前收缩、房性心动过速、房颤及交界性心律等，多由于导管碰撞心内结构所致，如遇频发室性期前收缩或室性心动过速，可将导管稍后撤或暂停操作，多能自行消失。不能终止者，可从导管内缓慢注入稀释的利多卡因 50~100mg，随之用 300~400mg 利多卡因加入 5%葡萄糖液中静滴。若室速不止或出现室颤，立即电复律，并考虑终止手术。

（2）静脉痉挛：多见于上肢血管，主要原因是导管过粗、局麻不充分、寒冷和疼痛刺激。故应选择合适的导管、麻醉充分、插管前先润湿导管外壁、防止动作粗暴，则可尽量避免。对已痉挛者，局部用利多卡因浸润，暂停操作即可缓解。

（3）导管打结：多是盲目推送所致。在导管推送中发现打弯即要迅速抽直，若是扭结，千万不要抽紧，应继续推送使圈变大，管头常能自行弹开。若不能弹开，只能将导管抽至股静脉或锁骨下静脉，进行外科处理。

（4）静脉炎和静脉血栓形成：多是局部血管、软组织损伤重，操作时间过长或静脉痉挛过久等原因造成。一般局部热敷或理疗有助于其吸收。

知识点19：右心各部位血氧正常值　　副高：掌握　正高：熟练掌握

正常心腔和大血管各个部位血氧饱和度

部位	血氧饱和度（%）	部位	血氧饱和度（%）
主动脉	96±3	右心室	70±5
左心室	96±3	右心房	70±5
左心房	96±3	上腔静脉	70±5
肺动脉	70±5	下腔静脉	70±5

右心各部位血氧生理差异范围

部位	血氧饱和度	血氧含量
右房比腔静脉	<9. 0%	<2. 0ml%
右室比右房	<5. 0%	<1. 0ml%
肺动脉比右室	<3. 0%	<0. 05ml%

右心系统不同部位血氧饱和度正常参考值

部位	血氧饱和度	部位	血氧饱和度
下腔静脉	75%～87%	右心室	64%～84%（77%）
上腔静脉	65%～85%	肺动脉	70%～84%
右心房	70%～85%（78%）	肺小动脉	平均95%

知识点20：血流动力学的监测参数及正常值　　副高：掌握　正高：熟练掌握

血流动力学的直接测量值

参数	缩写	正常值
右心房压	RAP	<0. 8kPa（6mmHg）
右心室压	RVP	收缩压 2. 4~40kPa（18~30mmHg）
		舒张压 0~0. 7kPa（0~5. 3mmHg）
肺动脉压		收缩压 2. 4~4. 0kPa（18~30mmHg）
	PAP	舒张压 0. 8~1. 6kPa（6~12mmHg）
		平均压 1. 3~2. 4kPa（9. 8~18mmHg）
平均动脉压	MAP	9. 3~14. 0kPa（70~105mmHg）
肺毛细血管楔压	PCWP	<1. 67kPa（12. 5mmHg）
心排血量	CO	4~8L/min

血流动力学的计算所得值

参数	公式	正常值
每搏量	SV=CO/HR	60~100 毫升/次
心搏指数	SVI=CO×1000/S/HR	30~47 毫升/(次·平方米)
心排血指数	CI=CO/S	2. 6~4. 0L/（min·m^2）
体循环指数	SVR=（MAP-CVP）/CO	1300~1800dyn·s/cm^5
肺循环阻力	PVR=（MPAP-PCWP）/CO×80	（108±46）dyn·s/cm^5

注：S（m^2）=0. 0064×H（cm）+0. 0128×W（kg）−0. 1529；CO=心排血量；MAP=平均动脉压；MPAP=平均肺动脉压；PCWP=肺毛细血管楔压；CVP=中心静脉压；HR=心率。

知识点 21：左心导管术的适应证和禁忌证　　副高：掌握　正高：熟练掌握

（1）适应证：①瓣膜性心脏疾病；②心肌病，特别是肥厚型梗阻性心肌病；③某些先天性心脏病，如 ASD、VSD、PDA 等；④冠状动脉、主动脉及周围动脉疾病，如主动脉夹层、主动脉瘤、肾动脉狭窄等；⑤心脏及某些脏器肿瘤。

（2）禁忌证：①同右心导管检查及造影；②严重的外周动脉疾病；③未控制的严重高血压。

知识点 22：左心导管术的术前准备　　副高：掌握　正高：熟练掌握

（1）向患者说明术中需与医生配合的事项，向家属解释术中可能出现的并发症，签署知情同意书。

（2）药品：消毒用聚维酮碘、1%利多卡因、肝素盐水、造影剂及抢救药品。

（3）动脉穿刺针和扩张器鞘管套装，左心导管、指引导丝、高压注射装置。

（4）心脏监护仪、多导生理记录仪、除颤器、临时起搏系统、气管插管、辅助通气设备。

知识点23：左心导管术的操作步骤 副高：掌握 正高：熟练掌握

（1）股动脉穿刺：按Seldinger穿刺术穿刺，导入导引钢丝、动脉扩张管和外鞘管。

（2）导入左心导管至升主动脉、左心室或其他血管：以猪尾导管为例，将长145cm的导引钢丝插入导管内，使软头与导管头端平齐，一并经外鞘管送入股动脉，在X线的引导下，先将导丝伸出导管头约20cm，再将导管和导丝一并推送，当导丝送至升主动脉根部时，固定导丝，将导管向前推送经主动脉弓直抵升主动脉，撤出导丝，回抽导管内血液，注入肝素盐水后，即可进行预定的检查。若要进入左心室，则可将在主动脉根部的导管头端按顺时针方向旋转推送进入左心室，也可先将导丝软头通过主动脉瓣口进入左心室后，再将导管导入，及时调整导管端位置，使之游离于左心室腔中，避免对左心室壁的碰撞，然后进行预定的检查。

知识点24：左心导管术的并发症及处理 副高：掌握 正高：熟练掌握

（1）室性心律失常：多由导管头碰撞心室壁引起。出现室性心律失常时，稍微后撤导管或调整导管末端的位置，避免碰撞心室壁，多可自行消失。不能终止者，可从导管内缓慢注入稀释的利多卡因50～100mg，随之用300～400mg利多卡因加入5%葡萄糖液中静滴。若室速不止或出现室颤应立即电复律，并考虑终止手术。

（2）动脉内膜撕裂和夹层血肿形成：多是操作动作过粗，推送导丝和导管遇到阻力，强行推送导管导致动脉内膜撕裂或损伤，使血液经破损内膜进入动脉壁中层形成夹层血肿。故操作应轻柔，遇到阻力应退出后重新送入。

（3）动脉血栓形成或动脉栓塞：可由于操作中伤及动脉内膜或动脉痉挛时间过久或肝素使用不足，导致动脉血栓形成。操作中形成的血栓或动脉粥样硬化斑块在操作过程中脱落，以及血管内血液停滞过久，又不能及时回抽，误将管中血凝块推入动脉内而流向动脉远端也可引起相关血管栓塞。一旦形成，应立即行溶栓治疗，重者需行外科手术干预。

（4）股动脉血肿或动脉瘤形成：是拔管时压迫的位置和力度不当，压迫时间不足或由于动脉穿刺点过高，导致压迫止血困难等原因所致。因此，穿刺时进针点应在腹股沟韧带下方，压迫止血应以进针点为中心，力度应以触及局部动脉搏动明显而足背动脉搏动又可触及为度。动脉瘤形成则需外科手术。

（5）其他：若心导管头端误入冠状动脉又不能及时拔出，可诱发心绞痛、心肌梗死，甚至室颤、死亡，因此，应特别注意导管的走行方向、深度、心电及压力的变化情况，及时调整和处理。

知识点25：结果判断与临床意义 副高：掌握 正高：熟练掌握

（1）左心检查：①左心室和主动脉造影：可评价左心室收缩功能、左心室腔大小、室壁厚度、室壁运动，有无室壁瘤、附壁血栓、左心室流出道梗阻、二尖瓣反流、主动脉瓣狭窄及反流、室间隔缺损等。有助于诊断冠状动脉疾病、心肌病变、某些先天性心脏病和瓣膜病、主动脉及周围动脉疾病；②左心室和主动脉压力测量：测量左心室压力曲线有助于评价左心室收缩及舒张功能，测量左心室心尖部-左心室流出道-主动脉压力阶差有助于判断和评价左心室流出道梗阻、主动脉瓣狭窄及主动脉缩窄等。

（2）周围动脉检查：①周围动脉造影：确定动脉狭窄和阻塞、动脉瘤、动脉出血、先天性畸形、肿瘤；②临床意义：诊断周围动脉疾病，评价动脉狭窄程度，寻找出血原因和部位，肿物定位及指导栓塞治疗。

知识点 26：左心导管术的注意事项　　副高：掌握　正高：熟练掌握

①对肾功能不全患者，应用非离子型造影剂，尽量减少造影剂用量。对心功能可耐受者，术前后给予水化治疗，必要时利尿治疗；②心功能不全者应减少造影剂用量，注意利尿，尽可能在病情稳定后进行检查；③过敏体质者术前后可给予苯海拉明 20mg 肌内注射，造影前静脉注射地塞米松 5～10mg；④对有严重碘过敏者（如发生过敏性休克、喉头水肿等），不再行血管造影检查；⑤术前、术中及术后均应注意控制血压。

第四节　主动脉内气囊反搏术

知识点 1：IABP 的工作原理　　副高：掌握　正高：掌握

主动脉内气囊反搏（IABP）通过动脉系统将一根带气囊的导管的一端置入到降主动脉内左锁骨下动脉开口远端，另一端与体外的控制氦气出入、同时带有压力和心电图监测的仪器相连。用心电图或主动脉压力信号触发气囊的充气和放气。IABP 球囊在舒张早期主动脉瓣关闭之后立即充气，导致升主动脉内舒张压升高，从而使冠状动脉灌注压增高，增加冠状动脉血流量，心肌供血供氧增加；在心脏收缩前气囊排气，使主动脉压力下降，心脏后负荷降低，心脏射血阻力减小，心肌耗氧量下降。

知识点 2：IABP 的适应证　　副高：掌握　正高：掌握

左心室泵衰竭、心源性休克、顽固的不稳定型心绞痛、急性心肌梗死、心肌梗死并发症（室间隔穿孔、二尖瓣反流及乳头肌撕裂）、心肌缺血引发的顽固心律失常、在高危外科手术或 PTCA 手术前使用对患者心肌进行保护、感染性休克、体外循环脱机困难、冠状动脉旁路移植/换瓣手术或 PTCA 术中或术后发生意外的患者。

知识点 3：IABP 的应用指征　　副高：掌握　正高：掌握

①CI<2.2L（m^2·min）；②平均动脉压<50mmHg；③联合使用两种以上的升压药，而多巴胺剂量>20μg/(kg·min)；④不能停止体外循环或停止循环后心脏收缩无力；⑤左心房压（或肺小动脉嵌入压）>20mmHg，中心静脉压>11mmHg，尿量<0.5ml/(kg·h)；⑥严重的心律失常；⑦周围循环不良。

知识点4：IABP的禁忌证　　副高：掌握　正高：掌握

①严重主动脉瓣关闭不全和主动脉夹层；当主动脉瓣反流时，主动脉内球囊反搏可以增加左室舒张压，加重主动脉瓣反流，甚至造成心脏破裂或心肌梗死后的假性室壁瘤形成；主动脉夹层患者有潜在的将主动脉球囊误入假腔的风险，球囊反搏时造成主动脉穿孔；②腹主动脉或主动脉瘤；③严重钙化性主动脉-髂动脉病变或外周血管病变；④严重肥胖或腹股沟瘢痕患者采用无鞘方式置入。

知识点5：IABP的插管途径　　副高：掌握　正高：掌握

股动脉是IABP最常用的途径。置入前要仔细检查入路，如果患者有间歇性跛行、腹部杂音、股动脉搏动减弱应重新考虑适应证。另外，尽管股动脉途径最为常用，但经股动脉放置IABP的失败率约为5%。对于经股动脉途径失败的患者，可经升主动脉途径开胸置入IABP。插入后，IABP的头端向前经过主动脉弓，直至气囊部分到达降主动脉。经升主动脉插管时，导管常常会无意中插入主动脉弓的分支血管（如左锁骨下动脉）。IABP的头端，还可能跨过主动脉瓣进入左心室。经升主动脉途径插入IABP时，在食管心脏超声（TEE）引导下进行可避免上述情况。因接受PCI的患者往往需要使用氯吡格雷等抗血小板药物，而开胸置入IABP的创伤和出血风险较大，故不适用于PCI患者。

知识点6：IABP球囊导管的选择与准备　　副高：掌握　正高：掌握

根据身高选择型号合适的球囊导管。一般而言，身高<102cm、152~163cm、163~183cm和>183cm的患者应分别选择25ml、34ml、40ml和50ml的球囊导管。将球囊包里的球囊、单向阀和注射器三者连接，用注射器抽取30ml空气，然后松开注射器（保留单向阀与球囊的连接），将球囊从包装中取出，抽出中心钢丝，生理盐水冲洗中心腔，三通接在球囊腔的接口，用50ml注射器抽吸产生负压，然后关上三通备用。

知识点7：IABP的穿刺与插管　　副高：掌握　正高：掌握

穿刺股动脉，送入长导丝。穿刺点应较一般导管穿刺部位更低，以利拔管后的止血。

（1）不使用动脉鞘：送入扩张管充分扩张，然后退出扩张管。沿着导丝缓慢推送IABP球囊导管，送管时注意掌握方向和力量，防止导管折损。

（2）使用动脉鞘：沿导丝送入动脉鞘，球囊到位后，将球囊尾端护套插入动脉鞘。推送时，导丝应露出 IABP 导管外 20cm。

插管成功后应经动脉鞘的侧管或中心腔注入肝素 5000U，然后以 800~1000U/h 的速度连续输入，将 APTT 保持在 55~75 秒。

知识点 8：IABP 的导管定位　　副高：掌握　正高：掌握

导管定位若在非透视条件下完成，应事先测量 IABP 导管插入的长度，将 IABP 导管的远端放在胸骨角（或第 1 肋和锁骨的交界处），向下到脐，然后斜向穿刺侧腹股沟，标记 IABP 导管在体外的点，IABP 导管在体外的点应在动脉鞘的出口处。若在透视下插管，应将远端放在锁骨下动脉下方 2cm 处，即 X 线下球囊前端位于第 2~3 肋间，缝线固定球囊。

知识点 9：IABP 的系统连接　　副高：掌握　正高：掌握

导管到位后抽出导丝，从中央腔抽取 5ml 血液，然后用 5ml 肝素盐水冲洗中央腔。松开球囊上单向阀，并抽掉黄色保护丝，连接球囊延长管，将延长管的另一端连接 IABP 机的泵气管。接上 IABP 机的心电图，接通 IABP 机的电源，打开压力瓶的阀门，开始反搏。中央腔连接压力换能器，调零，开始测压。

知识点 10：IABP 的参数调整　　副高：掌握　正高：掌握

（1）触发方式：最好采用压力触发，如果压力很低也可以选择 R 波图形好的导联进行 R 波触发。合并房颤者用房颤触发模式。

（2）反搏频率：根据情况选择 1∶1、1∶2 或 1∶3 反搏；如果心率>120 次/分，可以用 1∶2 反搏，并采用其他方法减慢心率。现有 IABP 机一般能辨认心房颤动，也可以用药物减慢心室率；室性心动过速时可以采用 1∶3 反搏；心脏停搏采用胸前按压时压力曲线的变化也可以触发 IABP 工作。

（3）时相：调节充气时间使球囊在主动脉瓣关闭和开放之间充盈，调节放气时间使球囊在主动脉瓣开放之前抽瘪。最好的充气时机是在主动脉压力曲线降支的切迹上；充气与放气过早或过晚均会影响反搏效果。最理想的压力是辅助时的收缩压比未辅助时的收缩压低，辅助时的舒张压比未辅助时的舒张压高 10~15mmHg。

知识点 11：IABP 的脱机撤离方法　　副高：掌握　正高：掌握

停止反搏的观察时间不应超过 1 小时，以防动脉内血栓形成。先将反搏频率降至 1∶2，每 30 分钟观察脱机指标 1 次，1~3 小时后如果没有恶化，将反搏频率降至 1∶3. 观察 30 分钟，如仍然没有恶化便可以拔管。拔除气囊导管时，应让少量血液冲出，冲出血管内可能存在的气泡和血块。拔出后压迫股动脉 30 分钟，以免发生血肿。IABP 的脱机标准见下表。

IABP 的脱机标准

临床标准	血流动力学标准
组织灌注好	心脏指数>2.0L/(min · m^2)
尿量>30ml/h	平均动脉压>70mmHg
精神状况改善	已停用或应用少量升压药
四肢温暖	心率<110 次/分
无心衰（肺部无啰音，无 S_3）；无恶性心律失常等	

知识点 12：IABP 的并发症　　副高：掌握　正高：掌握

（1）血管并发症：包括穿刺部位并发症（如出血、血肿、假性动脉瘤等）、主动脉穿孔、肢体缺血与血栓栓塞等，严重者可能需要输血、手术处理或截肢，部分患者甚至可导致死亡。随着 8F 和 7.5F 导管的应用，IABP 的血管并发症有减少的趋势。主动脉穿孔为 IABP 的严重并发症之一。

随着器械与操作技术水平的进步，近年来肢体缺血性血栓发生率已明显降低。外周血管疾病史、女性、吸烟史和术后插管是预测血管并发症的独立因素。

（2）球囊导管有关并发症：包括球囊导管固定、球囊渗漏等。

（3）其他：中度溶血和血小板减少较常发生，但是出现血小板计数<500×10^9 者很少见。IABP 患者的住院死亡率为 21.2%，但 IABP 相关性死亡仅占 0.05%。此外，有 0.1%的患者需要截肢，有 0.1%的患者合并感染。

第五节　心脏瓣膜病的介入治疗

知识点 1：经皮穿刺二尖瓣球囊成形术的概念　　副高：掌握　正高：掌握

经皮穿刺二尖瓣球囊成形术（PBMV）是一种心脏介入治疗方法。采用经股静脉、下腔静脉、右心房径路，再经房间隔穿刺将二尖瓣球囊导管送入狭窄的二尖瓣口，充盈球囊使之瓣膜扩张成形，恢复心脏正常的血流动力学，用来治疗以二尖瓣狭窄为主的一类疾病。

知识点 2：PBMV 的适应证和禁忌证　　副高：掌握　正高：掌握

（1）Ⅰ类适应证：①有症状（心功能 NYHA Ⅱ～Ⅳ级）的中度、重度二尖瓣狭窄（二尖瓣面积≤1.5cm^2）且瓣膜形态适合 PBMV，无左心房血栓或中度、重度二尖瓣反流（证据等级 A）；②无症状的中度、重度二尖瓣狭窄，瓣膜形态适合 PBMV，肺动脉高压（静息肺动脉收缩压>50mmHg 或运动时>60mmHg），无左心房血栓或中度、重度二尖瓣反流的患者（证据等级 C）。

（2）Ⅱa类适应证：心功能Ⅲ~Ⅳ级的中度、重度二尖瓣狭窄，瓣膜僵硬钙化，外科手术风险高或妊娠的患者（证据等级C）。

（3）Ⅱb类适应证 ①无症状的中度、重度二尖瓣狭窄和瓣膜形态适合PBMV，有新发房颤但无左心房血栓及中度、重度二尖瓣反流（证据等级C）；②有症状，虽二尖瓣瓣口面积>1.5cm^2，但在运动时有二尖瓣狭窄致血流动力学改变的证据（肺动脉收缩压>60mmHg，肺毛细血管楔压>25mmHg，平均二尖瓣跨瓣压差>15mmHg）（证据等级C）；③心功能Ⅲ~Ⅳ级的中度、重度二尖瓣狭窄，瓣膜僵硬钙化，作为外科手术替代方案（证据等级C）。

（4）Ⅲ类适应证（禁忌证）：①轻度二尖瓣狭窄患者；②合并左心房血栓或中度、重度二尖瓣反流者（证据等级C）。

知识点3：PBMV妊娠期手术操作的注意事项　　副高：掌握　正高：掌握

对于适合行PBMV的二尖瓣狭窄，妊娠期（20周以后）手术是安全的。操作注意事项：①术前3天用黄体酮肌内注射，预防流产；②PBMV过程用铅衣保护孕妇腹部及胎儿；③术中减少不必要的透视，不要成像；④操作要求敏捷、准确、二尖瓣瓣口扩张够大；⑤尽可能在妊娠20周后进行，此时胎儿主要器官已基本发育成形。

知识点4：PBMV成功的标准　　副高：掌握　正高：掌握

①球囊完全充盈“凹征”消失，球囊70%充盈状态，可以在二尖瓣口通过；②患者胸闷等症状明显减轻；③杂音明显减轻或消失；④左心房压明显下降>1/3或近正常；⑤二尖瓣口面积增加25%以上。其中有3项便可判定成功。

知识点5：PBMV房间隔穿刺点的选择　　副高：掌握　正高：掌握

左心房影下缘上1.5~2cm与脊柱右1/3垂线交点为房间隔穿刺点。巨大左心房者，房间隔穿刺套管尖端常难靠近脊柱右缘，此时于左心房影下缘上1.5~2cm并尽量靠近脊柱处穿刺即可。二尖瓣开口是从后右上指向前左下，如穿刺点过于靠前靠下，球囊导管进入左心房后将指向后上，很难进入左心室。左心房不太大的患者，如穿刺点过于靠下，也常同时过于靠前，接近三尖瓣口。如在此点穿刺，不但容易损伤三尖瓣，而且会给后来球囊导管从左心房进入左心室带来困难，应予以避免。穿刺点宁可稍偏后偏上，也不宜偏前偏下。

知识点6：PBMV球囊导管的选择　　副高：掌握　正高：掌握

球囊大小的选择除与患者的身高有关外，还应考虑到二尖瓣的超声评分、有无器质性肺动脉高压、年龄、是否合并二尖瓣关闭不全等。对于二尖瓣超声评分较低、无器质性肺动脉高压、未合并二尖瓣关闭不全的年轻患者，选用的球囊一般偏大。较大的球囊可使二尖瓣口扩张较大，使二尖瓣狭窄所致的血流动力学异常得到尽可能大的改善。而对于超声评分较高，有器质性肺动脉高压或合并有一定程度的二尖瓣关闭不全、全身情况较差的年龄较大患者，选用的球囊一般偏小，以免二尖瓣发生不规则撕裂，造成急性二尖瓣关闭不全。二尖瓣超声评分>12 分者，球囊成形效果极差，如患者能耐受手术，应行换瓣手术。

知识点7：PBMV 的并发症　　副高：掌握　正高：掌握

心脏穿孔和（或）急性心脏压塞，二尖瓣关闭不全，体循环栓塞，房间隔损伤及其所致的心房水平分流，心律失常，急性肺水肿（球囊堵塞二尖瓣口太久引起），急性心肌梗死，低心排综合征，感染性心内膜炎，股动静脉损伤等。

知识点8：经皮穿刺肺动脉瓣球囊成形术（PBPV）的适应证　　副高：掌握　正高：掌握

（1）绝对适应证：单纯肺动脉瓣狭窄，跨肺动脉瓣收缩压差≥50mmHg；最佳年龄 2~4 岁，其余各年龄均可施行。

（2）相对适应证：单纯肺动脉瓣狭窄，跨肺动脉瓣收缩压差≥35mmHg，但<50mmHg。

（3）其他：新生儿重度肺动脉瓣狭窄；重度肺动脉瓣狭窄伴心房水平右向左分流；合并其他可行介入治疗的心脏畸形，如动脉导管未闭或二孔型房间隔缺损等；轻、中度发育不良型肺动脉瓣狭窄；复杂性先天性心脏病合并肺动脉瓣狭窄的姑息疗法，以此来缓解发绀及促进肺动脉发育；部分隔膜型室间隔完整的肺动脉闭锁，先行射频穿孔闭锁的瓣膜，再采用 PBPV 术建立右室-肺动脉间的交通。

（4）20kg 以下的患儿可用聚乙烯单球囊法，20kg 以上可用 Inoue 球囊法。

知识点9：PBPV 的禁忌证　　副高：掌握　正高：掌握

①合并右室流出道重度狭窄或以其为主者（收缩及舒张期狭窄程度无变化）；②重度发育不良型肺动脉瓣狭窄；③伴重度三尖瓣关闭不全需外科处理者。

知识点10：PBPV 的并发症　　副高：掌握　正高：掌握

PBPV 的并发症一般较少，常见暂时性低血压及心动过缓，偶尔有肺动脉损伤、穿孔或引起肺动脉瓣关闭不全。严重并发症有死亡（心脏骤停）、重度三尖瓣关闭不全、肺动脉瓣关闭不全、严重心律失常等。

知识点11：PBAV的适应证和禁忌证　副高：掌握　正高：掌握

（1）适应证：①跨瓣压差>50mmHg，排血量正常，无轻度以上的主动脉瓣关闭不全；②有明显主动脉瓣狭窄（AS）的临床表现而不宜行主动脉瓣置换术者；③迫切需行非心脏手术者；④先天性单纯AS，体重≥1600g；⑤老年钙化性AS：不能耐受手术者；严重AS需急诊手术者；AS导致急性心力衰竭或心源性休克者。

（2）禁忌证：①中度以上的主动脉瓣反流；②严重风湿性心脏病瓣膜结构明显改变和分散的钙化及瓣叶增厚。

知识点12：PBAV的并发症　副高：掌握　正高：掌握

（1）动脉穿刺部位的并发症：发生率高，包括大出血、血肿、血栓形成及低血压等。选择适当导管以避免多次进出血管及使用止血阀均有助于减少出血。

（2）主动脉瓣反流：发生率高，与病因和病变程度有关，风湿性瓣尖融合和先天性二叶瓣的病例，主动脉瓣反流发生机会可能比退行性钙化更高，大量反流一般低于2%。

（3）心脏压塞：少见。顺行插管可由房间隔穿刺所致，逆行法可由交换导丝穿破左心室引起，聚乙烯球囊充盈时变硬和移位也可穿破左心室。

（4）心律失常：多见。球囊扩张过程多数有室性期前收缩及短阵室性心动过速。心动过缓及左右束支传导阻滞也可发生，一般不需特殊处理，必要时可临时起搏。心室颤动罕见，一旦发生要及时除颤。

（5）体循环栓塞：占1%~2%，若发生脑卒中及心肌梗死，其后果严重。

（6）球囊过大：可引起主动脉瓣环撕裂，感染性心内膜炎，同时发生主动脉瓣反流及二尖瓣反流；心功能不全加重、药物过敏。另外，因导丝及导管位置不当可造成二尖瓣撕裂等。

知识点13：判断PBAV术成功的指标　副高：掌握　正高：掌握

①主动脉瓣区收缩期杂音明显减弱，舒张期杂音无明显增加，心功能提高1级以上；②主动脉-左心室收缩压差减少50%以上或<30mmHg，主动脉瓣口面积增加25%以上（成人>0.7cm^{2}为良，>1.0cm^{2}为优）；③左心室射血分数居正常范围，右心压力无明显升高；④无重要并发症。

知识点14：经皮人工肺动脉瓣支架置入术的适应证　副高：掌握　正高：掌握

经皮人工肺动脉瓣支架置入术较理想的适应证应为复杂先天性心脏病外科手术后有明显血流动力学意义的肺动脉瓣关闭不全或右室-肺动脉带瓣外管道的瓣膜关闭不全。

知识点 15：经皮二尖瓣修补术的优点　　副高：掌握　正高：掌握

相对于外科二尖瓣修补术，经皮二尖瓣修补术的优点包括无需开胸和体外循环；能够在完全生理状态下通过影像设备评价二尖瓣修补的效果，如果效果不满意，夹合器可重新进行定位和释放。

第六节　先天性心脏病的导管介入治疗

知识点 1：PBPV 的术前准备　　副高：掌握　正高：熟练掌握

（1）血、尿常规，肝、肾功能，出凝血时间检查；ECG，X 线胸片，超声心动图。

（2）备皮，碘过敏试验，术前 4 小时开始禁食水。

（3）签署介入治疗知情同意书。

（4）术前半小时肌内注射地西泮 10mg，建立静脉通道。

（5）心电监测，手指血氧饱和度监测。

（6）必要器械：如右心导管术相关设备，6～7F 端孔导管，直径 24～28mm 的 Inoue 球囊导管，260cm 交换导丝备用。

知识点 2：单球囊瓣膜成形术的具体操作　　副高：掌握　正高：熟练掌握

局麻下穿刺右股静脉，用 6～7F 端孔导管首先做诊断性检查，测量肺动脉右心室压力阶差，换猪尾导管做右心室造影，进一步观察肺动脉及瓣叶形态，测量瓣环直径。将端孔导管送至左下肺动脉，沿导管送入交换导丝至左下肺动脉。撤去端孔导管及鞘管，以 10～12F 扩张管扩大静脉穿刺口，沿导丝送入选好的球囊导管，将球囊中部位于瓣膜口，迅速推注稀释的造影剂，充盈球囊直至狭窄瓣膜口造成的球囊腰征消失。一旦球囊全部扩张，腰征消失，立即回抽造影剂吸瘪球囊，并将球囊回撤至右心室。通常从开始扩张至吸瘪球囊总时间为 5～10 秒，这样可减少右心室流出道血流中断时间过长而引起的并发症。术后重复测量瓣口压力阶差，如球囊大小适宜，扩张 1～2 次即可成功，此为单球囊法。球囊直径以大于瓣环直径 30% 为宜。

知识点 3：Inoue 球囊导管法的具体操作　　副高：掌握　正高：掌握

Inoue 球囊导管法适用于年龄大于 10 岁或体重大于 30kg 的患者。Inoue 球囊的准备同二尖瓣球囊成形术，经导丝将导管送入右心房，撤出导丝、导管延伸器，用操纵器将导管前端送入右心室，用少量造影剂充盈球囊前端，其可自然漂浮至肺动脉瓣口，此时回抽全部造影剂，球囊前端可顺血流通过肺动脉瓣口达主肺动脉，充盈球囊前半部，回撤导管卡在狭窄瓣口，加压注射全部造影剂，充盈全部球囊，其腰部将狭窄瓣扩张开。回抽全部造影剂并撤出导管，换用端孔导管测量肺动脉瓣跨瓣压力阶差，或同时做右心室造影，观察扩张效果。

知识点4：PBPV的疗效评定 副高：掌握 正高：掌握

以跨瓣压力阶差来评定肺动脉瓣球囊成形术治疗效果：①压差≤25mmHg为优；②压差<50mmHg为良；③压差>50mmHg为差。

部分患者（多为重度肺动脉瓣狭窄）在PBPV术后瓣口梗阻虽已解除，但由于反应性漏斗部狭窄，右心室压力下降不满意，但连续曲线示肺动脉与漏斗部压差已解除，则仍为有效。

知识点5：影响球囊扩张疗效的因素 副高：掌握 正高：掌握

（1）球囊直径：PBPV效果直接与球囊/瓣环直径比值有关，采用小球囊可安全扩张肺动脉瓣，但效果差；过大球囊可引起瓣环或瓣膜损伤。单球囊法以球囊直径大于瓣环直径的30%为宜。

（2）球囊长度：只有狭窄的瓣口跨于球囊中央，扩张时方能产生最好的效果，球囊过短不易固定，而产生上下滑动，球囊过长可损伤三尖瓣及房室交界处。长度20mm的球囊仅用于婴儿，长度30mm的球囊应用于儿童，长度30~40mm的球囊应用于成人。

（3）球囊扩张的压力、时间及次数：PBPV时不必用压力计来指示是否达到满意的球囊扩张，而以球囊扩张时腰凹快速消失为度；球囊扩张时间应在10秒以内，这样球囊扩张时所引起的血压下降及心动过缓反应等血流动力学影响小且恢复快。通常成功地进行球囊扩张，亦即明显的腰凹消失后，再连续扩张1~2次即完成PBPV。实际上，仅1次采用足够的球/囊比值的球囊导管进行球囊扩张术，即基本上能达到撕裂狭窄的肺动脉瓣的目的。过多的球囊扩张，既无助于增加疗效，又有引起心脏损伤的可能。

（4）发育不良型肺动脉瓣狭窄：为PBPV术后效果不良的重要原因之一。发育不良型肺动脉瓣狭窄，瓣叶增厚、坚硬、高低不平，瓣环发育不良，瓣叶交界可能融合，这些解剖特征直接影响球囊扩张效果。扩张效果可能和瓣叶交界处融合与否有一定关系，亦为PBPV效果不一的原因之一。对于轻型病例，仍可选择球囊扩张术，如无效再考虑进行开胸手术。

知识点6：经导管动脉导管未闭封堵术的适应证 副高：掌握 正高：掌握

①Amplatzer法适应证：左向右分流不合并需外科手术的心脏畸形的PDA；PDA最窄直径≥2.0mm；年龄通常≥6个月，体重≥4kg；外科术后残余分流；②弹簧栓子法适应证：左向右分流不合并需外科手术的心脏畸形的PDA；PDA最窄直径≤2.0mm；年龄通常≥6个月，体重≥4kg；外科术后残余分流。

知识点7：经导管动脉导管未闭封堵术的禁忌证 副高：掌握 正高：掌握

存在依赖PDA生存的心脏畸形；严重肺动脉高压并已导致右向左分流；败血症，封堵术的1个月内患有严重感染。

知识点8：动脉导管未闭封堵术的并发症及处理 副高：掌握 正高：掌握

（1）封堵器脱落：主要是未能准确测量动脉导管内径，封堵器选择不当，个别是操作不规范造成，术中推送封堵器切忌旋转动作以免发生脱落。一旦发生弹簧圈或封堵器脱落可尝试通过网篮导丝或异物钳将其取出，难于取出时要急诊外科手术。

（2）溶血：发生率<0.8%。主要与术后残余分流过大或封堵器过多突入主动脉腔内有关。处理措施是使用激素、止血药、碳酸氢钠等药物治疗，保护肾功能，多数患者可自愈。残余量较大，内科药物控制无效者，可再植入一个或多个封堵器（常用弹簧圈）封堵残余缺口。若经治疗后患者病情不能缓解，出现持续发热、溶血性贫血及黄疸加重等，应及时请外科处理。

（3）残余分流：一般可以采用一个或多个弹簧圈将残余分流封堵，必要时接受外科手术。

（4）降主动脉或左肺动脉狭窄：主要发生在婴幼儿，前者系封堵器过多突入降主动脉造成，后者主要由于封堵器突入肺动脉过多造成。术中应对其形态有充分的了解，根据PDA解剖形态选择合适的封堵器有助于避免此种并发症。

知识点9：经导管房间隔缺损封堵术的适应证 副高：掌握 正高：掌握

①年龄通常≥3岁；②直径≥5mm，伴右心容量负荷增加，≤36mm的继发孔型左向右分流ASD；③缺损边缘至冠状静脉窦，上、下腔静脉及肺静脉的距离≥5mm，至房室瓣≥7mm；④房间隔的直径大于所选用封堵伞左房侧的直径；不合并必须外科手术的其他心脏畸形。

知识点10：经导管房间隔缺损封堵术的禁忌证 副高：掌握 正高：掌握

①原发孔型ASD、冠状静脉窦型ASD、下腔静脉型ASD；②心内膜炎及出血性疾患；③封堵器安置处有血栓存在，导管插入处有静脉血栓形成；④严重肺动脉高压导致右向左分流；⑤伴有与ASD无关的严重心肌疾患或瓣膜疾病。

知识点11：经导管房间隔缺损封堵术的术前准备 副高：掌握 正高：掌握

除了常规的介入术前准备，重要的是超声心动图检查，包括经胸（TTE）和（或）经食管（TEE）途径以判断患者是否适合介入封堵。TTE切面通常在3个切面观察，并测量

ASD 的大小：①大动脉短轴切面，观察主动脉前后壁及其对侧有无房间隔残端组织，心房顶部房间隔残端的长度及厚度；②四腔心切面，观察 ASD 与二尖瓣、三尖瓣的距离，测量房室环部位残端组织的长度和厚度；③剑下两房心切面，观察上腔静脉和下腔静脉部位 ASD 边缘的长度和厚度。若经胸超声不能清晰显示的房间隔及周围组织边缘的图像，则需行 TEE 检查，主要是在心房两腔切面可以充分观察上腔静脉、下腔静脉端 ASD 残端的长度及厚度。

知识点 12：房间隔缺损堵塞伞的植入　　副高：掌握　正高：掌握

经导引钢丝将 8~11F 封堵伞输送管鞘送达左上肺静脉开口，撤出长鞘的内套管，注意防止空气进入。在 X 线监测下沿鞘管送入封堵器至左心房，打开左心房侧伞，回撤至房间隔的左心房侧，然后固定输送杆，继续回撤鞘管，打开封堵器的右心房侧伞。在左前斜位 45°加头位 20°见封堵器呈“H”形展开，少许用力反复推拉输送杆，封堵器位置固定不变。超声四腔心切面上，封堵器夹在房间隔两侧；主动脉缘无残端者，大动脉短轴切面上见封堵器与主动脉形成“V”字形；剑下两房心切面上，封堵器夹在 ASD 的残缘上，无残余分流；对周边结构包括二尖瓣、三尖瓣和冠状静脉窦等无不良影响。如达到上述条件，可旋转推送杆释放封堵器，撤出鞘管，局部加压包扎。

知识点 13：经导管房间隔缺损封堵术后残余分流的处理　　副高：掌握　正高：掌握

封堵即刻可出现星点状分流，但不应出现束状的穿隔血流；分流直径小于 1mm 为微量分流；1~2mm 为少量。即刻残余分流发生率为 6%~40%，而 3 个月之后残余分流发生率仅为 0. 1%。残余分流多见于缺损不规则，封堵器偏小，或者缺损为多发或者筛孔状。措施：①微量分流，不需处理，可自行闭合；②缺损不规则导致所选封堵器偏小，可考虑换更大封堵器；③束状的分流大于 5mm，再植入 1 枚封堵器；缺损小于 5mm，不处理。

知识点 14：经导管房间隔缺损封堵术的术后处理　　副高：掌握　正高：掌握

术后局部压沙袋 4~6 小时，建议卧床 1 天；静脉给予抗生素 3 天防治感染。术后应用低分子肝素 2 天；口服阿司匹林小儿 3~5mg/(kg · d)，成人 100~150mg/d，共 6 个月；成人封堵器直径≥30mm 者可酌情加服氯吡格雷 75mg/d；有心房颤动者应服用华法林。

知识点 15：经导管室间隔缺损封堵术的适应证　　副高：掌握　正高：掌握

①膜周部室间隔缺损，VSD 上缘距主动脉右冠瓣≥2mm，无主动脉右冠瓣脱入 VSD 及主动脉瓣反流，大血管短轴切面超声示 VSD 于 9~12 点位置；②室间隔缺损修补术后残余分流；③外伤性或急性心肌梗死后室间隔穿孔；④肌部 VSD>3mm。

知识点 16：经导管室间隔缺损封堵术的禁忌证　　副高：掌握　正高：掌握

①感染性心内膜炎、心内有赘生物或存在其他感染性疾病；②严重肺动脉高压、右向左分流者；③巨大 VSD、缺损解剖位置不良，封堵器放置后可能影响主动脉瓣或房室瓣功能；④合并明显的心、肝、肾功能不全。

知识点 17：经导管室间隔缺损封堵术的术前准备　　副高：掌握　正高：掌握

（1）实验室检查：常规病史、体检及必要的化验检查（出凝血时间、肝肾功能）、超声心动图（心尖或胸骨旁五腔心切面，心底短轴切面和左心室长轴切面）、X 线胸片及心电图检查。

（2）心导管检查：10 岁以下儿童多选择全麻，≥10 岁儿童和成人在局麻下穿刺股静脉/动脉，常规给予肝素 100U/kg。先行右心导管检查，抽取各腔室血氧标本并测量压力，如合并肺动脉高压，应计算肺血管阻力和 Q_P/Q_S。左心室造影取左前斜 45°~60°+头位 20°~25°，必要时增加右前斜位造影，以清晰显示室缺的形态、大小。行升主动脉造影，观察有无主动脉瓣脱垂及反流。

知识点 18：经导管室间隔缺损的 VSD 封堵术　　副高：掌握　正高：掌握

确定可尝试封堵后，采用右冠状动脉导管或其他导管配合泥鳅导丝经股动脉至左室寻找 VSD 开口，导丝及导管过 VSD 进入右室、肺动脉（或右房、腔静脉），股静脉途径送入圈套器，将导丝由股静脉拉出，建立股静脉-右室-VSD-左室-股动脉导丝轨道。然后由静脉途径送入输送鞘管至左室心尖部，沿输送鞘管送入 VSD 封堵器，在超声及透视引导下回撤长鞘使左盘释放并与室间隔相贴，确定位置良好后，封堵器腰部嵌入 VSD，后撤长鞘，释放右盘。复查超声心动图确认封堵器位置、有无残余分流和瓣膜反流，随后做左室造影确认封堵器位置是否恰当及分流情况，并做升主动脉造影观察有无主动脉瓣反流，在 X 线及超声检查效果满意后即可释放封堵器，撤去长鞘及导管后压迫止血。

知识点 19：经导管室间隔缺损封堵术的术后处理　　副高：掌握　正高：掌握

术后心电监测，24 小时内复查超声心动图。手术后低分子肝素和抗生素应用 3 天，口服阿司匹林小儿 3~5mg/(kg·d)，成人 100~150mg/d，共 6 个月。术后观察 5~7 天情况良好后，出院随访。

知识点 20：室间隔缺损封堵术的并发症及处理　　副高：掌握　正高：掌握

（1）心律失常：术中导管和导丝刺激所致心律失常一般不需做特别处理。主要风险是三度房室传导阻滞。多发生于术后早期，近年来也有在晚期发生三度房室传导阻滞的报道。

近年的临床观察显示，术后传导阻滞的发生主要与封堵器的结构与性能有关，进口封堵器出现的晚期房室传导阻滞，与封堵器在形变过程中产生的持续张力有关。传导阻滞的处理：地塞米松（5~10）mg/d×（3~7）d 大多可改善，严重者需安装起搏器。

（2）封堵器移位或脱落：与封堵器选择偏小，操作不当有关。脱落的封堵器可用圈套器捕获后取出，否则应外科手术取出。

（3）主动脉瓣反流：与封堵器选择和操作有关。如所选择封堵器的边缘大于 VSD 至主动脉瓣的距离，封堵器的边缘直接接触主动脉瓣膜而影响主动脉瓣的关闭。封堵器左心室盘片直径大于主动脉瓣下流出道周径的 50%，封堵器放置后可引起流出道变形，导致主动脉瓣关闭不全。在主动脉瓣上释放封堵器，如操作不当也可损伤主动脉瓣，引起主动脉瓣的关闭不全，因此，不宜在主动脉瓣上释放封堵器。在释放前需行升主动脉造影以确保封堵器对主动脉瓣无影响。

（4）残余分流：若出现较明显残余分流，可选择放置另一个封堵器或弹簧圈封堵，或行外科手术处理。

知识点 21：球囊房间隔造口术（BAS）的适应证　　副高：掌握　正高：掌握

婴儿年龄<6 周最为有效。BAS 术主要适用于：①增加动脉血氧饱和度：主要为 TGA，伴或不伴有其他心脏畸形。如果患儿的血流动力学稳定、氧合足够，R 根治手术可在 12~24 小时进行者，可不必行 BAS 术；②缓解右房高压，改善右心功能不全及体循环淤血：包括三尖瓣闭锁、室间隔完整型肺动脉瓣闭锁等右心梗阻型先心病及完全性肺静脉异位引流伴限制性房间隔缺损或卵圆孔未闭等；③缓解左房高压，改善肺循环淤血：左室发育不良综合征伴限制性房间隔缺损（简称房缺）或卵圆孔未闭者。

知识点 22：BAS 的术前准备　　副高：掌握　正高：掌握

术前常规进行心电图、X 线胸片、超声心动图、血气分析及相关检查等以评价心脏畸形；维持正常体温、水电解质平衡、改善心功能不全。对于完全性大动脉转位、右室流出道梗阻型新生儿先天性心脏病等静脉滴注前列腺素 E，改善低氧血症及纠正酸中毒。

知识点 23：珠囊房间隔造口术　　副高：掌握　正高：掌握

全麻下经皮股静脉穿刺，行左右心导管术，新生儿患者行右心导管时可经卵圆孔达左房、左室。由股静脉插入造口球囊导管，在超声监测及透视引导下，经下腔静脉、右心房、通过卵圆孔或小房间隔缺损达左心房。一旦球囊导管达左心房，调整位置后，以适量稀释对比剂扩张导管尖端的球囊，然后迅速由左房抽拉球囊至右心房及右心房与下腔静脉交界处，然后再推送球囊至右心房，抽吸对比剂使球囊塌瘪后再次插入左心房，如此反复 2~4 次，直至扩张的球囊经房间隔无阻力为止，然后超声心动图复查造口大小。如果房间隔组织厚，不易撕裂，可采用切割球囊法。另外，也可在二维超声心动图引导下进行 BAS 术。

知识点 24：BAS 的疗效评价　　副高：掌握　正高：掌握

（1）动脉血氧饱和度：完全性大动脉转位 BAS 后 SaO_2 增加可达 10%以上，效果良好；而左室或右室梗阻型先心病 BAS 后 SaO_2 改变不一。

（2）左右心房平均压差：BAS 后使左右心房平均压差减少，<2mmHg 效果良好，>4mmHg 为效果不良。

（3）房间隔缺损大小：术后通过二维超声心动图观察房间隔缺损大小，通常房间隔造口直径可达 10mm 以上。

（4）症状及体征：发绀改善、呼吸及心率减慢、肝缩小、心功能不全改善。

知识点 25：主动脉缩窄球囊扩张术的适应证和禁忌证　　副高：掌握　正高：掌握

目前认为主动脉缩窄外科手术后再狭窄是主动脉缩窄球囊扩张术最好的适应证。未经外科手术的先天性主动脉缩窄是否选用球囊扩张术尚有争论，但以下情况可考虑为球囊扩张术的适应证：①局限性主动脉缩窄；②有严重的心肺功能不全，或其他严重的全身疾病不能耐受外科开胸手术。

禁忌证：未经手术的非局限性主动脉缩窄。

知识点 26：主动脉缩窄部位、程度及范围的判断　　副高：掌握　正高：掌握

经皮穿刺右股动脉，沿右股动脉将猪尾导管及导引钢丝一起插至主动脉缩窄端以远，先行测压及血氧含量测定，随后应用软直头钢丝试通过缩窄段至主动脉弓部，然后猪尾导管沿导引钢丝上行至主动脉弓直达升主动脉，分别行升主动脉或左心室造影及测量缩窄部上下压力阶差。测定主动脉缩窄部及上下部直径，并显示主动脉缩窄部位、程度、范围及主动脉弓发育情况。

知识点 27：球囊扩张　　副高：掌握　正高：掌握

根据造影情况选择适当的球囊，一般选择球囊直径相当于缩窄部直径的 2~4 倍；如无主动脉弓发育不良，则所用球囊直径应小于近端主动脉弓直径；如有主动脉弓直径发育不良，则所用球囊直径应小于降主动脉膈肌水平直径。如果单球囊不能满足，可用双球囊进行扩张，球囊长度通常为 2~4cm。将所选好的球囊沿导引钢丝送至主动脉缩窄部位，一旦球囊中央位于缩窄部，即以稀释造影剂扩张球囊直至球囊中央腰凹消失。如此反复扩张球囊并调整上下位置 3~5 次，直至球囊扩张时不出现腰凹为止。

知识点 28：主动脉缩窄球囊扩张术的疗效评价　　副高：掌握　正高：掌握

（1）一旦主动脉缩窄解除，患者股动脉搏动增强，上下肢血压趋正常，心功能不全可明显好转或获得控制，增大的左心室逐渐变小。

（2）球囊扩张术后15分钟测压，以跨缩窄部压差≤20mmHg或术后跨缩窄部压差较术前下降>50%为手术成功的标准。

（3）球囊扩张术后主动脉缩窄部直径较术前增加30%以上为手术成功的指标之一。

（4）局限性主动脉缩窄球囊扩张术效果明显高于长段的或伴有主动脉弓发育不良的主动脉缩窄球囊扩张术。

知识点29：主动脉缩窄球囊扩张术的并发症及处理　　副高：掌握　正高：掌握

（1）股动脉并发症：由于股动脉插管较粗、时间较长或局部血块形成，术毕拔管后可发生股动脉血栓形成。临床表现为局部动脉搏动减弱或消失、下肢皮肤温度下降等，可给予肝素静脉滴注全身肝素化治疗，或用尿激酶溶栓治疗。如经药物治疗无效，可经导管法或外科手术法取栓以解除动脉栓塞。

（2）动脉瘤形成：主动脉缩窄球囊扩张术后可能导致主动脉夹层或动脉瘤形成，避免使用过大球囊及防止导管在已扩张区域穿过对减少动脉瘤的发生有一定作用。此外，局限性主动脉缩窄治疗后的动脉瘤发生率低。动脉瘤可通过植入带膜支架或外科手术来治疗。

知识点30：先天性肺动静脉瘘栓塞术的适应证　　副高：掌握　正高：掌握

适应证包括先天性单发性肺动、静脉瘘，先天性多发性肺小动、静脉瘘，肺动、静脉瘘外科术后复发或残留病灶。

知识点31：先天性肺动静脉瘘栓塞术的禁忌证　　副高：掌握　正高：掌握

禁忌证包括存在肺动脉造影的禁忌证，呼吸道感染，合并中度以上的肺动脉高压，特别是用球囊导管试堵供血动脉后肺动脉压力明显升高，内科治疗难以纠正的心律失常。

知识点32：先天性肺动静脉瘘栓塞术的栓塞过程　　副高：掌握　正高：掌握

穿刺右股静脉，常规行右心导管检查及主肺动脉或选择性左右肺动脉造影。明确畸形血管部位、范围及直径。经导丝引导端孔导管至靶血管，选用较靶血管直径大30%~50%的弹簧栓子（或封堵器）送入靶血管，病变血管直径较粗或数目较多者可放置多枚栓子。10~15分钟后再行肺动脉造影、测肺动脉压及股动脉血氧饱和度，效果满意后撤出导管，压迫止血。

知识点33：冠状动脉瘘介入治疗的适应证　　副高：掌握　正高：掌握

适应证包括有明显外科手术指征的先天性冠状动脉瘘，不合并其他需要外科矫正的心脏畸形；易于安全到达且能清晰显示的瘘口狭窄；非多发的冠状动脉瘘口；少数情况下冠状动脉一支或多支（多为间隔支）形成多发的微小血管网与心腔相通，一般为冠状动脉和心肌发育异常，小梁间（窦状）隙持续存在与冠状动脉相连通所致，常与左室沟通。该种冠状动脉瘘可采用带膜支架进行栓塞。

知识点34：冠状动脉瘘介入治疗的禁忌证　　副高：掌握　正高：掌握

禁忌证包括多发性冠状动脉瘘口；栓塞后有可能影响远端冠状动脉供血或产生新的、更明显的心肌缺血改变；受累的冠状动脉极度迂曲；冠状动脉瘘口过粗难以封堵者。

知识点35：冠状动脉瘘介入治疗的栓塞过程　　副高：掌握　正高：掌握

（1）栓塞器材选择：瘘口直径5~10mm可采用普通或可控弹簧栓子；直径>10mm可采用Amplatzer动脉导管封堵器。

（2）栓塞过程：穿刺右股动、静脉，给予肝素100U/kg先行左右心导管检查，升主动脉或选择性冠状动脉造影。选择的弹簧栓子（或封堵器）直径应大于栓塞远端冠状动脉管腔的50%。全过程在心电图监测下进行，若采用不可控弹簧栓子，应先用球囊导管对靶血管进行试栓塞。观察心电图5~10分钟，如无缺血改变，可以放置栓子进行栓堵。输送途径一般经动脉系统，若瘘口大且瘘入右心系统，可建立导丝轨道后通过股静脉途径送入Amplatzer动脉导管未闭封堵器，经静脉途径栓堵。

知识点36：冠状动脉瘘介入治疗的术后处理　　副高：掌握　正高：掌握

术后置病床心电监护3~5天；术后低分子肝素抗凝24小时，口服阿司匹林，小儿3~5mg/(kg·d)，成人3mg/(kg·d)，持续6个月；应用抗生素1~2天；术后24小时，1、3、6及12个月复查超声心动图、心电图及X线胸片。

第七节　心包穿刺及引流术

知识点1：心包穿刺及引流术的概念　　副高：掌握　正高：熟练掌握

心包穿刺及引流术是采用穿刺针经皮穿刺，将心包内异常积液抽吸或通过引流管引流出来，以缓解心脏压塞或获取心包积液，达到治疗或协助临床诊断的操作方法。

知识点2：心包穿刺及引流术的目的　　副高：掌握　正高：熟练掌握

①解除心脏压塞，挽救生命；②减少心包积液量，缓解症状；③获取心包积液，用于

诊断。

心包积液量少、用其他方法能明确诊断或经特异性治疗后缓解，则不需要行心包穿刺。

知识点3：心包穿刺及引流术的适应证　　副高：掌握　正高：熟练掌握

①心脏压塞；②心脏压塞伴左心室功能衰竭；③需要心包内注入药物；④虽经特殊治疗，心包积液仍进行性增长或持续不缓解；⑤原因不明的心包积液。

知识点4：心包穿刺及引流术的禁忌证　　副高：掌握　正高：熟练掌握

（1）绝对禁忌证：主动脉夹层。穿刺引流可能导致心包内出血增加和夹层扩展，危及生命。

（2）相对禁忌证：①患者不能配合，不能保证安全操作；②未纠正的凝血障碍、正在接受抗凝治疗、血小板计数$<50\times10^9$/L；③积液量少，位于心脏后部，已被分隔的心包积液。

知识点5：心包穿刺及引流术的操作人员和设备　　副高：掌握　正高：熟练掌握

（1）操作人员：心血管专科医师1~2名，进行操作和协助；护士1名，负责协助操作或抢救治疗。

（2）操作场所：①有X线导引的心导管室；②有超声心动图导引的CCU、ICU或床旁、心导管室或手术室。

（3）设备和器械：①超声心动图或X线摄影仪；②心电-监测除颤仪、血压监测设备、心电图机、复苏设备和抢救药品；③无菌手套、帽子、口罩、消毒液；④麻醉药品常用1%~2%利多卡因；5ml注射器；⑤标本送检的试管、培养瓶等；⑥穿刺包：包括无菌纱布、消毒碗、治疗巾、洞巾、穿刺针（18号斜面薄壁）、手术刀、血管钳、弯钳；⑦引流物品：J形导丝、扩张管、引流管（多选用中心静脉导管或猪尾形导管）、缝合针线、持针器、三通连接管、延长管、引流袋；⑧贴膜、胶布。

知识点6：心包穿刺及引流术的术前准备　　副高：掌握　正高：熟练掌握

（1）患者及家属签署知情同意书。

（2）进行X线及超声检查，术者亲自核实定位，做好标记。

（3）确定适应证，排除禁忌证。

（4）检查穿刺引流设备、检测设备，描记心电图。

（5）择期操作建议禁食4~6小时。

（6）建立静脉通道。

（7）选择合适体位，应与进行X线及超声检查时相同，一般取坐位或半卧位。

(8) 根据需要选择检查指标，开好标本检查申请单，取得标本送检的容器。

知识点7：心包穿刺及引流术的穿刺定位　副高：掌握　正高：熟练掌握

(1) 通常选择：①心尖途径：胸骨左缘第5肋间，心浊音界内1~2cm，针尖指向后内侧脊柱方向。注意避开肋骨下缘，避免损伤肋间动脉；②剑突下途径：选择胸骨剑突与左肋缘夹角处，肋缘下1.5cm，穿刺针与皮肤成30°~40°，指向左肩。

(2) 其他穿刺途径：①右第4肋间处、心脏浊音界内侧约1cm处；②背部左第7或第8肋间，肩胛骨中线处，患者左臂高举；③胸骨剑突与右肋缘形成角度处；④剑突的正下方处；⑤左第4肋间处，仅在疑为左侧包裹性心包积液时应用；⑥右第5肋间，心脏浊音界内侧1~2cm处。均需超声引导，心包积液量大，或常规途径不能达到时根据临床情况选择。

知识点8：心包穿刺的具体操作　副高：掌握　正高：熟练掌握

心包穿刺应在心电、血压监测下，严格无菌操作，穿刺部位消毒，铺无菌巾。5~10ml注射器抽取1%~2%利多卡因，于穿刺点皮下注射成皮丘，然后沿预定穿刺途径负压进针，逐层浸润麻醉至心包。于穿刺点做1个2mm小切口，钝性分离皮下组织。使用5ml注射器接18号薄壁短斜面穿刺针。沿预定途径和方向缓慢负压进针。如进针时有落空感并抽出液体，表示针头已进入心包腔，应停止进针，固定穿刺针。缓慢抽取心包积液时流出不畅，可能因针头斜面未完全进入心包腔，在严密观察心律下缓慢进针1~2mm，如完全进入可顺利抽出积液。如负压进针过程中穿刺深度达到操作前超声预测的深度而无落空感或未抽到液体应将针头退出体外，冲洗穿刺针后重复操作。操作过程中应持续观察患者状况和心电图变化，严防患者肢体活动、大幅度呼吸动作，注意平稳进针，避免横向摆动，穿刺成功后及时固定针头。

知识点9：心包引流的具体操作　副高：掌握　正高：熟练掌握

穿刺针进入心包腔后取下注射器，经穿刺针送入J形导引钢丝至心包腔内，一般送入15~20cm。快速撤出穿刺针，保留导引钢丝。沿导引钢丝送入中心静脉扩张管，注意扩张管不要进入心包腔，扩张皮下后即撤出。沿导引钢丝送入中心静脉导管，一般送入15~20cm。固定静脉导管，缓慢撤出导引钢丝，导管尾端接注射器，检查回抽是否顺畅。如心包积液抽取顺畅，取下注射器，接三通连接管。可将闭式引流装置或50ml注射器连接在三通上进行心包引流。引流结束后，可在中心静脉导管内注入1~2ml肝素盐水，以防凝血块堵塞。缝合固定中心静脉导管于皮肤上，使用贴膜或无菌纱布覆盖，常规包扎。

知识点10：心包穿刺及引流术的并发症　副高：掌握　正高：熟练掌握

①刺破心脏或导致冠状动脉撕裂，引起心包积血或压塞加重；②血管迷走反射；③心律失常；④损伤邻近脏器或组织导致气胸或血气胸、腹腔脏器损伤；⑤急性肺水肿：与心包减压过快、静脉回流和右室充盈迅速增加有关；⑥气体栓塞。

第八节 心内膜心肌活检术

知识点1：心内膜心肌活检术的适应证 副高：了解 正高：了解

①各类心肌疾病的病因诊断；②急慢性心肌炎的诊断、严重程度判断和监测疗效；③心脏同种异体移植术后观察患者排斥反应的早期征象；④心脏肿瘤的诊断；⑤其他可能引起心肌病变的全身性疾病。

知识点2：心内膜心肌活检术的禁忌证 副高：了解 正高：了解

①出血性疾病，严重血小板减少症及正在接受抗凝治疗者；②急性心肌梗死、有心室内附壁血栓或室壁瘤形成者，禁忌左心室活检；③心脏显著扩大伴发严重左心功能不全者；④近期有急性感染者；⑤不能很好配合的患者；⑥分流缺损是相对禁忌证，应避免做右心室活检，以免引起矛盾性体循环栓塞。

知识点3：心内膜心肌活检术的术前准备 副高：了解 正高：了解

（1）器械包括：经皮血管穿刺针、导引钢丝、与活检钳相适应的鞘管及心室导管、活检钳（Konno-Sakakibara 钳、Scholten 活检钳、King 活检钳、Caves 钳）。

（2）标本容器和固定液。

（3）向患者说明检查的必要性和可能出现的并发症，取得患者的合作。

（4）签署手术知情同意书。

知识点4：心内膜心肌活检术的导管进入途径 副高：了解 正高：了解

右心内膜心肌活检可选颈内静脉或股静脉，左心内膜心肌活检可选肱动脉或股动脉，主要取决于基础疾病和所使用的活检钳。

知识点5：经颈内静脉途径活检的操作程序 副高：了解 正高：了解

患者取平卧位，充分暴露穿刺区域，右颈内静脉穿刺成功后置入 7F 鞘管，回抽 5ml 静脉血，肝素盐水冲管。在 X 线透视下，将活检钳（注意是闭合状态）送至右心房外侧下1/3处，逆时针旋转通过三尖瓣口进入右心室，调整钳顶端位于右心室上 1/2 处，方向指向室间隔。应避免活检钳在血管或心腔内打圈。判断位置理想后，张开钳嘴，缓慢推送，当触及心室间隔时，会出现阻力，心电监测显示室性期前收缩，操作者可感知活检钳传导的室壁搏动感。闭合钳嘴，夹取组织，缓慢回撤。如回撤阻力较大，切忌暴力牵拉，以免损伤腱索等组织。应放弃钳取，回撤活检钳，重新调整钳取位置。每名患者应至少钳取 3~5 块组织，每块大小 1.0~1.5mm。一般钳取部位在室间隔和心尖部，应避免在游离壁、流出道取材，以防心脏穿孔。

知识点6：经股静脉途径活检的操作程序　　副高：了解　正高：了解

穿刺右股静脉，置入 8F 鞘管。送入 8F 长引导管，内插入猪尾形导管，送入右心房，逆时针旋转通过三尖瓣口进入右心室。长引导管顶端指向室间隔，撤出猪尾形导管保留引导管并保持位置稳定。可注入少量对比剂，确定引导管顶端在室间隔中部。经引导管送入活检钳，适当回撤引导管，活检钳对准室间隔取材。每次钳取后应冲洗引导管。

知识点7：经股动脉途径活检的操作程序　　副高：了解　正高：了解

经右股动脉至左心室活检的应用很少，仅限于病变局限在左心室或不能在右心室活检的患者。左心室活检时，必须给予肝素抗凝。穿刺右股动脉，置入 8F 鞘管。送入长引导管，内插入猪尾形导管做引导，送至左心室中部并指向室间隔，撤出猪尾形导管。经引导管送入活检钳，活检钳的操作同右心室操作。

知识点8：活检组织处理　　副高：了解　正高：了解

（1）迅速用缓冲甲醛或95%酒精等固定，或即刻包埋并置入液氮、干冰混合物。

（2）固定后可分送光镜（10%福尔马林固定）、电镜（2.5%戊二醛固定）、组织学、病毒学及免疫学检查。

（3）石蜡包埋切片时，应对整块组织各水平进行切片或连续切片。

（4）活检心肌也可用于心肌细胞培养，供心肌细胞的病理学研究。

知识点9：心内膜心肌活检术的并发症及处理　　副高：了解　正高：了解

（1）心脏穿孔、心包积血和心脏压塞：是心内膜心肌活检术的主要并发症，发生率很低。如患者出现胸痛、呼吸困难、低血压、心动过缓或过速、颈静脉怒张等表现，应怀疑心脏穿孔可能，可用超声心动图观察有无心包积液。一旦发生，须严密观察和监测病情，补充血容量，应用升压药物；如有心脏压塞征象、血流动力学不稳定，应立即行心包穿刺抽液；持续出血者可能需要开胸手术。

（2）血栓栓塞：左心室心内膜活检或右心室心内膜活检伴有心内分流时可出现体循环血栓栓塞。注意每次操作前用肝素盐水仔细冲洗导管和活检钳，可减少血栓栓塞的危险；主要处理措施是支持疗法；栓塞所致症状常呈自限性。

（3）心律失常：在心室内操作导管或钳夹过程中常出现室早或非持续性室速，不需要特殊处理；持续性室速很少发生，一旦出现，可静脉注射利多卡因或电复律；右心室心内膜活检过程中，在右心房内操作导管会诱发房颤，通常呈自限性，如不能自行复律，可选择电复律；术前已存在左束支传导阻滞者做右心室心内膜活检可引起完全性心脏传导阻滞，须置入临时起搏器治疗。

第三篇
心血管疾病

第一章 心力衰竭

第一节 急性心力衰竭

知识点1：急性心力衰竭的概念 副高：熟练掌握 正高：熟练掌握

急性心力衰竭（AHF）是指心脏在短时间内发生心肌收缩力明显减低或心室负荷急剧加重致心排血量急剧下降，导致组织器官灌注不足和急性淤血的临床综合征。

知识点2：AHF的常见原因 副高：熟练掌握 正高：熟练掌握

（1）缺血性心脏病：①急性冠脉综合征；②急性心肌梗死机械并发症；③右心室梗死。

（2）瓣膜性心脏病：①瓣膜狭窄；②瓣膜关闭不全；③心内膜炎。

（3）心肌疾病：①围生期心肌病；②急性心肌炎。

（4）高血压/心律失常：①高血压；②急性心律失常。

（5）循环衰竭：①败血症；②甲状腺毒症；③贫血；④分流；⑤心脏压塞；⑥肺动脉栓塞。

（6）慢性心衰失代偿：①缺乏依从性；②容量超负荷；③感染，尤其是肺炎；④脑血管损害；⑤外科手术；⑥肾功能异常；⑦哮喘、COPD；⑧滥用药物。

知识点3：AHF的临床表现 副高：熟练掌握 正高：熟练掌握

（1）症状：急性肺水肿表现为突发呼吸困难，端坐呼吸，频繁咳嗽，咳粉红色泡沫样痰，烦躁大汗，面色青灰，口唇发绀。

（2）体征：典型体征为双肺布满湿啰音和哮鸣音，心尖部闻及舒张期奔马律，心率快，脉搏可呈交替脉，早期可有血压升高，严重者可出现心源性休克，甚至心脏骤停。

知识点4：AHF的早期评估 副高：熟练掌握 正高：熟练掌握

早期评估主要依据病史、正确的体格检查。系统评估非常必要。了解外周灌注情况，如皮肤温度、静脉压等。了解有无收缩期和舒张期杂音以及有无 S_3 和 S_4。急性期二尖瓣关闭不全很常见。同时要明确有无明显的主动脉瓣狭窄或关闭不全。心脏听诊可明确有无肺淤血。颈静脉充盈反映右心室充盈压增高。慢性心衰失代偿时胸腔积液较为常见。

知识点5：AHF的检查 副高：熟练掌握 正高：熟练掌握

（1）实验室检查：初始诊断评估包括全血计数、K^+、Na^+、Cl^-、肾功能、血糖、白蛋白、肝功能和INR等。低钠和肌酐水平高是急性心衰患者预后不良的征象。无急性冠脉综合征的急性心衰患者肌钙蛋白可轻度升高。

（2）动脉血气分析：所有严重呼吸窘迫的患者都应进行血气分析，了解氧分压、二氧化碳分压和酸碱平衡情况。由于组织灌注不足和 CO_2 潴留引起酸中毒的患者预后较差。无创性脉氧监测常可替代血气分析，但对 CO_2 分压和酸碱平衡状态不能提供有用信息。

（3）脑钠肽：急性期检测BNP和NT-proBNP对除外心衰有阴性预测价值。

（4）心电图：可提供关于心率、心律、心脏传导和引起心衰常见原因的有用信息。它可反映ST段抬高性或非抬高性心肌梗死。Q波常提示既往有透壁性心肌梗死。心室肥厚、束支传导阻滞、心电非同步化、Q-T间期延长等均可通过心电图明确。

（5）胸部X线：所有急性心衰患者一经住院就应立即进行胸部X线检查，以便评价肺淤血程度和其他肺部疾病，如心影增大、积液和渗出等。

（6）超声心动图：所有急性心衰患者应尽可能及早进行超声心动图检查来评估左右心室收缩功能、舒张功能、瓣膜结构和功能、心包情况及同步化情况等。

知识点6：心源性哮喘与支气管哮喘的鉴别点 副高：熟练掌握 正高：熟练掌握

（1）心源性哮喘有引起急性肺淤血的基础心脏病；支气管哮喘部分病例有过敏史或长期哮喘史。

（2）心源性哮喘平卧时加重，坐起或站立后减轻，痰为泡沫样，尤其是粉红色泡沫样痰；支气管哮喘多见于年轻人或从青少年时起病，发作前有咳嗽、喷嚏征兆。

（3）心源性哮喘可有各种相应心脏体征，尤其是奔马律，无肺气肿征；支气管哮喘心脏正常，双肺满布哮鸣音，呈呼气性呼吸困难，可有肺气肿征。

（4）X线检查中，心源性哮喘心脏常增大，肺淤血；支气管哮喘心影正常，肺野清晰或有肺气肿征。

（5）心源性哮喘使用洋地黄、快速利尿剂、吗啡常有效；支气管哮喘用吗啡后病情加重，对支气管扩张剂有效。

知识点7：急性心力衰竭的治疗目的　　副高：熟练掌握　正高：熟练掌握

急性心力衰竭的治疗目的是快速改善症状和稳定血流动力学状况。

（1）立即（急诊科/ICU/CCU）措施包括：①改善症状；②恢复氧疗；③改善器官灌注和血流动力学；④限制心肌和肾脏损害；⑤缩短ICU住院期限。

（2）暂缓紧急情况（在医院）措施包括：①稳定病情和制定最佳治疗方案；②启动改善预后的药物治疗；③选择合适患者进行器械治疗；④缩短住院日。

（3）长期和出院前处理措施包括：①制定随访计划；②指导患者进行合理生活方式调整；③提供充分的二级预防；④预防再住院；⑤改善生活质量和提高生存率。

知识点8：无创通气的适应证和禁忌证　　副高：熟练掌握　正高：熟练掌握

（1）适应证：无创通气可用于无气管内插管的患者。每位急性心源性肺水肿和高血压急性左心衰患者应尽早使用呼气末正压通气（PEEP）以便改善呼吸窘迫症状和相应的临床参数。PEEP无创通气通过降低左心室后负荷改善左心室功能。心源性休克和有心力衰竭患者慎用。

（2）禁忌证：①无意识、严重智力障碍或焦虑患者；②进行性危及生命的低氧血症需要立即气管插管的患者；③严重阻塞性气道疾病的患者。

知识点9：无创通气的使用方法和不良反应　　副高：熟练掌握　正高：熟练掌握

（1）无创通气的使用方法：①开始用5～7.5cmH_2O的PEEP，逐渐滴定到临床有反应的水平10cmH_2O；吸入氧浓度（FiO_2）≥0.40；②持续时间通常为30L/h直到患者气短和血氧饱和度得到改善。

（2）无创通气可能的不良反应：①右心衰竭严重恶化；②高碳酸血症；③焦虑；④气胸；⑤抽吸。

知识点10：急性心力衰竭的镇静或镇痛治疗　　副高：熟练掌握　正高：熟练掌握

对有气短、呼吸困难、焦虑和胸痛的急性心衰患者早期应给予吗啡。静脉给予吗啡2.5～5mg，可重复使用，要监测呼吸情况。有呕吐可使用镇吐药。伴低血压、心动过缓、进行性房室传导阻滞或CO_2潴留患者慎用。

知识点11：袢利尿药的适应证　　副高：熟悉掌握　正高：熟悉掌握

有肺淤血和容量超负荷症状存在的急性心衰患者需要静脉用利尿药。

知识点12：袢利尿药的使用方法　　副高：熟悉掌握　正高：熟悉掌握

（1）推荐初始剂量：呋塞米 20~40mg 静推；或 0.5~1mg 布美他尼；或 10~20mg 托拉塞米。起始阶段应定时监测患者尿量，可留置导尿管监测患者尿量以便评价治疗反应。

（2）如果患者有容量超负荷，呋塞米静点剂量可依据肾功能和口服剂量情况增加。也可在给予初始剂量后连续静脉滴入。呋塞米总量在初始 6 小时要少于 100mg，在初始 24 小时应少于 240mg。

（3）与其他利尿药联用：袢利尿药与噻嗪类利尿药合用可预防利尿药抵抗。急性心衰患者如果出现容量超负荷，袢利尿药加用氢氯噻嗪 25mg（口服）以及螺内酯 20~40mg 口服。小剂量联用比单药大剂量更有效，且不良反应小。

知识点 13：利尿药的剂量和适应证　　副高：熟悉掌握　正高：熟悉掌握

急性心力衰竭利尿药的剂量和适应证

液体潴留	利尿药	日剂量（mg）	注释
中度	呋塞米	20~40	依据临床症状口服或静脉使用
	布美他尼	0.1~1	依据临床反应滴定剂量
	托拉塞米	10~20	监测 K^+、Na^+、肌酐、血压
重度	呋塞米	40~100	静脉增加剂量
	呋塞米静点	5~40mg/h	优于大剂量注射
	布美他尼	1~4	口服或静脉
	托拉塞米	20~100	口服
对袢利尿药抵抗	加噻嗪类	50~100	联合优于大剂量袢利尿药
	或美托拉宗	2.5~100	如肌酐清除率<30ml/min 效果更强
	或螺内酯	20~40	如无肾衰和血钾正常或低钾为最佳选择
对袢利尿药和噻嗪类利尿药抵抗	加多巴胺或多巴酚丁胺		如伴有肾衰和低钠时考虑超滤或血液透析

知识点 14：血管扩张药的适应证　　副高：熟悉掌握　正高：熟悉掌握

收缩压>110mmHg 的急性心衰患者推荐静脉应用硝酸甘油和硝普钠。收缩压在 90~110mmHg 的患者要慎用。这些药物可降低收缩压、左心室和右心室充盈压以及外周血管阻力，改善呼吸困难。

知识点 15：血管扩张药的使用方法　　副高：熟悉掌握　正高：熟悉掌握

（1）初始硝酸甘油静脉推荐剂量 10~20μg/min，如果需要，每 3~5 分钟按 5~10μg/

min 增加剂量。注意监测血压，避免收缩压过度降低。

（2）慎用硝普钠，起始剂量 0. 3μg/(kg · min)，逐步滴定到 5μg/(kg · min)，要建立动脉通路。

（3）奈西立肽静脉使用速度可先按 2μg/kg 静注后，再以（0. 01～0. 03）μg/(kg · min）的速度静点。要严密监测血压，不推荐与其他扩血管药联用。

知识点 16：血管扩张药的不良反应　　副高：熟悉掌握　正高：熟悉掌握

血管扩张药的不良反应有头痛。急性冠脉综合征患者慎用硝普钠，因可致血压迅速降低。静滴硝酸甘油或奈西立肽也可致低血压。

知识点 17：血管扩张药使用剂量和适应证　　副高：熟悉掌握　正高：熟悉掌握

血管扩张药使用剂量和适应证

血管扩张药	适应证	剂量	主要不良反应	其他
硝酸甘油	肺淤血/肺水肿 SBP >90mmHg	起始 10～20μg/min，可增加至 200μg/min	低血压头痛	连续用易产生耐药
三硝酸异山梨醇酯	肺淤血/肺水肿 SBP >90mmHg	起始 1mg/h，可增加至 10mg/h	低血压头痛	连续用易产生耐药
硝普钠	高血压性心衰肺淤血/肺水肿 SBP>90mmHg	起始 0. 3μg/(kg · min)，增加至 5μg/(kg · min)	低血压氰化物中毒	光敏感
奈西立肽	肺淤血/肺水肿 SBP >90mmHg	2μg/kg 静注，随后 0. 015～0. 03μg/(kg · min) 静滴	低血压	

知识点 18：正性肌力药的适应证　　副高：熟悉掌握　正高：熟悉掌握

正性肌力药仅用于收缩压低或伴有低灌注或肺淤血体征的低心排血量心衰患者。低灌注体征包括四肢冰冷，皮肤潮湿，肝肾功能异常，或神志异常。如果需要，正性肌力药要尽早使用，一旦器官灌注得到恢复或肺淤血减轻应立即停用。

知识点 19：正性肌力药的使用方法　　副高：熟悉掌握　正高：熟悉掌握

（1）多巴酚丁胺：通过刺激 β_1 受体兴奋产生剂量依赖正性肌力作用。起始剂量为 2～3μg/(kg · min) 静滴，无负荷剂量。依据临床症状、对利尿药反应和临床状态来调整静脉滴注速度。可调至 15μg/(kg · min)，同时要监测血压。接受 β 受体阻滞剂治疗的患者，多巴酚丁胺剂量要增加至 20μg/(kg · min)，才能恢复其正性肌力作用。

（2）多巴胺：通过刺激 β 肾上腺素能受体来增加心肌收缩力和心排血量。一般使用中等剂量 3~5μg/(kg·min) 即有正性肌力作用。多巴胺和多巴酚丁胺对心率>100 次/分的心衰患者要慎用。一般情况下，小剂量多巴胺与较高剂量多巴酚丁胺联合使用。

(3) 米力农：PDE 抑制药，可抑制 cAMP 降解起到正性肌力和周围血管扩张作用。同时增加心排血量和每搏量，而肺动脉压力、肺毛细血管楔压、总外周及肺血管阻力下降。使用方法可先按 25~75μg/kg 于 10~20 分钟内静推，然后按 0.375~0.75μg/(kg·min) 速度静滴。冠心病患者要慎用，因其可增加中期病死率。

(4) 左西孟旦：钙增敏药，通过 ATP-敏感 K 通道介导作用和轻微 PDE 抑制作用来扩张血管。它可增加急性失代偿心衰患者心排血量、每搏量，降低肺毛细血管楔压、外周血管和肺血管阻力。使用方法：先按 3~12μg/kg 于 10 分钟内静注后，以 0.05~0.2μg/(kg·min) 连续静点 24 小时。病情稳定后滴注速度可增加。如果收缩压<100mmHg，不需要弹丸静注，可直接先开始静滴以避免发生低血压。

(5) 去甲肾上腺素：不作为一线药物。如果正性肌力药仍然不能将收缩压恢复>90mmHg、患者处于心源性休克状态时就要使用。使用剂量为 0.2~1.0μg/(kg·min)。

(6) 洋地黄制剂：这类制剂可轻微增加急性心衰患者心排血量和降低充盈压，仅用于心室率快的心房颤动患者。

知识点 20：急性心力衰竭的处理原则　　副高：熟练掌握　正高：熟练掌握

(1) 慢性心衰失代偿：推荐袢利尿药联用血管扩张药。肾功能异常者可将利尿药加量，伴低血压和器官低灌注体征时用正性肌力药物。

(2) 肺水肿：吗啡用于肺水肿，尤其是有疼痛和焦虑伴随的呼吸困难。血压正常或高于正常时使用血管扩张药，容量超负荷或液体潴留的心衰患者用利尿药。伴低血压和器官低灌注体征时用正性肌力药。血氧饱和度低者用机械通气和面罩吸氧改善。

(3) 高血压性心衰：推荐用血管扩张药，但必须密切监测血压。如果患者有容量过负荷或肺水肿则用小剂量利尿药治疗。

(4) 心源性休克：收缩压<90mmHg 的患者建议用正性肌力药。如收缩压仍不能恢复同时伴有持续器官低灌注体征，必须慎用去甲肾上腺素。同时考虑气管插管和主动脉内球囊反搏（IABP）。考虑外科治疗者可使用左心室辅助装置治疗（LVADS）。

(5) 右心衰竭：补充液体一般无效，避免机械通气。当有器官低灌注体征时要使用正性肌力药物。应考虑肺动脉栓塞和右心室梗死的问题。

(6) 急性心力衰竭和急性冠脉综合征（ACS）：所有伴有心衰症状和体征的 ACS 患者要做超声心动图评估收缩和舒张功能、瓣膜情况，要除外其他心源性异常或心梗的机械并发症。

第二节　慢性心力衰竭

知识点 1：慢性心力衰竭的概念　　副高：熟练掌握　正高：熟练掌握

心力衰竭是心肌梗死、心肌病、血流动力学负荷过重、炎症等任何原因引起的心肌损伤，造成心肌结构和功能的变化，最后导致心室泵血或充盈功能低下。慢性心力衰竭（CHF）是指持续存在的心力衰竭状态，患者可以表现为各种原发的心血管疾病，即存在心脏重构，从未发生心功能不全征象；或有心功能不全征象，仅通过影像学检查证实，临床无心力衰竭症状和体征；或存在心力衰竭的症状及体征，主要表现为气短、疲乏、运动耐量受限和（或）液体潴留。

知识点2：慢性心力衰竭的阶段和诊断标准　　副高：熟练掌握　正高：熟练掌握

（1）心力衰竭易患阶段：即前心力衰竭阶段，此阶段存在发生心脏病和心力衰竭的高危因素，没有明显的心脏结构异常，没有心力衰竭的症状和体征，危险因素包括高血压、动脉粥样硬化、糖尿病、肥胖、代谢综合征、酗酒及服用对心脏有毒害作用的物质、风湿热史、心肌病家族史等，这些危险因素造成心脏初始损伤，也可称为心脏重构的启动阶段。

（2）无症状心力衰竭阶段：此阶段存在心脏重构，有器质性心脏病，无心力衰竭的症状和体征，实验室检查存在心功能不全的征象；无症状的瓣膜性心脏病；陈旧性心肌梗死等，也可称为心脏重构阶段。从这一阶段起，临床诊断进入心力衰竭范围。

（3）有症状心力衰竭阶段：此阶段有器质性心脏病，近期或既往出现过心力衰竭的症状和体征。可以分为左心衰、右心衰和全心衰。根据左心室射血分数（LVEF 小于或大于45%）又可以分为 LVEF 下降的心力衰竭（HFrEF 或收缩性心衰）和 LVEF 正常或代偿的心力衰竭（HFnEF 或舒张性心力衰竭）。

（4）顽固性或终末期心力衰竭阶段：此阶段器质性心脏病严重，即使合理用药，静息时仍有心力衰竭的症状，需特殊干预，如长期或反复因心力衰竭住院治疗；拟行心脏移植；需持续静脉用药缓解症状；需辅助循环支持等。

知识点3：HFnEF 的概念及诊断标准　　副高：熟练掌握　正高：熟练掌握

HFnEF 是指因左心室松弛和充盈异常导致心室接受血液的能力受损，表现为心室充盈压升高，肺静脉或体循环静脉淤血，而心脏收缩功能相对正常，尚能维持适当的每搏量的一组临床综合征。

HFnEF 的诊断标准：①存在典型心衰的症状和体征；②左心室射血正常或轻度异常，LVEF≥45%，左室舒张末期容积不大；③超声心动图存在左心室舒张功能异常的证据；④排除其他的心脏结构异常，如心瓣膜疾病、心包疾病、先天性心脏病，原发性肺动脉高压合并右心衰。

知识点4：HFrEF 的诊断标准　　副高：熟练掌握　正高：熟练掌握

①存在心衰的症状和体征；②LVEF<45%；③左心室舒张末期容积增大。

知识点5：舒张性心力衰竭的临床表现　　副高：熟练掌握　正高：熟练掌握

舒张性心力衰竭的临床表现主要为肺循环淤血和体循环淤血的症状和体征，如劳动耐力下降、劳力性呼吸困难、夜间阵发性呼吸困难、颈静脉怒张、淤血性肝大和下肢水肿等。X线胸片可显示肺淤血，甚至肺水肿的改变。超声心动图显示LVEF大于50%和左心室舒张功能减低的证据。

知识点6：纽约心脏学会NYHA心功能分级　　副高：熟练掌握　正高：熟练掌握

（1）Ⅰ级：体力活动不受限。平常体力活动不引起过度气短、疲乏或心悸。

（2）Ⅱ级：体力活动轻度受限。静息时舒适，但平常体力活动引起过度气促、疲乏或心悸。

（3）Ⅲ级：体力活动显著受限。静息时舒适，但比平常轻的体力活动引起过度气短、疲乏或心悸。

（4）Ⅳ级：不能没有不适地进行任何体力活动。静息时也存在症状。进行任何体力活动便增加不适。

知识点7：CHF的临床评估　　副高：熟练掌握　正高：熟练掌握

第一步是明确有无心衰的症状和体征；第二步判断是否存在心脏重构和功能异常的客观依据；第三步是明确具体心脏病病因及特殊病理生理机制和本次心衰发作的诱因。

知识点8：CHF的主要临床症状　　副高：熟练掌握　正高：熟练掌握

（1）呼吸困难：左心衰的主要表现之一，随着心力衰竭程度的加重，依次表现为劳力性呼吸困难、端坐呼吸、夜间阵发性呼吸困难、静息呼吸困难和急性肺水肿。

（2）运动耐量降低：运动耐量降低表现为劳力时或日常活动时气促、乏力、活动受限。疲乏或无力的患者常伴有肢体沉重感。

（3）体循环淤血：右心衰相关的症状，淤血性肝大伴随的不适，如腹胀、腹部钝痛、右上腹沉重感等；胃肠道淤血的症状，如食欲下降、恶心、胃部气胀感、餐后不适及便秘等。

（4）其他：低心排血量相关的症状，如神志模糊、软弱、肢体冰冷。心衰早期可出现夜尿增多，少尿是心衰加重的一种征兆。长期慢性的肾血流减少可出现肾功能不全的表现，即心肾综合征。心衰患者可有贫血的症状。重度心衰的老年患者，可出现反应迟钝、记忆力减退、焦虑、头痛、失眠、噩梦等精神症状。

知识点9：CHF的容量负荷的状况　　副高：熟练掌握　正高：熟练掌握

（1）体循环静脉高压：三尖瓣反流时，颈静脉搏动明显。正常吸气时，心衰患者的颈静脉压升高。轻度的右心衰患者，静息时颈静脉压力可以正常，但是肝颈静脉反流征阳性，提示腹部充血和右心无法接受和射出增多的血容量。

（2）肺部啰音：肺底满布湿性啰音是左心衰至少中度以上的特征性体征，通常出现在双侧肺底，如果单侧出现，则以右侧常见，可能与一侧的胸膜渗出有关。急性肺水肿时，双肺满布粗糙的水泡音和哮鸣音，可伴有粉红色泡沫痰。支气管黏膜充血，过多的支气管分泌物或支气管痉挛可引起干啰音和喘鸣。

（3）肝大：肝大常出现在水肿之前。如果近期内肝脏迅速增大，由于包膜被牵拉可出现触痛，长期心衰的患者触痛可消失。严重的慢性心衰患者，或三尖瓣疾病及缩窄性心包炎引起严重淤血性肝大的心衰患者，也可以出现脾大。

（4）水肿：心衰患者水肿的特征为首先出现于身体低垂的部位，常为对称性和可压陷性。可走动的患者首先表现为下午踝部水肿，经过夜间休息，清晨水肿消失；长期卧床的患者表现为骶尾部水肿。终末期心衰的患者，水肿严重且呈全身性，伴有体重增加，此时心电图可见 QRS 波群振幅降低。长期的水肿可以导致下肢皮肤色素沉着、红化和硬结等。合并营养不良或肝功能损害、低蛋白血症时，也可出现全身水肿。

（5）胸腔积液、腹腔积液：胸腔积液的出现表明体静脉或肺静脉压力增高，以双侧多见，如为单侧则以右侧更多见。出现胸腔积液，会进一步加重呼吸困难。随着心衰的改善，胸腔积液可以逐步吸收，偶尔叶间包裹性渗出液可持续存在，需要胸腔穿刺治疗。

知识点10：CHF 的心脏和血管体征　　副高：熟练掌握　正高：熟练掌握

（1）心脏扩大：心脏扩大见于大多数慢性收缩性心衰的患者，此体征无特异性，一部分患者，如单纯舒张期心衰、慢性缩窄性心包炎或限制性心肌病、急性心衰的患者等无此体征。

（2）奔马律：儿童或年轻人，可以听到生理性第三心音，40 岁以上的成人极少听到，一旦出现通常是病理性的，多数来自左心室，可见于任何年龄的心衰患者。第三心音奔马律是预测死亡或住院的独立危险因素。

（3）P_2（肺动脉瓣区第二心音）亢进和收缩期杂音：随着心衰的发展，肺动脉压力增高，肺动脉瓣区第二心音逐渐增强（$P_2>A_2$）并且广泛传导。收缩期杂音在心衰患者中很常见，多继发于心室或瓣环的扩张所引起的功能性二尖瓣或三尖瓣反流，治疗后杂音可以减轻。

知识点11：CHF 病因、诱因及并发症的体征　　副高：熟练掌握　正高：熟练掌握

器质性心脏病病因的体征，例如，风湿性瓣膜性心脏病的心脏杂音等；心衰诱因和并发症相关的体征，如肺部感染、甲状腺增大、血管杂音、皮疹、黄疸和栓塞征象等。

知识点 12：CHF 的影像学常规检查　　副高：熟练掌握　正高：熟练掌握

（1）心电图：心衰常并发心脏电生理传导异常，导致房室、室间或室内运动不同步（不协调），房室不协调表现为心电图 PR 间期延长，使左心室充盈减少；左右心室间不同步表现为左束支传导阻滞，使右心室收缩早于左心室；室内传导阻滞在心电图上表现为 QRS 时限延长（>120ms）。均严重影响左心室收缩功能。

（2）X 线胸片：X 线胸片显示心脏大小的外部轮廓，肺淤血、肺水肿、胸腔积液、肺动脉高压、大血管病变、肺部疾病等，侧位胸片能够反映右心室的大小，不应省略。

（3）超声心动图和多普勒超声心动图：二者在左室射血分数正常或代偿的心衰诊断方面具有较大的价值。通常将其分为松弛异常、假性正常化、可逆性限制型和不可逆限制型四级。主要通过二尖瓣流速 E/A，减速时间 DT，Valsalva 动作时 E/A 的变化，舒张早期二尖瓣流速/二尖瓣环间隔处心肌舒张的速度 E/e′，二尖瓣 A 波的时间减去肺静脉回流的 A 波时间等指标进行评估。

知识点 13：CHF 的影像学选择性应用检查　　副高：熟练掌握　正高：熟练掌握

（1）放射性核素心室显影及核素心肌灌注显像：当超声心动图不能提供足够的心功能信息时或者透声窗小、图像显示不清楚时，可选择放射性核素心室显影，能准确测定心室容积、射血分数及室壁运动。核素心肌灌注显像可诊断心肌缺血和 MI，并对鉴别扩张型心肌病或缺血性心肌病有一定帮助。

（2）心脏磁共振显像：是评估右心结构和功能最好的方法，需要操作者手动选取多重切面，解剖节段的截取需要人工编辑。本法有助于评价左右腔室容积、局部室壁运动、心肌厚度和肌重，尤其适用于检测先天性缺陷（如右心室发育不良、心肌致密化不全）、肿物或肿瘤、心包疾病等，同时评价心功能，区别存活心肌或瘢痕组织。

（3）冠状动脉造影：适用于有心绞痛或心肌梗死，需血管重建，或临床怀疑冠心病的患者；也可鉴别缺血性或非缺血性心肌病，对 65 岁以下不明原因的心衰可行冠脉造影。

（4）心内膜活检：有助于明确心肌炎症性或浸润性病变的诊断；评估癌症患者继续服用抗癌药物的危险性；拟行心脏移植前证实心脏病性质，权衡心脏移植可行性；发现巨细胞性心肌炎，为选择机械循环支持或心脏移植提供依据。

（5）有创性血流动力学检查：主要用于严重威胁生命，并对治疗无反应的泵衰竭患者，或需对呼吸困难和低血压休克做鉴别诊断的患者。

（6）动态心电图：用于怀疑心衰诱因与心律失常有关时；陈旧性心梗患者怀疑心动过速拟行电生理检查前；拟行 ICD 治疗前。不宜常规运用动态心电图，评估 T 波电交替、心率变异性，不主张常规行信号平均心电图检查。

（7）心肺运动试验：该试验检测的运动峰氧耗量主要用于心脏移植前的评估。当无法确定运动耐量降低是否与心力衰竭有关时，可行心肺运动试验。心肺运动试验能够客观反映患者的运动耐量，同时也能显示患者心脏的储备功能。

知识点 14：心内膜活检的推荐　　副高：熟练掌握　正高：熟练掌握

（1）Ⅰ级推荐：新近突然发作的不明原因的严重心衰，时间小于 2 周，心脏大小正常或左心室扩大伴有血流动力学紊乱；新近发作的不明原因的心衰，2 周到 3 个月，伴有左心室扩大和新发的室性心律失常，二度Ⅱ型或三度房室传导阻滞，常规治疗 1～2 周无效。

（2）Ⅱa 级推荐：不明原因的心衰，3 个月以上，伴有左心室扩大和新发的室性心律失常，二度Ⅱ型或三度房室传导阻滞，常规治疗 1～2 周无效；不明原因心衰和心室扩张，怀疑变态反应并且嗜酸性粒细胞增多，心衰怀疑与抗癌药物（蒽环类抗生素）引起的心肌病有关；不明原因的限制性心肌病伴有心衰；怀疑心脏肿瘤；儿童不明原因心肌病。

知识点 15：CHF 的实验室检查　　副高：熟练掌握　正高：熟练掌握

实验室检查可证实导致或加重心力衰竭的病因和诱因，初诊心衰患者应当完成血常规、尿常规、血清电解质（钙、镁）、肾功能（BUN、Cr）、空腹血糖（糖化血红蛋白）、血脂、肝功能和甲状腺功能的测定。随诊时应常规监测血清电解质和肾功能。

知识点 16：心衰患者初诊临床评估的一级推荐和随访时的临床评价
副高：熟练掌握　正高：熟练掌握

（1）心衰患者初诊临床评估的一级推荐：①采集完整的病史和进行全面体格检查，以评价导致心衰发生和发展的心源性和非心源性疾病或诱因；②仔细询问饮酒史、违禁药物或化疗药物应用史；③评估心衰患者耐受日常生活和运动的能力；④所有患者检测血和尿常规、肝肾功能、血清电解质、空腹血糖、血脂，检查甲状腺功能、12 导联心电图及 X 线胸片；⑤所有患者行二维和多普勒超声心动图检查，评价心脏大小、室壁厚度、LVEF 和瓣膜功能；⑥有心绞痛和心肌缺血的患者行冠脉造影检查。

（2）随访时的临床评价：①日常生活和运动能力；②容量负荷状况并测量体重；③饮酒、违禁药物及化疗药物应用情况。

知识点 17：有助于判断心衰预后和存活的参数　　副高：熟练掌握正高：熟练掌握

有助于判断心衰的预后和存活的临床参数有 LVEF 下降、NYHA 分级恶化、低钠血症的程度、运动峰耗氧量减少［<10～14ml/(kg・s)］、血细胞比容降低、心电图 12 导联 QRS 增宽、慢性低血压、静息心动过速、肾功能不全（血肌酐升高、eGFR 降低）、不能耐受常规治疗以及难治性容量超负荷。

知识点 18：左心衰竭引起呼吸困难的鉴别　　副高：熟练掌握　正高：熟练掌握

左心衰竭引起的呼吸困难需与下列情况相鉴别：

（1）神经性呼吸困难：多为心脏神经症患者，做1次深呼吸，症状可暂缓解，呼吸频率不增加，无心脏体征。

（2）慢性阻塞性肺疾病：尤其伴肺气肿时，亦可有呼吸困难，但有慢性支气管、肺及胸廓疾病的既往病史，常有肺气肿征，发绀比呼吸困难重，咳痰后缓解，不一定需要坐起。如进行血气分析及肺功能测定，则更有利于鉴别。

知识点19：慢性心力衰竭与其他疾病的鉴别　　副高：熟练掌握　正高：熟练掌握

慢性心力衰竭需要与一些具有颈静脉充盈或怒张、静脉压升高、肝大、水肿和腹腔积液等表现的疾病相鉴别。

（1）心包积液或缩窄性心包炎：无心脏病史，可以平卧，无气短。颈静脉充盈而肝颈静脉回流征阴性，心脏听诊无杂音，心脏搏动弱，心音遥远，肺动脉瓣 S_2 不亢进；心包积液者，其扩大的心浊音界可随体位而改变，并有奇脉。超声心动图可显示心包积液的液性暗区，X线摄片可见心包蛋壳样钙化影为缩窄性心包炎的特征，具有鉴别诊断的价值。

（2）心源性水肿与肾源性水肿：前者逐渐形成水肿，后者则发展迅速。水肿开始部位，前者呈上行性，后者则多从眼睑开始，自上而下。前者伴有心力衰竭的其他征象，如心脏扩大、心脏杂音、静脉压增高等，而后者伴有肾脏疾病的其他征象，如蛋白尿、血尿、管型尿等。

（3）门脉性肝硬化：无心脏病基础和心脏体征，主要表现为肝病特征，如腹壁静脉曲张及蜘蛛痣、脾大、肝功能不全等，有颈静脉怒张等上腔静脉受阻体征。但右心衰竭晚期亦可发生心源性肝硬化。

知识点20：慢性心力衰竭的治疗原则或目标　　副高：熟练掌握　正高：熟练掌握

根据慢性心衰发生发展的四个阶段，治疗原则或目标分别有所不同：①心力衰竭易患阶段：控制或消除各种导致心力衰竭和心脏重构的危险因素，早期阻断心室重构的始动环节，预防心室重构的发生；②无症状心力衰竭阶段：逆转或减缓心脏重构的进展，治疗心脏病的病因，防止进展到有症状心力衰竭，减少不良事件；③有症状心力衰竭阶段：改善或消除心衰的症状和体征，逆转或减缓心脏重构，降低心衰的病死率或致残率；④顽固性或终末期心力衰竭阶段：提高患者生存质量，降低心衰住院率。

知识点21：慢性心力衰竭的降压目标　　副高：熟练掌握　正高：熟练掌握

一级目标血压<140/90mmHg；高危人群（糖尿病、或肾功能不全、或脑卒中/TIA史）血压<130/80mmHg；肾功能不全，尿蛋白>1g/d，血压<125/75mmHg。

知识点22：慢性心力衰竭的调脂治疗目标　　副高：熟练掌握　正高：熟练掌握

积极的调脂治疗将减少冠心病和动脉粥样硬化的发生，慢性心衰患者的调脂治疗目标：①极高危人群：LDL-C<2.07mmol/L；②高危人群：LDL-C<2.6mmol/L；③中危人群：LDL-C<3.41mmol/L；④低危人群：LDL-C<4.14mmol/L。

知识点23：慢性心力衰竭的糖尿病治疗目标　　副高：熟练掌握　正高：熟练掌握

餐前血糖<5.6mmol/L（次级目标7.2mmol/L），餐后2小时血糖<7.8mmol/L（次级目标<10mmol/L），糖化血红蛋白（HbAlc）<7%，LDL<100mg/dl，TG<150mg/dl，HDL>40mg/dl。

知识点24：动脉粥样硬化的ABCDE治疗方案　　副高：熟练掌握　正高：熟练掌握

确定冠心病的诊断和存在外周动脉粥样硬化的依据，推荐抗动脉粥样硬化的治疗，建议采用ABCDE方案：A：抗血小板聚集或抗凝，抗RAS系统，推荐阿司匹林和血管紧张素转换酶抑制药，不能耐受ACEI的患者选用ARB，心梗后患者加用醛固酮受体阻滞药，特殊情况选用其他抗血小板聚集药物或抗凝；B：控制血压，使用β受体阻滞剂；C：调脂治疗，戒烟以及不暴露在吸烟环境；D：健康饮食，治疗糖尿病；E：运动和健康教育。

知识点25：无症状心力衰竭阶段的治疗　　副高：熟练掌握　正高：熟练掌握

（1）逆转心脏重构的治疗：一旦明确存在左心室重构，推荐使用ACE抑制药和β受体阻滞剂。大规模的临床研究证实，慢性左心室射血分数下降而无症状的患者长期应用ACEI可延续心衰症状的发生，降低心衰病死率和住院的联合终点。心肌梗死的患者联合应用ACEI和β受体阻滞剂可以降低再梗死和死亡的危险，延缓心力衰竭的进展。

（2）针对病因治疗：冠心病、心肌梗死和心绞痛的患者应遵循相应的指南进行冠脉血运重建，挽救缺血和冬眠的心肌，逆转和阻断心室重构。瓣膜性心脏病，如严重的主动脉瓣或二尖瓣狭窄或关闭不全，即使没有心力衰竭的症状也应考虑行瓣膜修复（球囊扩张）或置换术。

（3）无症状心力衰竭阶段的药物推荐：除非存在禁忌证，推荐使用血管紧张素转换酶抑制药（ACEI）和β受体阻滞剂，逆转心脏重构，延缓无症状心功能不全进展到有症状心衰。不能耐受ACEI者，可选用ARB。

知识点26：治疗中避免使用的药物　　副高：熟悉掌握　正高：熟悉掌握

下列药物可加重心衰症状，应尽量避免使用：①非甾体类抗炎药和COX-2抑制药，可引起钠潴留、外周血管收缩，减弱利尿药和ACEI的疗效，并增加其毒性；②皮质激素、生长激素或甲状腺激素等激素疗法；③Ⅰ类抗心律失常药物；④大多数CCB，包括地尔硫䓬、维拉帕米、短效二氢吡啶类制剂；⑤“心肌营养”药，包括辅酶Q_{10}、牛磺酸、抗氧化药等，因疗效尚不确定，且和治疗心衰的药物之间可能有相互作用，不推荐使用。

知识点27：利尿剂的常用制剂 副高：熟悉掌握 正高：熟悉掌握

①排钾利尿剂：氢氯噻嗪（双氢克尿噻），口服25～50mg/d；呋塞米（速尿），口服或肌内注射，20mg/d，亦可静脉注射，属强效利尿剂；②保钾利尿剂：如螺内酯（安体舒通），口服20～40mg/d。

知识点28：ACEI的禁忌证 副高：熟悉掌握 正高：熟悉掌握

对ACEI有致命性不良反应，如血管神经性水肿、无尿性肾衰竭或妊娠妇女，属绝对禁忌证。双侧肾动脉狭窄、血肌酐>225μmol/L、高钾血症（>5.5mol/L）和低钾血症时需慎用。

知识点29：ACEI的注意事项 副高：熟悉掌握 正高：熟悉掌握

（1）对有液体潴留的心衰患者，应在使用利尿药的基础上选用ACEI。

（2）对血流动力学或临床状况不稳定的患者，如合并低血容量或低钠血症的心衰患者，使用ACEI易引起低血压或减弱利尿药的疗效，应暂停ACEI直至病情稳定。

（3）从小剂量开始，逐渐增加到临床试验使用的靶剂量或者至少达到临床研究中的平均剂量，作为心衰的基础治疗，并长期坚持服用。

（4）ACEI与β受体阻滞剂的联用有协同效应，不必因ACEI未达到靶剂量而延缓β受体阻滞剂的应用。

（5）禁止突然停药，因有可能加重心衰，除非发生严重不良反应。临床应密切观察药物不良反应，定期（首次用药后1～2周，剂量调节期、维持期）监测肾功能和血钾，必要时查血常规等。

知识点30：β受体阻滞剂的常用制剂 副高：熟悉掌握 正高：熟悉掌握

β受体阻滞剂的常用制剂：①选择性$β_1$受体阻滞剂：美托洛尔12.5mg，每日1次；比索洛尔1.25mg，每日2次；②兼有$β_1$、$β_2$和$α_1$受体阻滞剂作用的制剂：卡维地洛3.125mg，每日2次，均以极小的剂量开始，如能耐受，2～4周剂量加倍，达到维持量。症状改善常在用药2～3个月出现。

知识点31：β受体阻滞剂的适应证和禁忌证 副高：熟悉掌握 正高：熟悉掌握

（1）适应证：所有NYHA心功能Ⅱ、Ⅲ级病情稳定，LVEF<40%的患者，均需应用β受体阻滞剂，除非有禁忌或不能耐受。心功能Ⅳ级，如病情已稳定，无水肿且不需静脉用

药者，亦可谨慎使用。

（2）禁忌证：支气管痉挛性疾病、心动过缓（心率<60 次/分）、二度及以上房室传导阻滞（AVB）均不能应用。

知识点 32：β 受体阻滞剂的注意事项　　副高：熟悉掌握　正高：熟悉掌握

（1）起始治疗前患者体重恒定，无液体潴留，利尿药已维持在最合适剂量，血流动力学状态稳定。

（2）β 受体阻滞剂必须从极小剂量开始，逐渐增加，达最大耐受量或目标剂量后长期维持，即达到 β 受体有效阻滞的剂量，以目标心率为准，即清晨静息心率为 55~60 次/分。

（3）使用 β 受体阻滞剂期间（包括调整剂量），应密切观察药物不良反应，注意监测有无低血压、液体潴留、心衰恶化、心动过缓和房室传导阻滞等。

知识点 33：ARB 的适应证　　副高：熟悉掌握　正高：熟悉掌握

①不能耐受 ACEI 的 LVEF 低下的患者，可减低病死率和减少并发症；②对轻、中度心衰且 LVEF 低下者，特别因其他指征已用 ARB 者，ARB 可代替 ACEI 作为一线治疗；③常规治疗后心衰症状持续存在，且 LVEF 低下者，可考虑加用 ARB。

知识点 34：MRA 盐皮质激素/醛固酮受体阻滞药　　副高：熟悉掌握　正高：熟悉掌握

（1）螺内酯：是最常用的醛固酮受体阻滞药，不良反应除高钾血症和肾功能恶化外，还可能引起男性乳房不适和增大。

（2）依普利酮：是选择性醛固酮受体阻滞药，只作用于盐皮质激素受体，不作用于雄激素和孕酮受体。因为其可能引发高钾血症，有高血钾（>5. 5mmol/L）、伴有蛋白尿的 2 型糖尿病、肾病的患者不能使用。此药同时禁止用于正在补钾、使用利尿剂（如阿米洛利、螺内酯、氨苯蝶啶）或强细胞色素 P450 3A4 抑制剂（如酮康唑或伊曲康唑）的患者。

知识点 35：醛固酮受体阻滞药的应用指征　　副高：熟悉掌握　正高：熟悉掌握

①在肾功能代偿、血肌酐浓度男性≤2. 5mg/dl，女性≤2. 0mg/dl，血钾<5. 0mmol/L 的条件下，LVEF 降低，中、重度心力衰竭患者，常规治疗的基础上加用醛固酮受体阻滞药；②心肌梗死后伴有左心室功能不全或心力衰竭的患者。

知识点 36：醛固酮阻滞药的应用和注意事项　　副高：熟悉掌握　正高：熟悉掌握

（1）从小剂量开始加量至螺内酯 25mg/d，依普利酮 50mg/d，或酌情隔天 1 次，长期维持。

（2）正在补钾的患者和潜在肾功能不全的患者容易发生高钾血症和肾衰竭，停止补钾，加用袢利尿药，靶剂量的 ACEI 或 ARB 减量。肌酐清除率<30ml/min 时禁用醛固酮受体阻滞药。

（3）老年或低体重指数（瘦、肌肉少）的患者血肌酐水平不能准确反映肌酐清除率时，建议使用肾小球滤过率或肌酐清除率监测肾功能的改变。

（4）密切监测血钾和肾功能，近期肾功能不全、高钾血症，尤其是需要胰岛素治疗的糖尿病患者不用醛固酮阻滞药。一旦出现腹泻或其他原因的脱水，应紧急评估是否需要停用该类药物。

知识点37：洋地黄制剂的禁忌证　　副高：熟悉掌握　正高：熟悉掌握

①旁道下传的预激综合征合并快速型室上性心动过速、心房扑动、心房颤动；②已出现洋地黄中毒表现者；③窦性心律的单纯二尖瓣狭窄；④二度或高度房室传导阻滞；⑤病态窦房结综合征，尤其是老年患者，又无起搏器保护者；⑥单纯性左心室舒张功能障碍性心力衰竭。

知识点38：洋地黄中毒的临床表现与处理　　副高：熟悉掌握　正高：熟悉掌握

（1）临床表现：①心外表现：主要为胃肠道症状和神经精神症状，如厌食、恶心、呕吐、疲乏、失眠、视物模糊、黄视等；②心脏表现：主要为心力衰竭的加重和出现各种类型的心律失常。快速房性心律失常又伴有传导阻滞，是洋地黄中毒的特征性表现。

（2）处理：①立即停药；②补充钾及镁盐，但对肾衰竭、高血钾、窦房阻滞、窦性停搏、二至三度房室传导阻滞者禁用；③快速性心律失常的治疗，可用苯妥英钠或利多卡因；④缓慢性心律失常的治疗；⑤特异性地高辛抗体的应用。

知识点39：伊伐布雷定的优点和适应证　　副高：熟悉掌握　正高：熟悉掌握

盐酸伊伐布雷定是一种窦房结 I_f 电流选择特异性抑制剂。与β受体阻滞剂相比，不影响性欲，不引起呼吸道收缩或痉挛、心动过缓等不良反应或反跳现象。对窦性心律，EF≤35%，尽管用了循证剂量的β受体阻滞剂（或最大耐受量）、ACEI（或 ARB）和 MRA 治疗心率仍≥70 次/分，且持续存在症状（NYHA Ⅱ～Ⅳ级）患者，应考虑使用，以降低心力衰竭住院危险。

知识点40：推荐抗凝或抗血小板治疗的情况　　副高：熟练掌握　正高：熟练掌握

慢性心衰合并下列情况推荐抗凝或抗血小板治疗：①慢性房颤，阵发性房颤，既往有体循环或肺循环栓塞史，包括脑卒中及一过性脑缺血的患者推荐应用华法林，监测 INR，使其维持在2~3；②对曾有房颤发作史的所有心衰患者，即使窦性心律者，也予抗凝维持治疗；③冠心病近期大面积的前壁心肌梗死或室壁瘤；近期心肌梗死伴有左室血栓，选用华法林，将INR维持在2~3，持续到心肌梗死后3个月；④心衰伴有左心室血栓，根据血栓的特点，如大小、活动度、钙化程度决定治疗方式，如果不准备手术，应使用华法林抗凝；⑤心衰合并高凝状态，如围生期心肌病、卵圆孔未闭，推荐使用华法林抗凝；⑥有抗凝治疗指征者必须抗凝，但同时存在出血等高风险的心衰患者，推荐抗血小板治疗；⑦抗血小板治疗：心衰伴有明确动脉粥样硬化疾病，如冠心病或心肌梗死，糖尿病和脑卒中等有二级预防适应证的患者必须应用阿司匹林，其剂量为每天75~150mg；⑧大剂量的阿司匹林和非甾体类抗炎药都能使病情不稳定的心衰患者加重。除非存在抗凝或抗血小板治疗的适应证，否则慢性心衰的患者不推荐常规使用华法林或阿司匹林。

知识点41：HFnEF的治疗　　副高：熟练掌握　正高：熟练掌握

（1）针对病因治疗：进行基础心脏病的规范化治疗，对高血压伴有HFnEF的患者强化降压治疗，达标血压宜低于单纯高血压患者的标准，即收缩压<130mmHg、舒张压<80mmHg；冠心病的高危患者，推荐血运重建；治疗糖尿病；纠正贫血、甲状腺功能亢进、动静脉瘘等高动力学状态；有可能转复为窦性心律的心房纤颤患者，恢复窦律并维持窦律等。

（2）缓解症状：有液体潴留征象的患者选用利尿药，可以选用噻嗪类利尿药或袢利尿药，噻嗪类利尿药无效时，改用袢利尿药。过度利尿有可能影响血压，使肾功能恶化，应该避免；快速心房纤颤的患者控制心室率，可选用β受体阻滞剂或非二氢吡啶类钙离子通道阻滞药。

（3）逆转左心室肥厚，改善舒张功能：推荐使用ACEI、ARB、β受体阻滞剂等。维拉帕米有益于肥厚型心肌病。对心肌肥厚或纤维化疾病的患者，如高血压、糖尿病等，可以应用醛固酮受体阻滞药。

（4）地高辛不能增加心肌的松弛性，故不推荐使用。

知识点42：慢性心力衰竭的非药物治疗　　副高：熟练掌握　正高：熟练掌握

（1）心脏再同步化治疗：对窦性心律、QRS≥130ms、呈LBBB QRS图形、EF≤30%、功能状态良好、预期生存>1年的患者，推荐植入CRT或CRT-D以降低因心力衰竭住院和早亡的危险。

（2）埋藏式心律转复除颤器（ICD）：对有引起血流动力学不稳定的室性心律失常、功能状态良好、预期生存期>1年的患者，推荐用ICD降低猝死危险。

（3）主动脉内球囊反搏术（IABP）：是通过动脉置入一根带气囊的导管到降主动脉内、左锁骨下动脉开口的远端，在心脏舒张期气囊充气，心室收缩前气囊排气，从而起到辅助衰竭心脏的作用，是最广泛应用的心脏辅助装置。

（4）心室辅助装置：本治疗传统上用于心源性休克，难治性心律失常患者也是候选对象。终末期心衰患者无法接受心脏移植者，置入左室辅助装置可明显提高生存率和生活质量。

（5）心脏移植：主要适用于无其他可选择治疗方法的重度心衰患者。

知识点43：我国心脏同步化治疗的适应证　副高：熟练掌握　正高：熟练掌握

①Ⅰ类适应证：缺血性或非缺血性心肌病；②尽管优化的药物治疗，心功能仍为NYHA分级Ⅲ级或可以走动的Ⅳ级；③窦性心律；④左室射血分数≤35%；⑤左室舒张末直径≥55mm；⑥QRS间期≥120ms，伴有心脏运动不同步。

知识点44：心脏同步化治疗的处理要点　副高：熟练掌握　正高：熟练掌握

①严格遵循适应证，选择适当的治疗人群；②应用超声心动图技术更有益于评价心脏收缩的同步性，提高手术成功率，尽量选择理想的左心室电极导线植入部位，通常为左心室侧后壁；③术后进行起搏参数优化，包括AV间期和VV间期的优化；④尽可能维持窦性心律，实现100%双心室起搏；⑤继续合理抗心衰药物治疗。

知识点45：心衰患者ICD的适应证　副高：熟练掌握　正高：熟练掌握

（1）心衰伴低LVEF者，曾有心脏停搏、心室颤动（VF）或伴有血流动力学不稳定的室性心动过速（VT），推荐置入ICD作为二级预防，以延长生存。

（2）缺血性心脏病患者，MI后至少40天，LVEF≤30%，长期优化药物治疗后NYHA心功能Ⅱ或Ⅲ级，合理预期生存期超过1年且功能良好，推荐置入ICD作为一级预防，减少心脏性猝死，从而降低总病死率。

（3）非缺血性心肌病患者，LVEF≤30%，长期最佳药物治疗后NYHA心功能Ⅱ或Ⅲ级，合理预期生存期超过1年且功能良好，推荐置入ICD作为一级预防，减少心脏性猝死，从而降低总病死率。

（4）对于NYHAⅢ~Ⅳ级、LVEF≤35%，且QRS>120ms的症状性心衰可置入CRT-D，以改善发病率和病死率

（5）因室颤、室速而出现心脏骤停，排除一过性或可逆性因素，推荐置入ICD。

（6）器质性心脏病伴自发持续性室速，推荐置入ICD。

知识点46：IABP的适应证　副高：掌握　正高：掌握

①心源性休克：急性心肌梗死，心肌梗死伴发机械并发症、二尖瓣反流或室间隔穿孔等；②心脏术后脱离体外循环困难和（或）心脏术后难以控制的低心排血量综合征；③高危心脏病患者手术中预防性应用；④高危患者行冠脉造影、PTCA、冠脉内溶栓以及非心脏

外科手术前后的辅助；⑤冠心病顽固性心绞痛，心肌缺血引起的顽固性严重心律失常；⑥心脏移植或心室辅助装置植入前后的辅助；⑦急性严重病毒性心肌炎伴心衰。

知识点47：IABP的禁忌证　　副高：掌握　正高：掌握

（1）绝对禁忌证：包括主动脉瓣关闭不全和主动脉夹层分离。

（2）相对禁忌证：包括腹主动脉瘤；降主动脉瘤；严重周围血管疾病，如髂动脉或股动脉钙化；近期同侧腹股沟切口；病态肥胖等。

知识点48：心室辅助装置的用途　　副高：熟练掌握　正高：熟练掌握

（1）功能恢复桥梁：适用于心脏可逆性受损的患者，如心脏手术后心源性休克、急性重症心肌炎等。经过短、中期应用心室辅助装置，心肌损伤得以恢复。

（2）心脏移植的过渡：慢性失代偿性心力衰竭患者等待心脏移植时，采用心室辅助装置支持到患者获得供体。

（3）终末替代治疗：顽固性难治性心力衰竭终末期患者，无法进行心脏移植时使用心室辅助装置维持生命。

知识点49：心室辅助装置的适应证　　副高：熟练掌握　正高：熟练掌握

（1）难治性终末期心衰患者，经药物治疗预计1年病死率在50%以上，需要连续静滴正性肌力药物并且不适合心脏移植，应考虑安置左室辅助装置作为“永久”或“终点”治疗。

（2）严重休克伴靶器官功能受损的心力衰竭患者，尽早采用心室辅助装置，有可能避免靶器官永久损害，增加生存的概率。例如，心脏手术后休克、急性心肌梗死后心源性休克、急性重症心肌炎和难治性室性心律失常。

知识点50：心室辅助装置的禁忌证　　副高：熟练掌握　正高：熟练掌握

①除心脏外伴有不可逆终末器官功能衰竭（如肾衰竭）、不可逆神经系统损伤等；②严重感染、败血症；③恶性肿瘤和HIV阳性。

知识点51：心脏移植的适应证　　副高：熟练掌握　正高：熟练掌握

①药物及其他治疗均无法治愈的终末期心力衰竭的患者；②顽固性心力衰竭引起血流动力学障碍；③难治性心源性休克；④长期依赖正性肌力药物维持器官灌注；⑤运动峰耗氧量<10ml/kg，伴无氧代谢；⑥严重心肌缺血，即使冠脉旁路移植或经皮冠脉血运重建也无法缓解症状；⑦顽固性恶性室性心律失常，各种干预措施无效。

知识点52：心脏移植的禁忌证 副高：熟练掌握 正高：熟练掌握

①严重的外周及脑血管疾病；②其他器官（肾、肝、肺）不可逆损害（除非考虑多器官移植）；③有恶性肿瘤史及恶性肿瘤复发；④无法或不能耐受术后的药物综合治疗；⑤不可逆的肺动脉高压（肺血管阻力>6Wood单位）；⑥全身感染（HIV、播散型肺结核等）；⑦胰岛素依赖的糖尿病伴有终末器官损伤；⑧吸毒；⑨精神状态不稳定；⑩高龄。

第二章 心律失常

第一节 心律失常的机制

知识点1：心脏传导系统的构造和工作过程　　副高：熟练掌握　正高：熟练掌握

心脏的传导系统由负责正常冲动的形成与传导的特殊心肌细胞构成，包括窦房结、结间束、房室结、希氏束、左右束支以及浦肯野纤维网。

冲动在窦房结形成后，由结间束和普通心房肌传递，抵达房室结及右心房。冲动在房室结内传导速度极为缓慢，抵达希氏束后传导再度加速。束支与浦肯野纤维的传导速度均极快，使全部心室肌几乎同时被激动。最后，冲动抵达心外膜，完成一次心动周期。

知识点2：窦房结的结构与位置　　副高：熟练掌握　正高：熟练掌握

窦房结是心脏正常窦性心律的起搏点，人类窦房结呈扁椭圆形结构，位于上腔静脉入口与右心房交界处界沟的长轴心外膜下约1mm处，长10～20mm，宽5mm，厚1.5～2mm。主要由P（起搏）细胞与T（移行）细胞组成。冲动在P细胞形成后，通过T细胞传导至窦房结以外的心房组织。窦房结中央的窦房结动脉55%～60%起源于右冠状动脉，40%～45%起源于左冠状动脉回旋支。

知识点3：结间和房间传导的结构　　副高：熟练掌握　正高：熟练掌握

结间束连接窦房结与房室结，分成前、中与后结间束。三支结间束的部分纤维均绕过房室结的嵴，延伸到远处。这些结间组织并不显示特殊通道的组织学分布，与普通心房肌细胞具有不同的电生理特性，其传导速度比普通心房肌快。

（1）前结间束：始于窦房结前缘，弓状绕上腔静脉达房间束的前部，称为Bachman束或上房间束，然后延续到左心房，进入房室结的上缘。Bachman束是一组大肌束，传递心脏冲动优先从右心房传导至左心房。

（2）中结间束：始于窦房结后上缘，行于上腔静脉后方，向下进入房间隔后部，从卵圆窝的上方越过，沿房间隔下行达房室结的上缘。

（3）后结间束：始于窦房结后下缘，沿界嵴下行，经欧式结穿越冠状窦口上方房间隔到达房室结的后下缘。

知识点4：房室交界区的组织与构成　　副高：熟练掌握　正高：熟练掌握

房室交界区是指心房肌纤维和希氏束之间的纤维复合体，根据组织学观察可分为三种不同的特殊组织。

（1）过渡细胞带：位于房室结的后方，过渡细胞间相互集合，错综交织成迷路样结构，与致密部分相连接，是房室结传导缓慢的解剖基础。

（2）致密部分：即房室结本身，位于房间隔的右后下部、冠状窦开口前、三尖瓣附着部的上方，长5~8mm，宽2~4mm，厚0.5~2mm。根据电生理特性，房室结被分成房结区（AN）、结区（N）和结希区（NH）。AN区相当于节后部位的过渡细胞带，具有传导性和潜在自律性。N区为光镜下见到的房室结，有传导性及自律性。NH区为结下部束支起始部前，位于房室结和希氏束之间，具有传导性和潜在自律性。85%~90%心脏的房室结由右冠状动脉间隔支供血，部分来自左前降支的分支。

（3）希氏束：为索状结构，长10~15mm，宽约3mm，与房室结致密部分远端相连，穿过中央纤维体，通过肌部室间隔，与主动脉瓣瓣环和三尖瓣瓣环相邻，称为房室束穿隔部，绕过膜部室间隔和肌部室间隔上缘，称为房室束隔后部，最后为分叉部上端。穿隔部的细胞类似房室结的致密部分，而远端则与束支细胞相似。冠状动脉前、后降支都有分支供应肌部室间隔的上方。

知识点5：室内传导系统的结构与构成　　副高：熟练掌握　正高：熟练掌握

（1）左束支：大部分来源于胚胎组织的室-球圈细胞，小部分来于胚胎组织的房室圈后部细胞。它发自房室束，短而粗，位于室间隔左侧心内膜下，分出三组分支：①左前分支：近左心室流出道处下行入前乳头肌根部，由左冠状动脉前降支的前穿隔支供血；②左后分支：近左心室流出道处向下后行，分布于室间隔后半部、后乳头肌和左心室的后下壁。由右冠状动脉的后降支和左冠状动脉的回旋支供血；③间隔支：从前两分支的夹角处发出，或始于前两分支，或由前两支发出的网状分支交织复合而成。

（2）右束支：主要来源于胚胎组织的室-球圈细胞，起自房室束穿隔部，下行于室间隔右侧，然后转向外下止于右室前乳头肌的基底部。并在其前上方分成前分支止于肺动脉口部；后分支分布于右室后壁、后乳头肌及间隔右后部；外分支止于右心室壁。此三组分支形成右室末梢纤维网。右束支细长，呈圆柱状，主要由左冠状动脉前降支的前穿支供血。

（3）浦肯野纤维：由束支分支的末端构成纵横交织的网状结构，分布于左、右心室的心内膜下和心室肌内，心室基底部和乳头肌顶部较少。浦肯野细胞覆盖两心室心内膜的大部分，细胞大而清晰，细胞间主要通过发达的闰盘尾尾相连，少数边边连接，主要功能是传导心脏冲动，速度达40000mm/s。游离走行的浦肯野纤维亦被称为假腱索，由顺序排列的浦肯野细胞构成，具有收缩功能。

知识点6：心脏神经支配的作用　　副高：熟练掌握　正高：熟练掌握

心脏传导系统接受迷走和交感神经支配。迷走神经兴奋性增加抑制窦房结的自律性与传导性，延长窦房结与周围组织的不应期，减慢房室结的传导并延长其不应期。交感神经的作用与迷走神经相反。心脏交感神经的节前神经元位于脊髓第1~5胸段的中间外侧柱，节后纤维来自脊椎旁的星状神经节或颈交感神经节。迷走神经节前纤维主要由泌涎核腹侧发出，少部分源于迷走神经背核和核间区，神经节位于肺静脉、下腔静脉、左房后部和房室沟的脂肪垫中，迷走神经纤维穿越房室沟于心外膜浅层走行1~2cm之后，穿入心室的心内膜下，因而心内膜下心室迷走神经纤维易受缺血损伤。

知识点7：心律失常的分类　　副高：熟练掌握　正高：熟练掌握

心律失常是指心脏冲动的频率、节律、起源部位、传导速度或激动次序的异常。按其发生原理，区分为冲动形成异常和冲动传导异常两大类。按照心律失常发生时心率的快慢，可将其分为快速性心律失常与缓慢性心律失常两大类。

知识点8：冲动形成异常的种类　　副高：熟练掌握　正高：熟练掌握

（1）窦性心律失常：①窦性心动过速；②窦性心动过缓；③窦性心律不齐；④窦性停搏。

（2）异位心律

1）被动性异位心律：①逸搏（房性、房室交界区性、室性）；②逸搏心律（房性、房室交界区性、室性）。

2）主动性异位心律：①期前收缩（房性、房室交界区性、室性）；②阵发性心动过速（房性、房室交界区性、房室折返性、室性）；③心房扑动、心房颤动；④心室扑动、心室颤动。

知识点9：冲动传导异常的种类　　副高：熟练掌握　正高：熟练掌握

（1）生理性：干扰及房室分离。

（2）病理性：①窦房传导阻滞；②房内传导阻滞；③房室传导阻滞；④束支或分支阻滞（左、右束支及左束支分支传导阻滞）或室内阻滞。

（3）房室间传导途径异常：预激综合征。

知识点10：心律失常的发生机制——自律性　　副高：熟练掌握　正高：熟练掌握

通常自律性分为正常自律性和异常自律性。正常自律性心脏的基本起搏点在窦房结，自律性的产生源于窦房结细胞的4期自动去极化。影响窦房结自律性的因素包括窦房结细胞的最大舒张期电位、去极化阈电位以及4相去极化的斜率。异常自律性由实验干预或疾病因素引起，在它们的跨膜电位发生异常的情况下容易出现自律性。异常自律性可以发生于心脏任何部位，其机制在于心肌细胞静息膜电位明显降低后发生的自发舒张期去极化，并由此激起重复脉冲，即所谓膜电位降低引起的自律性或称异常自律性。当窦房结的正常自律性受到抑制，或异常自律灶发放的频率高于窦性心律时，即可产生心律失常。

知识点 11：心律失常的发生机制——触发活动　副高：熟练掌握　正高：熟练掌握

触发活动是一种异常的细胞电活动，是指心肌细胞在其动作电位的复极过程中，动作电位上的振荡性后电位或称后去极化达到去极化的阈电位时，发生了一次新的去极化和兴奋反应。起触发作用的搏动可以是正常窦性或其他异常搏动，包括外加的电刺激。这些后去极化如果能达到起搏阈值便造成异常的自律活动。如果该异常自律活动后的后去极化又引起另一次异常自律活动，反复循环，自律活动便不要外界的触发就能持续重复发生。

知识点 12：触发活动的分类　副高：熟练掌握　正高：熟练掌握

触发活动根据后除极在先前动作电位中出现的时相可分为早期后除极和延迟后除极两种：①早期后除极（EAD）：当心脏动作电位的 2 相、3 相膜电位水平从下降变为上升时称为早期后除极。也有人称 3 时相膜振荡电位。早期后除极发生在动作电位的 2 相平台期或 3 相早期，表现为在先前动作电位平台期上小幅度膜电位振荡。如后除极波足够高，能达到阈值，则出现单个或一串快速的异常搏动；②延迟后除极（DAD）：当发生于完全复极后 4 相时，膜电位振荡称为延迟后除极，又称 4 时相膜振荡电位，系复极终末或复极完成后所触发的后除极。如在阈值之下，则不产生异常搏动。而当其除极幅度达到阈电位，则可触发异位搏动，形成期前收缩；延迟后除极产生的动作电位又会触发另一次后除极及动作电位，如此反复便引起一系列异位搏动，形成心动过速。

知识点 13：心律失常的发生机制——折返激动　副高：熟练掌握　正高：熟练掌握

折返是激动传导异常的常见电生理现象。折返激动可发生于心脏任何部位，是形成快速性心律失常的最重要机制。绝大多数的室上性心动过速、多数的室性心动过速和过早搏动都是折返引起。正常的心脏冲动起源于窦房结，按一定顺序传布到心脏，然后灭活，进入舒张期，等待窦房结的再次冲动形成，周而复始形成窦性心律。当心脏在解剖或功能上存在双重的传导途径时，激动可沿一条途径下传，又从另一途径返回，使在心脏内传导的激动持续存在，并在心脏组织不应期结束后再次兴奋心房或心室，这种现象称为折返激动。

知识点 14：折返形成的基本条件　副高：熟练掌握　正高：熟练掌握

形成折返需要三个基本条件，称为折返发生的基质，包括：①激动折返的径路——折返环；②一条径路单向阻滞；③另一条径路存在缓慢传导。产生折返的基本条件是传导异常，当心脏存在两个或多个部位的传导性与不应期各不相同的传导路径，相互连接形成一个闭合环；其中一条通道发生单向传导阻滞；另一通道传导缓慢，使原先发生阻滞的通道有足够时间恢复兴奋性；原先阻滞的通道再次激动，从而完成一次折返激动。冲动在环内反复循环，产生持续而快速的心律失常。

知识点 15：常见的折返性心动过速　　副高：熟练掌握　正高：熟练掌握

根据折返环形运动的位置，折返性心动过速可分为以下几种：

(1) 窦房结区域折返性心动过速：折返环路涉及窦房结、窦房结周围组织、部分右心房上部组织，心动过速时心房的激动顺序呈右心房上部领先。

(2) 心房内折返性心动过速：折返环路位于心房内，心动过速时心房的激动顺序呈心房某部领先。心房扑动是在心房内存在一个较大的、规则的折返环。心房颤动是由心房内数量不等、杂乱的微折返环形成。

(3) 房室交界区折返性心动过速：房室结可功能性地纵向分离为快径和慢径，称为房室结双径路（有时甚至可分离为多径路），一般快径路的特征为传导速度快而不应期长，慢径路的特征为传导速度慢而不应期短，二者在匹配适当时，可组成折返径路而形成折返性心动过速。

(4) 房室折返性心动过速：为房室旁路参与的折返性心动过速，折返环路包括心房、房室交界区、心室、旁路，如以房室交界区为顺传支、以房室旁路为逆传支，称为顺传型（常见型）；如以房室旁路为顺传支、以房室交界区为逆传支，称为逆传型（罕见型）。顺传型房室折返性心动过速是临床最常见的折返性心动过速。

(5) 心室内折返性心动过速：折返环路限于心室内，多见于器质性心脏病，如缺血性心脏病、心肌病等，但也可见于没有明确器质性心脏病者。折返途径包括左束支和右束支的大折返环，形成束支折返性心动过速；折返途径包括左束支的分支，形成分支折返性心动过速；折返途径包括浦肯野纤维心室肌，形成室内折返性心动过速。

知识点 16：心律失常的发生机制——传导障碍　　副高：熟练掌握　正高：熟练掌握

由于生理或病理的原因心脏传导系统本身的病变或外来因素的影响均可引起冲动传播过程中出现传导缓慢或传导中断，与许多心律失常的产生密切相关。其中包括传导减慢、传导阻滞、递减性传导、单向阻滞、单向传导和不均匀传导。冲动传导异常在临床上常表现为各种传导阻滞，分为窦房结性、房性、房室性及室内性阻滞。其中以房室和室内阻滞较为多见。当冲动传至处于生理不应期的传导组织或心肌时，表现为应激性差和传导障碍（传导延缓或传导中断），形成生理传导阻滞或干扰现象。生理性传导阻滞主要发生在房室交界区和心室内，常为暂时性，有时能对心脏起到保护作用，使心室免于过度频繁无效的收缩。当传导组织或心肌固有的不应期异常延长或传导途径损害甚至中断时，传导能力降低或丧失，激动下传受阻，为病理性传导阻滞。另外，动作电位的幅度降低、除极速度减慢或频率减低，可引起传导延缓和阻滞。

知识点 17：3 相阻滞的概念及分类　　副高：熟练掌握　正高：熟练掌握

3 相阻滞是指心率加快、心动周期缩短时出现的阻滞现象，又称为快频率依赖性阻滞。3 相阻滞按发生机制不同可分为生理性和病理性。心肌细胞缺血、缺氧或由于药物作用的影响，有效或相对不应期异常的延长，即动作电位第 2、3 相病理性延长，此时再传来的激动，虽落在复极过程之后一段时间，但仍处于不应期中，故发生传导阻滞或传导延缓，即病理性 3 相阻滞。任何早期发生的室上性激动，若落入传导系统的有效不应期中，不能产生扩布性兴奋，便受到阻滞；若落入相对不应期中，其产生的动作电位 0 相上升速度慢，振幅低，传导延缓，如室上性过早搏动伴干扰性 PR 间期延长；如果发生于室内传导系统，则称 3 相性室内差异传导。此为生理性 3 相阻滞，又称生理性的干扰现象。

知识点 18：与 3 相阻滞有关的心律失常　　副高：熟练掌握　正高：熟练掌握

与 3 相阻滞有关的心律失常有室上性过早搏动和室上性心动过速伴室内差异性传导、窦房干扰现象、房室干扰现象、隐匿性传导、房室传导裂隙现象、文氏现象和折返激动的形成等。

知识点 19：4 相阻滞的概念、产生机制及表现　　副高：熟练掌握　正高：熟练掌握

4 相阻滞是指心率减慢、心动周期延长时出现的阻滞现象，又称为慢心率依赖性阻滞。电生理实验发现，浦肯野纤维舒张期电位会逐渐降低，所以落在舒张期后期的激动，由于膜电位已显著减小，所产生的 0 相上升速率与振幅均减小，因而该激动不能传播，或只能以较慢的速度传播。这一机制引起的传导障碍称为 4 相阻滞，其在临床上十分少见，可表现为 4 相性束支传导阻滞和 4 相性房室传导阻滞，绝大多数的 4 相阻滞伴发于器质性心脏病。

知识点 20：与 4 相阻滞有关的心律失常　　副高：熟练掌握　正高：熟练掌握

①慢心率依赖性束支传导阻滞；②阵发性房室传导阻滞；③并行心律的传出阻滞；④4 相阻滞引起的折返激动。

第二节　快速性心律失常

一、窦性心动过速

知识点 1：窦性心动过速的概念　　副高：熟练掌握　正高：熟练掌握

窦性心动过速是指成人的窦性心率>100 次/分时的状况。窦性心动过速由生理（如运动、情绪激动、饮酒或喝咖啡等）或病理（如发热、贫血、甲亢、缺氧、休克、心力衰竭、药物等）因素引起。迷走功能减弱会导致不恰当的窦性心动过速。体位改变时也可引起窦性心动过速（直立性心动过速综合征）。窦房结折返性心动过速或窦房折返性心动过速是由窦房结内或其邻近组织的折返激动所致。

知识点2：窦性心动过速的病因　　副高：熟练掌握　正高：熟练掌握

（1）生理性原因：正常人在运动、情绪激动、饮酒或咖啡等可出现短暂的窦性心动过速。

（2）病理性原因：发热、甲状腺功能亢进、贫血、失血、炎症、休克、心力衰竭和心肌缺血等。

（3）药物性影响：应用肾上腺素、阿托品、异丙肾上腺素等药物。

知识点3：窦性心动过速的临床表现　　副高：熟练掌握　正高：熟练掌握

（1）症状：患者常自觉心悸，其他症状取决于发生的原因。当心动过速发生在心衰或心肌缺血患者时，由于心室充盈的缩短和冠状动脉血流的减少，可诱发心衰加重或心绞痛恶化。

（2）体征：窦性心动过速通常是逐渐开始与逐渐终止的，频率大多在100~180次/分，偶尔超过200次/分，容易有暂时的波动。刺激迷走神经的操作（按摩颈动脉窦、Valsalva动作等）可使其频率逐渐减慢，停止刺激后又加速至原先水平。

知识点4：窦性心动过速的辅助检查　　副高：熟练掌握　正高：熟练掌握

（1）静息和动态心电图：窦性心动过速静息心电图特点为窦性P波，频率>100次/分，PR间期0.12~0.20秒。动态心电图检查可以提供平均心率、心率变异性、心动过速发作和终止方式、心动过速持续时间等信息，可以为诊断和鉴别诊断提供依据。

（2）窦房结固有心率测定：应用非选择性β受体阻滞剂普萘洛尔和胆碱能受体阻滞药阿托品完全阻断自主神经，测定窦房结固有心率。固有心率的正常值=118.1-(0.57×年龄)。该试验也可用于鉴别不适当的窦性心动过速患者，许多这类患者有固有心率的增快。

测定固有心率后还可以应用不同剂量的异丙肾上腺素，评价对心率的影响以及运动后心率的反应，许多不适当的窦性心动过速患者对异丙肾上腺素的敏感性异常增加。

（3）超声心动图：了解有无器质性心脏病以及心脏结构和功能。

知识点5：窦性心动过速的鉴别诊断　　副高：熟练掌握　正高：熟练掌握

（1）不适当的窦性心动过速：该种情况下，患者通常心率更快，静息或轻微活动心率超过100次/分，主诉心悸，持续或间歇性，多数患者神经紧张，症状多而复杂，严重者可有近似晕厥的表现。少数患者表现为慢性长期持续的窦性心动过速，可发展为心动过速心肌病、心力衰竭、心源性休克等。许多不适当的窦性心动过速患者有固有心率的增快和对异丙肾上腺素敏感性异常增加。

（2）阵发性室上性心动过速：心率通常在150~250次/分，节律规整；突然发作突然终止；刺激迷走神经（颈动脉窦按摩、按压眼球、咽喉刺激、屏气等）可终止心动过速。阵发性室上性心动过速通常容易经程序刺激诱发和终止，如果不能记录到患者发作时的体表心电图，可行食管电生理检查。

（3）自律性房性心动过速：简称“房速”，患者发作时通常有“温醒”现象，终止时有“冷却”现象，易被异丙肾上腺素诱发。

知识点6：窦性心动过速的治疗 副高：熟练掌握 正高：熟练掌握

窦性心动过速一般不必治疗。应注意病因和诱因的寻找与纠正，如给低血容量患者补液、给发热患者降温等。少数病例可使用镇静剂（如地西泮5~10mg，1~4次/日），必要时可用β受体阻滞剂（如普萘洛尔10~40mg，4次/日）。

知识点7：生理性窦速的概念和发病机制 副高：熟练掌握 正高：熟练掌握

生理性窦速是指在正常情况下，窦房结频率在60~90次/分时的状况，其频率受自主神经调节，还受温度、低氧血症酸中毒，机械张力、激素（如三碘甲状腺素、5-羟色胺）以及药物（氨茶碱、阿托品、儿茶酚胺、迷幻剂、大麻）等因素的影响。抗癌治疗（特别是蒽环类抗生素，如阿霉素、柔红霉素）可引起急性或慢性心脏毒性反应，出现窦速。上述因素均影响了窦房结内起搏细胞的除极频率。生理性窦速呈非阵发性，不同于折返所致的窦速。

知识点8：生理性窦速的治疗 副高：熟练掌握 正高：熟练掌握

生理性窦速的处理首先要寻找病因，针对病因治疗。β受体阻滞剂用于情绪激动或焦虑所致的症状性窦速十分有效，用于治疗AMI后的窦速可改善预后，也可用于慢性心衰所致的窦速，以改善症状和预后；对症状性甲亢患者应联合使用β受体阻滞剂和抗甲亢药物。伴有症状的甲亢患者对β受体阻滞剂禁忌时，可用非二氢吡啶类钙离子通道阻滞剂，如地尔硫䓬或维拉帕米替代。

知识点9：不适当的窦速的概念及机制 副高：熟练掌握 正高：熟练掌握

不适当的窦速是指无明确的生理、病理诱因，静息状态时窦性心率加快。不适当的窦速可能的机制为窦房结自律性增加或窦房结自主神经调节异常，交感张力过度增加而副交感张力减弱。

知识点10：不适当的窦速的临床表现　　副高：熟练掌握　正高：熟练掌握

不适当的窦速在医务人员中较多见，而且近90%为女性，可能与医务人员容易觉察自己的心率有关。心悸是主要症状，但胸痛、气短、头晕、眩晕以及接近晕厥等症状也有表现。不适当的窦速程度变化极大，患者可完全没有症状而仅在常规体检时发现；症状严重者需服用药物，辅以心理治疗。临床体检和常规检查可以排除心动过速的继发性原因。

知识点11：不适当的窦速的诊断标准　　副高：熟练掌握　正高：熟练掌握

①Holter监测白天心率>100次/分，而夜间心率正常；②心动过速和相关症状呈非阵发性；③P波形态与心内激动顺序和窦性心律时一致；④除外继发性原因（如甲亢、嗜铬细胞瘤、心衰、贫血、心肌炎等）。

知识点12：不适当的窦速的治疗　　副高：熟练掌握　正高：熟练掌握

不适当的窦速的治疗主要取决于有无症状。在不治疗的患者中，心动过速致心肌病的风险尚不清楚，但可能性很小。尽管无大规模的临床试验证据，但β受体阻滞剂和非二氢吡啶类钙离子通道阻滞药（如维拉帕米和地尔硫䓬）仍为首选药物。对难治性不适当的窦速，导管消融改良窦房结也是一种治疗选择。但其预后良好，症状也轻微，一般不需采用创伤性的治疗方法，治疗推荐见下表。

对不适当的窦速的治疗建议

方法、治疗建议	推荐类别	证据水平
β受体阻滞剂	Ⅰ	C
地尔硫䓬、维拉帕米	Ⅱa	C
导管消融窦房结改良或消融	Ⅱb	C

知识点13：窦房结折返性心动过速的概念　　副高：熟练掌握　正高：熟练掌握

窦房结折返性或窦房折返性心动过速是指由于窦房结内或其邻近组织发生折返而形成的心动过速，呈阵发性。表现为非持续性发作，其P波形态和窦性P波相同或相似。通常可以被一个房性期前收缩突然诱发或终止。

知识点14：窦房结折返性心动过速的机制　　副高：熟练掌握　正高：熟练掌握

窦房结内传导的不一致性是形成折返的基础，但折返环是否局限在窦房结内，以及窦房结周围心房组织或部分界嵴是否也参与折返尚不清楚。然而这类心律失常和房室结折返性心动过速（AVNRT）相似，对刺激迷走神经和腺苷敏感，事实表明窦房结组织参与了折返环。

知识点15：窦房结折返性心动过速的临床表现　　副高：熟练掌握　正高：熟练掌握

在因室上速而行电生理检查的患者中，窦房结折返性心动过速的检出率为1.8%～16.9%；而在局灶性房速的患者中，窦房折返可高达27%。伴有器质性心脏病患者的窦房结折返性心动过速发病率较高。患者有心悸、头晕和接近晕厥。晕厥相当少见，因为心动过速的频率很少超过180次/分。阵发性发作是诊断的重要线索。

知识点16：窦房结折返性心动过速的诊断　　副高：熟练掌握　正高：熟练掌握

①心动过速和相关症状呈阵发性；②P波形态和窦性P波相同；③心内心房激动顺序和窦性心律时相同；④房性期前收缩刺激可诱发和（或）终止心动过速；⑤刺激迷走神经或腺苷可终止发作；⑥心律失常的诱发与房内或房室结传导时间无关。

知识点17：窦房结折返性心动过速的治疗　　副高：熟练掌握　正高：熟练掌握

目前尚缺乏窦房结折返性心动过速药物预防的对照试验。临床上疑为窦房结折返性心动过速的患者，可能对迷走刺激、腺苷、胺碘酮、β受体阻滞剂、非二氢吡啶类钙离子通道阻滞药，甚至地高辛都有效。如果患者心动过速能够很好地耐受以及容易用药物或刺激迷走神经的方法控制，不必考虑电生理检查。电生理检查适用于心动过速发作频繁或者发作时难以耐受、对药物治疗反应差、考虑接受射频消融治疗者。

二、过早搏动

知识点1：过早搏动的分类　　副高：熟练掌握　正高：熟练掌握

过早搏动简称期前收缩，按发生部位分为窦性、房性、交界性和室性四大类。其中室性期前收缩（简称室早）最常见也最为重要，房性和交界性次之，窦性期前收缩极为罕见。

期前收缩按发生频率又分为偶发和频发期前收缩，目前一般将≤10次/小时称为偶发期前收缩，≥30次/小时称为频发期前收缩。

期前收缩依据形态是否一致分为单形和多形，依据发生部位分为单源和多源，多源的期前收缩是指期前收缩的形态和配对间期均不同。

一般将3次以上连续出现的期前收缩称为心动过速，但目前有将5次以上连续出现的室早称为室速的趋势。

知识点2：房性期前收缩的病因　　副高：熟练掌握　正高：熟练掌握

房性期前收缩简称房早，是起源于窦房结以外心房任何部位提前发出的异位激动。其发生原因包括生理性和病理性。

（1）生理性病因：正常人中，多达60%可有房性期前收缩，特别是焦虑、疲劳、过度烟酒、饮茶或咖啡后容易出现。

（2）病理性病因：各种器质性心脏病，尤其是慢性肺部疾病、风湿性心脏病、冠心病、高血压心脏病等，房性期前收缩更加常见。

（3）药物性影响：药物对心肌的毒性作用（如洋地黄中毒）时，房性期前收缩更加常见。

知识点3：房性期前收缩的临床表现　　副高：熟练掌握　正高：熟练掌握

（1）症状：可无症状或主诉心悸、漏搏。

（2）体征：可发现在基本心律间夹有提前搏动，其后有一较长间歇。期前收缩之 S_1 可增强，S_2 减弱。期前收缩的脉搏减弱或消失，形成漏脉，是心室充盈和搏血量减少的结果。

知识点4：房性期前收缩的心电图表现　　副高：熟练掌握　正高：熟练掌握

（1）提早出现的房性 P′波，形态与窦性 P 波不同；P′R 间期≥0. 12s。

（2）房早下传的 QRS 波群形态多与窦性心律相同；如房早出现较早，落于前次搏动的相对不应期，则 QRS 波群稍增宽或畸形，称为房早伴室内差异性传导，需与室早相鉴别；如房早出现更早，落于前次搏动的绝对不应期，则 P′波之后无 QRS 波出现，称为房早未下传。

（3）代偿间歇多不完全。

知识点5：提示为病理性房性期前收缩的情况　　副高：熟练掌握　正高：熟练掌握

房性期前收缩可能与器质性心脏病有关，常提示为病理性房性期前收缩的情况：①频发持续存在的房性期前收缩；②成对的房性期前收缩；③多形性或多源性房性期前收缩；④房性期前收缩二联律或三联律；⑤运动之后房性期前收缩增多；⑥洋地黄应用过程中出现房性期前收缩。

知识点6：房性期前收缩的鉴别诊断　　副高：熟练掌握　正高：熟练掌握

（1）房室交界性期前收缩：逆行的 P′波也可位于 QRS 波群之前，但其 P′R 间期 <0. 12s。

（2）室性期前收缩：房早伴室内差异性传导需与室性期前收缩相鉴别，前者 QRS 波群前可见 P′波，P′R 间期≥0.12s，V_1 导联 QRS 波群多为 rsR′；后者 QRS 波群前后无相关 P 波。

（3）缓慢性心律失常：房早未下传要与缓慢性心律失常（窦房阻滞、窦性停搏以及二度房室传导阻滞等）相鉴别，鉴别要点在于仔细寻找房性 P′波，并确定其与窦性 P 波的关系。

知识点7：房性期前收缩的治疗 副高：熟练掌握 正高：熟练掌握

（1）一般不需治疗，应去除诱因与病因。伴有缺血或心衰的房早，随着原发因素的控制往往能够好转。

（2）症状十分明显或诱发室上速、房颤的房早应给予治疗。治疗药物包括镇静剂（如地西泮 5~10mg，1~4 次/日）、β 受体阻滞剂（如普萘洛尔 10~20mg，3 次/日），适用于伴有交感神经功能亢进者；也可选用非二氢吡啶类钙离子通道阻滞药（如维拉帕米 40~80mg，3~4 次/日）。但两类药物对低血压和严重心衰者慎用。对心功能不全伴有房早者选用洋地黄（如地高辛 0.25mg，1 次/日）。

知识点8：室性期前收缩的病因 副高：熟练掌握 正高：熟练掌握

（1）无器质性心脏病人群：①健康人群 24 小时动态心电图监测 50%的健康人可检出室性期前收缩；②老年人 24 小时动态心电图监测 70%~100%可检出室性期前收缩，而反复性室性期前收缩包括非持续性室速达 30%；③正常人心脏的解剖变异，如左室假腱索等。

（2）器质性心脏病：①90%以上冠心病、扩张型心肌病患者可出现室性期前收缩；②二尖瓣脱垂患者常见频发和复杂的室性期前收缩，如果伴有二尖瓣关闭不全造成的血流动力学损害、心源性晕厥病史、频发的室性期前收缩则提示可能有猝死的危险；③先天性心脏病的室性期前收缩可产生于原发的心脏损害或心脏手术损伤，报道较多的是法洛四联症；④无论源于何种病因所致的心力衰竭，均常发生室性心律失常，频发室性期前收缩发生率可达 80%以上，40%可伴短阵室速，常成为心力衰竭患者发生猝死的主要原因。

知识点9：室性期前收缩的心电图表现 副高：熟练掌握 正高：熟练掌握

室性期前收缩在心电图上的特征表现是提前出现的宽大畸形 QRS 波，时限>120ms；其前无相关 P 波；ST-T 波段与 QRS 波群主波相反。绝大部分室早具有完全的代偿间歇。室早显著变形增宽，QRS>160ms，常强烈提示存在器质性心脏病。

知识点10：Lown 对急性心肌梗死时室性期前收缩的判断标准 副高：熟练掌握 正高：熟练掌握

动态心电监测对室性期前收缩的危险程度进行分级有助于判断室性期前收缩对预后的

影响。Lown 分级目前认为对急性心肌梗死时室性期前收缩的预后判断有一定使用价值，其标准为：0 级：无室性期前收缩；1 级：偶发，单一形态室性期前收缩<30 次/小时；2 级：频发，单一形态室性期的收缩≥30 次/小时；3 级：频发，多形室性期前收缩；4A 级：连续的成对室性期前收缩；4B 级：连续的≥3 次的室性期前收缩；5 级：R on T 现象。

知识点 11：室性期前收缩的临床意义　　副高：熟练掌握　正高：熟练掌握

室性期前收缩的临床意义可参考以下情况判断并予以重视：①有器质性心脏病基础，如冠状动脉疾病（冠心病）、急性心肌梗死、心肌病、瓣膜疾病等；②心脏功能状态，如有心脏扩大，左心室射血分数<0.40 或充血性心力衰竭；③临床症状，如眩晕、黑蒙或晕厥征兆等；④心电图表现，如室性期前收缩呈多源、成对、连续≥3 个出现，或在急性心肌梗死或 QT 延长基础上发生的 R on T 现象。

知识点 12：室性期前收缩的治疗　　副高：熟练掌握　正高：熟练掌握

室性期前收缩的治疗对策包括：①无器质性心脏病也无症状的室性期前收缩，不必使用抗心律失常药物治疗；②无器质性心脏病，但室性期前收缩频发引起明显心悸症状，影响工作及生活者，可酌情选用美西律、普罗帕酮，心率偏快、血压偏高者可用 β 受体阻滞剂；③有器质性心脏病，伴轻度心功能不全（左心室射血分数 0.4~0.5），原则上只处理心脏病，不必针对室性期前收缩用药，对于室性期前收缩引起明显症状者可选用普罗帕酮、美西律、莫雷西嗪、胺碘酮等；④急性心肌梗死早期出现的室性期前收缩可静脉使用利多卡因、胺碘酮；⑤室性期前收缩伴发心力衰竭、低钾血症、洋地黄中毒、感染、肺源性心脏病等情况时，应首先治疗病因。

知识点 13：房室交界性期前收缩的概念　　副高：熟练掌握　正高：熟练掌握

房室交界性期前收缩是房室交界区提前发出的异位激动。

知识点 14：房室交界性期前收缩的临床表现　　副高：熟练掌握　正高：熟练掌握

（1）症状：可无症状或主诉心悸、漏搏。

（2）体征：可闻及提前心搏，继之出现一个略为长的间歇。

知识点 15：房室交界性期前收缩的心电图　　副高：熟练掌握　正高：熟练掌握

（1）提前出现的 QRS 波群，形态与窦性心律相同，或因伴室内差异传导而增宽、畸形。

（2）P′波为逆行型（P 波在Ⅱ、Ⅲ、aVF 导联倒置），可位于 QRS 波群之前（P′R 间期<0. 12s）、之中（P′波不可见）或之后（RP′间期<0. 20s）。

（3）代偿间期多数为完全性。

知识点16：非阵发性房室交界性心动过速的概念

副高：熟练掌握　正高：熟练掌握

非阵发性房室交界性心动过速是由房室交界区组织自律性增高或触发活动所致。与阵发性心动过速的区别在于无起止突然的规律、发作后不出现较长的代偿间歇等。

知识点17：非阵发性房室交界性心动过速的心电图表现

副高：熟练掌握　正高：熟练掌握

（1）心动过速发作开始与终止时，心率呈逐渐变化，有别于阵发性心动过速，心房率多在70～130次/分。

（2）QRS波群多正常，少数因伴室内差异传导而增宽、畸形。

（3）QRS波群前或后可见逆行P′波，P′R间期<0. 12s或RP′间期<0. 20s。

（4）常伴房室分离，心房激动由窦房结或异位心房起搏点控制，心室激动由房室交界区起搏点控制。

（5）心律经短暂温醒现象而变规则，但由洋地黄过量引起者，可因合并房室交界区起搏点的文氏型传出阻滞导致心室律不规则。

知识点18：非阵发性房室交界性心动过速的治疗

副高：熟练掌握　正高：熟练掌握

本型心律失常通常能自行消失，假如患者耐受性良好，仅需密切观察和治疗原发疾病。治疗基础疾病后心动过速仍反复发作并伴有明显症状者，可选用β受体阻滞剂。洋地黄过量所致者应立即停药，补充钾盐以及给予利多卡因、苯妥英钠或β受体阻滞剂治疗。不应施行电复律。

知识点19：过早搏动的临床症状

副高：熟练掌握　正高：熟练掌握

由期前收缩引起的临床症状在不同人有很大差别。轻者可无任何不适感觉。容易出现症状者多为青年、女性、精神紧张以及全身情况较差者。心悸为最常见主诉，伴有心脏停跳感。功能性期前收缩不伴有器质性心脏病证据，运动或心率增快时期前收缩减少或消失。病理性期前收缩则在运动或心率增快时增多，常伴有器质性心脏病的其他表现。体检中听诊发现心脏节律不齐，有提前出现的心脏搏动，其后常有一较长间歇停搏。

知识点20：过早搏动的动态心电图检查　　副高：熟练掌握　正高：熟练掌握

常规心电图对期前收缩的检出率低，大多数临床研究至少需要24小时动态心电图监测，可对期前收缩的检出作出比较准确的定量，并降低期前收缩自然变异的影响。通过动态心电监测还有利于发现患者的症状与心律失常的关联性，特别是一些因室性心律失常引起的晕厥。

知识点21：过早搏动的运动试验　　副高：熟练掌握　正高：熟练掌握

运动试验时机体内发生一系列生理性变化有助于显示出期前收缩，特别是比较复杂的和反复性的室性期前收缩常在运动中诱发。因此，运动试验目前也是检测心律失常的一种有效方法。

三、室上性心动过速

知识点1：室上性心动过速的分类　　副高：熟练掌握　正高：熟练掌握

室上性心动过速包括房室折返性心动过速（AVRT）、房室结折返性心动过速（AVNRT）和房性心动过速（简称房速）。房速按发生机制可分为房内折返性心动过速（IART）、房性自律性心动过速（AAT）和房性紊乱性心动过速（CAT）。

知识点2：室上性心动过速的病因　　副高：熟练掌握　正高：熟练掌握

AVNRT和AVRT常发生于无器质性心脏病患者，少数可由心脏疾病或药物诱发。AVNRT由房室交界区存在传导速度快慢不同的双径路形成连续的折返激动所致，而AVRT由房室结区（正路）和房室传导副束（旁路）组成的环路中发生连续的折返激动所致。

房速多见于器质性心脏病患者伴心房肥大、慢性阻塞性肺疾病、心肌病、心肌梗死、低血钾及洋地黄中毒等患者，少数房速是病窦综合征慢-快综合征的表现之一。特发性房速少见，常发生于儿童和青少年。

知识点3：室上性心动过速的发病机制　　副高：熟练掌握　正高：熟练掌握

折返机制和自律性与触发活动异常是室上性心动过速主要的发病机制，绝大多数室上性心动过速的机制为折返。而房速则以自律性或触发活动机制多见。

知识点4：AVNRT和AVRT的临床表现　　副高：熟练掌握　正高：熟练掌握

AVNRT和AVRT均表现为突然发作、突然终止，持续时间长短不一，短则几秒钟，长则数小时、甚至数天。发作时症状有心悸、焦虑、紧张、乏力，甚至诱发心绞痛、心功能不全，少数可发生晕厥或休克。症状轻重取决于发作时心室率快慢、持续时间长短和有无心脏病变等。体检时心率 100~250 次/分，节律规则。

知识点 5：不同机制房速的临床表现　　副高：熟练掌握　正高：熟练掌握

房速除了病因相关临床表现外，不同机制的房速发作略有差异。

（1）症状：①IART 常反复发作，发作时胸闷、心悸、气短，一般无严重症状和血流动力学障碍；②AAT 可短暂发作或持续数月，症状多不严重，有的患者甚至可持续数年为慢性持续性房速，少数可发展至心动过速性心肌病，洋地黄中毒者可致心力衰竭加重、低血压或休克；③CAT 发作时常诱发或加重心功能不全，易发展为心房颤动，部分患者常提示预后不良。

（2）体征：心室 100~180 次/分，当房室传导比例不恒定时可出现心律不齐，可有第一心音强弱不一，颈静脉 a 波频率快于听诊心率。严重房速可出现心力衰竭、低血压或休克等体征。

知识点 6：AVNRT 的心电图和心电生理检查　　副高：熟练掌握　正高：熟练掌握

房室结折返性心动过速（AVNRT）的心电图和心电生理检查表现：①QRS 频率 100~250 次/分，节律规则；②QRS 波群形态与时限均正常，但如心室率过快发生室内差异传导或窦性激动时，即有束支传导阻滞时，QRS 波群可宽大畸形；③可见逆行 P′波，常重叠于 QRS 波群内或位于其终末部；④心电生理检查时，心动过速能被期前刺激诱发和终止，R-P′间期<60ms，房室交界区存在双径路现象。后者表现为房室传导曲线中断，相同或相近速率（<10ms）期前刺激时，出现长短两种 S-R 间期，互差>50ms。

知识点 7：AVRT 的心电图和心电生理检查　　副高：熟练掌握　正高：熟练掌握

房室折返性心动过速（AVRT）的心电图和心电生理检查表现：①QRS 频率 150~250 次/分，节律规则；②QRS 波群形态与时限均正常时，为房室正路顺传型 AVRT。QRS 波群宽大畸形和有 δ 波时，为房室正路逆传型 AVRT；③可见逆行 P′波，R-P′间期一般>110ms；④心电生理检查时，心动过速能被期前刺激诱发和终止，R-P′间期常>110ms。

知识点 8：IART 的心电图和心电生理检查　　副高：熟练掌握　正高：熟练掌握

房内折返性心动过速（IART）的心电图和心电生理检查表现：①房性 P′波频率 130~150 次/分，偶可高达 180 次/分，较为规则；②P′波与窦性 P 波形态不同，与房内折返途径有关；③P′-R 间期≥120ms，发生房室阻滞时不能终止房速发作；④QRS 形态和时限多与窦性相同；⑤心电生理检查时，心动过速能被房性期前刺激诱发和终止。心动过速开始前必先经历房内传导延缓。心房激动顺序与窦性心律时不同。

知识点9：AAT的心电图和心电生理检查　　副高：熟练掌握　正高：熟练掌握

房性自律性心动过速（AAT）的心电图和心电生理检查表现：①房性P′波频率100～200次/分，发作初期频率渐趋稳定（温醒现象）；②P′波与窦性P波形态不同，取决于异位兴奋灶的部位；③P′-R间期≥120ms，发生房室阻滞时不能终止房速发作；④QRS形态和时限多与窦性相同；⑤心电生理检查时，房性期前刺激不能诱发或终止AAT。

知识点10：CAT的心电图和心电生理检查　　副高：熟练掌握　正高：熟练掌握

房性紊乱性心动过速（CAT）又称多源性房性心动过速，其心电图和心电生理检查表现：①房性P′波频率100～130次/分；②有3种或3种以上形态不同的P′波，且P′波之间有等电位线；③P′-P′、P′-R、R-R间距不规则，部分P′波不能下传心室；④心电生理检查时，房性期前刺激不能诱发或终止CAT。

知识点11：室上性心动过速的动态心电图检查　　副高：熟练掌握　正高：熟练掌握

对于频发的短阵心动过速，常规12导联心电图往往难以捕捉心动过速发作的情形，动态心电图有助于了解心律失常的情况，并了解临床症状与心律失常的相关性。

知识点12：室上性心动过速的诊断与鉴别诊断　　副高：熟练掌握　正高：熟练掌握

典型的室上性心动过速发作时根据其发作方式、心电图和食管电生理检查结果不难作出诊断。但无创检查结果有时对房速、AVRT、不典型的AVNRT（如快-慢型、慢-慢型AVNRT）以及持续性交界区折返性心动过速（PJRT）不易区分，可行有创电生理检查诊断并同时进行导管消融治疗。当室上性心动过速合并束支阻滞、差异传导或合并旁路前传时，表现为宽QRS波心动过速，需要与室速相鉴别。

知识点13：房性心动过速的治疗　　副高：熟练掌握　正高：熟练掌握

病因治疗和驱除诱因是房速治疗的基础。通常刺激迷走神经不能终止房速。药物治疗是大多数患者的选择，Ⅰc类或Ⅳ类抗心律失常药物可用于IART；AAT发作时可选用洋地黄、Ⅰa类、Ⅱ类、Ⅲ类或Ⅳ类抗心律失常药物；CAT治疗原发疾病十分重要，同时应用维拉帕米或胺碘酮，并补充钾盐和镁盐。

导管消融可治疗IART和AAT，成功率高达90%以上，但复发率相对其他室上性心动过速稍高，复发者可重复消融。导管消融治疗对CAT无效。伴有病窦综合征者，若需长期应用抗心律失常药物，宜置入人工心脏起搏器。特发性房速首选导管消融治疗，消融无效时可选用β受体阻滞剂、普罗帕酮或胺碘酮。

知识点14：AVNRT和AVRT的治疗 副高：熟练掌握 正高：熟练掌握

多数AVNRT和房室正路顺传型AVRT患者呈短暂发作后能自行终止或用刺激迷走神经的方法后终止。常用的刺激迷走神经方法有颈动脉窦按摩（切忌双侧同时按摩）、Valsalva动作、刺激咽喉、将面部浸没于冷水等。当上述方法无效、心动过速时间较长、症状明显者，可选用药物维拉帕米、地尔硫䓬、普罗帕酮、腺苷或洋地黄等静脉注射。少数患者在心动过速时诱发心绞痛、心功能不全、晕厥或休克等严重症状或上述方法仍不能终止心动过速时应立即行电复律。

房室正路逆传型AVRT应避免使用刺激迷走神经的方法，也不能选用洋地黄、β受体阻滞剂、维拉帕米等药物，因其可使房室结不应期延长，而旁道不应期不变或反而缩短，当发展至房扑、房颤时易诱发致命性室性心律失常。可选用普罗帕酮或胺碘酮静脉注射，症状严重者立即行电复律治疗。

对于反复发作的AVNRT和AVRT患者，目前不推荐长期药物治疗。因导管消融治疗AVNRT和AVRT创伤小、见效快、根治率高而成为这类心律失常的首选治疗方法。Ⅰa类、Ⅰc类和Ⅲ类抗心律失常药物能有效减少AVNRT和AVRT的发作，部分经济条件有限而不能接受导管消融治疗的患者如果频繁发作，可选用这些药物预防心动过速复发。

四、室性心动过速

知识点1：室性心动过速的病因 副高：熟练掌握 正高：熟练掌握

（1）心血管疾病：包括原发性心肌病、冠心病、心肌炎、二尖瓣脱垂综合征、高血压心脏病、心脏瓣膜病、先天性心脏病，另外，其他各种原因引起的心脏病，如心包炎、心脏肿瘤等均可发生室性心动过速（VT，简称室速）。

（2）药物和毒物作用：许多室速是药物或毒物引起，如洋地黄类药物、抗心律失常药物尤其是Ⅰ类和Ⅲ类抗心律失常药物（如奎尼丁）、拟交感胺药物、罂粟碱、三环抗抑郁药、锑剂、青霉素过敏等，均可发生室速。

（3）电解质紊乱和酸碱平衡失调：低钾血症、高钾血症、低镁血症及酸中毒等常常成为室速的原因，即使在无明显器质性心脏病的患者也常常诱发室速，而有器质性心脏病的患者更易发生室速。

（4）其他：长QT综合征、Brugada征等是室速的常见症状，是心脏性猝死的高危病因。

（5）特发性室性心动过速：是指发生在无器质性心脏病患者的室速，约占室速总数的10%，以青壮年居多。病因未明。近几年来，随着临床研究的深入，一些研究人员发现，许多特发性室速患者的心肌具有不同程度的病变，因此认为其病因可能为亚临床心肌病。

知识点2：引起室速的心血管疾病　副高：熟练掌握　正高：熟练掌握

（1）原发性心肌病：①扩张型心肌病：其中约半数可因此而发生心脏性猝死；②肥厚型心肌病：容易发生持续性室速和心脏性猝死的器质性心脏病之一，一般认为室速的发生率约25%；③限制性心肌病：限制性心肌病合并室速十分常见；④致心律失常性右室心肌病（ARVC）：主要表现就是室速，部分有心肌病变而未表现出室速的患者也是室速的潜在高危人群。ARVC的患者大约有2/3合并严重的室性心律失常，是猝死的高危人群。

（2）冠心病：冠心病患者发生室速的机制主要为折返，同时也与触发活动有关。有研究表明，急性心肌梗死后2周即可形成室速的电生理基础，并常在以后的相当长时间内稳定不变。

（3）心肌炎：常见的病因为病毒感染，病毒直接侵犯心肌或通过免疫反应而导致心肌细胞水肿、溶解、坏死、间质炎症细胞浸润、心肌扩张及纤维化等，成为室速的病理基础。

（4）二尖瓣脱垂综合征：一些二尖瓣脱垂患者易发生室速，甚至导致心脏性猝死。

（5）高血压心脏病：发生室性心律失常多为室性期前收缩，室速发生率较低。

（6）心脏瓣膜病：部分患者在发生风湿性心肌炎、心功能不全、电解质紊乱等情况下可发生室速。

（7）先天性心脏病：特别是法洛四联症患者许多并发室速。有些患者在外科矫正术后仍可发生室速，可能与心室部分切除或手术瘢痕引起传导减慢有关。

（8）其他：各种原因引起的心脏病，如心包炎、心脏肿瘤等均可发生室速。

知识点3：室速根据心电图分类　副高：熟练掌握　正高：熟练掌握

（1）期前收缩型室性心动过速：室速由一个室性期前收缩激发，室速的第一个QRS波与前面的窦性心搏有固定的配对间期。短阵发作的最后一次心室搏动和下次发作的第一个QRS波之间的间距，不等于室速时R-R间距的倍数，故与并行性室速不同。

（2）单形室性心动过速：单形室速可以短阵发作（非持续性），也可呈持续性，发作时心电图同一导联上QRS波形态只有一种。

（3）双向性室性心动过速：又称为双向性室性心律，是指室速发作时，心电图的同一导联上QRS主波方向交替发生正负相反的改变。双向性室速在临床上比较少见，常见于严重的器质性心脏病，如扩张型心肌病、冠心病等或洋地黄中毒患者，患者的基础心律常为房颤。

（4）并行性室性心动过速：是在室性并行心律的基础上形成的，多见于器质性心脏病患者。并行性室速进一步分为两种亚型：①加速的室性自主心律，频率75～120次/分，多见于急性心肌梗死；②阵发性并行性室速，频率140～220次/分，属于期前收缩性室速。

（5）多形室性心动过速：是指心动过速发作时，在心电图的同一导联上出现3种或3种以上形态的QRS波。根据心动过速发作前基础心律的QT间期长短可进一步将多形室速分为两种类型：①尖端扭转性室速：心动过速发作前 QT 间期延长，心动过速发作时 QRS 波沿着一基线上下扭转；②多形室速：心动过速发作前 QT 间期正常。

（6）紊乱型室性心动过速：也称为多源性室速，室性紊乱心律，是由于心室内存在着多个异位起搏点且自律性极不稳定而构成的室速。其特征是心电图同一导联上有多种形态的 QRS 波，且 P 间期极不匀齐。紊乱型室速是一种极为严重的室性心律失常，易发生电-机械分离或室颤，常见于各种严重的器质性心脏病、洋地黄中毒或其他疾病终末期的患者。

知识点 4：室速根据心动过速的发作时间分类　　副高：熟练掌握　正高：熟练掌握

（1）持续性室性心动过速：室速持续 30 秒以上，多见于器质性心脏病患者。

（2）非持续性室性心动过速：其标准是单源性连续心室异位搏动超过 3 次，频率等于或超过 100 次/分，在 30 秒内自行终止。

（3）反复性室性心动过速：常由室性期前收缩激发，是以室性反复搏动开始而形成的连续折返，常呈短阵发作方式，与窦性心律交替出现。

知识点 5：室速根据室性心动过速发作的血流动力学和预后分类　副高：熟练掌握　正高：熟练掌握

（1）良性室性心动过速：发作时无明显血流动力学障碍，多为特发性或短阵性室速。

（2）潜在恶性室性心动过速：发作时患者有心悸、胸闷等症状，难以终止，有发生心脏性猝死的潜在可能性，常有器质性心脏病基础。

（3）恶性室性心动过速：发作时患者有明显症状，如心悸、胸闷、晕厥等，具有发生心脏性猝死的高度可能性，常有严重的器质性心脏病基础。

知识点 6：室速根据心动过速的起源部位分类　　副高：熟练掌握　正高：熟练掌握

（1）左室心动过速：心动过速多呈右束支阻滞，V_1 导联正相波为主。

（2）右室心动过速：心动过速多呈左束支阻滞，V_1 导联负相波为主。

（3）束支折返性心动过速：既可呈左束支阻滞，也可呈右束支阻滞，心率大多 200 次/分以上，QRS 波增宽，大多在 140ms 以上。

知识点 7：室速的临床表现　　副高：熟练掌握　正高：熟练掌握

（1）症状：发作时的临床表现并不一致，有的症状不明显，有的可出现心悸、胸闷、胸痛、黑蒙、晕厥，也有少数患者可致猝死。

（2）体征：室速发作时心率波动在 150~200 次/分，有的较慢，约 70 次/分，少数患者的频率较快，可达 300 次/分。节律多较规则，也有的不绝对规则，第一心音强弱不等，可有奔马律和第一、二心音分裂，有的甚至只能听到单一的心音，颈静脉有强弱不等的搏动。室速发作时具有的特征性体征是颈静脉搏动出现大炮波。

知识点8：血流动力学变化程度的取决因素　　副高：熟练掌握　正高：熟练掌握

室速发作时的临床症状主要由室速引起的血流动力学改变所致，其变化程度取决于以下几个因素：①心室舒张和收缩时的综合能力；②心房和心室收缩和舒张的协调性以及房室瓣关闭的时效性；③心动过速的频率和持续的时间；④室速的病因和原有的心功能状态；⑤心血管神经体液调节功能及其自身对心功能的调节能力；⑥室速的起源部位；⑦室速的类型。

知识点9：室速的辅助检查　　副高：熟练掌握　正高：熟练掌握

（1）心电图：心电图不仅对室速有定性价值，而且可以根据QRS波的形态特征大致判断其起源部位，如QRS波呈右束支阻滞者，心动过速起源于左心室，QRS波呈左束支阻滞者，心动过速起源于右心室；Ⅱ、Ⅲ、aVF导联以R′波为主者，心动过速多起源于流出道或基底部，Ⅱ、Ⅲ、aVF导联以S波为主者，心动过速多起源于膈面或心尖部。

（2）动态心电图：动态心电图可以记录短阵室速发作，尤其对反复晕厥的患者更有重要意义。

（3）心电生理检查：室速电生理检查的临床应用可以明确诊断，阐述室速的机制，终止心动过速，并可以确定心动过速起源点，指导导管消融治疗。心内电生理检查对判断室速严重程度及预测猝死的危险程度具有重要意义。

知识点10：室速的诊断和鉴别诊断　　副高：熟练掌握　正高：熟练掌握

典型室速根据发作时的心电图或动态心电图，结合其基础心脏情况，诊断不难确定。但不典型者还需要与宽QRS型室上性心动过速进行鉴别，包括室上速伴束支传导阻滞、室内差异传导以及房室正路逆传型AVRT。临床上常参照Brugada分布诊断法，必要时需做心电生理检查方能确诊。

知识点11：室速的治疗原则　　副高：熟练掌握　正高：熟练掌握

①立即终止室性心动过速的发作；②尽力消除诱发室性心动过速的诱因；③积极治疗原发病；④努力预防室性心动过速复发；⑤注意防治心脏性猝死。

知识点12：室速的抗心律失常药物治疗　　副高：熟练掌握　正高：熟练掌握

抗心律失常药物是目前临床治疗室速的主要措施。不仅大多数室速有效终止，而且已有许多临床研究证实胺碘酮等对于预防发作、防止心脏性猝死有效。室速发作时，Ⅰ类和Ⅲ类抗心律失常药物都是可以采用的有效治疗措施，但Ⅰ类抗心律失常药物对器质性心脏病患者负性肌力作用明显，应谨慎使用，而且在预防室速复发和降低心脏性猝死方面作用不明显，甚至有害，一般不宜选用。用于预防室速复发或长期给药时，宜用Ⅲ类抗心律失常药物，如胺碘酮、索他洛尔等。

知识点13：室速的非药物治疗措施 副高：熟练掌握 正高：熟练掌握

（1）直流电复律：室速患者有血流动力学障碍时应立即给予直流电复律。

（2）程控心脏刺激：一般需要经静脉插入电极导管到心室，通过期前收缩刺激或超速抑制终止室速。

（3）导管消融：经导管射频消融治疗对于特发性室速、束支折返性心动过速等部分室速效果明显。对心肌梗死后的室速导管消融也有一定的近期疗效。

（4）置入型心律转复除颤器（ICD）：在室速的治疗中具有极其重要的价值，不仅能在室性心动过速发作时有效终止，而且是迄今为止降低心脏性猝死率最有效的手段。尤其是较新一代产品具有抗心动过速起搏（ATP）功能，室速发作时不采用电击而用程控电刺激方法终止心动过速，可减少放电频繁对患者的影响。

（5）外科手术：对某些顽固的室速患者，可行室壁瘤切除术、心内膜环切术等外科手术治疗。

（6）其他：少数特发性室速可行迷走神经刺激的方法终止。

五、心房扑动

知识点1：心房扑动的概念 副高：熟练掌握 正高：熟练掌握

心房扑动（AFL）简称房扑，是一种常见的快速性房性心律失常，多为阵发性，每次发作历时数分钟至数小时，有不稳定的倾向，可恢复至窦性心律或发展为房颤。少数为持续性，可持续数月或数年。

知识点2：心房扑动的病因 副高：熟练掌握 正高：熟练掌握

（1）阵发性房扑可发生于无器质性心脏病者。

（2）持续性房扑大多发生在各种器质性心脏病，其中最主要病因是风湿性心脏病（二尖瓣狭窄）与冠心病。心外病因包括甲亢、洋地黄等药物过量及酒精中毒等。

知识点3：心房扑动的临床表现 副高：熟练掌握 正高：熟练掌握

（1）症状：主要取决于心室率的快慢。心室率不快且规则者，患者可无症状。心室率快或不规则时可致心悸、乏力、呼吸困难或胸痛的表现。极快的心室率可以诱发心功能不全与心脑供血不足症状，如心绞痛、眩晕和晕厥等。预激综合征、甲亢等并发的房扑，或使用Ⅰa、Ⅰc类抗心律失常药物将心房率减慢至200次/分以下时，以及运动、应用拟交感类药物者可能形成1∶1房室传导，产生极快的心室率。

（2）体征：房室传导比例恒定时，心脏听诊心音规则，S_1 强度一致。如果房室传导比例不恒定，则心室律不规则，S_1 强弱不等，偶可听到舒张期附加之心房音。按摩颈动脉窦能增加房室传导阻滞，使房扑的心室率突然减慢；停止按摩后又恢复至原先心室率水平。令患者运动、应用增加交感神经张力或降低迷走神经张力的方法，可改善房室传导，使房扑的心室率明显加速。

知识点4：心房扑动的心电图表现　　副高：熟练掌握　正高：熟练掌握

（1）P波消失，代以形态、振幅、间距规则的锯齿状房扑波（F波），F波在Ⅱ、Ⅲ、aVF或 V_1 导联最明显，频率在250~350次/分，等电位线消失。增加迷走神经张力的措施可产生短暂的房室传导阻滞而使F波清晰显示。

（2）QRS波群形态正常，伴室内差异性传导、束支传导阻滞或预激综合征时，QRS波群增宽、畸形。

（3）心室率的快慢取决于房室传导比例。传导比例以偶数多见，奇数少见。其中以2∶1传导最常见。当房扑率为300次/分时，产生150次/分的心室率最具特征性。

（4）心室率规则与否取决于房室传导比例是否恒定。不规则的心室率是传导比率不恒定所致。

知识点5：心房扑动的分类　　副高：熟练掌握　正高：熟练掌握

（1）根据房扑的电生理机制分类：①典型房扑：即峡部依赖性房扑，折返环位于右心房，心房率常在240~350次/分，依照激动的传导方向又分为顺时针方向房扑和逆时针方向房扑。顺时针方向房扑心电图表现为Ⅱ、Ⅲ、aVF导联负向F波和 V_1 导联正向F波；逆时针方向房扑心电图表现与之相反；②非典型房扑：折返环位于右心房外的先天性解剖或功能障碍区，通常无固定的折返环路。其心电图上F波波形与典型者有差异，频率较典型者快，常在340~433次/分。与手术切口或补片有关的房扑是一种特殊的类型，可归入房速范畴。

（2）根据房扑是否可以被快速心房起搏终止分类：分为Ⅰ型房扑和Ⅱ型房扑。Ⅰ型房扑可被快速心房起搏终止，Ⅱ型房扑则不能。虽然Ⅰ型房扑常表现出典型房扑中顺时针方向房扑的特征，但不能把典型房扑等同于Ⅰ型房扑。

知识点6：心房扑动的鉴别诊断　　副高：熟练掌握　正高：熟练掌握

（1）窦性心动过速：心率多为100~150次/分，有明显窦性P波，可见等电位线。心室率可有一定的变化，而房扑时心室率固定或成倍增减。

（2）房速：心房率多为150~200次/分，有房性P′波，可见等电位线，刺激迷走神经通常不能终止发作，只能引起或加重房室传导阻滞。

（3）阵发性室上速（房室结折返性心动过速和顺向型房室折返性心动过速）：心房率150~250次/分，有逆行P′波，可见等电位线，按压颈动脉窦可使发作突然停止或无效。

（4）阵发性室速：QRS波宽大、畸形，时限≥0.12秒，无房扑波，多有器质性心脏病基础。房扑伴室内差异性传导、束支传导阻滞或预激综合征时应注意与之鉴别。

知识点7：终止房扑和预防复发的治疗　　副高：熟练掌握　正高：熟练掌握

（1）直流电转复：房扑伴极快心室率、血流动力学障碍者，首选直流电复律，终止房扑安全、有效。起始能量通常<50J。心内转复可将两根电极分别置于高位右心房和冠状窦，能量一般为2~3J。

（2）药物转复：Ⅰa类（如奎尼丁）或Ⅰc类（如普罗帕酮）药物对转复房扑和预防复发有一定的成功率。但如单独使用，可能由于减慢心房率和对抗迷走神经作用，使房室传导阻滞消失而形成1∶1传导，反而导致心室率加快。因而应用Ⅰ类药物前，应以洋地黄、钙离子通道阻滞剂或β受体阻滞剂减慢心室率。Ⅲ类药物也能有效转复房扑，口服胺碘酮（200mg/d，5天/周）对预防房扑复发有良效。

（3）心房调搏心房快速起搏：以大于房扑频率行超速抑制（起搏频率从快于心房频率10~20次/分开始，最适频率常为房扑频率的120%~130%，最适刺激时间为10~15秒），能使大多数房扑转复为窦性心律或心室率较慢的房颤。特别是对电复律无效、已应用大量洋地黄不能电复律以及伴病窦综合征的Ⅰ型房扑（Ⅱ型无效）患者。

（4）射频消融：对于典型房扑，即所谓的“峡部依赖性房扑”，消融右心房峡部的固定缓慢传导区、打断折返环路而终止房扑。对于非典型房扑，借助Carto系统，亦可成功地消融。

知识点8：考虑心率转复的情况　　副高：熟练掌握　正高：熟练掌握

只有下列情况下才考虑心率转复（包括电复律、药物复律或导管消融）：患者抗凝指标达标（INR值2.0~3.0）、房扑持续时间少于48小时或经食管超声未发现心房血栓。

知识点9：控制房扑心室率的药物治疗　　副高：熟练掌握　正高：熟练掌握

（1）洋地黄：毛花苷C静脉注射或口服地高辛，可通过兴奋迷走神经而缩短心房不应期、加快心房率而使房扑变为房颤，停用后再转变为窦性心律。洋地黄的另一作用是加重房室传导阻滞以减慢房扑心室率。若单独应用洋地黄未能奏效，可联合应用β受体阻滞剂或钙离子通道阻滞剂控制心室率。

（2）钙阻滞剂：维拉帕米［起始剂量5~10mg静脉注射，继之5μg/(kg·min）静脉滴注］或地尔硫䓬（0.25mg/kg静脉滴注）能有效减慢房扑之心室率，并能使近期发生的房扑转复为窦性心律，但不易终止慢性房扑。

（3）β受体阻滞剂：普萘洛尔、阿替洛尔、美托洛尔和艾司洛尔等可用于减慢房扑之心室率。

知识点10：房扑的急性期治疗建议　　副高：熟练掌握　正高：熟练掌握

房扑的急性期治疗建议

（2005年中国室上性快速心律失常治疗指南）

临床症状与目标	治疗建议	推荐级别	证据水平
（一）难以耐受者			
1. 复律	直流电复律	Ⅰ	C
2. 室率控制	β受体阻滞剂	Ⅱa	C
	维拉帕米或地尔硫䓬	Ⅱa	C
	洋地黄	Ⅱb	C
	胺碘酮	Ⅱb	C
（二）血流动力学稳定者			
1. 复律	心房或经食管起搏	Ⅰ	A
	直流电复律	Ⅰ	C
	伊布利特	Ⅱa	A
	氟卡尼	Ⅱb	A
	普罗帕酮	Ⅱb	A
	索他洛尔	Ⅱb	C
	普鲁卡因胺	Ⅱb	A
	胺碘酮	Ⅱb	C
2. 室率控制	地尔硫䓬或维拉帕米	Ⅰ	A
	β受体阻滞剂	Ⅰ	C
	洋地黄	Ⅱb	C
	胺碘酮	Ⅱb	C

知识点11：房扑的远期治疗建议　　副高：熟练掌握　正高：熟练掌握

2003年ACC/AHA/ESC室上性快速性心律失常治疗指南中有关房扑的远期治疗建议

临床症状	治疗建议	推荐类别	证据水平
首次发作、良好耐受者	直流电复律	Ⅰ	B
	导管消融*	Ⅱa	B
复发、良好耐受者	导管消融*	Ⅰ	B
	多非利特	Ⅱa	C
	胺碘酮、索他洛尔或氟卡尼	Ⅱb	C
	奎尼丁、普罗帕酮	Ⅱb	C
难以耐受者	导管消融*	Ⅰ	B
Ⅰc类或胺碘酮治疗房颤后发生房扑	导管消融*	Ⅰ	B
	停用原药，换其他药物	Ⅱa	C
药物无效、有症状的非峡部依赖性房扑	导管消融*	Ⅱa	B

注：根据2003年ACC/AHA/ESC室上性快速性心律失常治疗指南中有关房扑的远期治疗。

*：如果导管消融不能成功根治，且药物治疗无效，应考虑房室结消融并植入起搏器心室起搏治疗。

六、心房颤动

知识点1：心房颤动的概念 副高：熟练掌握 正高：熟练掌握

心房颤动（AF）简称房颤，是临床上最常见的持续性心律失常，60岁以上人群中发生率为1%，且随年龄而增加。

知识点2：心房颤动的病因 副高：熟练掌握 正高：熟练掌握

（1）多见于器质性心脏病：心脏瓣膜病（二尖瓣狭窄最多见）、冠心病、高血压性心脏病是常见的病因。此外，也见于心肌病、心包疾病、预激综合征等。

（2）非心源性病因：如甲亢、肺部疾患、急性酒精中毒、电解质紊乱等也可为其潜在的病因。对于某些易感人群，自主神经系统通过迷走或交感张力的增加可触发房颤，称为神经源性房颤，按其发病特点分别称为迷走性或肾上腺素性房颤。

（3）临床上30%的房颤患者未能发现器质性病变基础，称为孤立性或特发性房颤，发生原因不明。

知识点3：心房颤动的临床表现 副高：熟练掌握 正高：熟练掌握

（1）症状：心房颤动的症状取决于发作时的心室率、心功能、伴随的疾病、房颤持续时间以及患者感知症状的敏感性等多种因素。大多数患者有心悸、呼吸困难、胸痛、疲乏、头晕和黑蒙等症状，由于心房利钠肽的分泌增多还可引起多尿。部分房颤患者无任何症状，而在偶然的机会或者当出现房颤的严重并发症（如卒中、栓塞或心力衰竭）时才被发现。同一患者即可存在症状性房颤发作也可发生无症状性房颤。

（2）体征：心房颤动发作时听诊第一心音强度变化不定，心律极不规整，具有一定的特征性，但心房颤动的听诊特点也可见于频发多源房性期前收缩。当心室率过快时，心室搏动减弱以致未能开启主动脉瓣，或因动脉血压波太小，未能传导至外周动脉而表现为脉搏短绌。

知识点4：房颤患者心室律变得规则的情况　　副高：熟练掌握　正高：熟练掌握

房室传导正常时，房颤的心室律不规则且速率较快。当房颤患者的心室律变得规则，应考虑以下可能性：①转复窦性心律；②房速；③房扑伴固定的房室传导比率；④房室交界性心动过速；⑤室速；⑥如心室律变为慢而规则（30~60 次/分），提示可能出现完全性房室传导阻滞。

知识点5：心房颤动的心电图表现　　副高：熟练掌握　正高：熟练掌握

（1）P 波消失，代之以形态、振幅、间距绝对不规则的房颤波（F 波），频率为 350~600 次/分，以 V_1 导联最为明显。

（2）QRS 波群通常形态正常，但振幅并不一致；伴室内差异性传导、束支传导阻滞或预激综合征时，QRS 波群增宽、畸形。

（3）心室率绝对不规则：未接受药物治疗、房室传导正常者，心室率通常为 100~160 次/分。宽 QRS 波群伴极快速的心室率（>200 次/分）提示存在房室旁道。儿茶酚胺类药物、运动、发热、甲亢等均可缩短房室结不应期，使心室率加速；相反，洋地黄延长房室不应期，减慢心室率。

知识点6：心房颤动的分类　　副高：熟练掌握　正高：熟练掌握

2012 年 ESC 心房颤动诊疗指南将房颤分为 5 种：①首次诊断的房颤：首次出现房颤的每位患者都视为首次诊断的房颤患者，无论房颤的持续时间或是否存在房颤相关症状及严重程度；②阵发性房颤：是指能够自发终止的房颤，通常房颤持续发作≤1 周；③持续性房颤：是指房颤持续超过 7 天或需要药物或直流电复律转复的房颤；④长期持续性房颤：是指房颤需采取控制策略时已超过 1 年或更长时间；⑤永久性房颤：是指经药物或电复律治疗难于复律或即使复律但难以维持窦性心律的房颤。

知识点7：心房颤动的鉴别诊断　　副高：熟练掌握　正高：熟练掌握

（1）心房扑动：P 波消失，代之以快速而规律的锯齿状 F 波，F 波电压及 FF 间距相等，心房率在 250~350 次/分，QRS 波电压相同，心室率规则或成整倍数关系增减。与房扑不同，房颤的心房率为 350~600 次/分，P 波消失代之以杂乱无章的 F 波，F 波电压及 FF 间距均绝对不等，QRS 波电压及心室率变化很大。

（2）紊乱性房速：心电图上可见到清楚的 P′波，形态至少 3 种以上，P′R 间期各不相同，心房率 100~130 次/分；多数 P′波能下传至心室，但部分 P′波因过早发生而受阻，心室率不规则，最终可发展为房颤。

知识点 8：复律的指征　　副高：熟练掌握　正高：熟练掌握

房颤患者理论上均应考虑转复窦性心律。但在房颤持续多年、左心房明显扩大、基础病因（如二尖瓣狭窄）尚未纠正或疑为病窦综合征者，复律成功率很小且难以维持窦性心律，故不宜强行复律。当房颤伴有极快心室率（尤其是房颤经房室旁道下传时），或严重血流动力学障碍（低血压、急性心衰、心绞痛恶化、心肌梗死等）时应立即电复律。初发房颤大部分在 24~48 小时内可自动转复为窦性心律。因此，对无器质性心脏病的初发房颤仅给予休息和镇静，不必急于复律。房颤持续 7 天以内，尤其是持续时间<48 小时者，药物复律非常有效。超过 7 天，电复律治疗优于药物复律。房颤持续时间超过 48 小时或不知道持续时间的患者可能有心房血栓，有可能引起栓塞。对于这类患者，应延迟复律时间，直到抗凝治疗达到适当水平（INR 值 2.0~3.0）或食管超声排除心房血栓。

知识点 9：心房颤动的药物复律　　副高：熟悉掌握　正高：熟悉掌握

用于心房颤动复律的药物包括Ⅰa（如奎尼丁）、Ⅰc（如普罗帕酮）和Ⅲ类（如胺碘酮、索他洛尔、多非利特、伊布利特）等抗心律失常药物，其主要作用于心房，延长心房不应期或减慢心房内传导。无器质性心脏病的房颤患者，口服或静脉应用普罗帕酮比较安全、有效，但对有缺血性心脏病或充血性心衰患者应避免应用。如有心功能不全，首选Ⅲ类药物中的胺碘酮。

用药方法：①普罗帕酮：口服 450~600mg（10mg/kg），首次给半量，1 小时后再给半量的 1/2，以后每天 10mg/kg，分 3 次服用，共 4 天；静脉应用 1.5~2.0mg/kg，静脉注射 10 分钟，继之 0.007mg/(kg·min) 静脉滴注，不超过 2 小时；②胺碘酮：口服 0.2g，每日 3 次，5~7 天后部分患者可转复，继之 0.2g，每天 2 次，5~7 天以后每天 0.2g 维持；静脉应用 5~7mg/kg，持续 30~60 分钟，然后 15mg/kg，1 天内静脉滴注。

知识点 10：心房颤动的体外直流电同步复律　　副高：熟悉掌握　正高：熟悉掌握

体外直流电同步复律适用于房颤伴血流动力学恶化以及药物复律无效者。房颤电复律总体成功率是 75%~93%。体外电复律前后位复律成功率高于前侧位，起始能量 100~150J 为宜，不成功时用 200J 再次复律。心内电复律以右心房为负极，冠状窦或左肺动脉为正极，能量不大于 20J 为宜。

知识点 11：心房颤动的维持窦性节律治疗　　副高：熟练掌握　正高：熟练掌握

心房颤动复律后应选用药物维持窦性心律，预防复发。若无器质性心脏病，Ⅰc 类较安全，如普罗帕酮每天 10mg/kg，分 3 次服用；伴有心衰或心肌缺血时，胺碘酮可作为首选，每天 100~200mg。

对迷走神经诱发的心房颤动，抗迷走神经性药物（如丙吡胺）较为有效，此类患者不宜使用普罗帕酮。对肾上腺素能介导的心房颤动，β 受体阻滞剂可作为一线药物。孤立性心房颤动可试用 β 受体阻滞剂。

知识点 12：心房颤动控制心室率的治疗　　副高：熟练掌握　正高：熟练掌握

用于控制房颤心室率的药物包括 β 受体阻滞剂、非二氢吡啶类钙离子通道阻滞剂（维拉帕米和地尔硫䓬）以及洋地黄类药物。它们作用于房室结，延长房室结不应期，增加隐匿传导。近年来趋向于选择 β 受体阻滞剂和钙离子通道阻滞剂作为控制心室率的首选药物。地高辛对运动或应激时的快心室率无效，仅在房颤合并心衰时作为一线治疗，不伴心衰时不宜作为首选药。房颤急性发作时，如无旁道下传，静脉应用 β 受体阻滞剂或钙离子通道阻滞剂可以减慢心室对房颤的反应，但在低血压和心力衰竭时应注意。房颤的心室率控制标准为静息状态时 60~80 次/分，日常中度体力活动时 90~115 次/分，24 小时心电监护平均心率<100 次/分，心率不能高于依据年龄预测的最高值的 110%。多数患者使用一种 β 受体阻滞剂或钙离子通道阻滞剂可有效，部分患者需联合应用地高辛。对合并预激综合征的房颤患者，上述减慢房室结传导的药物（钙离子通道阻滞剂、洋地黄和 β 受体阻滞剂等）应属禁忌，因为抑制房室结前传会促使房颤冲动经房室旁路前传，从而导致极快的心室率，诱发室速或室颤，甚至猝死。

如果患者抗心律失常药物和负性变时药物不能有效控制房颤的快速心室率，出现快室率相关的症状，则消融房室结并植入永久性起搏器是改善房颤患者症状非常有效的办法。如果在适当药物治疗下心室率仍过快并产生心动过速介导的心室收缩功能下降，则房室结消融是最有效的办法。

知识点 13：心房颤动的长期抗凝治疗　　副高：熟练掌握　正高：熟练掌握

华法林及新型口服抗凝药（NOAC，如达比加群）均可用于房颤的抗凝治疗。具体方案的选择视评估的血栓风险而定。CHA_2DS_2-VASc 评分是目前验证最好且最具临床实用性的模式（见下表）。CHA_2DS_2-VASc 积分 0 分的患者无需抗凝，积分≥1 分的患者推荐实用华法林或新型口服抗凝药。大多数接受华法林治疗的 AF 患者推荐的 INR 值为 2.0~3.0，对于 75 岁以上具有高度出血风险的老年患者，目标 INR 值为 1.8~2.5，这对于该年龄组在毒性和有效性之间可能是更合理的折中数值。患者口服华法林无法维持 INR 值在 2.0~3.0 时可选择新型口服抗凝药，如达比加群、利伐沙班。达比加群多数患者每次服用150mg，2次/日；年龄大于80岁，患者服用相关药物（如维拉帕米等），高出血风险和中度肾功能受损患者每次服用110mg，2次/日。利伐沙班常规每次服用20mg，1次/日，中度肾功能受损者减至15mg；严重肾功能受损者（CrCl<30ml/min）不推荐使用新型口服抗凝药。

CHA_2DS_2-VASc 评分

危险因素	CHA_2DS_2-VASc
CHF/LV 功能障碍（C）	1
高血压（H）	1
年龄≥75岁（A）	2
糖尿病（D）	1
卒中/TIA/栓塞史（S）	2
血管疾病（V）	1
年龄65~74（A）	1
性别（女性）（Sc）	1
总积分	9

知识点14：心房颤动复律前后的抗凝治疗 副高：熟练掌握 正高：熟练掌握

（1）电复律与药物复律均应给予抗凝治疗。房颤发作>48小时或发作时间不明者，应遵循“前三后四”的抗凝方案，即复律前3周与复律后4周口服华法林，调整剂量控制INR值在2.0~3.0。

（2）新发的急性房颤导致心绞痛、心肌梗死、休克或肺水肿时，可在未抗凝治疗下直接复律。如无禁忌，同时给予肝素，先静脉注射，再以静脉维持用药，调节部分凝血酶原激活时间（APTT）至对照组的1.5~2倍；复律后的抗凝治疗同择期复律者。

（3）经食管超声检测到左心房血栓者，在复律前应延长抗凝时间，直至复查时血栓消失方可复律。未检测到血栓者，复律前给予肝素静脉注射，继以静脉维持，调节KPTT至对照值的1.5~2倍。

知识点15：心房颤动的特殊治疗 副高：熟练掌握 正高：熟练掌握

心房颤动发作与预激有关者，射频消融可达到根治目的。对有显著症状而药物治疗无效者，可以采用房室交界区改良或消融术造成房室传导阻滞，然后植入永久性起搏器（如VVI或VVIR）。其他治疗方法包括外科心房迷宫手术、植入式心房自动除颤器（IAD）、心房起搏治疗和导管消融治疗等。

知识点16：围术期房颤的预防与治疗　　副高：熟练掌握　正高：熟练掌握

围手术期房颤往往有一定的可逆性原因，为避免手术患者快速房颤对术后血流动力学的影响和减少房颤的发生率，术前应重视对房颤的预防和治疗。若患者有预防心脏手术后房颤的指征，包括术前长期使用β受体阻滞剂且术后需要继续服药的患者，建议使用β受体阻滞剂。对于存在β受体阻滞剂禁忌证的患者，应考虑使用胺碘酮。术后发生房颤，对于不需要紧急复律的术后房颤或房扑患者，若无抗凝治疗禁忌证，首选β受体阻滞剂作为一线药物控制心室率。伊布利特、直流电转复、抗心律失常药物维持窦律及抗凝治疗按照非手术患者指南要求。

知识点17：急性心肌梗死时房颤的处理　　副高：熟练掌握　正高：熟练掌握

急性心肌梗死时若存在血流动力学障碍、难治性缺血、药物无法控制心室率者采用直流电复律；如果患者无心力衰竭、气管痉挛、房室传导阻滞可应用β受体阻滞剂或非二氢吡啶类钙离子通道阻滞药控制心室率，如果合并心力衰竭首选胺碘酮控制心室率，必要时可有选择地应用洋地黄控制心室率。禁止应用Ⅰc类抗心律失常药物。

知识点18：甲亢伴房颤的处理　　副高：熟练掌握　正高：熟练掌握

甲亢若未纠正，采用控制心室率的策略，首选β受体阻滞剂控制心室率，如果没有β受体阻滞剂，则选择非二氢吡啶类钙离子通道阻滞药，甲亢合并房颤应用华法林抗凝（INR2.0~3.0），甲亢纠正后，根据危险分层应用抗凝药。

知识点19：妊娠合并房颤的处理　　副高：熟练掌握　正高：熟练掌握

除孤立性房颤以外，妊娠期应全程抗凝；控制心室率可选用β受体阻滞剂、地高辛、非二氢吡啶类钙离子通道阻滞药。因房颤所致血流动力学不稳定可采用电复律，血流动力学稳定可应用奎尼丁、普鲁卡因胺转律。妊娠期间应用以上药物均要考虑药物对孕妇和胎儿的影响。

知识点20：肥厚型心肌病合并房颤的处理　　副高：熟练掌握　正高：熟练掌握

肥厚型心肌病合并房颤的抗凝应遵照卒中高危患者的标准采用华法林抗凝，将INR保持在2.0~3.0。房颤发作将加重肥厚型心肌病患者的血流动力学异常，因此，有必要服用抗心律失常药物预防发作。根据指南可选用丙吡胺联合β受体阻滞剂或非二氢吡啶类钙离子通道阻滞药，或者选择胺碘酮。

知识点21：肺病合并房颤的处理　　副高：熟练掌握　正高：熟练掌握

房颤是慢性阻塞性肺病患者经常发生的心律失常，应注意纠正低氧、酸中毒、电解质紊乱，可应用非二氢吡啶类钙离子通道阻滞药控制心室率，如果房颤所致血流动力学不稳定可采用电复律。茶碱和β受体激动药是常用的气道解痉药物，但这两种药物可使房颤的心室率难以控制，从治疗房颤的角度不宜应用。而β受体阻滞剂、索他洛尔、普罗帕酮、腺苷等抗心律失常药物可增加气道阻力，不适用于合并肺病的房颤患者。

七、心室扑动及颤动

知识点1：心室扑动及颤动的概念　　副高：熟练掌握　正高：熟练掌握

心室扑动（简称室扑）和心室颤动（简称室颤）分别为心室肌快而微弱的收缩或不协调的快速乱颤，其结果是心脏无排血，心音和脉搏消失，心、脑等器官和周围组织血液灌注停止，阿-斯综合征发作和猝死。室颤是导致心源性猝死的严重心律失常，也是临终前循环衰竭的心律改变；而室扑则为室颤的前奏。当正常 QRS 波群消失，出现规则而宽大的正弦波图形，频率 150~300 次/分，称为心室扑动，往往持续时间短暂而转为心室颤动。

知识点2：心室扑动及颤动的病因　　副高：熟练掌握　正高：熟练掌握

（1）冠心病，尤其是急性心肌梗死或急性冠状动脉缺血。

（2）心肌病伴完全房室传导阻滞者。

（3）严重电解质紊乱，如严重低钾或高钾。

（4）药物毒性作用，如奎尼丁、洋地黄、氯喹、锑剂等药物中毒。

（5）触电、雷击或溺水。

（6）各种室性心动过速进一步恶化。

（7）预激综合征合并房颤，误用洋地黄类药物。

知识点3：心室扑动及颤动的临床表现　　副高：熟练掌握　正高：熟练掌握

心室颤动是显著不规则的室性心律失常，表现为形态、振幅与间距均完全不规则的颤动波。QRS 波群周长、形态、振幅显著易变，频率通常超过 300 次/分，持续 200ms（周长≤180ms）。心室扑动与心室颤动均为致命性心律失常，二者对血流动力学的影响等同于心室停搏。室扑或室颤一旦发生，患者迅速出现 Adams-Stokes 综合征，表现为意识丧失、抽搐、呼吸停顿继而死亡，体检发现心音消失，脉搏触不到，血压测不出。如不及时抢救，随之呼吸、心跳停止。

知识点4：心室扑动及颤动的检查　　副高：熟练掌握　正高：熟练掌握

（1）血液电解质紊乱：如血钾、钠、氯等异常。

（2）心电监护：心率异常。

（3）心电图检查：①心室扑动的心电图特征：快速而规则的室性异位心律，但不能辨认 QRS 波、ST 段、T 波。频率为 150～250 次/分；②心室颤动心电图特征：QRS 波群与 T 波完全消失，代之以形态大小不等、频率不规则的颤动波频率 150～500 次/分。

知识点 5：心室扑动及颤动的治疗　　副高：熟练掌握　正高：熟练掌握

（1）直流电复律和除颤是治疗室扑和室颤的首选措施，应争取在短时间内（1～2 分钟）给予非同步直流电除颤，一般用 300～400W。电击若无效可静脉或气管注入、心内注射肾上腺素或托西溴苄铵（溴苄胺）或利多卡因，再行电击，可提高成功率。若在发病后 4 分钟内除颤，成功率 50%以上，4 分钟以后仅有 4%。若身边无除颤器应首先作心前区捶击 2～3 下，捶击心脏不复跳，立即进行胸外心脏按压，70～80 次/分。

（2）使用利多卡因静脉注射或普鲁卡因胺进行药物除颤。洋地黄中毒引起的室颤则应用苯妥英钠静脉注射。

（3）经上述治疗恢复自主心律者，可持续静脉滴注利多卡因或普鲁卡因胺维持。此外，托西溴苄铵（溴苄胺）、索他洛尔、胺碘酮静脉滴注也有预防室颤的良好疗效。洋地黄中毒者可给苯妥英钠。

（4）治疗的同时要注意保持气道通畅，坚持人工呼吸，提供充分氧气。应注意纠正酸碱平衡失调和电解质紊乱，给 11.2%乳酸钠或 4%～5%碳酸氢钠静脉滴注。

（5）条件允许时也可以插入临时起搏导管进行右室起搏。

第三节　缓慢性心律失常

一、窦性心动过缓

知识点 1：窦性心动过缓的概念　　副高：熟练掌握　正高：熟练掌握

窦性心动过缓简称窦缓，是指起源于窦房结的心动过缓，成年人的窦性心率<60 次/分。

知识点 2：窦性心动过缓的病因　　副高：熟练掌握　正高：熟练掌握

（1）生理性原因：常发生于健康的青年人、运动员、体力劳动者及睡眠时。一些手法，如压迫眼球、按压颈动脉窦、诱导呕吐等可致迷走神经张力增高，也可引起窦性心动过缓。

（2）病理性原因：心内外疾患，如颅压增高、低温、甲状腺功能减退症、黄疸、窦房结病变、冠心病等以及应用洋地黄、β 受体阻滞剂与利血平等药物。

知识点 3：窦性心动过缓的临床表现　　副高：熟练掌握　正高：熟练掌握

（1）症状：窦性心动过缓并不严重、心脏每搏量能代偿性增加时，患者可无症状。当窦性心动过缓严重（频率<40 次/分）或伴严重器质性心脏病时，若每搏量不能代偿性增加，心排血量明显降低，则出现器官灌注不足的症状，如头晕、疲乏、气短、心绞痛等。

（2）体征：心率<60 次/分。

知识点 4：窦性心动过缓的心电图特点　　副高：熟练掌握　正高：熟练掌握

（1）窦性 P 波，频率<60 次/分。

（2）PR 间期≥120ms。

（3）PP 间距>100ms。窦性心动过缓常伴有窦性心律不齐，即在同一次心电图描记中，PP 间隔互差>120ms。

（4）可出现逸搏、逸搏心律和继发于心动过缓的快速性心律失常。

知识点 5：窦性心动过缓的鉴别诊断　　副高：熟练掌握　正高：熟练掌握

（1）二度窦房传导阻滞：当发生 2∶1 窦房传导阻滞时，心率可以很慢，酷似窦性心动过缓。鉴别方法为活动或注射阿托品后心率突然成倍增加，而在窦性心动过缓时心率虽也可加快，但增加缓慢，且不成整倍数关系。

（2）未下传的房性期前收缩：仔细观察可识别出未下传的房性期前 P′波。注意有时其可融合在前一心跳的 T 波中，仅造成 T 波形态的改变。

知识点 6：窦性心动过缓的治疗　　副高：熟练掌握　正高：熟练掌握

正常变异者不需治疗，有基础病因者应予以纠正。心动过缓出现黑蒙、晕厥等心脑供血不足的症状时，可给予药物治疗，如阿托品（0.3~0.6mg，3~4 次/日）、氨茶碱（0.1g，3 次/日）或异丙肾上腺素（0.5~2mg 加入 500ml 液体中，浓度 1~4μg/ml，起始 1~2μg/min，并根据心率调整滴速），但长期应用效果不确定。对严重而持续的窦性心动过缓，心脏起搏治疗比药物更有效。具体治疗可参见本节“病态窦房结综合征”。

二、窦性停搏

知识点 1：窦性停搏的概念　　副高：熟练掌握　正高：熟练掌握

窦性停搏又称窦性静止，是指窦房结冲动形成暂停或中断，以及窦性活动及其所致心房和心室活动相应暂停。

知识点 2：窦性停搏的病因　　副高：熟练掌握　正高：熟练掌握

（1）功能性原因：如迷走神经张力增高或颈动脉窦过敏等。

（2）器质性原因：如窦房结病变、急性心梗、脑血管意外等病变以及应用洋地黄、奎尼丁、钾盐等药物。

知识点3：窦性停搏的临床表现 副高：熟练掌握 正高：熟练掌握

临床表现轻重不一，轻者可无症状或偶尔出现心搏暂停，严重者窦房结活动长时间停顿，心脏活动依靠下级起搏点维持。如同时有下级起搏点起搏功能低下，则长时间心脏停顿，以致出现头晕、视物不清、短暂黑蒙、近乎晕厥或阿-斯综合征发作。

知识点4：窦性停搏的心电图特点 副高：熟练掌握 正高：熟练掌握

（1）窦性心律中有一段停顿，停顿的PP间期与基本窦性的PP间期无倍数关系，但常超过基本窦性周期的1.5倍。

（2）停顿长的PP间歇内无P波发生，或P波与QRS波群均不出现。

（3）长间歇后可出现房室交界性或室性逸搏，如窦性停搏时间过长，可出现房室交界性或室性逸搏心律。

知识点5：窦性停搏的鉴别诊断 副高：熟练掌握 正高：熟练掌握

（1）主要与二度Ⅱ型窦房传导阻滞相鉴别，后者所致的长PP间期是基本窦性PP间期的简单倍数。

（2）窦性停搏与三度窦房传导阻滞在心电图上不能鉴别。

知识点6：窦性停搏的治疗 副高：熟练掌握 正高：熟练掌握

治疗同“窦性心动过缓”。

三、窦房传导阻滞

知识点1：窦房传导阻滞的概念 副高：熟练掌握 正高：熟练掌握

窦房传导阻滞（SAB）是指窦房结发出的冲动，部分或全部不能传至心房，引起心房和心室1次或连接2次以上停搏。

知识点2：窦房传导阻滞的病因 副高：熟练掌握 正高：熟练掌握

窦房传导阻滞多为间歇性，常见于迷走神经亢进或颈动脉均过敏者。持续性窦房阻滞绝大多数见于器质性心脏病，包括窦房结病变、冠心病，特别是下壁心肌梗死、心肌炎、心肌病等。此外，洋地黄或奎尼丁中毒、高血钾等均可导致窦房阻滞。

知识点3：窦房传导阻滞的临床表现　　副高：熟练掌握　正高：熟练掌握

窦房阻滞症状取决于P波连续脱漏的次数和长P-P间期的时限，轻者仅头晕、乏力，重者可发生晕厥等。

知识点4：窦房传导阻滞的心电图特点　　副高：熟练掌握　正高：熟练掌握

按阻滞程度的轻重可分为一度、二度和三度窦房阻滞，因体表心电图不能显示窦房结电位，故不能明确诊断一度窦房阻滞。二度窦房阻滞可分为两种类型：①二度Ⅰ型窦房阻滞：即莫氏Ⅰ型或文氏型窦房阻滞。其特点为一系列连续出现的P波中，P-P间期依次逐渐缩短，直至发生一次P波脱漏，而出现长的P-P间期，如此周而复始。其长P-P间期短于P-P间期的2倍；②二度Ⅱ型类房阻滞：即莫氏Ⅱ型窦房阻滞。其特点为一系列连续出现的P波中，多数P-P间期相等，但间隙性发生P波脱漏，而出现长的P-P间期。其长P-P间期等于短P-P间期的2倍或整倍数。

三度窦房阻滞时的心电图特点为P波消失，出现逸搏心律。

知识点5：窦房传导阻滞的治疗　　副高：熟练掌握　正高：熟练掌握

参见本节“病态窦房结综合征”的治疗。

四、病态窦房结综合征

知识点1：病态窦房结综合征的概念　　副高：熟练掌握　正高：熟练掌握

病态窦房结综合征（sss）简称病窦综合征，也称为窦房结功能不全，是由窦房结或其周围组织病变，导致窦房结冲动形成障碍或冲动向心房传导障碍所致的多种心律失常的综合征。当合并快速性心律失常反复发作时，称心动过缓-心动过速综合征，简称慢-快综合征。

知识点2：病态窦房结综合征的病因　　副高：熟练掌握　正高：熟练掌握

（1）窦房结的器质性损害：①累及窦房结本身的病变，如淀粉样变性、感染与炎症、纤维化与脂肪浸润、硬化与退行性病变等；②窦房结周围神经与神经节或心房肌的病变；③窦房结动脉的阻塞，多见于下壁心肌梗死。当器质性损害同时累及窦房结和房室结时，形成双结病变。

（2）窦房结的功能性障碍：迷走神经张力增高、某些抗心律失常药物能导致可逆性窦房结的功能抑制。急性下壁心肌梗死可引起暂时性窦房结功能不全，急性期过后多消失。

知识点3：病态窦房结综合征的临床表现　　副高：熟练掌握　正高：熟练掌握

（1）症状　临床表现轻重不一，可呈间歇性发作。多以心率缓慢所致脑、心、肾等脏器供血不足症状为主要症状。轻者表现为乏力、头晕、视物模糊、失眠、记忆力差、反应迟钝或易激动等，严重者可引起短暂黑蒙、近乎晕厥或阿-斯综合征发作。部分患者合并短阵室上性快速心律失常发作，又称慢-快综合征。

（2）体征：持久的窦性心动过缓，心率低于 50 次/分。常在运动、发热及心力衰竭等时心率有不相称的缓慢。

知识点 4：病态窦房结综合征的心电图特点　　副高：熟练掌握　正高：熟练掌握

（1）常规心电图：①连续而显著的窦性心动过缓（<50/分）；②窦性停搏或窦房阻滞；③同时出现窦房阻滞和房室传导阻滞；④同时出现上述心动过缓与心动过速，后者常为房颤、房扑或房速；⑤同时出现窦性心动过缓、窦房阻滞、房室传导阻滞和室内传导阻滞。

（2）动态心电图：①24 小时总窦性心率减少；②24 小时窦性平均心率减慢（<60 次/分）；③反复出现>250ms 的长间歇等。

知识点 5：窦房结功能测定　　副高：熟练掌握　正高：熟练掌握

窦房结功能测定有助于对病窦综合征的疑似患者的诊断。

（1）运动和药物试验：运动、阿托品试验（静脉注射阿托品 1~2mg）或异丙肾上腺素试验（异丙肾上腺素 0.5mg 加入 500ml 液体中，以 2~3μg/min 的速度静脉滴注），若心率不能达到 90 次/分和（或）出现窦房阻滞、交界区性心律等为阳性。如窦性心律增快>90 次/分者，则多为迷走神经功能亢进所致。

（2）固有心率（IHR）：应用普萘洛尔与阿托品完全阻断自主神经系统对心脏的支配后，测定窦房结产生冲动的频率。正常值=118.1-（0.57×年龄）。IHR 低于正常值者，提示窦房结功能低下。

（3）窦房结恢复时间（SNRT）与窦房传导时间（SACT）：起搏心房（心内直接起搏右心房或食管调搏起搏左心房），频率逐级加速致使窦房结完全被抑制，然后突然终止起搏，窦房结经过一段“温醒”过程后恢复窦性心律。测定最后一次起搏的心房激动到第一次自发的窦性恢复引起心房激动的间期称为 SNRT。因自发性窦性心率影响 SNRT，故从测定的 SNRT 减去起搏前窦性周期时限得到校正的 SNRT（CSNRT）。正常值 SNRT<1500ms，CSNRT<500ms。SACT 也可通过程序期前刺激或心房起搏测定。正常值 SACT 为 45~125ms。

知识点 6：病态窦房结综合征的诊断　　副高：熟练掌握　正高：熟练掌握

根据典型心电图的表现，以及临床症状与心电图改变存在的相关性，并排除迷走神经兴奋性增高和药物影响的因素，便可确定诊断。一次或多次动态心电图检查有助于确定症状的出现与心电图改变的关系。对疑似患者，可借助辅助诊断方法测定窦房结功能。

知识点7：病态窦房结综合征的治疗　　副高：熟练掌握　正高：熟练掌握

（1）病因治疗：应尽可能明确病因，如心肌炎可应用糖皮质激素、急性心肌梗死进行冠状动脉血运重建以改善冠状动脉供血等。

（2）药物治疗：无症状者不必治疗，但需定期随访。对于有症状的病窦综合征患者，应给予治疗。异丙肾上腺素、阿托品、氨茶碱等药物可作为安置心脏起搏器前的过渡治疗，长期应用效果不佳。慢-快综合征患者在应用抗心律失常药物前应审慎，需查明有无病窦综合征的可能。应用起搏治疗后，患者仍有心动过速发作，可同时应用抗快速性心律失常药物治疗。

（3）植入人工起搏器：病窦综合征是临床上最为常见的植入起搏器的适应证，植入起搏器前，应仔细评价心律失常与症状的关系。房室传导功能尚好者可选用心房起搏器，否则应选择双腔起搏器，以维持正常的房室激动顺序。心室起搏由于不符合生理，其价值不如心房或双腔起搏。

知识点8：窦房结功能障碍植入起搏器治疗的适应证
副高：熟练掌握　正高：熟练掌握

（1）Ⅰ类适应证：①窦房结功能障碍表现为症状性心动过缓，包括频发的有症状的窦性停搏；②因窦房结变时性不良而引起症状者；③由于某些疾病必须使用某些类型和剂量的药物治疗，而这些药物又可引起或加重窦性心动过缓并产生症状者。

（2）Ⅱa类适应证：①自发或药物诱发的窦房结功能不全，心率<40次/分，虽有心动过缓的症状，但是症状与所发生的心动过缓有关；②不明原因晕厥，若合并窦房结功能不全或经电生理检查发现有窦房结功能不全。

（3）Ⅱb类适应证：清醒状态下心率长期低于40次/分，但症状轻微。

（4）Ⅲ类适应证：①无症状的窦房结功能障碍者；②虽有类似心动过缓的症状，但是该症状并非由窦性心动过缓引起；③非必须应用的药物引起的症状性心动过缓。

五、房室传导阻滞

知识点1：房室传导阻滞的概念　　副高：熟练掌握　正高：熟练掌握

房室传导阻滞（AVB）是指房室交界区脱离生理不应期后，心房冲动在房室之间传导延迟或中断。分为不完全性和完全性两类，前者包括一度和二度房室传导阻滞，后者称三度房室传导阻滞，阻滞部位可在房室结、希氏束以及双束支等。

知识点2：房室传导阻滞的病因　　副高：熟练掌握　正高：熟练掌握

（1）生理性原因：一度和二度Ⅰ型房室传导阻滞可见于健康人，与迷走神经张力增高有关。

（2）病理性原因：如冠心病、心肌炎、心肌病、急性风湿热、药物中毒、手术损伤、电解质紊乱、结缔组织病和原发性传导束退行性变等。

知识点 3：房室传导阻滞的临床表现　　副高：熟练掌握　正高：熟练掌握

（1）症状：一度房室传导阻滞常无症状；二度Ⅰ型和Ⅱ型房室传导阻滞常有心悸、乏力等不适；高度、几乎完全性和三度房室传导阻滞的症状取决于发病原因和心室率快慢，常有心悸、心功能不全、心绞痛、眩晕或晕厥，甚至发生阿-斯综合征或猝死。

（2）体征：一度房室传导阻滞，听诊 S_1 强度减弱；二度Ⅰ型房室传导阻滞，S_1 强度逐渐减弱并有心搏脱漏；二度Ⅱ型房室传导阻滞也有间歇性心搏脱漏，但 S_1 强度恒定；三度房室传导阻滞时，由于房室分离、房室收缩不协调，S_1 强度经常变动，并可不规则地出现心房音及响亮的 S_1（大炮音），如心房与心室收缩同时发生，颈静脉出现巨大的 α 波。心室率缓慢可引起收缩压升高和脉压增宽。

知识点 4：一度房室传导阻滞的心电图特征　　副高：熟练掌握　正高：熟练掌握

一度房室传导阻滞是指房室传导时间延长的房室传导阻滞，其特点为：①每个窦性 P 波后均随之相关的 QRS-T 波群；②P-R 间期成人>20ms，老年人>21ms，儿童>18ms。

知识点 5：二度房室传导阻滞的心电图特征　　副高：熟练掌握　正高：熟练掌握

二度房室传导阻滞是指部分室上性激动不能下传心室的房室传导阻滞，其心电图上表现为间断出现 P 波后无 QRS 波群（心室脱漏），包括：

（1）二度Ⅰ型房室传导阻滞：也称莫氏Ⅰ型或文氏Ⅰ型房室传导阻滞。其特点：①一系列规则出现的窦性 P 波后，P-R 间期依次逐渐延长，直到 P 波不能下传心室，即 P 波后未随之 QRS 波群，发生心室脱漏。在心室脱漏后的第一个 P-R 间期又恢复至初始的时限，然后再次逐渐延长，这种周而复始的现象称为文氏现象；②P-R 间期延长的增量逐次递减，使 R-P 间期进行性缩短，直到心电图脱漏时出现明显变长的 R-R 间期；③发生心室脱漏时的长 R-R 间期短于任何两个短 R-R 间期之和。

（2）二度Ⅱ型房室传导阻滞：也称莫氏Ⅱ型房室传导阻滞，其特点：①一系列规则出现的窦性 P 波后，P-R 间期相等（可正常或延长），但有周期性 P 波不能下传心室，发生心室脱漏；②发生心室脱漏时的长 R-R 间期等于短 R-R 间期的 2 倍或整倍数。

（3）高度房室传导阻滞和几乎完全性房室传导阻滞：在一帧常规 12 导联心电图中，若 P 波与 QRS 波群的传导比例≥3∶1，称为高度房室传导阻滞；若能下传心室的 P 波少于 3 个，称几乎完全性房室传导阻滞。

（4）心房扑动或心房颤动伴二度房室传导阻滞：当基本心律为房扑或房颤时，若出现间歇性房室交界性或室性逸搏心律（连续出现 3 个或 3 个以上逸搏）提示伴二度房室传导阻滞。

知识点6：三度房室传导阻滞的心电图特征 副高：熟练掌握 正高：熟练掌握

三度房室传导阻滞也称完全性房室传导阻滞。其特点：①P-P间期和R-R间期有各自的规律性，P波与QRS波群无关（无传导关系）。若基本心律为房扑或房颤，则F波或f波与QRS波群无关；②P波频率较QRS波群频率为快；③在整帧常规12导联心电图中，QRS波群缓慢而规则，为被动出现的逸搏心律。若房室传导阻滞水平较高，逸搏起搏点位于房室束分叉以上，则为房室交界区逸搏心律，QRS波群形态与实性QRS波群相同，频率35~50次/分；若房室传导阻滞水平较低，逸搏起搏点位于房室束分叉以下，则为室性逸搏心律，QRS波群宽大畸形，频率<35次/分。

知识点7：房室传导阻滞的治疗 副高：熟练掌握 正高：熟练掌握

（1）病因治疗：解除迷走神经过高张力，停用有关药物，纠正电解质失衡等，各种急性心肌炎、心脏直视手术损伤或急性心肌梗死引起的房室传导阻滞，可试用肾上腺皮质激素治疗。

（2）抗缓慢性心律失常药物治疗：一度和二度Ⅰ型房室传导阻滞一般无须应用抗心律失常药物。二度Ⅱ型与三度房室传导阻滞，如果心室率不慢、无症状者可不急诊处理；如果心室率过慢，伴有血流动力学障碍，甚至有阿-斯综合征发作，应给予异丙肾上腺素（1~4μg/min）静脉滴注，维持心室率，并及早给予临时性或永久性心脏起搏治疗。阿托品（0.5~2.0mg）静脉注射仅适用于阻滞位于房室结者，对阻滞部位较低者无效。

（3）人工起搏治疗：二度Ⅱ型和高度以上房室传导阻滞伴心室率过慢、血流动力学障碍、甚至阿-斯综合征者，应及时进行临时性或永久性心脏起搏治疗。

知识点8：成人获得性完全性房室传导阻滞永久性起搏治疗的Ⅰ类适应证 副高：熟练掌握 正高：熟练掌握

（1）任何阻滞部位的三度和高度房室传导阻滞伴下列情况之一者：①有房室传导阻滞所致的症状（包括心力衰竭）或继发于房室阻滞的室性心律失常；②需要药物治疗其他心律失常或其他疾病，而所用的药物可导致症状性心动过缓；③虽无临床症状，但也已证实心室停搏>3秒或清醒状态时起搏心率<40次/分，或逸搏心律起源点在房室结以下者；④射频消融房室交界区导致的三度和高度房室传导阻滞；⑤心脏外科手术后发生的不可逆房室传导阻滞；⑥神经肌源性疾病（肌发育不良、克氏综合征等）伴发的房室传导阻滞，无论是否有症状（因为传导阻滞随时会加重）；⑦清醒状态下无症状的房颤和心动过缓者，有一次或更多至少5秒的长间歇。

（2）任何阻滞部位和类型的二度房室传导阻滞产生的症状性心动过缓。

（3）无心肌缺血情况下运动时的二度或三度房室传导阻滞。

知识点9：成人获得性完全性房室传导阻滞永久性起搏治疗的Ⅱ类适应证
副高：熟练掌握　正高：熟练掌握

（1）Ⅱa类适应证：①成人无症状的持续性三度房室传导阻滞，清醒时平均心室率>40次/分，不伴有心脏增大；②无症状的二度Ⅱ型房室传导阻滞，心电图表现为窄QRS波。若为宽QRS波包括右束支阻滞则应列为Ⅰ类适应证；③无症状二度Ⅰ型房室传导阻滞，因其他情况行电生理检查发现阻滞部位在希氏束内或以下水平；④一度或二度房室传导阻滞伴有类似起搏器综合征的临床表现。

（2）Ⅱb类适应证：①神经肌源性疾病（肌发育不良、克-塞综合征）伴发的任何程度的房室传导阻滞，无论是否有症状（因为传导阻滞随时会加重）；②某种药物或药物中毒导致的房室传导阻滞，停药后可改善者；③清醒状态下无症状的房颤和心动过缓，出现多次3秒以上的长间歇。

知识点10：成人获得性完全性房室传导阻滞永久性起搏治疗的Ⅲ类适应证
副高：熟练掌握　正高：熟练掌握

①无症状的一度房室传导阻滞；②发生于希氏束以上以及未确定阻滞部位是在希氏束还是以下的二度Ⅰ型房室传导阻滞；③预期可以恢复且不再复发的房室传导阻滞。

第四节　预激综合征

知识点1：预激综合征的概念　副高：熟练掌握　正高：熟练掌握

预激综合征是指心房的冲动使整个心室或心室的某一部分提前激动，或心室的冲动使整个心房或心房的某一部分提前激动。

知识点2：预激综合征的病因　副高：熟练掌握　正高：熟练掌握

多无器质性心脏病，少数伴发于先天性心脏病，如三尖瓣下移畸形、二尖瓣脱垂与心肌病等。

知识点3：预激综合征的临床表现　副高：熟练掌握　正高：熟练掌握

预激本身并无症状，但可导致房室折返性心动过速、房扑与房颤等快速性室上性心律失常发作。并发房室折返性心动过速时可呈发作性心悸。并发房颤与房扑时，若冲动经旁道下传，因旁道前传不应期短，且不似房室结有减慢传导的特性，故可产生极快的心室率，可达220~360次/分，甚至变为室颤，发生休克、晕厥与猝死。运动、焦虑、酒精等刺激交感神经可能进一步缩短旁道不应期，加快心室率。

知识点4：预激综合征的心电图表现　　副高：熟练掌握　正高：熟练掌握

（1）典型预激综合征（WPW 综合征）：①窦性心律时 PR 间期缩短，时限<0.12s；②QRS 波群增宽，时限≥0.12s；③QRS 波群起始部分粗钝，为预激波（Delta 波）；④ST-T 波呈继发性改变，与 QRS 波群主波方向相反。

按胸导联 QRS 波群的形态将典型预激综合征分成两型：①A 型 QRS 波群在各胸导联均向上；②B 型 QRS 波群在 V_1 导联向下，左胸导联（V_5、V_6）向上。

（2）短 PR 综合征（LGL 综合征）：①PR 间期<0.12s；②QRS 波群正常，无预激波；③无继发性 ST-T 改变。

（3）变异型预激综合征（马氏型）：①PR 间期正常；②QRS 波群增宽，时限>0.12s，有预激波；③伴有 ST-T 波继发性改变。

知识点5：预激综合征的心电生理　　副高：熟练掌握　正高：熟练掌握

（1）全或无传导：由于房室旁路由肌纤维组成，呈无房室结的递减性传导的特性。

（2）心房程序刺激时，随着期前刺激越提前，预激成分越大，HV 越短，甚至 H 波可埋在 V 波中。

（3）心房起搏时越靠近旁路，记录到的预激波出现越早；心室起搏时越靠近旁路，记录到的 VA 间期越短，当 VA 融合、其间没有等电位线时，可认为即是旁路所在部位。

知识点6：房室旁道并发室上速的常见类型　　副高：熟练掌握　正高：熟练掌握

（1）显性预激综合征并发顺向型房室折返性心动过速：显性预激综合征发作室上速时，通过房室结前向传导，经旁路通道逆向传导，即顺向型房室折返性心动过速。心电图表现 QRS 波群形态与时限正常，逆行 P 波位于 QRS 波群终结之后，落在 ST 段或 T 波的起始部分。心电生理检查时，心房或心室程序刺激可诱发和终止心动过速，最早的心房逆行激动部位在心房而不是房室交界区。

（2）显性预激综合征并发逆向型房室折返性心动过速：显性预激综合征发作室上速时，折返回路与顺向型者恰好相反，经旁路通道前向传导、房室结逆向传导，即逆向型房室折返性心动过速。此时，心动过速的 QRS 波群因有预激波的存在而增宽、畸形，极易与室性心动过速混淆，应仔细加以鉴别。

（3）通过隐匿性房室旁路逆传的房室折返性心动过速：部分阵发性室上速的患者，心电图表现与顺向型房室折返性心动过速相同，经心电生理检查发现这类患者与预激综合征患者一样，存在房室旁道，但该房室通道仅允许室房逆行传导而不能房室顺行传导，故而心电图无心室预激图形出现，被称为“隐匿性”预激综合征。

知识点7：预激综合征的鉴别诊断　　副高：熟练掌握　正高：熟练掌握

（1）束支传导阻滞心室肥大或心肌梗死：预激综合征的心电图图形应与其进行鉴别。鉴别要点是注意PR间期是否缩短，其他导联是否存在预激波。

（2）房室结折返性心动过速：预激综合征并发顺向型房室折返性心动过速时，要与房室结折返性心动过速相鉴别。

（3）室性心动过速：预激综合征并发逆向型房室折返性心动过速时，其QRS波群宽大、畸形，要与室性心动过速相鉴别。

知识点8：WPW综合征发生猝死的因素　　副高：熟练掌握　正高：熟练掌握

（1）WPW综合征患者发生猝死的高危因素：①心房颤动时最短的旁路前传的RR间期<250ms；②症状性心动过速病史；③多旁路；④Ebstein畸形；⑤家族性WPW综合征。

（2）WPW综合征患者发生猝死的低危因素：①间歇性WPW，提示旁路不应期较长；②用普鲁卡因胺后预激波消失。

知识点9：预激综合征发作时的处理　　副高：熟练掌握　正高：熟练掌握

预激综合征发作时的药物治疗应根据情况选择延长房室结或旁路传导时间与不应期的药物，打断折返环，从而终止心动过速或减慢房扑、房颤的心室率。

（1）当预激综合征并发顺向型房室折返性心动过速时，其治疗与一般室上性心动过速相同。首先尝试迷走神经刺激，无效时选用维拉帕米、普萘洛尔等。这些药物选择性作用于房室结，延长房室结传导时间或不应期，对旁道传导性无直接影响。腺苷应慎用，因其可能诱发快心室率的房颤。

（2）当预激综合征并发逆向型房室折返性心动过速时，选用Ⅰa、Ⅰc类或Ⅲ类（如普罗帕酮、索他洛尔、胺碘酮等）可延长旁道不应期。Ⅰc类或Ⅲ类药物同时延长房室结不应期，对顺向型和逆向型房室折返性心动过速均有作用。使用阻断房室结的药物可终止发作，但一般不用，因可能在发生心房颤动时导致心室率加快而诱发心室颤动。

（3）预激综合征患者发作经旁道前传的房扑与房颤，可伴极快的心室率而导致严重血流动力学障碍，应立即行电复律。药物宜选择延长旁路不应期的药物，如Ⅰa（普鲁卡因胺）、Ⅰc（普罗帕酮）或Ⅲ类（胺碘酮、伊布利特）等。洋地黄、钙离子通道阻滞剂和β受体阻滞剂等通常用于减慢房室结传导的药物，并不能阻断旁道传导，甚至可加速旁道传导，从而加速预激综合征合并房颤的心室率，甚至诱发室颤，因而不主张应用。

知识点10：预激综合征的长期治疗　　副高：熟练掌握　正高：熟练掌握

射频消融术消融房室旁道，打断折返环路，已成为首选的根治方法。所有旁路患者只要患者同意均可做导管消融治疗。

（1）预激综合征无症状者，可以不行电生理检查或治疗，也可以行导管消融治疗（Ⅱa类适应证，证据水平B级）。

（2）预激综合征合并房颤并快速心室率者，或者发生AVRT者，建议行导管消融治疗（Ⅰ类适应证，证据水平B级）。

（3）患者坚决拒绝导管消融且发作频繁，症状重时才考虑长期药物治疗，可选Ⅰc类或Ⅲ类抗心律失常药物（Ⅱb类适应证），不宜选β受体阻滞剂、CCB和洋地黄（Ⅲ类适应证）。对于偶发的AVRT（无显性预激）如不愿意导管消融，可以不长期服药治疗，仅在发作时给予相应处理（Ⅰ类适应证，证据水平B级）。

第五节 Brugada综合征

知识点1：Brugada综合征的概念　　副高：了解　正高：了解

Brugada综合征（BrS）是一种离子通道基因突变的原发性心电疾病，是以右胸导联$V_{1\sim3}$ ST段抬高、多变，心脏结构无明显异常、多形性室速或室颤与晕厥的反复发作以及猝死为特征的综合征。其ECG改变可能是永久的，也可能是暂时的。其他导联也可偶见J点抬高（如后壁导联）。

知识点2：Brugada综合征的病因　　副高：了解　正高：了解

Brugada综合征是编码心肌离子通道的基因突变引起离子通道功能异常所致。其中已经明确的一种遗传变异的类型是LQT3等位基因——钠离子通道基因（SCN5A）突变，是一种常染色体显性遗传性疾病。主要发生于30~40岁的男性，在新生儿或儿童中也曾发生过。

知识点3：Brugada综合征的临床表现　　副高：了解　正高：了解

患者主要表现为晕厥或心脏骤停。不明原因的晕厥与猝死，主要发生在男性，不伴器质性心脏病的证据。有些患者发生晕厥或猝死前有发热作为诱因。猝死的原因为快速多形性室性心律失常，多发生于休息或睡眠中。既往有晕厥病史伴ECG上ST段自发性抬高的患者，发生心脏骤停的概率是没有晕厥史和ST改变者的6倍。

知识点4：Brugada综合征的心电图表现　　副高：了解　正高：了解

Brugada综合征的ECG特点是发作性右束支阻滞、$V_{1\sim3}$导联ST段抬高。患者可有以下三种类型的ECG改变：1型："穹隆型"ST段抬高，表现为J波振幅或抬高的ST段顶点≥2mm，伴随T波倒置，很少或无等电位线分离；2型："马鞍型"ST段图形，表现为J波振幅（≥2mm）引起ST段逐渐下斜型抬高（在基线上方仍然≥1mm），紧随正向或双向T波；3型：右侧胸前导联ST段抬高<1mm，可以表现为"马鞍型"或"穹隆型"或二者兼有。

Brugada综合征的心电图ST段改变可以是动态的，不同的心电图图形可以在同一患者身上先后观察到，或在应用特殊的药物，如钠离子通道阻滞剂后观察到。“Brugada综合征样心电图改变”还可见于急性冠状动脉综合征、急性肺栓塞、致心律失常性右心室心肌病等。

知识点5：Brugada综合征的药物激发试验　　副高：了解　正高：了解

静脉注射钠离子通道阻滞剂，如氟卡尼（2mg/kg）和缓脉灵（1mg/kg）可以揭示隐匿性Brugada综合征，但其灵敏性和特异性还不明确。部分静息基因携带者药物激发试验为阴性。

知识点6：Brugada综合征的诊断　　副高：了解　正高：了解

（1）无论钠离子通道阻滞药应用与否，在多于1个右胸导联出现1型Brugada心电图表现，且伴以下情况之一者：有记录的室颤、多形性室速（CPVT）、心脏猝死家族史（<45岁）、家系成员中有“穹隆型”心电图改变、心电生理检查中可诱发室速/室颤、晕厥或夜间濒死样呼吸，可诊断为BrS。若仅有以上心电图特征，则称为“特发性BrS样心电图改变”。

（2）基础情况下，多于1个右胸导联出现2型心电图改变，应用钠离子通道阻滞剂后变为1型或ST段抬高超过2mm，并存在1个或更多的上述临床表现时也可诊断为BrS，而药物诱导后ST段抬高小于2mm不可诊断为BrS。

（3）基础情况下，多于1个右胸导联出现3型心电图改变，应用药物后转变为1型，并存在1个或更多的上述临床表现时，可诊断为BrS，但需排除药物诱导后由3型转变为2型患者。

知识点7：Brugada综合征的鉴别诊断　　副高：了解　正高：了解

（1）特发性室颤：BrS家族遗传史，静息时典型的心电图表现或药物激发试验阳性等特征可与特发性室颤相鉴别。

（2）右束支传导阻滞：大多数Brugada综合征病例在左胸导联上不存在典型加宽的S波，提示不存在真正的RBBB。

（3）急性前间壁心肌梗死：心肌梗死时$V_{1\sim3}$导联可出现ST段抬高，但心肌梗死时典型的心前区疼痛症状、心肌酶谱的变化，尤其是冠脉造影等可与BrS相鉴别。

（4）早期复极综合征（ERS）：ERS和BrS具有某些共同的心电图表现和药理调节机制，而且ERS的心电图和BrS心电图可互相转化。究竟是一种疾病的两种心电图表现，还是不同的疾病，还不统一。

（5）致心律失常性右室发育不良（ARVC）：ARVC可表现出BrS的心电图表现和症状，因此，在诊断BrS之前，必须通过影像学检查排除ARVC的可能性。钠离子通道阻滞剂诱发试验有助于二者的鉴别。

（6）其他常见右胸导联 ST 段抬高的疾病：包括左心室室壁瘤、急性心肌炎、右心室梗死、夹层动脉瘤、急性肺栓塞、高钙血症、高钾血症等，也需与 BrS 相鉴别。

知识点 8：Brugada 综合征的治疗　　副高：了解　正高：了解

β 受体阻滞剂与胺碘酮等药物治疗不能预防 Brugada 综合征患者猝死的发生。迄今为止被唯一证明能有效预防心性猝死的治疗是 ICD。此外，患者应避免使用钠离子通道阻滞剂和三环类抗抑郁药。Brugada 综合征的治疗建议见下表。

Brugada 综合征的治疗建议

建　议	推荐类别	证据水平
置入 ICD 适用于在接受适当治疗时发生心脏骤停、预计生存时间 1 年以上的 Brugada 综合征患者	Ⅰ	C
置入 ICD 适用于既往有晕厥病史，V_1、V_2 或 V_3 导联有自发性 ST 段抬高，有或无 SCN5A 基因突变，预计生存时间 1 年以上的 Brugada 综合征患者	Ⅱa	C
只有在药物激发试验中才出现自发 ST 段抬高伴或不伴临床症状的患者，建议进行临床密切跟踪，看能否记录到自发的 ST 段抬高	Ⅱa	C
置入 ICD 适用于既往有室速病史、没有心脏骤停、预计生存时间 1 年以上的 Brugada 综合征患者	Ⅱa	C
异丙肾上腺素可以用于治疗 Brugada 综合征患者的电风暴	Ⅱa	C

第三章　心脏骤停和心脏性猝死

第一节　心 肺 复 苏

一、初级心肺复苏

知识点1：初级心肺复苏的概念和内容　　副高：熟练掌握　正高：熟练掌握

初级心肺复苏又称基础生命支持（BLS）。内容包括：对心源性猝死、心肌梗死、卒中和气道异物梗阻的识别；呼救；心肺复苏（CPR）；利用体外自动除颤器除颤（AED）。

知识点2：生存链的组成环节　　副高：熟练掌握　正高：熟练掌握

《2005年美国心肺复苏与心血管急救指南》在新获得的循证医学证据的基础上对《2000年国际心肺复苏与心血管急救指南》进行修订与发展，对心肺复苏提出了一些新的观念和复苏措施。对循环骤停者的“生存链”提出4个重要环节：①早期识别急诊情况并启动急救医疗服务系统（EMS）。拨打急救电话（我国为120）；②早期现场心肺复苏；③早期除颤：3~5分钟内CPR和除颤可使生存率达49%~75%；④早期由专业人员实行高级心肺复苏和复苏后处理。在四个环节中，早期电除颤是挽救患者生命最关键的环节。

知识点3：心肺复苏的程序及方法　　副高：熟练掌握　正高：熟练掌握

进行修改后的心肺复苏程序及方法主要包括：①提倡早期除颤：如果在室颤发生的最初5分钟内进行除颤，并在除颤前后进行有效的心肺复苏，将成倍提高复苏成功率。因此，对室颤（VT）和无脉室速（VF）引起的心脏停搏，应首先电话求助，然后开始心肺复苏，目的是尽早得到并应用自动除颤器（AED）；②有效、不间断的胸外心脏按压：尽可能从意外发生的即刻就开始进行心肺复苏，按压应有力、迅速，每次按压后胸廓应充分复位，尽量保持按压的连续性；③有效人工呼吸；④建立紧急医疗服务系统（EMS）。

知识点4：救生呼吸的方法　　副高：熟练掌握　正高：熟练掌握

（1）口对口呼吸：开放气道，捏住患者的鼻，抢救者的口紧密环绕患者的口，吹气1秒，抢救者正常吸气，然后再给第二次通气。

（2）口对隔离设备：口对隔离设备并不能减少感染的可能，但增加通气的阻力。这种情况下应尽快改用气囊-面罩通气。

（3）口对鼻或口对呼吸孔：在无法进行口对口呼吸时可以使用口对鼻呼吸。如果有气管切开的呼吸孔，也可进行口对呼吸孔，也可使用圆形儿童面罩，可以更好地密封。

（4）气囊面罩装置：可用空气，也可用氧气。由于使用正压，有可能造成胃肠道充气。仍然要采用1秒通气，并以胸部起伏判断是否达到足够的潮气量。此装置应该有非阻塞入口活瓣，标准15mm/22mm接口，氧气储气袋，非重复呼吸出口活瓣，可以允许30L/min的氧流量而不阻塞，可以在极端温度环境中使用。面罩应该透明，可以和面部密封，罩住整个口鼻部，有氧气入口，标准15mm/22mm接口。应该准备成人和不同大小的儿童面罩。如果单人使用此装置通气，技术要求较高，需要能同时抬颏开放气道，将面罩紧扣面部，并挤压气囊，还要观察胸部的起伏。2人操作比较有效，1人开放气道并扣紧面罩，另一人挤压气囊。1L容量的气囊可以挤压1/2至2/3，2L容量的气囊可挤压1/3，可以在密封的情况下产生足够的潮气量。胸部按压与通气应采取30：2，通气时暂停按压。专业抢救者应该能使用氧气（40%的氧浓度，最小流量10~12L/min）。最好能使用纯氧。

（5）气管插管：使用气管插管后通气和按压就不能交替进行。要持续以100次/分的速率按压，同时每分钟给予8~10次通气。注意不要过度通气（12次/分以上），避免造成胸内压增高，静脉回流受阻和心排血量减少。2个及以上抢救者可以每2分钟交换，以防疲劳。

（6）自动转运呼吸机：自动转运呼吸机可用于有气管插管且有脉搏的患者，院内院外均可用。

（7）环状软骨压迫：可以将气管向后推，将食管压向颈椎而避免胃肠道充气、反流和误吸。需要由第三位抢救者进行，只适用于深昏迷患者。

知识点5：胸部按压技术　　副高：熟练掌握　正高：熟练掌握

患者仰卧在坚实的平面，抢救者跪在患者胸部的一侧，按压部位是胸部正中胸骨下部，乳头之间。抢救者应将一只手的掌根部置于按压处，另一只手的掌根置于第一只手上，使两只手重叠并平行。下压胸骨为1~5cm，然后使胸部完全回弹（此点要在训练中十分强调）。下压与放松的时间相等。按压频率100次/分。要尽量减少中断按压检查脉搏：分析心律等。非专业抢救者在AED或EMS抢救人员到达之前应该持续进行CPR，不应停下检查循环或反应情况。专业抢救者可以尽量少地中断CPR，但中断不应超过10秒。

知识点6：胸部按压-通气比率　　副高：熟练掌握　正高：熟练掌握

按压-通气比率推荐使用30：2。2位抢救者进行儿童和婴儿心肺复苏可以使用15：2。要尽一切可能减少中断按压。虽然按压的速率可以达到100~120次/分，但由于频繁地通气、除颤、分析节律等可使实际每分钟按压数下降近1/2。

二、高级心肺复苏

知识点1：高级心肺复苏的概念及内容　　副高：熟练掌握　正高：熟练掌握

高级心肺复苏即高级生命支持（ALS），是在基础生命支持的基础上，应用辅助设备、特殊技术等建立更为有效的通气和血运循环，主要措施包括气管插管建立人工气道、除颤转复心律成为血流动力学稳定的心律、建立静脉通路并应用必要的药物维持已恢复的循环；连续监测呼吸、心电、血压、脉搏、容积血氧饱和度（SpO_2）、呼气末二氧化碳（$ETCO_2$）等基础生命体征，必要时还需进行有创血流动力学监测，如动脉血气分析、动脉压、中心静脉压（CVP）、肺毛细血管楔压（PCWP）等。

知识点2：除颤的方法　　副高：熟练掌握　正高：熟练掌握

除颤是转复室颤的最有效方法，室颤或无脉搏室速应尽早电击除颤，电击后立即继续进行心肺复苏。以往建议的连续3次电击除颤是基于单相衰减式正旋波的除颤方式，首次除颤成功率较低，迅速连续电击除颤可降低跨胸阻抗，提高除颤成功率。现代的双相波电击除颤首次除颤成功率超过90%，如果一次除颤没成功，VF振幅降低，再次除颤的可能性减少。此时立即进行心肺复苏（CPR），尤其是有效的胸外按压较第二次除颤更有价值。经过5个周期的按压与呼吸循环，如仍为VF，再进行下次电击除颤。

知识点3：除颤能量的选择　　副高：熟练掌握　正高：熟练掌握

（1）室颤或无脉搏室速的双相波除颤的建议能量为150~200J，此后再次电击采用相同的能量或增加能量。单相波除颤能量360J。单形室速，不论有无脉搏，给予100J单相波电击除颤，如不成功可增加能量再次除颤。不稳定的多形室速处理与VF相同。

（2）心房颤动电复律建议能量双相波首剂量120~200J，单相波首剂量200J。成人心房扑动（房扑）和其他室上性心律的电复律治疗通常需要较低能量，使用单相波或双相波装置时，一般采用50~100J的首剂量即可。如果首次电复律电击失败，应逐渐提高剂量。

知识点4：人工循环的辅助设施　　副高：熟练掌握　正高：熟练掌握

人工循环的辅助设施包括间断腹部按压心肺复苏术、高频心肺复苏术（大于100次/分的频率胸部按压）、按压与主动胸部扩张心肺复苏术、心肺复苏背心、机械心肺复苏、同时通气按压、相性胸腹按压与胸部扩张、开胸心脏按压、心肺转流等。

知识点5：高级心肺复苏的给药途径　　副高：熟练掌握　正高：熟练掌握

（1）外周静脉通路给药：大多数复苏患者无需建立中心静脉通路。如复苏时没有静脉通路，可建立较大的外周静脉通路，在周围静脉只有肘前静脉或颈外静脉可选。尽管周围静脉给药时的药物峰值较中心静脉给药低，循环时间长（经过 1~2 分钟到达中心循环），但是建立外周静脉不需中断 CPR。为使药物尽快达到中央循环，可采取：①弹丸式快速推注，用 20ml 液体冲入；②抬高该侧肢体 10~20 秒。

（2）骨内（IO）给药：通过套管进入骨髓腔内的静脉网，应用药物的效果与中心静脉给药类似。IO 对于液体复苏、用药、血液学实验室检测安全有效，可用于各年龄组。如果没有静脉通路可选用 IO。

（3）中心静脉通路给药：当除颤及外周静脉或 IO 用药后，自主循环仍未恢复，应考虑建立中心静脉通路（除非有禁忌证）。中心静脉可选择颈内静脉、锁骨下静脉及股静脉。颈内静脉或锁骨下静脉离中心循环最近，但并发症多，比较主张停止心肺复苏。股静脉穿刺容易，安全性好，并发症少，但离中心循环较远，需插入一根长导管。

（4）气管插管内给药：气管内给药有局限性，给药品种少，不能反复给药，与静脉用药相比药物的血浓度低。经气管内给药产生的肾上腺素血浓度较低，引起短暂 β 肾上腺素能作用，引起低血压、低冠状动脉灌注压，降低自主循环恢复的可能性。

知识点 6：控制心率及心律失常的药物　　副高：熟悉掌握　正高：熟悉掌握

（1）血流动力学稳定的宽 QRS 心动过速：应尽量根据病史、12 导联心电图、食管心电图明确诊断，无法明确诊断时可经验性使用胺碘酮、普鲁卡因胺、索他洛尔。

（2）血流动力学稳定的室速：可首先静脉应用胺碘酮、普鲁卡因胺、索他洛尔。利多卡因终止室速相对疗效不好，作为次选药放在其他药物之后。有心功能不好的患者首先考虑胺碘酮，也可以直接使用电转复。

（3）多形性室速：一般血流动力学不稳定，可蜕变为室颤。血流动力学稳定者应进一步鉴别有否 QT 间期延长。QT 间期延长所致尖端扭转性室速应停止使用可致 QT 延长的药物、纠正电解质紊乱。也可采用静脉注射镁剂、临时起搏、β 受体阻滞剂（在应用临时起搏后，可作为辅助措施）和利多卡因。不伴 QT 延长的室速先行病因治疗。其他情况的室速治疗可应用静脉胺碘酮、利多卡因、普鲁卡因胺、索他洛尔、β 受体阻滞剂。

（4）室颤/无脉搏的室速：首先进行除颤，不能转复或无法维持稳定灌注节律者，通过应用呼吸辅助设施，如气管插管等改善通气，应用药物肾上腺素、加压素等措施后，再行除颤 1 次。仍未成功，可用抗心律失常药改善电除颤效果，首选胺碘酮，也可使用利多卡因和镁剂。

（5）血流动力学不稳定的快速房颤、房扑：不论持续时间长短，应立即电转复血流动力学稳定的快速房颤、房扑，用药物控制心室率。心功能正常时可选择 β 受体阻滞剂、钙离子通道阻滞剂、地高辛。对常规控制心室率措施无效或有禁忌时可考虑使用静脉胺碘酮。心功能受损（LVEF<40%）时可选择地高辛、地尔硫䓬、胺碘酮。

（6）有症状的窦性心动过缓、房室阻滞：可使用阿托品。对阿托品无效的患者，尤其是阻滞部位在希浦系统以下时，应考虑起搏治疗。其他可考虑应用的药物是肾上腺素 2~

10μg/min。在阿托品和肾上腺素无效的心动过缓中，可应用多巴胺 2~10μg/(kg·min) 静滴，多巴胺可单独或与肾上腺素一起应用。胰高血糖素可用于药物所致症状性心动过缓患者，特别是阿托品无效时，可用于提高心率，改善心动过缓所致的症状、体征。应用方法静注 3mg，以后必要时维持静注 3mg/h。

知识点7：用于改善血流动力学的药物　　副高：熟悉掌握　正高：熟悉掌握

（1）肾上腺素：有益作用主要是其α肾上腺素能刺激作用。大剂量肾上腺素并不能改善预后，目前在成人心肺复苏中肾上腺素推荐剂量 1mg，静注或骨内给药，每 3~5 分钟可重复。更高剂量的肾上腺素用于一些特殊情况，如钙离子通道阻滞剂过量或β受体阻滞剂过量。

（2）加压素：加压素是非儿茶酚胺类血管收缩剂。加压素与肾上腺素相比，在自主循环恢复、24 小时生存、出院存活率方面无统计学差异。在无脉搏心脏骤停治疗中，可单次应用加压素 40U，静注或骨内给药代替第一剂或第二剂肾上腺素。

（3）去甲肾上腺素：只适用于严重低血压及周围血管阻力低的患者。

（4）多巴胺：兼有α、β及多巴胺受体刺激作用，其药理作用呈剂量依赖性。

（5）非洋地黄类正性肌力药物：有多巴酚丁胺、氨力农和米力农。

（6）硝酸甘油：用于急性冠状动脉综合征，高血压急症及与心肌梗死有关的心衰。可引起低血压（可用补充液体纠正）、心动过速、低氧血症（增加通气血流比值的不匹配）、头痛等并发症。

（7）硝普钠：为强有力的、快速的、直接血管扩张剂，常用于心衰、高血压危象。急性心肌梗死或充血性心力衰竭合并高血压时，单用硝酸甘油控制不满意可加用硝普钠。因硝普钠可能增加心肌缺血，故缺血性心脏病时，硝酸甘油可能优于硝普钠。但硝酸甘油效果不好者可加用硝普钠。

知识点8：多巴胺用于改善血流动力学的剂量　　副高：熟悉掌握　正高：熟悉掌握

多巴胺兼有α、β及多巴胺受体刺激作用，其药理作用呈剂量依赖性：①2~4μg/(kg·min)，作用于多巴胺受体，扩张肾及肠系膜动脉，有利尿作用，但增加尿量并不表明改善肾小球滤过率。现在不推荐用于急性无尿性肾衰；②5~10μg/(kg·min)，主要为β受体刺激作用，有正性肌力作用，心排血量增加。具有 5-羟色胺及多巴胺介导的静脉血管收缩作用，而无明显肺动脉压升高；③10~20μg/(kg·min)，为α受体刺激作用，使周围血管收缩压和肺动脉压明显升高；④复苏时，多巴胺一般用于症状性心动过缓的低血压或自然循环恢复之后的低血压。如需 20μg/(kg·min) 以上才能维持血压，应该加入肾上腺素。

知识点9：碱性药物近年趋于不用或晚用的原因
副高：熟悉掌握　正高：熟悉掌握

①动物试验中未能增加除颤成功率或提高生存率；②降低冠状动脉灌注压；③细胞外碱中毒，改变血氧饱和度曲线，抑制氧释放；④血液高渗、高钠血症；⑤产生的 CO_2 可自由地扩散至心肌及脑细胞而抑制其功能，引起矛盾的酸中毒；⑥加重中心静脉酸中毒；⑦可使同时输入的儿茶酚胺失活。

知识点10：碱性药物的应用指征和应用原则　　副高：熟悉掌握　正高：熟悉掌握

（1）应用指征：①原有代谢性酸中毒、高钾血症、三环类抗抑郁药或苯巴比妥过量；②长时间的心脏停搏或长时间复苏努力者。

（2）应用原则：宜小不宜大，宜晚不宜早，宜慢不宜快。碳酸氢钠是在除颤、心脏按压、插管、通气及1次以上的肾上腺素注射后才考虑使用。

知识点11：呼吸兴奋剂的应用　　副高：熟悉掌握　正高：熟悉掌握

呼吸兴奋剂对自主呼吸的建立非常重要，但并非用药越早越好。只有在循环复苏满意的情况下，呼吸中枢才具备恢复功能的物质基础，是使用呼吸兴奋剂的前提，心肺复苏早期应用可能无效。此外，心脏骤停时常有β内啡肽的释放增加，β-内啡肽对呼吸和循环有抑制作用，纳洛酮为β内啡肽阻滞剂，可解除后者对呼吸和循环的抑制，但目前尚未将纳洛酮纳入心肺复苏的常规用药。

三、复苏后生命支持

知识点1：是否发生复苏后综合征的时期变化　　副高：熟练掌握　正高：熟练掌握

自身循环恢复后，组织器官缺血的程度和时间长短决定了是否发生复苏后综合征4个时期变化：①约1/2复苏后综合征患者死于事件24小时内。自身循环恢复数小时内，心血管功能不同程度异常，在12~24小时内趋于正常。微循环异常，从多部位缺氧引起酶类和自由基快速释放至脑脊液和血液中。大脑和微血管异常持续称为代谢疾病过程；②复苏后1~3天，心功能和机体功能改善，但肠道通透性增加，易并发脓毒血症。各重要脏器进行性出现功能异常，尤其是肝脏、胰腺、肾脏，导致多脏器功能障碍综合征（MODS）；③心脏骤停后数天，出现严重感染，患者快速衰竭；④死亡。

知识点2：心肺复苏后治疗的最初目标　　副高：熟练掌握　正高：熟练掌握

①进一步改善心肺功能和体循环灌注，特别是脑灌注；②将复苏后的院前心脏骤停患者及时转至医院急诊科，然后转入设备完善的ICU病房进行充分治疗；③力求明确导致心脏骤停的原因；④采取措施预防心脏骤停复发；⑤采取可能提高长期生存和神经功能恢复的治疗。

知识点3：在复苏后治疗阶段医务人员的工作　　副高：熟练掌握　正高：熟练掌握

在复苏后治疗阶段，医务人员应：①优化血流动力学、呼吸和神经支持；②积极寻找并治疗引起心脏骤停的可逆性病因；③监测体温，积极治疗体温调节障碍和代谢紊乱。无论患者最初的情况如何，均应给予足够的通气和氧供，监测其生命体征变化，建立或检查静脉通路和各种血管插管，确保其发挥正常功能，应不时评价患者的各种情况，及时纠正生命体征异常和心律失常并进行相关的实验室检查；及时辨别治疗导致心脏骤停的电解质紊乱、中毒、心肺及神经系统疾病。

知识点4：复苏后预后差的指标　　副高：熟练掌握　正高：熟练掌握

复苏后24小时具备以下5项预测指标中的4项提示预后差：①24小时没有角膜反射；②24小时没有瞳孔对光反射；③24小时对疼痛刺激没有躲避反应；④24小时没有运动反应；⑤72小时没有运动反应。

知识点5：心肌梗死后心脏性猝死的一级预防　　副高：熟练掌握　正高：熟练掌握

心肌梗死后心脏性猝死的一级预防

指征级别	Ⅰ	Ⅱ	Ⅱb
心肌梗死后	β受体阻滞剂 ACE-1 调脂药 阿司匹林	多价不饱和脂肪酸 胺碘酮	
心肌梗死伴左室功能不全	β受体阻滞剂 ACE-1 醛固酮受体阻滞剂	胺碘酮 ICD（若EF≤30%）	
血流动力学稳定的持续性室速		胺碘酮 β受体阻滞剂	ICD 射频消融 外科手术
EF≤40%或≤35%伴自发性非持续性室速或电生理诱发持续性室速	ICD		

知识点6：心肌梗死后心脏性猝死的二级预防　　副高：熟练掌握　正高：熟练掌握

心肌梗死后心脏性猝死的二级预防

指征级别	Ⅰ	Ⅱa
心室颤动	ICD	
影响血流动力学的持续性室速	ICD	胺碘酮 β受体阻滞剂

知识点7：抗心律失常的外科手术治疗 副高：熟练掌握 正高：熟练掌握

抗心律失常的外科手术治疗通常包括电生理标测下的室壁瘤切除术、心室心内膜切除术及冷冻消融技术，在预防心脏性猝死方面的作用有限。长QT间期综合征患者经B受体阻滞剂足量治疗后仍有晕厥发作或不能依从药物治疗的患者，可行左侧颈胸交感神经切断术，对预防心脏性猝死的发生有一定作用。导管射频消融术对有器质性心脏病的心脏性猝死高危患者或心脏骤停存活者，其预防心脏性猝死的作用有待进一步研究。近年来的研究已证明，埋藏式心脏复律除颤器（ICD）能改善一些有高度猝死危险患者的预后。伴有无症状性非持续性室速的陈旧性心肌梗死患者，及非一过性或可逆性原因引起的室颤或室速所致心脏骤停的存活者、持续性室速及明确为快速性心律失常引起的晕厥患者，ICD较其他方法能更好地预防心脏性猝死的发生。

第二节 心脏性猝死

知识点1：心脏性猝死的概念 副高：熟练掌握 正高：熟练掌握

心脏性猝死（SCD）是指各种心脏原因引起的自然死亡，发病突然、进展迅速，死亡发生在症状出现后1小时内。患者发生猝死事件前可以有心脏疾病表现，但猝死的发生具有无法预测的特点。相当数量的心脏病患者可能会以猝死作为首发表现。猝死事件一旦发生，存活机会甚低。

知识点2：Hinkel-Thaler猝死分类方案 副高：熟练掌握 正高：熟练掌握

Hinkel-Thaler猝死分类方案

分类	临床表现
心律失常性猝死	发病前无循环功能受损
	发病前有轻度充血性心力衰竭
	发病前有中、重度充血性心力衰竭
循环衰竭性猝死	周围循环衰竭
	心肌衰竭
不可分类的猝死	

知识点3：CAPS猝死分类标准　　副高：熟练掌握　正高：熟练掌握

Greene 等根据心律失常筛选研究（CAPS）的结果，在 Hinkel-Thaler 分类方案的基础上进行了改进，提出了新的分类方案，即 CAPS 猝死分类标准。

（1）心律失常性猝死：是指在 4 个月之内，患者在未罹患可能引起死亡的渐进性严重疾病的条件下，突然发生的呼吸和心脏骤停，并伴有自知觉丧失。包括已经证实的心律失常性猝死和未经证实的心律失常性猝死两种。

（2）非心律失常性猝死：是指在未发生心律失常性猝死的前提下，预计生存期少于 4 个月的患者，先于心脏骤停所出现的严重症状。

（3）非心脏性猝死。

知识点4：引起心脏性猝死的心源性疾病　　副高：熟练掌握　正高：熟练掌握

（1）冠状动脉疾病、痉挛、畸形（75%~80%）：如心肌缺血/梗死，陈旧性心肌梗死伴非缺血性室性心动过速（VT）/心室颤动（VF）。

（2）器质性非缺血性心脏病（10%~15%）：如心脏瓣膜疾病、主动脉狭窄、肺动脉狭窄、主动脉瓣下狭窄、二尖瓣脱垂、先天性心脏病、心脏肿瘤、肥厚型心肌病/扩张型心肌病、高血压性心脏病、右心室发育不良、心脏淀粉样变、急性心肌炎、肺动脉高压。

（3）非器质性心脏病（5%~10%）：如家族性猝死综合征、长 Q-T 间期综合征、Brugada 综合征、特发性室性心动过速、严重电解质紊乱、获得性长 Q-T 间期综合征、预激综合征。

（4）急性机械性因素（5%）：如主动脉破裂、心脏破裂。

知识点5：心脏性猝死的危险因素　　副高：熟练掌握　正高：熟练掌握

心脏性猝死的危险因素包括性别、年龄、冠心病家族史、低密度脂蛋白胆固醇水平增高、高血压与左室肥厚、吸烟、肥胖和糖尿病。心脏性猝死危险因素在下列人群依次增加：具有导致首次冠脉事件多重危险因素的人群、有任何冠脉事件史、左室射血分数（LVEF）≤30%或心力衰竭、心脏骤停复苏者、心肌梗死（MI）后室性心律失常，其中院外心脏骤停、新发心力衰竭、不稳定型心绞痛及近期 MI 后的高危患者，严重心血管事件发生后 6~18 个月心脏性猝死的危险性最高，但 LVEF<30%的急性心肌梗死患者在梗死后第 1 个月的病死率最高。此外，近期生活方式（工作、家庭、环境）的重大变动也与心脏性猝死有关。

知识点6：心脏性猝死的病理生理　　副高：熟练掌握　正高：熟练掌握

心脏性猝死主要是致命性快速心律失常所致，它们的发生是冠状动脉血管事件、心肌损伤、心肌代谢异常和（或）自主神经张力改变等因素相互作用引起的一系列病理生理异常的结果。但这些因素相互作用产生致死性心律失常的最终机制尚无定论。

严重缓慢性心律失常和心室停顿是心脏性猝死的另一重要原因。其电生理机制是当窦房结和（或）房室结功能异常时，次级自律细胞不能承担起心脏的起搏功能，常见于病变弥漫累及心内膜下浦肯野纤维的严重心脏疾病。

非心律失常性心脏性猝死所占比例较少，常由心脏破裂、心脏流入和流出道的急性阻塞、急性心脏压塞等导致。

无脉性电活动（PEA）过去称电-机械分离（EMD），是引起心脏性猝死的相对少见的原因，其定义为心脏有持续的电活动，但无有效的机械收缩功能，常规方法不能测出血压和脉搏。可见于急性心肌梗死时心室破裂、大面积肺梗死时。

知识点7：心脏性猝死前驱期的临床表现　　副高：熟练掌握　正高：熟练掌握

前驱期是指在心脏骤停前数天至数月，此期有些患者可出现胸痛、气短、疲乏、心悸等，或原有的心绞痛和心力衰竭症状加重等前驱表现。但这些前驱症状为非特异性，仅提示有发生心血管病的危险，而不能预测心脏性猝死的发生。有些患者无前驱表现，瞬间发生心脏骤停。

知识点8：心脏性猝死发病期的临床表现　　副高：熟练掌握　正高：熟练掌握

发病期是指心血管状态出现急剧变化到心脏骤停发生前的一段时间，通常不超过1小时。此期由于猝死原因不同，临床表现各异。典型表现包括严重胸痛、急性呼吸困难、突发心悸或眩晕等。若心脏骤停瞬间发生，事前无预兆，则绝大部分是心源性。从心脏性猝死者所获得的连续心电图记录中可见猝死前数小时或数分钟内常有心电活动的改变，其中以心率增快和室性期前收缩的恶化升级为最常见。猝死于心室颤动者，常先有一阵持续的或非持续的室性心动过速。这些以心律失常发病的患者，在发病前大多清醒并在日常活动中，发病期短。心电图异常大多为心室颤动。另有部分患者以循环衰竭发病，在心脏骤停前已处于不活动状态，甚至已昏迷，其发病过程相对较长。

知识点9：心脏性猝死心脏骤停期的临床表现　　副高：熟练掌握　正高：熟练掌握

心脏骤停期以意识完全丧失为特征。如不立即抢救，一般在数分钟内进入死亡期。心脏骤停的症状和体征依次出现如下：①意识突然丧失或伴有短阵抽搐，抽搐常为全身性，多发生于心脏骤停后10秒内，有时伴有眼球偏斜；②脉搏扪不到、血压测不出；③心音消失；④呼吸断续，呈叹息样，以后即停止，多发生在心脏停搏后20~30秒；⑤昏迷，多发生于心脏停搏30秒后；⑥瞳孔散大，多在心脏停搏后30~60秒出现，此期若给予及时恰当的抢救，还有复苏的可能。

知识点10：心脏性猝死生物学死亡期的临床表现

副高：熟练掌握　正高：熟练掌握

从心脏骤停到发生生物学死亡时间的长短取决于原发病的性质，以及心脏骤停至复苏开始的时间。心脏骤停发生后，大部分患者将在4~6分钟开始发生不可逆脑损害，随后经数分钟过渡到生物学死亡。心脏骤停发生后立即实施心肺复苏及尽早除颤，是避免发生生物学死亡的关键。心肺复苏成功后死亡的最常见原因是中枢神经系统损伤，其他常见原因有继发感染、低心排血量及恶性心律失常等。

知识点11：心脏性猝死的治疗

副高：熟练掌握　正高：熟练掌握

对心脏骤停或心脏性猝死的处理主要是立即进行心肺复苏（CPR）。心肺复苏又分为初级心肺复苏和高级心肺复苏。“初级心肺复苏”和“高级心肺复苏”的具体内容参见本章第一节内容。

第四章 高血压病

第一节 原发性高血压

知识点1：高血压的概念及类别 副高：熟练掌握 正高：熟练掌握

血管内血液对于血管壁的侧压力称为血压（BP）。高血压是指体循环动脉收缩压和（或）舒张压的持续升高，是以体循环动脉压升高、周围小动脉阻力增高同时伴有不同程度的心排血量和血容量增加为主要表现的临床综合征。临床上可分为原发性及继发性两大类。发病原因不明的称为原发性高血压，占高血压患者总数的90%左右；约有10%的高血压患者，其血压升高是自身有明确而独立的病因及疾病所致的一种临床表现，称为继发性高血压。

知识点2：原发性高血压的危险因素 副高：熟练掌握 正高：熟练掌握

（1）超重和肥胖：超重和肥胖导致高血压可能与水钠潴留、交感神经兴奋性增高、肾素-醛固酮系统异常及胰岛素抵抗有关。

（2）膳食高钠、低钾：摄入过量食盐是高血压的危险因素，盐摄入与高血压患病率之间呈线性正相关。血清钾、尿钾及膳食摄入的钾与血压之间呈负相关。

（3）社会心理精神因素：精神压力增加可导致血压升高。紧张可使心率、血压、血浆肾上腺素和去甲肾上腺素水平升高。

知识点3：原发性高血压的发病机制 副高：熟练掌握 正高：熟练掌握

（1）遗传：原发性高血压有遗传和家族聚集倾向，可能与同一家族成员具有相同的基因结构、环境及生活习惯有关。

（2）肾素-血管紧张素-醛固酮系统（RAAS）激活：循环及组织中异常增高的血管紧张素Ⅱ（AⅡ）是导致血压增高的重要原因。循环和组织中的高RAAS在高血压的形成中可能具有重要作用。

（3）肾上腺素能激活：反复的过度紧张与精神刺激可以引起高血压。当大脑皮质兴奋与抑制过程失调时，皮质下血管运动中枢失去平衡，交感神经活性增高，释放去甲肾上腺素增多，致使外周血管阻力增高和血压上升；同时肾上腺髓质释放肾上腺素也增多，而血中肾上腺素水平的持续增高又使交感神经末梢去甲肾上腺素释放增多，从而进一步使血管阻力增加。

（4）盐敏感及盐负荷机制：在个体中存在着盐敏感基因是食盐后导致高血压发生的遗传基础。

（5）胰岛素抵抗：胰岛素抵抗导致高血压的可能机制：①增加肾小管对钠水的重吸收，增加血管对血管紧张素Ⅱ的反应性；②增加交感神经系统兴奋性；③降低 Na^{+}-K^{+}-ATP 酶活性；④增加 Na^{+}-H^{+}泵活性；⑤降低 Ca^{2+}-ATP 酶活性；⑥刺激生长因子活性。

知识点4：原发性高血压的临床表现　　副高：熟练掌握　正高：熟练掌握

（1）症状：早期通常无症状，偶于体检时发现血压升高，1/3～1/2 高血压患者因头痛、头胀、耳鸣、多梦、或心悸就医，部分患者则在出现心、脑、肾等并发症后才发现高血压。患者的症状缺乏特异性且与血压升高的程度无关，其中 50%的患者无症状或症状不明显。

（2）体格检查及体征：全面体格检查非常重要，除仔细测量血压外，还应检查下述内容：①血压标准化测量及身高体重的测量：以诊室水银血压表测量为准，初次应测量两侧肱动脉血压。同时测量身高和体重，计算体重指数（BMI）；②心脏、血管检查：检查心率、节律、心音、杂音及附加音。检查颈部、腹部、背部脊肋角有无血管杂音，注意有无四肢脉搏异常搏动；③眼底检查：根据 Keith-Wagener 眼底分级法将眼底病变分为 4 级。

知识点5：高血压的诊断方法　　副高：熟练掌握　正高：熟练掌握

（1）诊室血压：是目前临床诊断高血压和分级的标准方法，由医护人员在标准条件下按统一的规范进行测量。

（2）家庭自测血压：受测者在家中自己测量血压，可以提供日常生活状态下有价值的血压信息。在提示单纯性诊所高血压（即白大衣性高血压），评价降压疗效，改善治疗依从性等诸方面具有独特优点。自测血压值稍低于诊室血压值。

（3）动态血压：提供 24 小时、白昼和夜间各时间段血压的平均值和离散度，能较敏感和客观地反映实际的血压水平、血压变异性和血压节律。同诊室偶测血压相比，动态血压与靶器官损害及预后有更密切的关系，临床可用于诊断评价单纯性诊室高血压、顽固性高血压、发作性高血压或低血压、血压波动异常大等疾病。

知识点6：高血压的定义和诊断标准　　副高：熟练掌握　正高：熟练掌握

2005 年中国高血压防治指南将高血压定义为：在未服用降压药物的情况下，收缩压（SBP）≥140mmHg 和（或）舒张压（DBP）≥90mmHg。测量 3 次非同日血压均符合上述标准，即可诊断为高血压。患者既往有高血压史，目前正服抗高血压药，血压虽已低于 140/90mmHg，也应诊断为高血压。

知识点7：高血压的分类　　副高：熟练掌握　正高：熟练掌握

血压水平的分类（中国高血压防治指南2005）

类别	收缩压（mmHg）	舒张压（mmHg）
正常血压	<120	<80
正常高值	120~139	80~89
高血压	≥140	≥90
1级高血压（轻度）	140~159	90~99
2级高血压（中度）	160~179	100~109
3级高血压（重度）	≥180	≥110
单纯收缩期高血压	≥140	<90

知识点8：高血压的危险分层　　副高：熟练掌握　正高：熟练掌握

危险度的分层以血压水平为基础，结合危险因素、靶器官损害及并存的临床情况进行综合分析后将患者分为低、中、高及很高危险组，见下表。高血压治疗时不仅要考虑降压，还要考虑危险因素及靶器官损害的预防及逆转。

按危险分层，量化估计预后（中国高血压防治指南2005）

其他危险因素和病史	血压（mmHg）		
	1级高血压 SBP140~159 或 DBP90~99	2级高血压 SBP160~179 或 DBP100~109	3级高血压 SBP≥180 或 DBP≥110
Ⅰ无其他危险因素	低危	中危	高危
Ⅱ1~2个危险因素	中危	中危	很高危
Ⅲ≥3个危险因素			
靶器官损害（TOD）或糖尿病	高危	高危	很高危
Ⅳ并存的临床情况（ACC）	极高危	很高危	很高危

TOD：靶器官损害；ACC：有关的临床情况（包括临床有表现的心血管疾病和肾脏疾病）。

知识点9：原发性高血压的常规检查　　副高：熟练掌握　正高：熟练掌握

（1）血常规及血生化检查：包括血钾、血钠、空腹血糖、血脂（血清总胆固醇、三酰甘油、高密度脂蛋白胆固醇、低密度脂蛋白胆固醇）、尿酸、肌酐。

（2）尿液分析：包括尿蛋白、尿糖、尿沉渣镜检、微量白蛋白尿或尿白蛋白/肌酐。必要时可进一步行24小时尿蛋白定量测定。

（3）心电图：高血压患者易形成左心室肥厚，还易发生心肌缺血及心房纤颤。心电图检查简单易行，常用于临床筛查及诊断高血压左心室肥厚、识别心肌缺血及诊断心律失常。

知识点10：原发性高血压的推荐检查　　副高：熟练掌握　正高：熟练掌握

（1）超声心动图：可检测有无左心室肥厚、心脏扩大及心功能异常。应注意 E/A 比值、左心房大小、左心室舒张末内径及射血分数和左心室重量指数几个重要指标。

（2）颈动脉超声：高血压是引起颈动脉病变的最重要因素之一，颈动脉病变可通过颈动脉超声检查作出诊断。检查指标主要包括测量颈动脉内膜中层厚度、探查有无动脉粥样硬化性斑块，当有斑块形成时测量动脉狭窄比值等。颈动脉内膜中层厚度≥0.9mm 为动脉壁增厚。

（3）超敏 C-反应蛋白：超敏 C-反应蛋白对心血管事件有预测价值，伴随超敏 C-反应蛋白浓度的增高，心血管事件的风险增大。

知识点11：原发性高血压的特殊检查　　副高：熟练掌握　正高：熟练掌握

对疑诊继发性高血压的患者及伴有高血压心、脑、肾并发症的患者，依据病情选择以下特殊检查：①血浆肾素活性、血浆醛固酮；②血、尿儿茶酚胺及其代谢产物；③皮质激素；④动脉造影；⑤肾及肾上腺超声、CT 及 MRI；⑥睡眠呼吸监测。

知识点12：原发性高血压的动脉功能检测　　副高：熟练掌握　正高：熟练掌握

临床上通过检测高血压的动脉功能可识别早期血管病变。早期筛查有助于早期干预，以延缓或阻抑动脉硬化病变的进展。目前欧洲高血压指南中常用的 2 个动脉功能的指标为：①脉搏波传导速度（PWV）：目前多采用颈动脉-股动脉。PWV 是反映动脉僵硬度的早期指标，有较广泛的临床价值。当颈动脉-股动脉 PWV>12m/s，视为大动脉僵硬度增加、血管功能异常；②踝臂指数（ABI）：通过测量上臂与踝部血压计算踝臂血压比值得出。ABI 用于评价下肢动脉血管病变简单、无创。一般认为 ABI<0.9 为异常。

知识点13：原发性高血压的鉴别诊断　　副高：熟练掌握　正高：熟练掌握

临床上遇到以下提示继发性高血压的线索时，要行进一步的检查来判断是否存在继发性高血压：

（1）高血压特点：严重或顽固性高血压、原来控制良好的高血压突然恶化、高血压发病突然、高血压起病年轻（尤其是无高血压家族史者）、高血压起病在 50 岁后并有动脉硬化病史（如冠心病）。

（2）症状及体格检查：血压波动大或阵发性高血压伴头痛、心悸、面色苍白和出汗（嗜铬细胞瘤），肥胖伴夜间睡眠时打鼾及呼吸停止（夜间睡眠呼吸暂停），心动过速伴出汗及震颤（甲亢），听诊有腹部杂音（肾血管性高血压）、心前区或胸部杂音（主动脉缩窄或主动脉病），股动脉搏动消失或延迟、股动脉压降低（主动脉缩窄或主动脉病）。

（3）实验室检查：无诱因的低血钾（原发性醛固酮症）、高血钙（甲状旁腺功能亢进）、血肌酐增高（肾实质病变）。

知识点14：高血压降压的目标水平　　副高：熟练掌握　正高：熟练掌握

按照2005年中国高血压指南以及2007年欧洲高血压指南的定义，降压的目标水平为：一般高血压患者血压<140/90mmHg，青年、中年高血压患者<120/80mmHg，高危的高血压患者（冠心病、糖尿病、脑卒中、肾病）血压<130/80mmHg，慢性肾病尿蛋白>1g/24h的血压<120/75mmHg，老年人降压的第一目标<150/90mmHg（中国指南）以及在能够耐受情况下血压可控制在<140/90mmHg。自测血压的日间收缩压较门诊低10~15mmHg，舒张压低5~10mmHg。

知识点15：高血压的非药物治疗　　副高：熟练掌握　正高：熟练掌握

非药物治疗适用于各型高血压，尤其是对轻型和低危患者，单独非药物治疗措施可使血压有一定程度的下降。非药物治疗包括：①限制钠摄入，以中度限制钠摄入，即食盐<6g/d为宜；②减轻体重，降低每日热量的摄入，辅以适当的体育活动，如跑步、行走、游泳等。一般健康人适宜的运动负荷以每分钟最大心率的百分数表示，有效健身的心率应达到最大心率的50%~85%；③戒烟、限酒；④保持心态平衡。

知识点16：降压药物的治疗原则　　副高：熟练掌握　正高：熟练掌握

（1）从最小有效剂量开始，以减少不良反应的发生。视血压控制情况逐渐加量以达到降压目标。

（2）推荐使用每日1次、24小时平稳有效降压的长效制剂，以保证一天24小时平稳降压，防止靶器官损害以及清晨血压突然升高所致的猝死、卒中和心脏病发作。并且可以增加治疗的依从性，便于患者坚持规律服药。若使用中效或短效药，须每天用药2~3次。

（3）单一药物疗效不佳时应及早采用两种或两种以上药物联合治疗，既能提高降压效果又不增加不良反应，不能将一种降压药物的剂量加得过大。

（4）判断降压药物是否有效或是否需要更改治疗方案时，应充分考虑药物达到最大疗效所需的时间。不应过于频繁的改变治疗方案。

（5）高血压是一种终身性疾病，一般应监测血压，坚持服药。

知识点17：单药选择的原则　　副高：熟练掌握　正高：熟练掌握

应根据指南遵循单药治疗优先选择的原则：①1级高血压水平进行单药治疗，2级高血压水平进行联合治疗（JNC 7指南）；②低危、中危患者可先进行单药治疗，高危、极高危患者进行联合治疗（中国指南、ESH-ESC欧洲指南）；③>55岁患者首先选用CCB或利尿药，≤55岁患者首先选用ARB或ACEI（英国指南）。

单药的优先选择还需根据其特殊的强适应证，不同的药物在不同疾病状态下有优先的选择，而优先选择的理由来源于循证医学证据。

知识点18：某些情况下优先选择的降压药物　　副高：熟练掌握　正高：熟练掌握

某些情况下优先选择的降压药物（参考欧洲高血压防治指南2007）

亚临床器官损害	降压药物
左心室肥厚	ACEI、CCB、ARB
无症状动脉粥样硬化	CCB、ACEI
微量白蛋白尿	ACEI、ARB
肾功能不全	ACEI、ARB
临床事件	
卒中病史	任何降压药
心肌梗死病史	BB、ACEI、ARB
心绞痛	BB、CCB
心力衰竭	利尿药、BB、ACEI，ARB、抗醛固酮制剂
房颤	
复发性房颤	ARB、ACEI
持续性房颤	BB、非二氢吡啶类CCB
快速性心律失常	BB
肾功能衰竭，蛋白尿	ACEI、ARB、袢利尿药
外周动脉疾病	CCB
左心功能不全	ACEI
临床情况	
老年单纯收缩期高血压	利尿药、CCB
代谢综合征	ACEI、ARB、CCB
糖尿病	ACEI、ARB
妊娠	CCB、甲基多巴、BB
黑人	利尿药、CCB
青光眼	BB
ACEI诱导的咳嗽	ARB

知识点19：降压药物的常用类别和基本日服量　　副高：熟练掌握　正高：熟练掌握

（1）利尿药：氢氯噻嗪12.5~25mg，吲哒帕胺缓释片1.5mg及普通片2.5mg，呋塞米

（速尿）20mg。

（2）β受体阻滞剂：美托洛尔2.5~50mg，比索洛尔2.5~5.0mg，卡维地洛12.5~25mg，阿普洛尔12.5~20mg。

（3）CCB：尼群地平10mg，硝苯地平缓释片10mg、控释片30mg，氨氯地平5mg，左旋氨氯地平2.5mg，非洛地平缓释片5mg，拉西地平4mg，乐卡地平10mg。

（4）ACEI：卡托普利12.5~25mg，依那普利10mg，雷米普利5mg，培哚普利4mg，贝那普利10mg，福辛普利10mg，咪哒普利5mg，赖诺普利10mg。

（5）ARB：氯沙坦50mg，缬沙坦80mg，厄贝沙坦150mg，替米沙坦80mg，坎地沙坦4mg，奥美沙坦10mg。

（6）α受体阻滞剂：多沙唑嗪2mg，特拉唑嗪2mg。

知识点20：β受体阻断剂对心血管的作用机制　　副高：熟练掌握　正高：熟练掌握

①抗高血压作用；②抗缺血作用；③通过阻断肾小球旁细胞的β肾上腺素能受体，抑制RAS系统；④改善左室重构；⑤改善心肌能量代谢；⑥抗心律失常作用等。

知识点21：高血压患者联合治疗的依据　　副高：熟练掌握　正高：熟练掌握

（1）根据高血压指南：美国JNC7指出，2级以上高血压患者联合治疗。2007年ESH/ESC高血压指南指出，高危高血压患者（糖尿病、冠心病、脑卒中、肾病）需要联合治疗，因为高危高血压患者的目标血压<130/80mmHg，要达到高危人群的血压目标一般都要联合治疗，所以高血压患者需要多种药物联合治疗。

（2）根据降压机制：高血压患者的药物联合治疗首先是降压疗效叠加、作用增强，其次是不良反应不增加甚至有减少不良反应的益处。而优化的联合治疗方案则应当是降压疗效增加、不良反应减少并有延缓器官损害、减少心脑血管事件的作用。

知识点22：高血压药物联合的方式　　副高：熟练掌握　正高：熟练掌握

有处方的临时联合以及固定复方制剂的联合两种方式。两个药物的临时处方联合的优点是可以根据患者病情的需要，任意加或减某一药物的剂量。缺点是患者的依从性稍弱（患者需要2种药物一起吃，容易忘记或减少一种药物的服用）。而固定复方制剂具有降压疗效充分、依从性好的优点。但患者不能根据临床的病情需要任意加减（不可掰）是此类药的缺点。

知识点23：高血压药物联合的原则　　副高：熟练掌握　正高：熟练掌握

增加降压疗效，减少不良反应是药物联合的原则。降压药物分为两类：一类是容量依赖性为主的降压药物，如利尿药、CCB，另一类为RAAS和交感神经抑制为主的降压药物，如ACEI、ARB、β受体阻滞剂。其中以容量依赖性为主的降压药物可以通过利尿和扩血管达到降压的目的。这两类药物中又分为短效、中效和长效药物。短效和中效的CCB或利尿药在降低血压的同时有部分激活交感神经的作用，利尿药的大剂量使用还可能出现低血钾和高尿酸血症。而ACEI、ARB和β受体阻滞剂有降压、抑制交感及改善RAAS的作用，对肾脏血流动力学具有较好地改善作用。

知识点24：常用的固定复方制剂　　副高：熟练掌握　正高：熟练掌握

①传统的固定复方制剂：降压0号，复方降压片，珍菊降压片，复方罗布麻片；②新型固定复方制剂：氯沙坦/氢氯噻嗪（海捷亚），缬沙坦/氢氯噻嗪（复代文），厄贝沙坦/氢氯噻嗪（安博诺）。

知识点25：高血压危象的概念　　副高：熟练掌握　正高：熟练掌握

高血压危象是指一系列需要进行快速降低动脉血压治疗的临床紧急情况，包括高血压急症（HE）和高血压亚急症（HU）。前者是短期内（数小时或数天）血压严重升高（BP>180/120mmHg），伴有靶器官（如脑、心、肾、眼底及大动脉等）严重功能障碍或不可逆性损害；后者是血压严重升高但不伴有靶器官损害。

知识点26：高血压急症的临床表现　　副高：熟练掌握　正高：熟练掌握

高血压急症（HE）是指高血压急骤增高，进行性地损害终末脏器并影响功能，必须立即降压治疗，应使用静脉制剂快速降压，在30~60分钟内将血压降低到安全水平，但一般不立即降到正常值范围。高血压急症的诊断首先是血压增高至200/120mmHg以上，出现头痛、恶心或呕吐等血压增高的临床症状，出现高血压脑病、眼底出血、心肌梗死、心力衰竭、肾衰竭等相应的靶器官损害相应疾病。

知识点27：高血压急症的降压治疗目标　　副高：熟练掌握　正高：熟练掌握

HE的降压治疗目标是在最初的数分钟至1小时内MAP下降<25%，如果病情稳定，在随后的2~6小时内将血压逐渐降至160/（100~110）mmHg，如果患者能够很好地耐受降压治疗和病情稳定，应在随后的24~48小时内进一步将血压降至正常水平。主动脉夹层的患者应将收缩压（SBP）降至100~120mmHg。舌下含服或口服短效硝苯地平时，因其降压幅度不易调控，故不主张应用在HC患者的降压治疗中。

知识点28：高血压危急症的常用注射药物　　副高：熟练掌握　正高：熟练掌握

高血压危急症的常用注射药物

药物	常用方法	常用剂量范围	开始作用时间	常见不良反应及补充说明
硝普钠	静脉滴注	0.25～10μg/(kg·min)	即刻	注意：遮光使用，连续使用一般不超过5天；严密监测下调节给药速度；不良反应：恶心、呕吐、头痛、眩晕、定向障碍、甲减、高铁血红蛋白、低血压、氰化物中毒等
硝酸甘油	静脉滴注	5～100μg/min	即刻	头痛、恶心、呕吐、药物耐受
乌拉地尔	静脉注射 静脉滴注	12.5～25毫克/次 100～400μg/min	2～5min	一般先用12.5～25mg静脉注射，根据需要5分钟后可重复1次，然后持续静脉滴注。不良反应：直立性低血压、头痛、头晕、恶心，疲倦、皮疹、视物模糊
尼卡地平	静脉滴注	5～15mg/h	5～10min	心动过速、头痛、颜面潮红
艾司洛尔	静脉注射 静脉滴注	250～500μg/(kg·min) 50～100μg/(kg·min)	1～2min	低血压，恶心
地尔硫䓬	静脉滴注	10mg，或5～15mg/(kg·min)	15min	低血压，心动过缓
硫酸镁	静脉注射 肌内注射	1.0克/次（加液体20ml缓注）；2.5克/次		常用于子痫或先兆子痫 10%硫酸镁10ml加5%葡萄糖20ml iv 25%硫酸镁10ml im
呋塞米	静脉注射	20～80毫克/次		常用于急性左心囊和伴有颅压高、脑水肿的情况，应注意血容量和水、电解质平衡

知识点29：高血压亚急症的概念　　副高：熟练掌握　正高：熟练掌握

高血压亚急症（HU）是指动脉血压在短期内有较明显增高，达到或超过200/120mmHg，但无靶器官损害的证据或原有慢性器官损害未见明显加重。高血压亚急症虽然也属于高血压危象，但无需立即采用静脉药物紧急降压治疗，可以在24～48小时内使用口服降压药致血压逐渐降低到相对安全的水平。

知识点30：高血压亚急症的目标血压　　副高：熟练掌握　正高：熟练掌握

48小时降至患者能够耐受的血压状态，一般第一目标<160/100mmHg，第二目标<140/90mmHg。

知识点31：高血压亚急症的药物选择原则　　副高：熟练掌握　正高：熟练掌握

高血压亚急症患者需要镇静，口服中效或缓释降压药物，多种降压药物联合治疗。一般采用机制不同的药物联合，例如，CCB（硝苯地平缓释片10mg，bid，或非洛地平缓释片5mg，1~2次/日）联合一种ACEI或ARB，必要时还应当联合利尿药（氢氯噻嗪12.5mg或25mg，或者吲哒帕胺1.5mg或2.5mg），如心率较快可增加β受体阻滞剂。

知识点32：高血压危象的特殊亚型　　副高：熟练掌握　正高：熟练掌握

高血压危象常包括高血压并发脑损害（如高血压脑病、缺血性脑卒中伴严重高血压、脑出血、蛛网膜下腔出血等）、高血压并发心脏损害（如主动脉夹层、急性左心衰、急性冠脉综合征等）、高血压合并肾脏损害（如急性肾小球肾炎、急性肾功能不全、肾移植后的严重高血压等）等。

知识点33：高血压脑病的临床表现　　副高：熟练掌握　正高：熟练掌握

高血压脑病表现为既往血压正常或高血压患者动脉压突然增高超过脑血流自动调节的范围。常有过度劳累、紧张、精神打击等诱发因素。脑水肿和颅压高的症状包括弥漫性头痛、恶心、呕吐、烦躁不安、视物模糊、黑蒙、抽搐、意识障碍、昏迷。眼底变化包括视网膜渗出、出血，视盘水肿。有时可产生一过性偏瘫、失语、病理神经反射，需与脑血管病相鉴别。其病理生理机制是平均动脉压增高（超过脑血流的自动调节能力）→脑的高灌注→脑血管扩张，渗透性增强→脑水肿。通常表现为重度增高的血压（血压近期增高更有诊断意义），神志改变，视盘水肿。如果随着血压的下降，中枢神经系统功能改善，将证实这一诊断。高血压脑病多见于既往血压正常的个体血压突然增高，例如，急性肾小球肾炎、子痫患者。慢性高血压患者通常有一个血压逐渐增高的过程，脑的压力-灌注曲线右移，从而脑的代偿功能失调，导致高血压脑病，后者较少见。

知识点34：急进性-恶性高血压的临床表现　　副高：熟练掌握　正高：熟练掌握

急进性-恶性高血压多见于年轻男性，多有原发或继发性高血压病史（也可以是新近发现的高血压）。血压在一段时间内（数周至数月）进行性增高，且“居高不下”，舒张压常高于130mmHg。视网膜有出血、渗出，视盘水肿。有不同程度的心、脑、肾功能障碍。

知识点35：高血压危象的口含降压药物　　副高：熟练掌握　正高：熟练掌握

（1）硝酸甘油片：每次0.5~1.0mg舌下含服，3~5分钟起效，舒张压可降低10~20mmHg，收缩压可降低10~30mmHg。作用比较肯定，但作用时间短暂，应使用其他药物配合。部分人用药后出现头胀等不适。极少数人含药后血压过度下降，出现头晕、心悸等症状。

（2）卡托普利片：舌下单次剂量12.5~25mg，5~15分钟起效，可使收缩压和舒张压明显下降，作用可维持3~6小时。不良反应少，偶见皮疹、味觉异常、低血压等。与其他

ACEI 相同，连续用药后部分患者出现干咳。严重肾功能不全、肾动脉狭窄者禁用。

不建议采用硝苯地平（心痛定）进行口含，因为有大约 50%的病例出现不同程度的不良反应，如剧烈头痛、心动过速、低血压、晕倒、诱发心绞痛等，且作用时间短，剂量不易掌握，治疗后血压不易稳定，目前已不再推荐使用。

知识点 36：顽固性高血压的概念　　副高：熟练掌握　正高：熟练掌握

在改善生活方式的基础上，应用了足量且合理联合的 3 种降压药物（包括利尿剂）后，血压仍在目标水平之上，或至少需要 4 种药物才能使血压达标时，称为顽固性高血压。

知识点 37：顽固性高血压常见的临床特征　　副高：熟练掌握　正高：熟练掌握

顽固高血压相关的患者特征有老龄、基线血压增高、肥胖、过度的食盐摄入、慢性肾脏病、糖尿病、左心室肥厚以及女性。

知识点 38：引起顽固性高血压的继发原因　　副高：熟练掌握　正高：熟练掌握

（1）常见原因：阻塞性睡眠呼吸暂停、肾实质疾病、原发性醛固酮症、肾动脉狭窄。

（2）少见原因：嗜铬细胞瘤、Cushing 病、甲状旁腺功能亢进、主动脉缩窄、颅内肿瘤。

知识点 39：顽固性高血压的治疗原则　　副高：熟练掌握　正高：熟练掌握

（1）一般原则：强化生活方式干预，如严格控制体重、戒烟、限酒及限制钠盐摄入等。多与患者沟通，提高长期服药的依从性，并增加随访次数，建议转高血压专科治疗。

（2）联合用药：先采用 3 种药物的治疗方案，如 ACEI 或 ARB+CCB+噻嗪类利尿剂，效果不理想可再加一种降压药物，如螺内酯、β 受体阻滞剂、α 受体阻滞剂或交感神经抑制剂（可乐定）。当上述治疗方案疗效不佳时，可在严密观察下停用现有降压药物，重启其他治疗方案。

知识点 40：高血压亚临床靶器官损害的判断和意义　　副高：熟悉　正高：熟悉

2007 年 ESC/ESH 高血压指南将高血压的进展过程分为 4 个阶段：高血压前期（血压在正常高值阶段）、高血压期、高血压亚临床靶器官损害期、高血压终末器官损害期。其中，高血压亚临床靶器官损害期是判断高血压进展速度和程度的重要环节，有效的降压及注重靶器官损害的改善将有助于延缓疾病的进展。亚临床靶器官损害主要包括左心室肥厚、微量白蛋白尿及 eGFR 降低、血管功能和结构的异常三个方面。

知识点 41：左心室肥厚的诊断方式及治疗　　副高：熟悉　正高：熟悉

心脏左心室肥厚的诊断可采用超声心动图、心电图和 X 线胸片三种方式。目前认为，左心室肥厚所导致的舒张性心力衰竭也可产生明显呼吸困难的临床症状，其死亡率及猝死率不低于收缩性心力衰竭。早期强化药物治疗对于延缓左心室肥厚的进展、改善心脏功能、减少死亡率极为重要。目前常用的药物包括 ACEI、ARB、β 受体阻滞剂。其中 ARB 的临床证据最多，包括 LIFE 研究、CHARM 研究、SILVHIA 研究等。

知识点 42：微量白蛋白尿的诊断方式及治疗　　副高：熟悉　正高：熟悉

微量白蛋白尿是肾脏早期损害的标记，而 eGFR<60ml/(min · 1.73m^2) 则是慢性肾脏病的早期标记。目前判断微量白蛋白尿采用晨起微量蛋白尿测定、尿白蛋白/肌酐、24 小时尿蛋白定量三种方法。目前改善蛋白尿最佳的药物是 ACEI 或 ARB，两种药物均有较多的循证医学证据，建议采用 2~3 倍大剂量，尿蛋白可以随着 ACEI 或 ARB 剂量的增加而滤出减少；另外，高血压蛋白尿的降低是在降压达标的基础上实现的，在使用了 ACEI 或 ARB 后血压不能达标时要尽快联合 CCB 或利尿药，以达到<130/80mmHg 的目标血压，尽可能地获得早期的肾脏保护作用。

知识点 43：反映血管功能和反映血管结构病变的主要指标　　副高：熟悉　正高：熟悉

(1) 反映血管功能的主要指标：包括颈-股脉搏波传播速度 (c-fPWV)、踝-臂指数 (ABI)，并已经被欧洲高血压指南纳入高血压血管损害评价的重要指标。

(2) 反映血管结构病变的指标：主要是动脉内的中膜厚度 (IMT)，常规检测的部位为颈动脉、股动脉；中国高血压指南及欧洲高血压指南将 IMT>0.9cm 定义为增厚，IMT>1.3cm 定义为斑块。

知识点 44：启动高血压药物治疗的根据　　副高：熟悉　正高：熟悉

(1) 要根据诊室血压、家庭自测血压及动态血压的结果评价血压的水平，从而排除白大衣高血压及一过性的血压增高现象，并提出高血压的治疗策略。血压异常的标准为：诊室血压>140/90mmHg，家庭自测血压>135/85mmHg 或 24 小时平均动态血压>130/80mmHg。

(2) 要根据是否存在高血压危险因素，对于高危和极高血压的患者，可以启动药物治疗，在药物治疗中对高危和极高危的患者尽可能采用西药并长期治疗；而对于低危、中危患者，生活方式的治疗最重要，当生活方式不能纠正异常血压时，建议及早进行药物干预。

(3) 启动药物治疗时如何确定治疗药物的数量和种类：按照美国 JNC7，1 级高血压进行单药治疗、2 级高血压进行联合药物治疗；按照中国高血压指南及欧洲高血压指南，低危、中危高血压患者单药治疗、高危和极高危高血压患者进行联合治疗。另外，不同疾病选用的高血压药物有所不同，建议采用高血压的强制性适应证。

（4）在降压过程中，如果患者出现不能耐受的现象，或出现头晕、头痛、恶心、乏力及嗜睡症状，需要评价是否有脑供血不足的现象。要了解颅内血管及颅外血管病变的状态，建议在有条件的情况下进行颈动脉超声及颅内多普勒超声，以判断颅内及颅外血管的狭窄情况。荟萃分析发现，当双侧颅外血管（颈动脉）狭窄≥70%时血压不宜过低，收缩压需维持在160~170mmHg，血压过低会出现缺血性卒中的风险。但颈动脉狭窄在<70%的高血压患者收缩压则可以降至140mmHg以下。

第二节　继发性高血压

一、肾实质性高血压

知识点1：肾实质性高血压的概念　　副高：熟练掌握　正高：熟练掌握

肾实质性高血压是指慢性肾实质性疾病所致的高血压。慢性肾实质性疾病包括慢性肾小球肾炎、慢性肾盂肾炎、肾病、糖尿病肾病、多囊肾、类风湿和红斑狼疮肾炎等。这些疾病均可引起血压升高，但是引起高血压概率不尽相同，单侧肾病引起高血压的比例为10%~50%，而双侧肾病则比例明显增高，依病因不同其比例为20%~80%，终末期肾病90%以上合并高血压。

知识点2：肾实质性高血压的发生原因　　副高：熟练掌握　正高：熟练掌握

肾实质性高血压的发生原因主要是肾单位大量丢失，导致钠水潴留和细胞外液容量增加，肾脏RAAS激活与排钠激素减少，高血压升高肾小球囊内压，加重肾脏病变，而随着肾功能损害加重，高血压的严重程度和难治程度也加重。二者可互为因果，形成恶性循环。

知识点3：肾实质性高血压的临床特点　　副高：熟练掌握　正高：熟练掌握

（1）患者有肾脏疾病的特点，如水肿、蛋白尿等，但是早期通常比较隐匿，需要做适当的检查和检验才能发现。

（2）血压较高且难以控制，容易进展为恶性高血压，尤其是IgA肾病。也有少数患者血压不高，且较容易控制。

（3）容易发生靶器官功能损害和器官功能衰竭。

知识点4：肾实质性高血压的诊断与鉴别诊断　　副高：熟练掌握　正高：熟练掌握

临床有时难于鉴别肾实质性高血压与原发性高血压伴肾脏损害，但肾实质性高血压发现血压升高时常伴随较严重的肾脏损害，如蛋白尿、肾小球滤过率下降，预后较原发性高血压差。除结合病史、临床表现与实验室检查外，肾脏组织活检在病因鉴别上具有重要的诊断意义。

知识点5：肾实质性高血压的治疗　　副高：熟练掌握　正高：熟练掌握

指南中将肾实质性高血压的降血压目标定位在130/80mmHg以下。其治疗原则：①选择对肾脏有保护作用的药物，如血管紧张素转换酶抑制药（ACEI）、血管紧张素Ⅱ受体阻断剂（ARB）；②使用钙离子通道阻断剂，其降压效果强而肯定；③联合使用多种药物；④加用利尿剂，对于血钾正常或进行透析治疗的患者可加用螺内酯治疗；⑤对于合并有肺动脉压升高的难治性肾性高血压患者加用前列腺素制剂可能有好的效果。

二、肾血管性高血压

知识点1：肾血管性高血压的概念　　副高：熟练掌握　正高：熟练掌握

肾血管性高血压（RVH）是一种常见的继发高血压，各种病因引起的一侧或双侧肾动脉及其分支狭窄进行到一定程度，即可引起肾血管性高血压。

知识点2：RVH的病因　　副高：熟练掌握　正高：熟练掌握

病因以动脉粥样硬化为主，其次为纤维肌性结构不良；在我国，病因以动脉粥样硬化为首位，其次为大动脉炎及纤维肌性结构不良。

知识点3：RVH的诊断目的　　副高：熟练掌握　正高：熟练掌握

①明确病变部位及程度；②血流动力学意义；③血管重建是否能获益；④病因的鉴别诊断。

知识点4：RVH的其他临床线索　　副高：熟练掌握　正高：熟练掌握

根据文献及经验，RVH的高血压大多持续在2级或以上，其他临床线索包括：①原来控制良好的高血压突然恶化；②未用利尿药发生低血钾；③检查中发现一侧肾脏缩小；④合并其他严重的阻塞性血管病（冠心病、颈部血管杂音、周围血管病变）；⑤脐周血管杂音；⑥血管紧张素转化酶抑制剂或紧张素Ⅱ受体阻滞剂降压幅度非常大或诱发急性肾功能不全；⑦无法用其他原因解释的血清肌酐升高；⑧与左心功能不匹配的发作性肺水肿。

知识点5：RVH的鉴别诊断　　副高：熟练掌握　正高：熟练掌握

肾血管性高血压与肾动脉狭窄的概念不同，大多数学者认为，肾动脉狭窄≥70%、狭窄远近端收缩压差>30mmHg，具有功能意义，才会引起肾血管性高血压。肾动脉狭窄、肾缺血、肾素-血管紧张素系统活性、狭窄远近端收缩压差四者具有内在的联系，其中以收缩压差的诊断价值较大。

知识点6：肾动脉狭窄的临床特点　　副高：熟练掌握　正高：熟练掌握

肾动脉狭窄没有特殊的临床表现，主要是血压增高，具有一定的规律：①年轻的高血压患者，尤其是20岁以下，没有高血压家族史的年轻患者，肾性和肾动脉狭窄的比率更高，应该经过检查予以排除；②自身免疫性疾病，特别是红斑狼疮患者因大血管炎症而致肾动脉狭窄，因此，高血压者尤其是年轻和女性高血压也应注意排除大动脉炎和全身免疫性疾病；③较老年发生的高血压、较大年龄平时高血压控制良好而突然控制不佳者、周围血管有动脉粥样硬化的高血压患者可能有动脉粥样硬化性肾动脉狭窄。

知识点7：肾动脉狭窄的诊断　　副高：熟练掌握　正高：熟练掌握

肾动脉狭窄最重要的诊断是影像诊断。影像诊断常用而有效的方法是：①多排CT血管显影和成像对肾动脉狭窄诊断快速、准确、可靠；②肾动脉造影除了诊断外，还可以直接行介入治疗；③磁共振显影还在探索中；④肾脏动态灌注显像用来评价肾脏灌注和排泄功能，对于治疗选择有重要意义。

知识点8：肾动脉狭窄的治疗　　副高：熟练掌握　正高：熟练掌握

（1）病因治疗：对于有明确病因的肾动脉狭窄应予积极纠正，如粥样硬化性肾动脉狭窄应给以足量调脂药和阿司匹林治疗，活动性的血管炎和风湿性疾病应给予激素和免疫抑制剂治疗。

（2）狭窄的肾动脉治疗：粥样硬化性狭窄程度达60%或70%以上者可采用支架置入治疗，应选择药物涂层支架，并口服氯吡格雷（75mg/d，持续半年以上）；先天性肾动脉狭窄可用球囊扩张治疗，但有些患者需反复扩张或用支架治疗。部分技术上困难的患者也可行自体肾脏移植治疗。行介入治疗前应该用核素技术评价肾脏灌注和排泄功能。

知识点9：RVH的肾动脉血运重建治疗　　副高：熟练掌握　正高：熟练掌握

肾动脉血运重建理论上是治疗RVD的根本方法，主要目标是改善高血压，保护肾功能或治疗严重肾动脉狭窄的病理生理效应，包括充血性心力衰竭（CHF）、反复的急性肺水肿及心绞痛，甚至有可能免于透析的需要。次要目的包括减少降压药，慢性心衰患者或心肌病患者可更安全使用血管紧张素转化酶抑制剂。

知识点 10：粥样硬化性肾血管病介入治疗的适应证

副高：熟练掌握　正高：熟练掌握

目前已基本认可的临床标准包括：①高血压Ⅲ级；②挽救肾功能-突发/进行性的肾功能恶化，无法用其他原因解释；患侧肾萎缩；使用降压药，尤其是血管紧张素转化酶抑制剂或血管紧张素Ⅱ受体阻滞剂后肾功能恶化；③伴随的心脏问题：不稳定型心绞痛、反复发作的急性肺水肿与左室收缩功能不匹配。

知识点 11：粥样硬化性肾血管病介入治疗的禁忌证

副高：熟练掌握　正高：熟练掌握

虽然肾动脉狭窄有经皮介入重建血运的适应证，但存在患者一般不能从血管介入治疗中获益的情况，应考虑为禁忌证：①患侧肾脏已明显萎缩，长径<7.0cm 和（或）肾内段动脉阻力指数>0.8；②严重的慢性缺血性肾病，血清肌酐>265μmol/L（3.0mg/dl）或患侧肾小球滤过率<10ml/min，接近需要长期透析；③患者已有明确的对比剂严重过敏或胆固醇栓塞病史；④伴随的严重疾病预期寿命有限或无法耐受经皮介入治疗；⑤病变肾动脉的解剖不适合经皮介入治疗；⑥病变肾动脉的解剖虽然适合经皮介入治疗，但支架置入后可能严重影响其他重要的后续治疗。

知识点 12：粥样硬化性肾血管病肾动脉介入治疗方法的选择

副高：熟练掌握　正高：熟练掌握

（1）肾动脉开口部病变，PTRA 效果不理想，直接行血管内支架。

（2）对于参考管腔直径≥5.0mm 的病变选用金属裸支架；对于管腔直径<5.0mm 者可考虑选用药物洗脱支架，可能有助于降低术后再狭窄的发生率。

（3）对于病变部位粥样硬化斑块负荷大而且肾动脉解剖条件适合的肾功能不全的高危患者，可考虑采用远端栓塞防护装置，可能有助于防止肾动脉栓塞。

知识点 13：适合做经皮肾动脉成形术的病变　副高：熟练掌握　正高：熟练掌握

①肾动脉主干或其主要分支节段性狭窄，管径下降>50%；②肾动脉狭窄远近端收缩压差>30mmHg；③狭窄处无严重钙化；④患侧肾脏无严重萎缩，尚残留一定的功能。

三、原发性醛固酮增多症

知识点 1：原发性醛固酮增多症的概念　副高：熟练掌握　正高：熟练掌握

原发性醛固酮增多症（简称原醛症）是指肾上腺皮质增生或肿瘤，分泌过多醛固酮，导致水、钠潴留，血容量增多，肾素-血管紧张素活性受抑制，临床表现为高血压、低血钾的综合征。

知识点2：原醛症的分类　　副高：熟练掌握　正高：熟练掌握

（1）肾上腺醛固酮的腺瘤（Conn 综合征）：最为多见，占原醛症总数的 60%～85%，多为一侧腺瘤，直径 1～3cm，包膜完整。

（2）特发性醛固酮增多症（IHA）：为第二多见类型，占 10%～30%，双侧肾上腺球带增生，可为弥漫型或局灶型，单侧肾上腺皮质增生罕见。病因可能与对血管紧张素Ⅱ的敏感性增强有关，也有认为垂体醛固酮刺激因子（ASF）参与发病，此外，血清素阻滞药赛庚啶可使特发性醛固酮患者醛固酮分泌减少，提示血清素参与介导兴奋醛固酮分泌，可能也是发病因素。

（3）糖皮质激素可抑制性醛固酮增多症（GRA）：是一种罕见的常染色体显性遗传疾病，可为家族性或散发性，其发病机制是 8 号染色体上 11β-羟化酶基因 5′端调控序列和醛固酮合成酶基因的编码序列融合成嵌合基因，其表达受 ACTH 而不受血管紧张素Ⅱ控制，目前分子生物学技术手段可以检测此嵌合基因。给此类患者外源性地塞米松，可以抑制醛固酮分泌，较满意地控制病情。

（4）醛固酮癌：少见，为分泌大量醛固酮的肾上腺皮质癌，还可分泌糖皮质激素、雄激素，肿瘤直径大。

（5）分泌醛固酮的组织：少见，可发生于肾内的肾上腺残余或卵巢、睾丸肿瘤。

知识点3：原醛症的临床特点　　副高：熟练掌握　正高：熟练掌握

原醛症常发生于 30～50 岁，也可见于 3～75 岁。典型特点是高血压、低血钾、尿钾排泄增多、血钠增高和代谢性碱中毒。绝大部分原醛症患者都有血压增高，较高且较顽固，少数患者甚至血压正常。血清钾降低是其特点之一，若以 3. 5～5. 5mmol/L 为正常值，则约有 70%的原醛症患者血钾不低，或不是总低，通常不高于 4. 0mmol/L。但是患者很容易发生诱导性低血钾，如在使用小剂量利尿剂（DHCT 12. 5mg/d）2～3 天时即可诱导显著的低钾血症。低血钾患者可出现显著的多尿和夜尿增多。

知识点4：原醛症的确诊试验　　副高：熟练掌握　正高：熟练掌握

①低血钾或诱导性低血钾及不适当尿钾排泄增多，可用高钠试验、低钠试验和螺内酯试验；②醛固酮分泌增加而不受抑制可用卡托普利抑制试验、高钠抑制试验等；③血浆肾素活性降低并不受兴奋，可用体位激发试验（空腹立卧位肾素活性水平），低钠饮食试验。

知识点5：原醛症的病理诊断　　副高：熟练掌握　正高：熟练掌握

在确定原醛症诊断的基础上，通过影像技术检查肾上腺有无肿瘤或增生。超声检查对于较小的腺瘤和增生没有帮助，需要使用薄层 CT 和 MRI 检查确立诊断。值得注意的是，用目前的薄层 CT 检查 50%的原醛症患者不能发现增生和腺瘤等。因此，有无肾上腺肿瘤或增生不是诊断原醛症的必要条件。另外，还有许多肾上腺增生而无分泌功能者，所以功能检测至关重要。如果考虑手术治疗，还应通过分侧肾上腺静脉采血测定 ARR，当一侧 ARR 显著高于另一侧（3~4 倍）时，则确定为致病侧。

知识点 6：诊断原醛症的基本条件　　副高：熟练掌握　正高：熟练掌握

凡具备醛固酮（PAC）增多、外周血浆肾素活性（PRA）受抑制，17-羟类固酮（17-OHCS）正常的三个条件，不论血钾是否降低均可诊断为原醛症，后来又将低血钾列为诊断条件。

知识点 7：PRA、ATⅡ、PAC 的鉴别意义　　副高：熟练掌握　正高：熟练掌握

由于各种疾病的发病机制不同，肾素-血管紧张素-醛固酮系统三项指标表现特点也不同：①原醛症患者，醛固酮增多，PRA 明显受抑制，ATⅡ抑制或正常，若伴有肾动脉狭窄或肾实质疾病，则 PRA 可在正常范围；②继发性醛固酮增多症，因肾缺血或肾素分泌瘤引起肾素-血管紧张素系统活性增高，故三项指标均增高；③ACEI 或 ARB 药物引起者仅 PRA 明显增高，但 PAC 正常。

知识点 8：钠负荷或限钠的鉴别意义　　副高：熟练掌握　正高：熟练掌握

高钠（静脉）负荷后，原醛症患者 PRA 受抑制，PAC 仍增高；而原发性高血压或肾血管性高血压患者，PAC 及 PRA 均受抑制。相反，限钠试验时原醛症患者表现为 PRA 仍受抑制，PAC 增高，而原发性高血压或肾血管性高血压患者 PRA 增高。

知识点 9：PAC/PRA 比值对原醛症的诊断　　副高：熟练掌握　正高：熟练掌握

各国学者相继采用 PAC/PRA 比值（ARR）对原醛症进行诊断，由于实验室检查条件不同，ARR 的诊断标准各异，最低>20，最高>40 为阳性。诊断的关键是 PRA 受抑制的程度，PRA 很低或为零，则诊断价值更大。有时 PAC 仅轻度升高，可能与低血钾抑制醛固酮分泌有关，补钾后 PAC 增高明显，有助于诊断。

知识点 10：原醛症的影像学检查　　副高：熟练掌握　正高：熟练掌握

常用 CT 及 MRI 方法检查，特别是高分辨率增强 CT 的检出率高。病理发现，腺瘤最小直径仅 1.5mm，故检查应采用层厚 1~5mm 连续扫描，防止漏诊。对腺瘤与增生的鉴别，必要时可做放射性碘化胆固醇肾上腺扫描（19-IC 或 NP19），对二者的鉴别诊断意义较大。

知识点 11：原醛症的鉴别诊断 副高：熟练掌握 正高：熟练掌握

（1）Liddle 综合征：年轻发病，高血压伴低血钾，血压较高且顽固，常染色体显性遗传、ARR 通常不高，用螺内酯治疗无效。

（2）糖皮质激素可治疗的醛固酮增多症：为常染色体显性遗传，家族性发病、早期发病、ARR 增高，最显著特点是糖皮质激素治疗有效。

（3）其他单基因遗传高血压：如显著盐皮质激素过多、先天性肾上腺增生症、Gordon 综合征等，可用基因测序等做出诊断。

知识点 12：原醛症的治疗 副高：熟练掌握 正高：熟练掌握

（1）药物治疗：螺内酯治疗，根据血钾高低开始可以 20～40mg，每日 3 次，1～2 周后复查血清钾和血压，调整用药量，最终使用剂量因人而异，有些患者可能仅需 20mg qd 即可。螺内酯对盐皮质激素受体选择性不高，因而长期、大量使用可出现男性乳房发育及胀痛，女性长胡须、皮肤变黑等，而使用选择性高的依普利酮则会减少相关不良反应。此外，还可以加用血管紧张素转换酶抑制药（ACEI）或血管紧张素受体阻滞剂（ARB）等协助降血压。

（2）手术治疗：如果诊断为肾上腺腺瘤且为单侧的犯罪病变或者腺癌，则应予微创手术治疗；如果为单侧肾上腺增生，且药物治疗不良反应大而无法坚持者，可考虑手术治疗。

（3）“去势”治疗：对于病情较重的患者，如果药物不良反应大，还可以在有相当经验的医院采用高选择性肾上腺动脉内注射酒精做化学消融以造成一侧部分肾上腺坏死而达到“去势”的目的，术后还需药物治疗。

四、嗜铬细胞瘤

知识点 1：嗜铬细胞瘤的概念 副高：熟练掌握 正高：熟练掌握

嗜铬细胞瘤是发生于肾上腺髓质和交感神经节的内分泌肿瘤，通过分泌过多的肾上腺素、去甲肾上腺素而致血压升高，90%的嗜铬细胞瘤发生于肾上腺，仅少数发生于其他部位，包括膀胱、腹膜后主动脉旁、胸部纵隔、颅内、心肌组织中等。嗜铬细胞瘤通常为良性，也有少数为恶性。

知识点 2：嗜铬细胞瘤的临床特点 副高：熟练掌握 正高：熟练掌握

嗜铬细胞瘤的临床表现主要是大量儿茶酚胺作用于肾上腺素能受体所致，以心血管系统症状为主，兼有其他系统的表现。由于肿痛的分泌特性不同，临床表现也有差别。高血压为其主要症状，有阵发性和持续性两型，其中阵发性高血压为其特征性表现，常伴头痛、心悸、多汗，发作时间可由数分钟至数小时不等，发作频率高者一日数次，少者数月 1 次。部分患者病情发展迅速，呈急进型高血压过程。临床还可伴代谢紊乱，包括基础代谢增高，表现为怕热、出汗、进行性消瘦，需与甲亢相鉴别。

知识点3：嗜铬细胞瘤的确定诊断　　副高：熟练掌握　正高：熟练掌握

（1）定性诊断：定性诊断是首要的且更重要。传统使用24小时尿儿茶酚胺及其代谢产物香草基杏仁酸（VMA）定量方法，在我国仍广泛采用，但是这一方法灵敏性和特异性都不到70%。最近建立并采用的高压液相-电化学监测器检测方法检测24小时尿液肾上腺素和去甲肾上腺素水平（均为较稳定的肾上腺素和去甲肾上腺素代谢物），诊断嗜铬细胞瘤的灵敏性和特异性均显著提高，几乎没有漏诊。

（2）定位诊断：通常采用间碘苄胍全身核素扫描；如果采用PET/CT可能更好，但是对设备要求更高，价格也极其昂贵。

知识点4：嗜铬细胞瘤定性诊断的注意事项　　副高：熟练掌握　正高：熟练掌握

①检查前1周应停用一切影响儿茶酚胺的药物，包括降压药、抗生素，含交感胺的食物；②临床表现典型者，测定儿茶酚胺一次即可；不典型者，应检测多次，最好于症状发作时取血标本；③仅儿茶酚胺轻度增高不能肯定诊断，如精神紧张、心绞痛、心肌梗死、肾衰竭、测定技术的影响等均可使儿茶酚胺增高出现假阳性；一般认为儿茶酚胺增高较正常值高限5倍以上才具有诊断价值。

知识点5：腔静脉分段取血定位诊断的常规取血部位　　副高：熟练掌握　正高：熟练掌握

腔静脉分段取血测定儿茶酚胺对嗜铬细胞瘤的定位诊断很有价值。常规取血部位包括上腔静脉、门静脉开口、两侧肾静脉开口近端、远端下腔静脉、髂静脉，结合病情可增加右心房、奇静脉和颈静脉。

知识点6：嗜铬细胞瘤的治疗　　副高：熟练掌握　正高：熟练掌握

（1）手术切除肿瘤：是最主要的治疗方法。良性肿瘤患者预后良好。复发患者再次手术仍有效。

（2）血压控制：可使用α、β受体阻滞剂治疗。

（3）急性发作期的血压控制和支持治疗：急性发作期可能出现肿瘤出血或破裂，此时血压大幅波动，伴有剧烈疼痛、烦躁不安、头痛、恶心、呕吐、电解质紊乱等。给予患者镇静、镇痛药物，补液和纠正电解质紊乱，静脉给予降血压药物。

知识点7：术后血压未能下降至正常的原因　　副高：熟练掌握　正高：熟练掌握

①嗜铬细胞瘤未切除干净；②手术并发症造成的肾脏缺血；③合并原发性高血压或儿

茶酚胺长期增多损伤血管。

五、库欣综合征

知识点1：库欣综合征的概念 副高：熟练掌握 正高：熟练掌握

库欣综合征（Cushing综合征）是指体内糖皮质激素产生过多引起的一组以高血压和向心性肥胖为特征的综合征。可以由垂体腺瘤引起，也可由肾上腺增生和肿瘤所致，还有少见病例为异位ACTH综合征。

知识点2：库欣综合征的临床表现 副高：熟练掌握 正高：熟练掌握

典型表现为向心性肥胖、满月脸、多血质、宽大紫纹、水牛背、皮肤菲薄、多毛、肌肉萎缩、高血压、低钾性碱中毒、糖耐量低下、易感染、闭经及性功能障碍等。

知识点3：库欣综合征的诊断 副高：熟练掌握 正高：熟练掌握

有典型症状体征者，从外观即可作出诊断。各型Cushing综合征均有皮质醇分泌增多，失去昼夜分泌节律，且不能被小剂量地塞米松抑制。

知识点4：库欣综合征的实验室检查 副高：熟练掌握 正高：熟练掌握

（1）24小时尿游离皮质醇（UFC）：是较有效的筛查方法，如UFC>150μmol/24h，诊断本病的可能性很大。

（2）血皮质醇：通常测上午8时及下午4时（皮质醇的分泌有昼夜规律，上午8时最高，午夜12时最低）的皮质醇浓度，上午8时正常范围为140～690nmol/L，下午4时为80～330nmol/L，如浓度增高、节律失调有诊断意义。

（3）小剂量地塞米松抑制试验：上午8时血皮质醇不能被抑制到对照值的50%以下，或尿游离皮质醇不能抑制到55nmol/24h以下，提示为皮质醇分泌增多。

（4）大剂量地塞米松抑制试验：上午8时血皮质醇不能被抑制到对照值的50%以下，或尿游离皮质醇能够抑制到55nmol/24h以下，提示为肾上腺皮质增生（库欣病），否则提示为腺瘤或癌。

（5）血ACTH测定：库欣病ACTH增高，异位ACTH综合征患者异常增高，肾上腺性库欣综合征降低甚至测不出。正常值上午8时为10～50ng/L。

知识点5：库欣综合征的鉴别诊断 副高：熟练掌握 正高：熟练掌握

（1）单纯性肥胖：单纯性肥胖可有类似皮质醇增多症的表现，多为均匀性肥胖，皮质醇增高可被小剂量地塞米松所抑制，且皮质醇分泌昼夜节律存在，定位检查无阳性发现。

（2）2 型糖尿病：2 型糖尿病患者大多肥胖，可伴有高血压、糖耐量异常、高血糖等。

知识点 6：库欣综合征的病因治疗　　副高：熟练掌握　正高：熟练掌握

（1）垂体性库欣病：①经蝶窦切除垂体微腺瘤手术方法为近年来治疗的首选方法，手术创伤小，并发症少，术后可发生暂时性垂体-肾上腺皮质功能不足，需补充糖皮质激素，直至垂体、肾上腺皮质功能恢复正常；②一侧肾上腺全切，另一侧大部分切除或全切，适用于经蝶窦手术未能发现并摘除微腺瘤者，术后做垂体放疗及皮质激素替代治疗；③对于垂体大腺瘤者，宜做开颅手术尽可能切除肿瘤，术后辅以放疗；④药物治疗：可使用赛庚啶、氨鲁米特、米托坦、酮康唑、溴隐亭等辅助治疗。

（2）肾上腺腺瘤：经检查明确肿瘤的部位后，手术切除可获根治，术后应使用适量的激素替代。

（3）肾上腺癌：早期应尽可能手术治疗，未能根治或已转移者用药物治疗。

（4）异位 ACTH 综合征：主要是治疗原发肿瘤，可根据肿瘤的性质、部位、分期等情况选择手术、化疗或放疗。

（5）高血压的治疗：因为库欣综合征的高血压发生主要是过多的糖皮质激素非特异性结合于醛固酮受体所致，所以可以用醛固酮受体阻滞药治疗，也可加用血管紧张素转化酶抑制剂（ACEI）或血管紧张素受体阻断剂（ARB）等。

六、甲状腺功能紊乱

知识点 1：甲状腺功能亢进的概念　　副高：熟练掌握　正高：熟练掌握

甲状腺功能亢进简称甲亢，是指甲状腺腺体本身产生甲状腺激素过多，以甲状腺肿大、突眼症、基础代谢增加为表现，其病因包括弥漫性甲状腺肿、结节性毒性甲状腺肿等。

知识点 2：甲亢的机制　　副高：熟练掌握　正高：熟练掌握

甲亢引起的高血压原因与甲状腺素增加心肌收缩力及心排量、增加交感神经活性、增加肾素和血管紧张素原的释放有关。

知识点 3：甲亢性高血压的治疗　　副高：熟练掌握　正高：熟练掌握

甲亢性高血压属于可治愈的高血压，其根本在于根治甲亢。抗甲亢治疗显效的，首选 β 受体阻滞剂，不但降压效果佳，同时可控制心率。

知识点 4：甲状腺功能减退症的概念　　副高：熟练掌握　正高：熟练掌握

甲状腺功能减退症简称甲减，是指甲状腺激素原发或继发缺乏，全身代谢率降低后引起的一种临床综合征。

知识点5：甲减性高血压的机制 副高：熟练掌握 正高：熟练掌握

甲减性高血压属于低肾素型高血压，发病机制主要是由于周围血管阻力增加，体内钠、水潴留。

知识点6：甲减的临床表现 副高：熟练掌握 正高：熟练掌握

甲减常表现为舒张压升高，因心排血量降低，故收缩压常不高。

知识点7：甲减的治疗 副高：熟练掌握 正高：熟练掌握

单纯甲减所致的高血压，再给予甲状腺激素制剂治疗后血压及实验室检查均可恢复正常。

七、心血管系统疾病

知识点1：主动脉缩窄的类别 副高：熟练掌握 正高：熟练掌握

主动脉缩窄包括先天性主动脉缩窄及获得性主动脉狭窄。获得性主动脉狭窄主要包括大动脉炎及动脉粥样硬化所致的主动脉狭窄。

知识点2：主动脉缩窄的病理生理改变 副高：熟练掌握 正高：熟练掌握

本病的基本病理生理改变为狭窄所致的阻力使狭窄近端血压上升，血液量增加。狭窄远端血压明显下降和血液供应减少，引起心脏负担逐渐增加，左心室肥厚、劳损，以至造成心力衰竭，亦可诱发脑出血及继发于高血压的其他重要脏器的损害。高血压的发生可因机械阻力增加所致，但与肾脏缺血后释放肾素增多也可能有关。

知识点3：先天性主动脉缩窄的临床表现 副高：熟练掌握 正高：熟练掌握

先天性主动脉缩窄包括导管前型和导管后型。导管前型小儿常见，动脉导管多呈开放状态、主动脉缩窄范围较广，常累及主动脉弓，侧支循环不充分患儿常合并其他畸形；导管后型成人多见，动脉导管呈闭合状态，缩窄较局限。患者双上肢血压升高且对称，胸部及背部可闻及血管杂音，较局限。成人型主动脉缩窄严重者局部可以听不到杂音，但此时常有侧支循环形成，大血管显像可见从颈动脉至胸和腹主动脉等处广泛的侧支循环，在颈部可闻及收缩期血管萦萦音。患者股动脉及下肢动脉搏动减弱或触及不到动脉搏动，下肢血压减低或测不出。身材常较矮小，但是如果侧支循环充分则对身材发育影响较小。

知识点4：先天性主动脉缩窄的鉴别诊断 副高：熟练掌握 正高：熟练掌握

主要与大动脉炎所致的降主动脉狭窄相鉴别，后者累及的范围广且不规则，也常累及肾动脉。活动期有炎症因子水平增高、红细胞沉降率增快。

知识点5：主动脉缩窄的治疗 副高：熟练掌握 正高：熟练掌握

本病一经确定诊断，如无感染、明显心功能不全等手术禁忌，应及早手术解除狭窄，达到根治的目的。暂时不能手术者也应积极内科治疗，改善条件，争取手术治疗。

（1）介入治疗：如狭窄部位局限，无重要的侧支血管，则首选PTA或加支架置入。由于主动脉口径粗，血流量大，此法治疗后再狭窄率低，远期通畅率高，疗效与外科手术接近。

（2）外科治疗：不适合介入治疗的病变，可考虑行外科手术，根据病变特点选择术式。主张早期手术治疗。

八、神经源性继发性高血压

知识点1：颅内疾病继发高血压的诊断依据 副高：熟练掌握 正高：熟练掌握

①具有明确的颅内疾病；②颅内疾病与血压增高明显相关；③血压超过正常标准。

知识点2：神经源性继发性高血压的治疗 副高：熟练掌握 正高：熟练掌握

治疗颅内原发疾患是解除高血压的根本措施，需要注意的是，无论缺血性还是出血性卒中，均要避免血压在短时间内迅速降低。

九、单基因遗传性高血压

知识点1：显著盐皮质激素过多综合征的概念 副高：熟练掌握 正高：熟练掌握

显著盐皮质激素过多综合征（AME）是11β-羟基类固醇脱氢酶2型基因（11β-HSD_2）突变，导致其不能将活性的糖皮质激素（F）转变成无活性的皮质酮（E），使F大量堆积并作用于盐皮质激素受体引起的综合征。

知识点2：AME的临床特点 副高：熟练掌握 正高：熟练掌握

（1）儿童期出现身材矮小，不能正常发育。

（2）严重高血压，早期可致器官损害，表现为多饮、多尿。

（3）低肾素、低醛固酮，盐皮质激素水平过高，低血钾。

（4）尿皮质激素谱改变导致11β-HSD_2酶活性减低表现：四氢皮质醇+异体四氢皮质

醇/四氢皮质醇的比值增高，或者游离皮质醇/皮质酮比值增高。

（5）基因测序分型，可见到在该基因的1~5外显子突变。

知识点3：AME的治疗　　副高：熟练掌握　正高：熟练掌握

（1）治疗目的：纠正致命性的低血钾和控制血压。

（2）治疗方法：①补钾；②应用螺内酯（需较大剂量，以对抗过多的F）；③也可加用其他保钾利尿剂，如氨苯蝶啶、阿米洛利等；④其他降血压药物均可使用，但是卡托普利有一定增加11β-HSD_2酶活性的作用；⑤肾脏移植可能达到根治的目的。

知识点4：糖皮质激素治疗的醛固酮增多症的概念　　副高：熟练掌握　正高：熟练掌握

糖皮质激素治疗的醛固酮增多症（GRA）是由于在基因遗传过程中，醛固酮合成酶和类固醇11β-羟化酶（负责糖皮质激素合成）铰链不平衡，结果形成一个多余的嵌合基因，该基因的调节区来自类固醇11β-羟化酶（即受糖皮质激素ACTH调节），而基因体本身却是盐皮质激素合成酶，致醛固酮增高综合征。该综合征用糖皮质激素可以抑制该基因表达而得到治疗。

知识点5：GRA的临床特点　　副高：熟练掌握　正高：熟练掌握

（1）常染色体显性遗传。

（2）患者早期发生高血压，血清钾降低和碱中毒。

（3）血醛固酮增高，肾素活性降低，ARR升高，酷似原发性醛固酮增多症。

（4）其临床表型可用糖皮质激素纠正。

（5）经过基因分析能见嵌合基因形成。病情的严重程度与该嵌合基因中醛固酮合成酶所占比例呈正相关。

知识点6：GRA的诊断　　副高：熟练掌握　正高：熟练掌握

根据临床特点，尤其是经过基因型分析证实醛固酮合成酶和类固醇11β-羟化酶嵌合基因形成即可肯定诊断。此外，本病可以见到肾上腺皮质增生。

知识点7：GRA的鉴别诊断　　副高：熟练掌握　正高：熟练掌握

（1）原发性醛固酮增多症：糖皮质激素治疗的醛固酮增多症酷似原醛症，但其早期发病、有明确的家族史、临床上高血压和电解质紊乱能经糖皮质激素治疗完全纠正，尤其是基因分析发现嵌合基因形成可与之鉴别。

（2）Liddle 综合征：Liddle 综合征也有家族史、早期发病、高血压、低血钾和碱中毒，但是 ARR 并不升高，糖皮质激素治疗无效，没有醛固酮合成酶和类固醇 11β-羟化酶嵌合基因形成。

（3）其他：需要与同时存在高血压、低血钾和家族史的疾病（如 AME、先天性肾上腺皮质增生等）相鉴别。

知识点 8：GRA 的治疗　　副高：熟练掌握　正高：熟练掌握

用糖皮质激素治疗会有迅速和明确的治疗反应，如果没有其他共存高血压不需要另外加用降血压药物。较低剂量的地塞米松（0.125~0.25mg/d）可以控制血压，但是还是推荐使用 0.5~2mg/d 的剂量，因为其能较好地抑制皮质醇和 ACTH 水平，达到抑制嵌合基因表达的目的，应注意，有导致皮质激素过多症的可能。此外，也可用螺内酯治疗。

知识点 9：Liddle 综合征的概念　　副高：熟练掌握　正高：熟练掌握

Liddle 综合征是指由肾小管上皮细胞钠离子通道基因（ENaC）β 或 γ 亚单位胞质 C 端突变导致该通道不能正常被泛素化和降解，半衰期延长，因而增加钠氯水重吸收和钾的排泄，从而出现高血压、低血钾和碱中毒。

知识点 10：Liddle 综合征的临床特点　　副高：熟练掌握　正高：熟练掌握

（1）常染色体显性遗传。

（2）早期出现高血压伴低血钾、代谢性碱中毒；有时伴有高钙血症。

（3）血浆肾素活性降低，醛固酮也抑制，但是 ARR 可以增高。

（4）基因诊断至关重要，可以见到 ENaC β 或 γ 亚单位胞质 C 端的点突变，偶见 γ 亚单位胞外环突变，或者出现碱基缺失或插入。低血钾可以导致心律失常和猝死，高血压致靶器官损害。

（5）Liddle 综合征是常染色体显性遗传疾病，可以做产前或胚胎植入前诊断，避免后代出现其基因突变。

知识点 11：Liddle 综合征的治疗　　副高：熟练掌握　正高：熟练掌握

螺内酯治疗无效。患者对钠离子通道抑制剂阿米洛利非常敏感，也可用氨苯蝶啶治疗，可以完全纠正高血压和低血钾等表型。

知识点 12：先天性肾上腺皮质增生症的概念　　副高：熟练掌握　正高：熟练掌握

先天性肾上腺皮质增生症（CAH）是指以先天性肾上腺皮质增生和高血压为共同特点

的一组疾病的总称。甾体激素包括糖皮质激素、盐皮质激素和性激素分别在肾上腺皮质球状带、束状带和网状带合成，在这三个带内分别有相应的细胞色素 P450 氧化酶催化产生。其中有一些酶是他们共有的前体生成酶，如果相应的酶基因突变就可致相应的通路形成障碍，前体物质增多而致病。

知识点 13：CAH 的临床特点　　副高：熟练掌握　正高：熟练掌握

（1）CAH 是一类由几个酶的缺陷导致皮质醇产生减少，ACTH 增高刺激肾上腺增生引起的疾病，体格发育有异常。

（2）11β-羟化酶缺陷（Ⅳ型）和 17α-羟化酶缺陷（Ⅴ型）导致血压高。

（3）11β-羟化酶缺陷（Ⅳ型）导致性激素前体增加，具有雄激素作用，结果引起女童男性化，男童性早熟。

（4）17α-羟化酶缺陷（Ⅴ型）不能合成皮质醇和阻断性激素早期合成，导致女童原发性闭经和性发育迟滞，男童性器官分辨不清。

（5）两型醛固酮合成极大减少，皮质激素前体增加且具有醛固酮活性，导致低血钾、碱中毒和高血压。

上述酶均为氧化酶，需要还原酶 POR 一起才能正常工作，如果 POR 发生突变，临床上可见到Ⅵ型和Ⅴ型兼有的特征。

知识点 14：CAH 的诊断　　副高：熟练掌握　正高：熟练掌握

（1）根据临床特点可以做出初步诊断，即Ⅳ型 CAH 患者系 11β-羟化酶缺陷导致具有雄激素作用的性激素前体增加，因而出现女性男性化，男性性早熟，而Ⅴ型 CAH 患者系 17α-羟化酶缺陷导致不能合成皮质醇和早期性激素合成阻断出现女童原发性闭经和性发育迟滞，男童性器官发育障碍而分辨不清。

（2）类固醇谱分析中有过量类固醇前体可以诊断。尿中大量雄激素前体是Ⅵ型 CAH，可以区别Ⅴ型。

（3）基因诊断：基因定位于 8q21（Ⅳ）和 10q24. 3。经过基因测序可以确诊。

知识点 15：CAH 的治疗　　副高：熟练掌握　正高：熟练掌握

Ⅳ型：补充类固醇。Ⅴ型：补充类固醇和性激素。

知识点 16：Gordon 综合征的概念及病因　　副高：熟练掌握　正高：熟练掌握

Gordon 综合征又称假性Ⅱ型低醛固酮血症，其病因为第 17 号染色体 WNK 丝氨酸、苏氨酸激酶家族中的 2 个成员基因突变 WNK1 基因内含子 1 缺失，从而使 WNK1 表达增加；或者 WNK4 基因的错义突变，使 WNK4 功能缺失，引起钠离子-氯离子转运体激活，钠离子重吸收增加，最终引起高血压、高氯性代谢性酸中毒、高钾血症。

知识点17：Gordon综合征的临床特点　　副高：熟练掌握　正高：熟练掌握

（1）最显著的特点是患者表现为高血压、高血钾，而肾功能（GFR）正常。

（2）患者可以合并有高氯血症、酸中毒、低肾素、高醛固酮和高血钙。

知识点18：Gordon综合征的诊断　　副高：熟练掌握　正高：熟练掌握

（1）初步诊断：基于临床特点，尤其是高血压、高血钾而肾功能正常的特点可以做出初步诊断。

（2）基因诊断：WNK4（PHA typeⅡB）突变位于外显子7和17上，经过测序可以做出诊断；WNK1（PHA typeⅡC）在60kb的内含子1中两个大的内含子缺失，可以通过大片段扩增等方法做出诊断。

（3）产前或胚胎植入前诊断：PHAⅡ是常染色体显性遗传疾病，可以做产前或胚胎植入前诊断，避免本病遗传给下一代；对患者直系亲属，一定要做检查，对于患病孕妇，要监测电解质和血压。

知识点19：Gordon综合征的治疗　　副高：熟练掌握　正高：熟练掌握

（1）避免高盐和钾饮食。

（2）噻嗪类利尿剂是治疗本病最有效的药物。

（3）必要时加用其他降血压药物。

十、其他

知识点1：妊娠高血压综合征的概念　　副高：熟练掌握　正高：熟练掌握

妊娠20周后，孕妇发生高血压、蛋白尿及水肿，称妊娠高血压综合征。

知识点2：妊娠高血压综合征的治疗措施　　副高：熟练掌握　正高：熟练掌握

依据血压水平，妊娠年龄及来自母亲和胎儿的相关危险因素选择治疗方案，包括加强孕期管理，限制活动，建议正常饮食。选择对胎儿安全、有效的药物。避免使用ACEI及血管紧张素Ⅱ受体阻断药，因其可能引起胎儿生长迟缓、胎儿畸形。长期使用β受体阻断剂可能引起胎儿宫内生长迟缓。利尿剂可进一步减少血容量，加重胎儿缺氧，应慎用。当血压>170/110mmHg时，应积极降压，以防脑卒中及子痫发生。

知识点3：睡眠呼吸暂停综合征的概念及分类　　副高：熟练掌握　正高：熟练掌握

睡眠呼吸暂停综合征（SAS）是指在每晚7小时睡眠过程中，每次发生呼吸暂停10秒以上，呼吸暂停反复发作30次以上，或呼吸紊乱指数超过5次的综合征。其主要致病机制为脑缺氧导致交感神经兴奋，儿茶酚胺分泌增高所致。本病伴有高血压者占50%~80%，以肥胖、短颈者居多，分为中枢性（CSA）、阻塞性（OSA）和混合性三种，其中以阻塞型最常见，也是高血压的一种独立危险因素。

知识点4：SAS的临床特点　　副高：熟练掌握　正高：熟练掌握

SAS除引起血压增高外，还可引起各种心律失常、嗜睡。睡眠呼吸暂停在饮酒、呼吸道感染或疲劳时尤为严重。

知识点5：多导睡眠仪检查及分度　　副高：熟练掌握　正高：熟练掌握

根据呼吸紊乱指数（AHI=呼吸暂停次数+低通氧次数/总睡眠时间小时数）分为3度：AHI<5次/小时属正常；AHI为5~15次/小时属轻度；AHI为15~30次/小时属中度；AHI>30次/小时属重度。呼吸紊乱的程度与高血压程度有一定关联。

知识点6：与原发性高血压的鉴别诊断　　副高：熟练掌握　正高：熟练掌握

在原发性高血压基础上合并睡眠呼吸暂停从而加重高血压者多见，也有由于肥胖、颈部粗短，或者呼吸道结构及慢性炎症水肿而致阻塞者。经过正压通气治疗后血压恢复正常者表明高血压是睡眠呼吸暂停所致，如果经过正压辅助呼吸能部分降低血压，则为原发性高血压与继发性高血压并存。

知识点7：SAS的治疗　　副高：熟练掌握　正高：熟练掌握

（1）正压通气辅助呼吸能够有效改善呼吸状况，纠正睡眠呼吸障碍而纠正高血压。

（2）呼吸道结构问题可经手术矫正治疗。

（3）血压纠正不足时，可加用抗高血压药物治疗。

知识点8：可升高血压的药物　　副高：熟练掌握　正高：熟练掌握

可升高血压的药物有甘草、口服避孕药、类固醇、非甾体抗炎药、可卡因、安非他明、促红细胞生成素和环孢素等。

第五章 冠状动脉粥样硬化性心脏病

第一节 稳定型心绞痛

知识点1：稳定型心绞痛的概念 副高：熟练掌握 正高：熟练掌握

稳定性心绞痛也称稳定性劳力型心绞痛，指劳力型心绞痛有固定的诱发因素，发作持续时间较短，休息或含服硝酸甘油可使之迅速缓解，其病程稳定在1个月以上。

知识点2：稳定型心绞痛的病因 副高：熟练掌握 正高：熟练掌握

本病多见于男性，多数患者年龄在40岁以上，常合并高血压、吸烟、糖尿病、脂质代谢异常等心血管疾病危险因子。大多数为冠状动脉粥样硬化导致血管狭窄引起，还可由主动脉瓣病变、梅毒性主动脉炎、肥厚型心肌病、先天性冠状动脉畸形、风湿性冠状动脉炎、心肌桥等引起。

知识点3：稳定型心绞痛的发病机制 副高：熟练掌握 正高：熟练掌握

在正常情况下，冠状循环有强大的储备力量，剧烈运动时，其血流量可增加到静息时的6~7倍，在缺氧状况下，正常的冠状动脉可以扩张，也能使血流量增加4~5倍。动脉粥样硬化而致冠状动脉狭窄或部分分支闭塞时，冠状动脉对应激状态下血流的调节能力明显减弱。在稳定型心绞痛患者，虽然冠状动脉狭窄，心肌的血液供应减少，但在静息状态下，仍然可以满足心脏的需要，故安静时患者无症状；当心脏负荷突然增加，如劳力、激动、寒冷刺激、饱食等，使心肌张力增加、心肌收缩力增加或心率增快，均可引起心肌耗氧量增加，引起心绞痛的发作。

在其他情况下，如严重贫血、肥厚型心肌病、主动脉瓣狭窄/关闭不全等，由于血液携带氧的能力下降、或心肌肥厚致心肌氧耗增加、或心排血量过少/舒张压过低，均可造成心肌氧供和氧耗之间失平衡，心肌血液供给不足，引起心绞痛发作。

知识点4：稳定型心绞痛的发作特点 副高：熟练掌握 正高：熟练掌握

（1）诱因：劳力最为常见，如走路快、上楼、爬坡、顶风骑车等。亦可为情绪激动或精神打击所诱发。

（2）性质：心绞痛发作时，患者常无明显的疼痛，而表现为压迫、发闷或紧缩感，也可有烧灼感，但不尖锐，非针刺样或刀割样痛，偶伴濒死、恐惧感。发作时，患者往往不自觉地停止活动，至症状缓解。

（3）部位：主要位于心前区、胸骨体上段或胸骨后，界线不清楚，约有手掌大小。常放射至左肩、左上肢内侧达无名指和小指、颈、咽或下颌部，也可以放射至上腹部甚至下腹部。

（4）持续时间：多为3~5分钟。短者亦可为30秒，长者可达20分钟。心绞痛症状逐渐加重，需数分钟达高峰。心绞痛很少在数秒内其程度即达高峰。

（5）发作频率：稳定型心绞痛可数天或数周发作一次，也可一日内发作多次。一般来说发作频率固定，如短时间内发作频率较以前明显增加，应考虑不稳定型心绞痛（恶化劳力型）。

（6）缓解方式：休息（静止）或含化硝酸甘油。后者常为有用的诊断工具，尽管食管疾病或其他引起胸痛的病症有时亦可通过含化硝酸甘油而缓解。硝酸甘油对劳力型或自发型心绞痛均有良好的疗效。

知识点5：稳定型心绞痛的体征表现　　副高：熟练掌握　正高：熟练掌握

稳定型心绞痛患者在心绞痛发作时常见心率增快、血压升高。通常无其他特殊发现，但仔细的体格检查可以明确患者存在的心血管病危险因素。体格检查对鉴别诊断有很大的意义，例如，在胸骨左缘闻及粗糙的收缩期杂音应考虑主动脉瓣狭窄或肥厚型梗阻性心肌病的可能。在胸痛发作期间，体格检查可能发现乳头肌缺血和功能失调引起的二尖瓣关闭不全的收缩期杂音；心肌缺血发作时可能出现左心室功能障碍，听诊时有时可闻及第四或第三心音奔马律、第二心音逆分裂或出现交替脉。

知识点6：心电图运动负荷试验的阳性标准　　副高：熟练掌握　正高：熟练掌握

心电图负荷试验是对疑有冠心病的患者，通过给心脏增加负荷（运动或药物）而激发心肌缺血来诊断冠心病。最常用的是运动负荷试验，即次级量心电图活动平板（或踏车）试验。运动阳性标准为运动中出现典型心绞痛，运动中或运动后出现ST段水平或下斜型下降≥1mm（J点后60~80ms），或运动中出现血压下降者（≥1.33kPa，即10mmHg）。

知识点7：心电图负荷试验检查的指征　　副高：熟练掌握　正高：熟练掌握

①临床上怀疑冠心病，为进一步明确诊断；②对稳定型心绞痛患者进行危险分层；③冠状动脉旁路移植及心脏介入治疗前后的评价；④陈旧性心肌梗死患者对非梗死部位心肌缺血的监测。

知识点8：心电图负荷试验检查的禁忌证　　副高：熟练掌握　正高：熟练掌握

①急性心肌梗死；②高危的不稳定型心绞痛；③急性心肌、心包炎；④严重高血压

[收缩压≥200mmHg 和（或）舒张压≥110mmHg] 心功能不全；⑤严重主动脉瓣狭窄；⑥肥厚型梗阻性心肌病；⑦静息状态下严重心律失常；⑧主动脉夹层。

知识点9：心电图负荷试验终止的指标　　副高：熟练掌握　正高：熟练掌握

①出现明显症状，并伴有意义的ST段变化；②ST段明显压低（压低>2mm为终止运动相对指征，≥4mm为终止运动绝对指征）；③ST段抬高≥1mm；④出现有意义的心律失常：收缩压持续降低>10mmHg或血压明显升高（收缩压>250mmHg或舒张压>115mmHg）；⑤已达目标心率者。

知识点10：Duke活动平板评分　　副高：熟练掌握　正高：熟练掌握

Duke活动平板评分是可以用来进行危险分层的指标。

Duke评分=运动时间（min）-5×ST段下降（mm）-（4×心绞痛指数）

心绞痛指数：0：运动中无心绞痛；1：运动中有心绞痛；2：因心绞痛需终止运动试验。

Duke评分：≥5分低危，1年病死率0.25%；-10～+4分中危，1年病死率1.25%；≤-11高危，1年病死率5.25%。Duke评分系统适用于75岁以下的冠心病患者。

知识点11：稳定型心绞痛的心电图连续监测　　副高：熟练掌握　正高：熟练掌握

连续记录24小时心电图，可发现心电图ST-T改变和各种心律失常，通过将ST-T改变出现的时间与患者症状的对照分析，确定患者症状与心电图改变的意义。心电图中显示缺血性ST-T改变而当时并无心绞痛发作者称为无痛性心肌缺血，诊断无痛性心肌缺血时，ST段呈水平或下斜型压低≥0.1mV，并持续1分钟以上。进行12导联的动态心电图监测对心肌缺血的诊断价值较大。

知识点12：稳定型心绞痛的超声心动图检查　　副高：熟练掌握　正高：熟练掌握

稳定型心绞痛患者在心绞痛发作时，进行超声心动图检查，可以发现节段性室壁运动异常，并可以出现一过性心室收缩与舒张功能障碍的表现。超声心动图负荷试验是诊断冠心病的手段之一，可以帮助识别心肌缺血的范围和程度，敏感性和特异性均高于心电图负荷试验。超声心动图负荷试验按负荷的性质可分为药物负荷试验（常用多巴酚丁胺）、运动负荷试验、心房调搏负荷试验以及冷加压负荷试验。根据负荷后室壁的运动情况，可将室壁运动异常分为运动减弱、运动消失、矛盾运动及室壁瘤。

知识点13：^{201}Tl-静息和负荷心肌灌注显像检查
副高：熟练掌握　正高：熟练掌握

^{201}Tl（铊）随冠状动脉血流很快被正常心肌所摄取。静息时铊显像所示灌注缺损主要见于心肌梗死后瘢痕部位；而负荷心肌灌注显像可以在运动诱发心肌缺血时显示出冠状动脉供血不足导致的灌注缺损。不能运动的患者可做双嘧达莫（潘生丁）试验，静脉注射双嘧达莫使正常或较正常的冠状动脉扩张，引起“冠状动脉窃血”，产生狭窄血管供应的局部心肌缺血，可取得与运动试验相似的效果。近年还用腺苷或多巴酚丁胺做药物负荷试验，^{99m}Tc-MI-BI作心肌显像取得了良好效果，并已推广，它在心肌内分布随时间变化相对固定，无明显再分布，显像检查可在数小时内进行。

知识点14：多层CT或电子束CT检查 副高：熟练掌握 正高：熟练掌握

多层CT或电子束CT平扫可检出冠状动脉钙化并进行积分。但钙化程度与冠状动脉狭窄程度不一致，因此，不推荐将钙化积分常规用于心绞痛患者的诊断。

CT冠状动脉造影（CTA）为显示冠状动脉病变及形态的无创检查方法，具有较高的阴性预测价值，若CTA未见狭窄病变，一般无需进行有创检查。但CT冠状动脉造影对狭窄部位病变程度的判断仍有一定局限性，特别当存在明显的钙化病变时，会显著影响狭窄程度的判断，而冠状动脉钙化在冠心病患者中相当普遍，因此，CTA对冠状动脉狭窄程度的显示仅能作为参考。

知识点15：左心导管检查 副高：熟练掌握 正高：熟练掌握

左心导管检查主要包括冠状动脉造影术和左心室造影术，是有创性检查方法。冠状动脉造影术目前仍然是诊断冠心病的金标准。左心导管检查通常采用穿刺股动脉（Judkins技术）、肱动脉（Sones技术）或桡动脉的方法。选择性冠状动脉造影将导管插入左、右冠状动脉口，注射造影剂使冠状动脉主支及其分支显影，可以较准确地反映冠状动脉狭窄的程度和部位。左心室造影术是将导管送入左心室，用高压注射器将造影剂以12～15ml/s的速度注入左心室以评价左心室整体收缩功能及局部室壁运动状况。

知识点16：稳定型心绞痛的分级 副高：熟练掌握 正高：熟练掌握

1972年，加拿大心血管病学会对劳力型心绞痛制定了分级标准。加拿大分级类似于纽约心功能分级：1级：一般在日常活动不引起心绞痛；2级：日常体力活动稍受限制；3级：日常体力活动明显受限；4级：轻微活动可引起心绞痛，甚至休息时亦有。该分型的缺点：分级依赖于对患者的仔细观察，另外患者对病状的耐受性变异很大。

知识点17：根据负荷试验进行危险分层 副高：熟练掌握 正高：熟练掌握

Duke活动平板评分可以用来进行危险分层。此外，运动早期出现阳性（ST段压低>1mm）、试验过程中ST段压低>2mm、出现严重室性心律失常时，预示患者高危。超声心动图负荷试验有很好的阴性预测价值，年死亡或心肌梗死发生率在0.5%以上。而静息时室壁运动异常、运动引发更严重的室壁运动异常者高危。

核素检查显示运动时心肌灌注正常则预后良好；运动灌注明显异常提示有严重的冠状动脉病变，预示患者高危，应动员患者行冠状动脉造影及血运重建治疗。

知识点18：稳定型心绞痛的诊断　　副高：熟练掌握　正高：熟练掌握

根据典型的发作特点，结合年龄和存在的其他冠心病危险因素，除外其他疾病所致的胸痛，即可诊断。发作时典型的心电图改变为：以R波为主的导联中，ST段压低，T波平坦或倒置，发作过后数分钟内逐渐恢复。心电图无改变的患者可考虑做心电图负荷试验。发作不典型者，要依靠观察硝酸甘油的疗效和发作时心电图的变化诊断，如仍不能确诊，可考虑做心电图负荷试验或24小时动态心电图连续监测。诊断困难者可考虑行超声心动图负荷试验、放射性核素检查和冠状动脉CTA。考虑介入治疗或外科手术者必须行选择性冠状动脉造影。在有CTA设备的医院，单纯进行冠心病的诊断已经很少使用选择性冠状动脉造影检查。

知识点19：稳定型心绞痛的鉴别诊断　　副高：熟练掌握　正高：熟练掌握

（1）心脏神经症：患者胸痛常为几秒的刺痛或持续几小时的隐痛，胸痛部位多在左胸乳房下心尖部附近，部位常不固定。症状多在劳力之后出现，而不在劳力的当时发生。患者症状多在安静时出现，体力活动或注意力转移后症状反而缓解，常可以耐受较重的体力活动而不出现症状。含服硝酸甘油无效或在10多分钟后才“见效”，常伴有心悸、疲乏及其他神经衰弱的症状，常喜叹息性呼吸。

（2）不稳定型心绞痛和急性心肌梗死：不稳定型心绞痛包括初发型心绞痛、恶化劳力型心绞痛、静息型心绞痛等。通常疼痛发作较频繁、持续时间延长、对药物治疗反应差，常伴随出汗、恶心、呕吐、濒死感等症状。

（3）肋间神经痛：疼痛常累及1~2个肋间，沿肋间神经走向，疼痛性质为刺痛或灼痛，呈持续性，咳嗽、用力呼吸和身体转动可使疼痛加剧，局部有压痛。

（4）其他疾病：包括主动脉严重狭窄或关闭不全、冠状动脉炎引起的冠状动脉口狭窄或闭塞、肥厚型心肌病、X综合征等疾病均可引起心绞痛，要根据其他临床表现来鉴别。此外，还需与胃食管反流、食管动力障碍、食管裂孔疝等食管疾病以及消化性溃疡、颈椎病等相鉴别。

知识点20：稳定型心绞痛的处理原则　　副高：熟练掌握　正高：熟练掌握

（1）确定并治疗诱发因素，如缺血、未控制的高血压、甲亢、心动过速、未控制的充血性心衰及合并瓣膜性心脏病。

（2）开始治疗危险因素，适当的运动及改善生活方式。

（3）开始阿司匹林治疗，并舌下含化硝酸甘油，用于消除症状且可作为预防性用药（如在运动前含化，可增加运动耐量）。

（4）许多患者，仅舌下含硝酸甘油即可控制缺血，但当每周发作多于2次时，应加用β受体阻滞剂或钙离子通道阻滞剂。加用β受体阻滞剂或钙离子通道阻滞剂并不完全取决于心绞痛发作的频度及严重性。有高血压或有陈旧性心梗史者，可加用两药之一（即使心绞痛发作不频繁）。

（5）若心绞痛症状未得到控制，可加用一种长效硝酸盐制剂，以使剂量呈不对称性而防止硝酸盐耐受。心绞痛类型及发作时间常指导用药时机。

（6）联用两种药物仍有心绞痛发作者，可加用第三种抗心绞痛药。在满意用药的情况下仍有顽固性心绞痛发作者，可考虑行冠脉造影以行血管重建术。无创检查显示“高危”的患者或生活方式需较多活动的患者，亦应行冠状动脉造影。

知识点21：抗血小板治疗的药物 副高：熟悉掌握 正高：熟悉掌握

（1）阿司匹林：通过抑制血小板环氧化酶从而抑制血栓素 A_2（TXA_2）诱导的血小板聚集，防止血栓形成。阿司匹林治疗能使稳定型心绞痛的心血管不良事件的相对危险性降低33%，在所有缺血性心脏病的患者，无论有否症状，只要没有禁忌证，应常规、终身服用阿司匹林75～150mg/d。阿司匹林不良反应主要是胃肠道症状，与剂量有关。阿司匹林引起消化道出血的年发生率为1‰～2‰，其禁忌证包括过敏、严重未经治疗的高血压、活动性消化性溃疡、局部出血和出血体质。因胃肠道症状不能耐受阿司匹林的患者，在使用氯吡格雷代替阿司匹林的同时，应使用质子泵抑制药（如奥美拉唑）。

（2）二磷酸腺苷（ADP）受体阻滞药：通过ADP受体抑制血小板内 Ca^{2+} 活性，从而发挥抗血小板作用，主要抑制ADP诱导的血小板聚集。常用药物包括氯吡格雷和噻氯匹定，氯吡格雷的应用剂量为75mg，每日1次；噻氯匹定为250mg，每天1～2次。噻氯匹定可以引起白细胞、中性粒细胞和血小板减少，因此，要定期做血象检查，目前已经很少使用。使用阿司匹林有禁忌证者可口服氯吡格雷。

知识点22：预防心肌梗死和死亡的药物——β肾上腺素能受体阻滞剂（β受体阻滞剂） 副高：熟悉掌握 正高：熟悉掌握

心肌梗死后患者长期接受β受体阻滞剂治疗，可以使病死率降低24%，推荐使用无内在拟交感活性的β受体阻滞剂，如美托洛尔、比索洛尔、阿罗洛尔、普萘洛尔等。β受体阻滞剂的使用剂量应个体化，从较小剂量开始，逐级增加剂量，以达到缓解症状、改善预后的目的。β受体阻滞剂治疗过程中，以清醒时静息心率不低于50次/分为宜。

β受体阻滞剂长期应用可以显著降低冠心病患者心血管事件的患病率和病死率，为冠心病二级预防的首选药物，应终身服用。如果必须停药时应逐步减量，突然停用可能引起症状反跳，甚至诱发急性心肌梗死。对慢性阻塞性肺部/支气管哮喘、心力衰竭、外周血管病患者，应谨慎使用 β 受体阻滞剂，对显著心动过缓（用药前清醒时心率低于 50 次/分）或高度房室传导阻滞者不宜使用。

知识点 23：预防心肌梗死和死亡的药物——HMG-CoA 还原酶抑制药（他汀类药物）

副高：熟悉掌握　正高：熟悉掌握

他汀类药物通过抑制胆固醇合成，在治疗冠状动脉粥样硬化中起重要作用，降低胆固醇（主要是低密度脂蛋白胆固醇，LDL-C）治疗与冠心病病死率和总死亡率的降低有明显的相关性。他汀类药物还可以改善血管内皮细胞的功能、抑制炎症反应、稳定斑块、促使动脉粥样硬化斑块消退，从而发挥调脂以外的心血管保护作用。稳定型心绞痛的患者（高危）应长期接受他汀类治疗，建议将 LDL-C 降低至 100mg/dl 以下，对合并糖尿病者（极高危）应降低至 80mg/dl 以下。

知识点 24：预防心肌梗死和死亡的药物——血管紧张素转换酶抑制药（ACEI）

副高：熟悉掌握　正高：熟悉掌握

ACEI 治疗在降低稳定型冠心病缺血性事件方面有重要作用。ACEI 能逆转左心室肥厚、血管增厚，延缓动脉粥样硬化进展，能减少斑块破裂和血栓形成，还有利于心肌氧供/氧耗平衡和心脏血流动力学，并降低交感神经活性。推荐用于冠心病患者的二级预防，尤其是合并高血压、糖尿病和心功能不全的患者。不应使用 ACEI 的情况有收缩压<90mmHg、肾衰竭、双侧肾动脉狭窄和过敏者。其不良反应包括干咳、低血压和罕见的血管性水肿。

知识点 25：抗心绞痛和抗缺血治疗药物——β 受体阻滞剂

副高：熟悉掌握　正高：熟悉掌握

β 受体阻滞剂通过阻断儿茶酚胺对心率和心收缩力的刺激作用，减慢心率、降低血压、抑制心肌收缩力，从而降低心肌氧耗量，预防和缓解心绞痛的发作。由于心率减慢后心室射血时间和舒张期充盈时间均延长，舒张末心室容积（前负荷）增加，在一定程度上抵消了心室减慢引起的心肌耗氧量下降，因此，与硝酸酯类药物联合可以减少舒张期静脉回流，而且 β 受体阻滞剂可以抑制硝酸酯给药后对交感神经系统的兴奋作用，获得药物协同作用。

知识点 26：抗心绞痛和抗缺血治疗药物——硝酸酯类药物

副高：熟悉掌握　正高：熟悉掌握

硝酸酯类药物通过扩张容量血管、减少静脉回流、降低心室容量、心腔内压和心室壁张力，同时对动脉系统有轻度扩张作用，降低心脏后负荷，从而降低心肌耗氧量。硝酸酯可以扩张冠状动脉，增加心肌供氧，改善心肌氧供和氧耗的失平衡，缓解心绞痛症状。另外，硝酸酯还具有抑制血小板聚集的作用，其临床意义有待于进一步证实。常用药物有：

①硝酸甘油：为缓解心绞痛发作，可使用起效较快的硝酸甘油舌下含片，1~2 片（0.3~0.6mg），舌下含化，通过口腔黏膜迅速吸收，给药后 1~2 分钟即开始起作用，约 10 分钟后作用消失；②二硝酸异山梨酯：又名消心痛，口服，tid，每次 5~20mg，服后半小时起作用，持续 3~5 小时。本药舌下含化后 2~5 分钟见效，作用维持 2~3 小时，可用 5~10 毫克/次；③5-单硝酸异山梨酯：为二硝酸异山梨酯的两种代谢产物之一，半衰期长达 4~6 小时，口服吸收完全，普通剂型每日给药 2 次，缓释剂型每日给药 1 次。

硝酸酯药物持续应用的主要问题是产生耐药性，防止发生耐药的最有效方法是偏心给药，保证每天 8~10 小时的无硝酸酯期。硝酸酯药物的不良作用有头晕、头胀痛、头部跳动感、面红、心悸等，静脉给药时相对多见血压下降反应。

知识点 27：抗心绞痛和抗缺血治疗药物——钙离子通道阻滞剂

副高：熟悉掌握　正高：熟悉掌握

钙离子通道阻滞剂抑制 Ca^{2+} 进入心肌内，抑制心肌细胞兴奋-收缩偶联中 Ca^{2+} 的作用，因而抑制心肌收缩，扩张周围血管，降低动脉压，降低心脏后负荷，减少心肌耗氧量。钙离子通道阻滞剂可以扩张冠状动脉，解除冠状动脉痉挛，改善心内膜下心肌的供血，还可以降低血黏度，抑制血小板聚集，改善心肌的微循环。常用制剂包括二氢吡啶类钙离子通道阻滞剂（氨氯地平、硝苯地平等）和非二氢吡啶类钙离子通道阻滞剂（硫氮唑酮等）。推荐使用控释、缓释或长效剂型，避免使用短效制剂，以免明显激活交感神经系统。常见的不良反应包括胫前水肿、便秘、头痛、面色潮红、嗜睡、心动过缓和房室传导阻滞等。

知识点 28：选择 β 受体阻滞剂与钙离子通道阻滞药的注意事项

副高：熟练掌握　正高：熟练掌握

（1）有哮喘和（或）阻塞性肺病时，应首选钙离子通道阻滞剂，β 受体阻滞剂为禁忌。

（2）病态综合征，窦缓及明显房室传导阻滞时，首选二氢吡啶类钙离子通道阻滞剂（如心痛定等）。

（3）变异型心绞痛时，首选钙离子通道阻滞剂，β 受体阻滞剂可能加重该型心绞痛。

（4）伴有周围动脉（有明显症状者）病症时首选钙离子通道阻滞剂，而 β 受体阻滞剂可能导致周围动脉收缩。

（5）抑郁性病症、性功能障碍、睡眠障碍、夜梦、疲乏者应避免使用 β 受体阻滞剂。

（6）中重度左心功能衰竭者慎用 β 受体阻滞剂或钙离子通道阻滞剂。

（7）不稳定型心绞痛者不应一开始就单独应用心痛定。初始治疗应用硝酸盐和 β 受体阻滞剂，避免因单用心痛定所导致的反射性心率增快（可能加重心绞痛）。而长效心痛定加 β 受体阻滞剂可能有效。

（8）伴高血压心绞痛者均可用 β 受体阻滞剂或钙离子通道阻滞剂，因二者均有降血压作用。

（9）动态心电图监测到的心肌缺血两类药物均有效，联合应用更佳。

（10）β受体阻滞剂可作为劳力型心绞痛首选，而钙离子通道阻滞剂应作为自发性心绞痛首选。

知识点29：经皮冠状动脉介入治疗　　副高：熟练掌握　正高：熟练掌握

经皮冠状动脉介入治疗（PCI）包括经皮冠状动脉球囊成形术（PTCA）、冠状动脉支架植入术和粥样斑块消蚀技术。COURAGE研究显示，与单纯理想的药物治疗相比，PCI+理想药物治疗能减少血运重建的次数，提高患者的生活质量（活动耐量增加），但是心肌梗死的发生和病死率与单纯药物治疗无显著差异。对COURAGE研究进一步分析显示，对左心室缺血面积大于10%的患者，PCI+理想药物治疗对硬终点的影响优于单纯药物治疗。随着新技术的出现，尤其是药物洗脱支架（DES）及新型抗血小板药物的应用，远期疗效明显提高。冠状动脉介入治疗不仅可以改善生活质量，而且可明显降低高危患者心肌梗死的发生率和病死率。

知识点30：冠状动脉旁路手术　　副高：熟练掌握　正高：熟练掌握

冠状动脉旁路手术（CABG）是使用患者自身的大隐静脉、内乳动脉或桡动脉作为旁路移植材料，一端吻合在主动脉，另一端吻合在有病变的冠状动脉段的远端，通过引流主动脉血流以改善病变冠状动脉所供血心肌区域的血流供应。CABG术前进行选择性冠状动脉造影，了解冠状动脉病变的程度和范围，以供制定手术计划（包括决定移植血管的根数）的参考。

CABG的适应证主要包括：①冠状动脉多支血管病变，尤其是合并糖尿病的患者；②冠状动脉左主干病变；③不适用于行介入治疗的严重血管病变患者；④心肌梗死后合并室壁瘤，需要进行室壁瘤切除的患者；⑤闭塞段的远段管腔通畅，血管供应区有存活心肌。

知识点31：可改善预后的药物　　副高：熟练掌握　正高：熟练掌握

（1）有效的药物：①小剂量（如75mg/d）阿司匹林（ASA）。有禁忌证（如活动性胃肠出血，阿司匹林过敏或不能耐受ASA）者除外；②他汀类降脂药，适用于所有冠心病患者；③ACEI适用于伴有高血压、心力衰竭、左心室功能衰竭、陈旧性心肌梗死伴左心室功能衰竭或糖尿病的患者；④β受体阻滞剂适用于心肌梗死后或伴心力衰竭的患者。

（2）倾向于有效的药物：①ACEI，用于所有心绞痛及确定为冠心病的患者；②氯吡格雷替代阿司匹林，用于不能服用ASA（如ASA过敏）者；③大剂量他汀类药物，用于高危冠心病患者（年心血管死亡率>2%）。

知识点32：用于控制症状的药物　　副高：熟练掌握　正高：熟练掌握

（1）有效的药物：①短效硝酸甘油用于发作时缓解症状或某些状况下的预防性用药，并指导患者如何用药；②试用 β_1 受体阻滞剂，逐渐加至足量，确保24小时有效控制症状；③不能耐受β受体阻滞剂时，可考虑单用钙离子通道阻滞剂或长效硝酸酯类；④若单用β受体阻滞剂还不能有效控制症状，可考虑加用一种二氢吡啶类钙离子通道阻滞剂。

（2）倾向于有效的药物：①不能耐受β受体阻滞剂者，可试用窦房结抑制药，此药在国内尚未上市；②钙离子通道阻滞剂或联合治疗（钙离子通道阻滞剂加β受体阻滞剂）无效时，可试用长效硝酸酯类替代钙离子通道阻滞药。

第二节　急性冠脉综合征

一、不稳定型心绞痛

知识点1：不稳定型心绞痛的概念及特点　　副高：熟练掌握　正高：熟练掌握

临床上将原来的初发型心绞痛、恶化型心绞痛和各型自发性心绞痛统称为不稳定型心绞痛（UAP）。其特点是疼痛发作频率增加、程度加重、持续时间延长、发作诱因改变，甚至在休息时也会出现持续时间较长的心绞痛。含化硝酸甘油效果差，或无效。本型心绞痛介于稳定型心绞痛和急性心肌梗死之间，易发展为心肌梗死，但无心肌梗死的心电图及血清酶学改变。

知识点2：UAP的病因和发病机制　　副高：熟练掌握　正高：熟练掌握

（1）冠脉粥样硬化斑块上有非阻塞性血栓：为最常见的发病原因，冠脉内粥样硬化斑块破裂诱发血小板聚集及血栓形成，血栓形成和自溶过程的动态不平衡过程，导致冠脉发生不稳定的不完全性阻塞。

（2）动力性冠脉阻塞：在冠脉器质性狭窄基础上，病变局部的冠脉发生异常收缩、痉挛导致冠脉功能性狭窄，进一步加重心肌缺血，产生不稳定型心绞痛。这种局限性痉挛与内皮细胞功能紊乱、血管收缩反应过度有关，常发生在冠脉粥样硬化的斑块部位。

（3）冠状动脉严重狭窄：冠脉以斑块导致的固定性狭窄为主，不伴有痉挛或血栓形成，见于某些冠脉斑块逐渐增大、管腔狭窄进行性加重的患者，或PCI术后再狭窄的患者。

（4）冠状动脉炎症：斑块发生破裂与其局部的炎症反应有十分密切的关系，在炎症反应中感染因素可能也起一定作用，其感染物可能是巨细胞病毒和肺炎衣原体。这些患者炎症递质标志物水平检测常有明显增高。

（5）全身疾病加重的不稳定型心绞痛：在原有冠脉粥样硬化性狭窄基础上，由于外源性诱发因素影响冠脉血管导致心肌氧的供求失衡，心绞痛恶化加重。常见原因：①心肌需氧增加，如发热、心动过速、甲亢等；②冠脉血流减少，如低血压、休克；③心肌氧释放减少，如贫血、低氧血症。

知识点3：UAP的临床症状 副高：熟练掌握 正高：熟练掌握

临床上UAP可表现为新近1个月内发生的劳力型心绞痛，或原有稳定型心绞痛的主要特征近期内发生了变化，如心前区疼痛发作更频繁、程度更严重、时间也延长，轻微活动甚至休息时也发作。少数不稳定型心绞痛患者可仅表现为颌、耳、颈、臂或上胸部发作性疼痛不适，或表现为发作性呼吸困难，其他还可表现为发作性恶心、呕吐、出汗和不能解释的疲乏症状，但无胸部不适表现。

知识点4：UAP的体格检查表现 副高：熟练掌握 正高：熟练掌握

UAP患者一般无特异性体征。心肌缺血发作时可发现反常的左室心尖搏动，听诊有心率增快和第一心音减弱，可闻及第二心音、第四心音或二尖瓣反流性杂音。当心绞痛发作时间较长，或心肌缺血较严重时，可发生左室功能不全的表现，如双肺底细小水泡音、甚至急性肺水肿或伴低血压，也可发生各种心律失常。

知识点5：UAP的临床类型 副高：熟练掌握 正高：熟练掌握

（1）静息心绞痛：心绞痛发生在休息时，发作时间较长，含服硝酸甘油效果欠佳，病程1个月以内。

（2）初发劳力型心绞痛：发病时间在1个月以内新近发生的严重心绞痛，加拿大心脏病学会（CCS）劳力型心绞痛分级标准（见下表）分级，Ⅲ级以上心绞痛为初发性心绞痛，尤其应注意近48小时内有无静息心绞痛发作及其发作频率变化。

（3）恶化劳力型心绞痛：既往诊断的心绞痛，最近发作次数频繁、持续时间延长或痛阈降低（CCS分级增加Ⅰ级以上或CCS分级Ⅲ级以上）。

（4）心肌梗死后心绞痛：急性心肌梗死后24小时以后至1个月内发生的心绞痛。

（5）变异型心绞痛：休息或一般活动时发生的心绞痛，发作时ECG显示暂时性ST段抬高。

加拿大心脏病学会的劳力型心绞痛分级标准

分级	特点
Ⅰ级	一般日常活动，如走路，登楼不引起心绞痛，心绞痛发生在剧烈、速度快或长时间的体力活动或运动时
Ⅱ级	日常活动轻度受限，心绞痛发生在快步行走、登楼、餐后行走、冷空气中行走、逆风行走或情绪波动后
Ⅲ级	日常活动明显受限，心绞痛发生在平路一般速度行走时
Ⅳ级	轻微活动即可诱发心绞痛，患者不能做任何体力活动，但休息时无心绞痛发作

知识点6：UAP的心电图表现 副高：熟练掌握 正高：熟练掌握

UAP患者中，常有伴随症状而出现的短暂的ST段偏移伴或不伴有T波倒置，但不是所有UAP患者都发生这种ECG改变。ECG变化随着胸痛的缓解则常完全或部分恢复。症状缓解后，ST段抬高或降低、或T波倒置不能完全恢复，是预后不良的标志。伴随症状产生的ST段、T波改变持续超过12小时者可能提示非ST段抬高心肌梗死。此外，临床表现拟诊为不稳定型心绞痛的患者，胸导联T波呈明显对称性倒置（≥0.2mV），高度提示急性心肌缺血，可能系前降支严重狭窄所致。胸痛患者ECG正常也不能排除UAP可能。若发作时倒置的T波呈假性改变（假正常化），发作后T波恢复原倒置状态；或以前心电图正常者近期内出现心前区多导联T波深倒，在排除非Q波性心肌梗死后结合临床也应考虑UAP的诊断。

知识点7：UAP的心脏生化标志物检查 副高：熟练掌握 正高：熟练掌握

心脏肌钙蛋白复合物包括肌钙蛋白T（TnT）、肌钙蛋白I（TnI）和肌钙蛋白C（TnC）三个亚单位，目前只有TnT和TnI应用于临床。约有35%UAP患者显示血清TnT水平增高，但其增高的幅度与持续的时间与AMI有差别。AMI患者TnT>3.0ng/ml者占88%，非Q波心肌梗死中仅占17%，UAP中无TnT>3.0ng/ml者。所以，TnT升高的幅度和持续时间可作为UAP与AMI的鉴别诊断。

UAP患者TnT和TnI升高者较正常者预后差。临床怀疑UAP者TnT定性试验为阳性表明有心肌损伤（相当于TnT>0.05μg/L），但阴性结果也不能排除UAP的可能性。

知识点8：UAP的冠状动脉造影 副高：熟练掌握 正高：熟练掌握

冠状动脉造影目前仍是诊断冠心病的金标准。在长期稳定型心绞痛的基础上出现的不稳定型心绞痛常提示为多支冠脉病变，而新发的静息心绞痛可能为单支冠脉病变。冠脉造影结果正常提示可能是冠脉痉挛、冠脉内血栓自发性溶解、微循环系统异常等原因引起，或冠脉造影病变漏诊。

知识点9：UAP冠脉造影的强适应证 副高：熟练掌握 正高：熟练掌握

①近期内心绞痛反复发作，胸痛持续时间较长，药物治疗效果不满意者可考虑及时行冠状动脉造影，以决定是否急诊介入性治疗或急诊冠状动脉旁路移植术（CABG）；②原有劳力型心绞痛近期内突然出现休息时频繁发作者；③近期活动耐量明显减低，特别是低于BruceⅡ级或4 METs者；④梗死后心绞痛；⑤原有陈旧性心肌梗死，近期出现由非梗死区缺血所致的劳力型心绞痛；⑥严重心律失常、LVEF<40%或充血性心力衰竭。

知识点10：UAP的螺旋CT血管造影检查 副高：熟练掌握 正高：熟练掌握

近年来，多层螺旋CT尤其是64排螺旋CT冠状动脉成像（CTA）在冠心病诊断中正在推广应用。CTA能够清晰显示冠脉主干及其分支狭窄、钙化、开口起源异常及桥血管病变。CTA对冠状动脉狭窄病变、桥血管、开口畸形、支架管腔、斑块形态均显影良好，对钙化病变诊断率优于冠状动脉造影，阴性者不能排除冠心病，阳性者应进一步行冠状动脉造影检查。另外，CTA也可以作为冠心病高危人群无创性筛选检查及冠脉支架术后随访手段。

知识点11：UAP的诊断

副高：熟练掌握　正高：熟练掌握

对同时具备下述情况者，应诊断不稳定型心绞痛：①临床新出现或恶化的心肌缺血症状表现，如心绞痛、急性左心衰竭或心电图心肌缺血图形；②无或仅有轻度的心肌酶（肌酸激酶同工酶）或TnT、TnI增高，但未超过2倍正常值，且心电图无ST段持续抬高。

应根据心绞痛发作的性质、特点、发作时体征、发作时心电图改变以及冠心病危险因素等，结合临床综合判断，以提高诊断的准确性。心绞痛发作时心电图ST段抬高或压低的动态变化或左束支阻滞等具有诊断价值。

知识点12：中华医学会心血管分会关于UAP的危险度分层

副高：熟练掌握　正高：熟练掌握

根据心绞痛发作情况，发作时ST段下移程度以及发作时患者的一些特殊体征变化，将UAP患者分为高、中、低危险组。

UAP临床危险度分层

组别	心绞痛类型	发作时ST降低幅度（mm）	持续时间（min）	TnT或TnI
低危险组	初发、恶化劳力型，无静息时发作	≤1	<20	正常
中危险组	1个月内出现的静息心绞痛，但48小时内无发作者（多数由劳力型心绞痛进展而来）或梗死后心绞痛	>1	<20	正常或轻度升高
高危险组	48小时内反复发作静息心绞痛或梗死后心绞痛	>1	>20	升高

注：①陈旧性心肌梗死患者其危险度分层上调一级，若心绞痛是由非梗死区缺血所致，应视为高危险组；②左心室射血分数（LVEF）<40%，应视为高危险组；③心绞痛发作时并发左心功能不全、二尖瓣反流、严重心律失常或低血压（SBP≤90mmHg），应视为高危险组；④当横向指标不一致时，按危险度高的指标归类。例如，心绞痛类型为低危险组，但心绞痛发作时ST段压低>1mm，应归入中危险组。

知识点13：美国ACC/AHA关于UAP/NSTEMI危险分层

副高：熟练掌握　正高：熟练掌握

美国 ACC/AHA 关于 UAP/NSTEMI 危险分层

危险分层	高危（至少有下列特征之一）	中危（无高危特点但有以下特征之一）	低危（无高中危特点但有下列特点之一）
病史	近 48 小时内加重的缺血性胸痛发作	既往 AMI、外围血管病或脑血管病，或 CABG 曾用过阿司匹林	近 2 周内发生的 CCS 分级Ⅲ级或以上伴有高、中度冠脉病变可能者
胸痛性质	静息心绞痛>20 分钟	静息心绞痛>20 分钟，现已缓解，有高、中度冠脉病变可能性，静息心绞痛<20 分钟，经休息或含服硝酸甘油缓解	无自发性心绞痛>20 分钟持续发作
临床体征或发现	第三心音、新的或加重的奔马律，左室功能不全（EF<40%），二尖瓣反流，严重心律失常或低血压（SBP≤90mmHg）或存在与缺血有关的肺水肿，年龄>75 岁	年龄>75 岁	
ECG 变化	休息时胸痛发作伴 ST 段变化>0.1mV；新出现 Q 波、束支传导阻滞；持续性室性心动过速	T 波倒置>0.2mV，病理性 Q 波	胸痛期间 ECG 正常或无变化
肌钙蛋白监测	明显增高（即 TnT 或 TnI>0.1μg/ml）	轻度升高（即 TnT>0.01，但<0.1μg/ml）	正常

知识点 14：UAP 与 NSTEMI、STEMI 的区别与诊断

副高：熟练掌握　正高：熟练掌握

不稳定型心绞痛（UAP）和非 ST 段抬高心肌梗死（NSTEMI）是病因和临床表现相似、但严重程度不同而又密切相关的两种临床综合征，其主要区别在于缺血是否严重到导致足够量的心肌损害，以至于能检测到心肌损害的标志物肌钙蛋白（TnI、TnT）或肌酸激酶同工酶（CK-MB）水平升高。如果反映心肌坏死的标志物在正常范围内或仅轻微增高，且未超过 2 倍正常值就诊断为 UAP，而当心肌坏死标志物超过正常值 2 倍则诊断为 NSTEMI。

UAP 和 ST 段抬高心肌梗死（STEMI）的区别在于后者在胸痛发作的同时出现典型的 ST 段抬高，并具有相应的动态改变过程和心肌酶学改变。

知识点 15：UAP 的一般治疗

副高：熟练掌握　正高：熟练掌握

对于符合 UAP 诊断的患者应及时收住监护病房，急性期卧床休息 1~3 天，吸氧，持续心电监测。对于低危险组患者留院观察期间未再发生心绞痛，心电图也无缺血改变，无左心衰竭的临床证据，留院观察期间在 12~24 小时内未发现有 CK-MB 升高，TnT 或 TnI 正常者，可在 24~48 小时后出院。对于中危或高危组的患者，特别是 TnT 或 TnI 升高者，住院

时间相对延长，内科治疗亦应强化。

知识点16：控制心绞痛发作的药物——硝酸甘油

副高：熟悉掌握　正高：熟悉掌握

硝酸甘油主要通过扩张静脉，减轻心脏前负荷来缓解心绞痛发作。心绞痛发作时应舌下含化硝酸甘油，初次含硝酸甘油的患者以先含0.5mg为宜。对于已有含服经验的患者，心绞痛发作时若含0.5mg无效，可在3~5分钟追加1次，若连续含硝酸甘油1.5~2.0mg仍不能控制疼痛症状，需应用强镇痛药以缓解疼痛，并随即采用硝酸甘油或硝酸异山梨酯静脉滴注，硝酸甘油的剂量以5μg/min开始，以后每5~10分钟增加5μg/min，直至症状缓解或收缩压降低10mmHg，最高剂量一般不超过80~100μg/min，一旦患者出现头痛或血压降低（SBP<90mmHg）应迅速减少静脉滴注剂量。维持静脉滴注的剂量以10~30μg/min为宜。对于中危和高危险组的患者，硝酸甘油持续静脉滴注24~48小时即可，避免产生耐药性而降低疗效。

知识点17：控制心绞痛发作的药物——常用口服硝酸酯类药物

副高：熟悉掌握　正高：熟悉掌握

心绞痛缓解后可改为硝酸酯类口服药物。常用药物有硝酸异山梨酯（消心痛）和5-单硝酸异山梨酯。硝酸异山梨酯作用的持续时间为4~5小时，故以每日3~4次口服为妥，对劳力型心绞痛患者应集中在白天给药。5-单硝酸异山梨酯可采用每日2次给药。白天、夜间或清晨均有心绞痛发作者，硝酸异山梨酯可每6小时给药1次，但宜短期治疗避免耐药。对于频繁发作的UAP患者口服硝酸异山梨酯短效药物的疗效常优于服用5-单硝类的长效药物。硝酸异山梨酯的使用剂量可以从每次10mg开始，当症状控制不满意时可逐渐加大剂量，一般不超过每次40mg，只要患者心绞痛发作时口含硝酸甘油有效，即是增加硝酸异山梨酯剂量的指征，若患者反复口含硝酸甘油不能缓解症状，常提示患者有极为严重的冠状动脉阻塞病变，此时即使加大硝酸异山梨酯剂量也不一定能取得良好效果。

知识点18：控制心绞痛发作的药物——β受体阻滞剂

副高：熟悉掌握　正高：熟悉掌握

β受体阻滞剂是通过减慢心率、降低血压和抑制心肌收缩力而降低心肌耗氧量，从而缓解心绞痛症状，对改善近、远期预后有益。β受体阻滞剂对不稳定型心绞痛患者控制心绞痛症状以及改善其近、远期预后均有好处，除有禁忌证外，主张常规服用。首选具有心脏选择性的药物，如阿替洛尔、美托洛尔和比索洛尔等。除少数症状严重者可采用静脉推注β受体阻滞剂外，一般主张直接口服给药。剂量应个体化，根据症状、心率及血压情况调整剂量。阿替洛尔常用剂量为12.5~25mg，每日2次；美托洛尔常用剂量为25~50mg，每日2~3次；比索洛尔常用剂量为5~10mg，每日1次，不伴有劳力型心绞痛的变异型心绞痛不主张使用。

知识点19：控制心绞痛发作的药物——钙离子通道阻滞剂

副高：熟悉掌握 正高：熟悉掌握

钙离子通道阻滞剂通过扩张外周血管和解除冠状动脉痉挛而缓解心绞痛，也能改善心室舒张功能和心室顺应性。非二氢吡啶类有减慢心率和减慢房室传导作用。常用药物有两类。

（1）二氢吡啶类钙离子通道阻滞剂：硝苯地平对缓解冠状动脉痉挛有独特的效果，故为变异型心绞痛的首选用药，一般剂量为10～20mg，每6小时1次，不能有效控制可与地尔硫䓬合用，可产生更强的解除冠状动脉痉挛作用，当病情稳定后可改为缓释和控释制剂。对合并高血压病者，应与β受体阻滞剂合用。

（2）非二氢吡啶类钙离子通道阻滞剂：地尔硫䓬有减慢心率、降低心肌收缩力的作用，故较硝苯地平更常用于控制心绞痛发作。一般使用剂量为30～60mg，每日3～4次。该药可与硝酸酯类、β受体阻滞剂合用，但与β受体阻滞剂合用时需密切注意心率和心功能变化。

心绞痛反复发作，静脉滴注硝酸甘油不能控制时，可试用地尔硫䓬短期静脉滴注，使用方法为5～15μg/(kg·min)，可持续静滴24～48小时，在静滴过程中需密切观察心率、血压的变化，如静息心率<50次/分，应减少剂量或停用。

钙离子通道阻滞剂用于控制有进行性缺血或复发性缺血症状的患者：①已经使用足量硝酸酯类和β受体阻滞剂的患者；②不能耐受硝酸酯类和β受体阻滞剂的患者；③变异型心绞痛的患者。

因此，对于严重不稳定型心绞痛患者常需联合应用硝酸酯类、β受体阻滞剂和钙离子通道阻滞剂。

知识点20：UAP的抗血小板治疗

副高：熟悉掌握 正高：熟悉掌握

阿司匹林为首选药物。急性期剂量应在150～300mg/d，可达到快速抑制血小板聚集的作用，3天后可改为小剂量，即50～150mg/d维持治疗，对于存在阿司匹林禁忌证的患者，可采用氯吡格雷替代治疗，使用时应注意经常检查血象，当出现明显白细胞或血小板减少应立即停药。

知识点21：抗血小板治疗药物——阿司匹林

副高：熟悉掌握 正高：熟悉掌握

阿司匹林治疗UAP的目的是通过抑制血小板的环氧化酶快速阻断血小板中血栓素A_2的形成。因小剂量阿司匹林（50～75mg）需要数天才能发挥作用，故目前主张：①尽早使用，一般应在急诊室服用第一次；②为尽快达到治疗性血药浓度，第一次应采用咀嚼法，促进药物在口腔颊部黏膜吸收；③剂量300mg，每日1次，5天后改为100mg，每日1次，可能需终身服用。

知识点22：抗血小板治疗药物——氯吡格雷　　副高：熟悉掌握　正高：熟悉掌握

氯吡格雷为第二代抗血小板聚集的药物，通过选择性地与血小板表面腺苷酸环化酶偶联的ADP受体结合而不可逆地抑制血小板的聚集，且不影响阿司匹林阻滞的环氧化酶通道，与阿司匹林合用可明显增加抗凝效果，对阿司匹林过敏者可单独使用。噻氯匹啶的最严重不良反应是中性粒细胞减少，见于连续治疗2周以上的患者，易出现血小板减少和出血时间延长，亦可引起血栓性血小板减少性紫癜，而氯吡格雷则不明显，目前在临床上已基本取代噻氯匹啶。目前对于不稳定型心绞痛患者和接受介入治疗的患者多主张强化血小板治疗，即二联抗血小板治疗，在常规服用阿司匹林的基础上立即给予氯吡格雷治疗至少1个月，亦可延长至9个月。

知识点23：抗血小板治疗药物——血小板糖蛋白Ⅱb/Ⅲa受体抑制药 Epifibatide　副高：熟悉掌握　正高：熟悉掌握

血小板糖蛋白Ⅱb/Ⅲa受体抑制药为第三代血小板抑制药，主要通过占据血小板表面的糖蛋白Ⅱb/Ⅲa受体，抑制纤维蛋白原结合而防止血小板聚集。但其口服制剂疗效及安全性令人失望。静脉制剂主要有阿昔单抗和非抗体复合物替洛非班等，其在注射停止后数小时作用消失。目前临床常用药物有盐酸替罗非班注射液，是一种非肽类的血小板糖蛋白Ⅱb/Ⅲa受体的可逆性阻滞药，能有效地阻止纤维蛋白原与血小板表面的糖蛋白Ⅱb/Ⅲa受体结合，从而阻断血小板的交联和聚集。盐酸替罗非班对血小板功能的抑制时间与药物的血浆浓度相平行，停药后血小板功能迅速恢复到基线水平。在UAP患者盐酸替罗非班静脉输注可分两步，在肝素和阿司匹林应用条件下，可先给以负荷量0.4μg/(kg·min) 30分钟，而后用0.1μg/(kg·min) 维持静脉点滴48小时。对于高度血栓倾向的冠脉血管成形术患者盐酸替罗非班两步输注方案为：负荷量10μg/kg于5分钟内静脉推注，然后用0.15μg/(kg·min) 维持16~24小时。

知识点24：抗凝血酶治疗药物——普通肝素　　副高：熟悉掌握　正高：熟悉掌握

普通肝素是常用的抗凝药，通过激活抗凝血酶而发挥抗栓作用，静脉滴注肝素会迅速产生抗凝作用，但个体差异较大，故临床需化验部分凝血活酶时间（APTT）。一般将APTT延长至60~90秒作为治疗窗口。在ST段不抬高的急性冠状动脉综合征，治疗时间为3~5天，具体用法为75U/kg，静脉滴注维持，使APTT在正常的1.5~2倍。

知识点25：抗凝血酶治疗药物——低分子肝素　　副高：熟悉掌握正高：熟悉掌握

低分子肝素是由普通肝素裂解制成的小分子复合物，分子量在2500~7000，具有的特点：①抗凝血酶作用弱于肝素，但保持了抗因子Ⅹa的作用，因而抗因子Ⅹa和凝血酶的作用更加均衡；②抗凝效果可以预测，不需要检测 APTT；③与血浆和组织蛋白的亲和力弱，生物利用度高；④皮下注射，给药方便；⑤促进更多的组织因子途径抑制物生成，更好地抑制因子Ⅶ和组织因子复合物，从而增加抗凝效果等。低分子肝素在不稳定型心绞痛和非 ST 段抬高心肌梗死的治疗中起作用至少等同或优于经静脉应用普通肝素。其因生产厂家不同而规格各异，一般推荐量按不同厂家产品以千克体重计算皮下注射，连用 1 周或更长。

知识点 26：抗凝血酶治疗药物——水蛭素　　副高：熟悉　掌握正高：熟悉掌握

水蛭素是从药用水蛭唾液中分离出来的第一个直接抗凝血酶制剂，通过重组技术合成重组水蛭素。重组水蛭素理论上的优点：①无需通过 AT-Ⅲ激活凝血酶；②不被血浆蛋白中和；③能抑制凝血块黏附的凝血酶；④对某一剂量有相对稳定的 APTT，但主要经肾脏排泄，在肾功能不全者可导致不可预料的蓄积。多数试验证实水蛭素能有效降低死亡与非致死性心肌梗死的发生率，但出血危险有所增加。

知识点 27：抗血栓治疗的联合应用　　副高：熟悉　掌握正高：熟悉掌握

（1）阿司匹林加 ADP 受体阻滞药：阿司匹林与 ADP 受体阻滞药的抗血小板作用机制不同，一般认为，联合应用可以提高疗效。CURE 试验表明，与单用阿司匹林相比，氯吡格雷联合使用阿司匹林可使死亡和非致死性心肌梗死降低 20%，减少冠状动脉重建需要和心绞痛复发。

（2）阿司匹林加肝素：RISC 试验结果表明，男性非 ST 段抬高心肌梗死患者使用阿司匹林明显降低死亡或心肌梗死的危险，单独使用肝素没有受益，阿司匹林加普通肝素联合治疗的最初 5 天事件发生率最低。目前资料显示，普通肝素或低分子肝素与阿司匹林联合使用疗效优于单用阿司匹林；阿可匹林加低分子肝素等同于甚至可能优于阿司匹林加普通肝素。

（3）肝素加血小板 GPⅡb/Ⅲa 抑制药：PURSUTT 试验结果显示，与单独应用血小板 GPⅡb/Ⅲa 抑制药相比，未联合使用肝素的患者事件发生率较高。目前多主张联合应用肝素与血小板 GPⅡb/Ⅲa 抑制药。由于二者连用可延长 APTT，肝素剂量应小于推荐剂量。

（4）阿司匹林加肝素加血小板 GPⅡb/Ⅲa 抑制药：目前，合并急性缺血的非 ST 段抬高心肌梗死的高危患者，主张二联抗血栓治疗，是目前最有效的抗血栓治疗方案。持续性或伴有其他高危特征的胸痛患者及准备做早期介入治疗的患者，应给予该方案。

知识点 28：UAP 的调脂治疗　　副高：熟悉　掌握正高：熟悉掌握

血脂增高的干预治疗除调整饮食、控制体重、体育锻炼、控制精神紧张、戒烟、控制糖尿病等非药物干预手段外，调脂药物治疗是最重要的环节。近代治疗急性冠脉综合征的最大进展之一就是 3-羟基-3 甲基戊二酰辅酶 A（HMG-CoA）还原酶抑制药（他汀类）的开发和应用，该类药物除降低总胆固醇（TC）、低密度脂蛋白胆固醇（LDL-C）、三酰甘油

（TG）和升高高密度脂蛋白胆固醇（HDL-C）外，还有缩小斑块内脂质核、加固斑块纤维帽，改善内皮细胞功能、减少斑块炎性细胞数目、防止斑块破裂等作用，从而减少冠脉事件，另外还能通过改善内皮功能减弱凝血倾向，防止血栓形成，防止脂蛋白氧化，起到了抗动脉粥样硬化和抗血栓作用。随着长期大样本的实验结果的出现，已经显示他汀类强化降脂治疗和PTCA加常规治疗可同样安全有效的减少缺血事件。所有他汀类药物均有相同的不良反应，即胃肠道功能紊乱、肌痛及肝损害，儿童、孕妇及哺乳期妇女不宜应用。

知识点29：经皮冠状动脉介入治疗和外科手术治疗

副高：熟悉　掌握正高：熟悉掌握

紧急介入性治疗的主要目标是以迅速开通“罪犯”病变的血管，恢复其远端血流为原则，对于多支病变的患者，可以不一次完成全部的血管重建。对于血流动力学不稳定的患者最好同时应用主动脉内球囊反搏，力求稳定高危患者的血流动力学。除以上少数不稳定型心绞痛患者外，大多数不稳定型心绞痛患者的介入性治疗宜放在病情稳定至少48小时后进行。

在高危险组患者中如果存在以下情况之一则应考虑行紧急介入性治疗或CABG：①虽经内科加强治疗，心绞痛仍反复发作；②心绞痛发作时间明显延长超过1小时，药物治疗不能有效缓解缺血发作；③心绞痛发作时伴有血流动力学不稳定，如出现低血压、急性左心功能不全或伴有严重心律失常等。

知识点30：UAP出院后的治疗　　副高：熟悉　掌握正高：熟悉掌握

UAP患者出院后仍需定期门诊随诊。低危险组的患者1~2个月随访1次，中、高危险组的患者无论是否行介入性治疗都应1个月随访1次，如果病情无变化，随访半年即可。

UAP患者出院后仍需继续口服阿司匹林、β受体阻滞剂。阿司匹林宜采用小剂量，每日50~150mg即可，β受体阻滞剂宜逐渐增加至最大可耐受剂量。在冠心病的二级预防中阿司匹林和降胆固醇治疗是最重要的。降低胆固醇的治疗应参照国内降血脂治疗的建议，即血清胆固醇>4.68mmol/L（180mg/dl）或低密度脂蛋白胆固醇>2.60mmol/L（100mg/dl）均应服他汀类降胆固醇药物，并达到有效治疗的目标。血浆三酰甘油>2.26mmol/L（200mg/dl）的冠心病患者一般也需要服降低三酰甘油的药物。其他二级预防的措施包括向患者宣教戒烟、治疗高血压和糖尿病、控制危险因素、改变不良的生活方式、合理安排膳食、适度增加活动量、减少体重等。

二、非ST段抬高型心肌梗死

知识点1：非ST段抬高型心肌梗死的概念　　正高：熟练掌握

非ST段抬高型心肌梗死（NSTEMI）属于急性冠脉综合征（ACS）中的一种类型，通常由动脉粥样硬化斑块破裂引起，临床表现为突发胸痛但不伴有ST段抬高。通常心电图表现为持续性或短暂 ST 段压低或 T 波倒置或低平，但也有部分患者无变化；此外，多数非 ST 段抬高心肌梗死的患者伴有血浆肌钙蛋白水平升高，此点有别于不稳定型心绞痛，后者通常不升高或仅有轻度升高。

知识点 2：NSTEMI 的病理生理　　正高：熟练掌握

NSTEMI 与 UAP 相似，多数是不稳定的冠状动脉粥样硬化斑块破裂，伴或不伴有血管收缩，随后血小板血栓附着于血管壁，引起冠脉血流量突然严重下降，导致一系列的临床后果。但也有少数患者没有冠状动脉粥样硬化的基础，可能的原因为外伤、大动脉夹层、动脉炎、栓子栓塞、先天性异常、导管操作并发症等。

知识点 3：NSTEMI 的临床症状　　正高：熟练掌握

NSTEMI 包括多种临床表现，比较严重或典型的临床症状有：①长时间的静息心绞痛（>20 分钟）；②新发的严重心绞痛（加拿大分级Ⅲ级）；③近期稳定型心绞痛加重（加拿大分级Ⅲ级以上）；④心肌梗死后心绞痛。

NSTEMI 表现为胸骨后压榨性疼痛，伴有向左侧肩部、颈部以及下腭放射，常伴有冷汗、恶心、腹痛、呼吸困难、晕厥等症状。也有部分患者表现为上腹痛、新出现的消化不良、胸部刺痛、肋软骨炎样疼痛或者进行性的呼吸困难等不典型症状，这种不典型的临床症状常常发生在 24~40 岁和年龄大于 75 岁、女性及合并糖尿病、慢性肾衰或痴呆的患者。在临床实践中，80%的患者表现为胸痛时间的延长，20%的患者表现为心绞痛症状的加重。

知识点 4：NSTEMI 的体征表现　　正高：熟练掌握

NSTEMI 患者通常缺乏特异性的阳性体征，部分患者由于伴有心衰或血流动力学不稳定，可能会出现肺部啰音、心率加快等非特异性体征，肺部啰音的出现和范围、Killip 分级对临床预后起影响作用。另有部分体征的发现，对于判断危险性的高低有帮助，如收缩期低血压（收缩压<100mmHg）、心动过速（心率>100 次/分）和呼吸窘迫提示可能发生心源性休克；新出现的二尖瓣关闭不全性杂音、原有的杂音增强提示乳头肌或二尖瓣缺血性功能失调；出现第三或第四心音或左心室扩大提示心肌缺血范围可能较大。

知识点 5：NSTEMI 的心电图表现　　正高：熟练掌握

ST-T 波动态变化是 NSTEMI 最有诊断价值的心电图表现。进行性胸痛患者应即刻（<10 分钟）做 12 导联心电图，必要时加做 18 导联心电图。症状发作时可记录到一过性 ST 段改变（常表现 2 个或以上相邻导联 ST 段下移≥0. 1mV），症状缓解后 ST 段缺血性改变改善，或者发作时倒置 T 波呈“伪正常化”。发作后恢复至原倒置状态更具有诊断意义，提示急性心肌缺血或严重冠状动脉疾病。

知识点6：NSTEMI的实验室检查　　正高：熟练掌握

所有患者，一旦怀疑NSTEMI，应即刻检测肌酸激酶同工酶（CK-MB）、TnT或TnI。通常非ST段抬高心肌梗死发病后48~72小时会有肌钙蛋白的升高，而肌钙蛋白的灵敏度和特异度明显高于肌酸激酶，在肌酸激酶正常的患者群中，有将近1/3的人高敏肌钙蛋白检测可以表现为肌钙蛋白水平增高。尽管肌钙蛋白的特异性极高，也并非所有肌钙蛋白升高的患者都诊断为NSTEMI。某些非心肌梗死性胸痛也可伴有肌钙蛋白升高，而且有些疾病十分严重，甚至是致命性的，在临床诊断上同样要给予高度重视。

有时根据临床需要，需行其他的实验室检查，包括全血细胞计数、全身代谢情况和甲状腺功能，以此来鉴别其他少见病因，并用于指导治疗贫血和肾功能衰竭引起的严重不良后果。血脂检查作为常规应在入院后24小时内进行，评估是否患有高胆固醇血症，以此决定是否进行强化降脂治疗。另外，行脑钠肽及C-反应蛋白检查，利于对预后进行评估，前者可判断患者的心功能受损情况，后者可反映血管病变的炎性状态。

知识点7：NSTEMI的鉴别诊断　　正高：熟练掌握

诊断NSTEMI需与心源性以及非心源性疾病相鉴别：①心源性疾病：心肌炎、心包炎、心肌心包炎、心肌病、瓣膜病、心尖球形综合征；②肺源性疾病：肺栓塞、肺梗死、肺炎、胸膜炎、气胸；③血液系统疾病：镰刀样细胞贫血；④血管性疾病：主动脉夹层、主动脉瘤、主动脉缩窄、脑血管疾病；⑤胃肠道疾病：食管痉挛、食管炎、消化道溃疡、胰腺炎、胆囊炎；⑥骨伤科疾病：颈椎病、肋骨骨折、肌肉损伤或炎症、肋软骨炎。

知识点8：NSTEMI的危险评分结果　　正高：熟练掌握

GRACE评分

危险分级	GRACE评分	院内病死率（%）	GRACE评分	出院后6个月病死率（%）
低危	≤108	<1	≤88	<3
中危	109~140	1~3	89~118	3~8
高危	>140	>3	>118	>8

知识点9：NSTEMI的治疗原则　　正高：熟练掌握

关于NSTEMI的治疗策略，目前争论的焦点在于是实行早期介入还是早期保守治疗。早期介入治疗的策略为48小时内接受冠状动脉造影及血管重建术，而早期保守治疗的策略为先行积极的抗心肌缺血、抗凝、抗血小板治疗，择期根据病情决定冠状动脉造影及血管重建术。尽管目前还没有统一的意见，但统一认为应该在入院时进行危险分层，根据危险性高低决定选择哪种策略。

知识点10：缓解缺血性疼痛药物——β受体阻滞剂　　正高：熟练掌握

减轻心脏负荷、快速缓解缺血是治疗NSTEMI的基础，目前推荐无禁忌证的胸痛患者应立即静脉滴注β受体阻滞剂，随后口服治疗。β受体阻滞剂通过减弱心肌收缩力、降低心率和心室壁压力前负荷而缓解缺血。治疗时应首选心脏选择性β受体阻滞剂（阿替洛尔和美托洛尔），对于有疼痛或高/中危患者首次给予β受体阻滞剂时应静脉给药；对于患有高度房室传导阻滞、心源性休克和气道高反应性疾病的患者，不建议使用β受体阻滞剂，应考虑使用非二氢吡啶类钙离子通道阻滞剂。

知识点11：缓解缺血性疼痛药物——硝酸酯类　　正高：熟练掌握

硝酸酯类药物通过静脉舒张减轻心脏负荷，可以明显缓解急性胸痛的发作。硝酸酯类药物最初应舌下含服以利于机体快速吸收，如果疼痛未能缓解，且患者没有低血压时应静脉给药。硝酸酯类药物在下列患者中禁用：在过去24小时服用磷酸二酯酶抑制药、肥厚型心肌病和怀疑右心室梗死的患者；严重的主动脉瓣狭窄的患者慎用。

知识点12：NSTEMI的抗血小板治疗药物　　正高：熟练掌握

抗血小板治疗是NSTEMI的最基本治疗手段，目前常用的抗血小板治疗药物有环氧化酶-1抑制药（阿司匹林）、ADP抑制药（噻氯匹定及氯吡格雷）、糖蛋白Ⅱb/Ⅲa受体阻滞剂（阿昔单抗、依替巴肽、替罗非班）三种。

知识点13：抗血小板治疗药物——阿司匹林　　正高：熟练掌握

阿司匹林为环氧合酶-1抑制药，可以明显减少NSTEMI患者发生血管性死亡的危险，当没有绝对禁忌证时，所有患者均应在初次给予300mg负荷剂量嚼服，以后每天75~100mg长期维持。对阿司匹林过敏的患者，可以用氯吡格雷替代治疗。

知识点14：抗血小板治疗药物——氯吡格雷　　正高：熟练掌握

氯吡格雷为ADP受体阻滞剂，初次给予300mg，如果接受急诊介入治疗，应给予600mg，以后每天75mg维持。目前推荐所有患者，如果没有禁忌证，均应联合应用阿司匹林和氯吡格雷。ACC/AHA建议所有NSTEMI患者应在入院治疗后持续应用氯吡格雷至少9个月。介入治疗后，双重抗血小板治疗尤为重要。PCI-CURE（经皮冠状动脉介入治疗-UA使用氯吡格雷预防再次发生缺血事件）试验分析和CREDO（保守治疗时应用氯吡格雷可减少心血管事件）试验都显示氯吡格雷可减少脑卒中联合终点事件。对于计划早期进行手术治疗的患者，应衡量早期应用氯吡格雷的利弊，因为服用氯吡格雷后5天内接受冠状动脉旁路移植术的患者在受益同时会增加出血概率，所以ACC/AHA建议如果在入院后决定34～48小时内安排诊断性血管造影，在造影之前应先不使用氯吡格雷。

知识点15：抗血小板治疗药物——GPⅡb/Ⅲa受体阻滞剂　　正高：熟练掌握

GPⅡb/Ⅲa受体阻滞药的机制为抑制纤维蛋白原与糖蛋白Ⅱb/Ⅲa受体的相互作用，对介入治疗的缺血并发症有预防作用，因此，推荐早期介入治疗的患者使用。目前使用的GPⅡb/Ⅲa受体阻滞剂有3种，即阿昔单抗、依替巴肽、替罗非班，在早期保守治疗时GPⅡb/Ⅲa受体阻滞剂的作用不是很清楚。决定保守治疗时再次发生缺血、生化指标阳性或有其他高危特征的患者，ACC/AHA推荐持续静脉输入替罗非班和依替巴肽。具体用法：①阿昔单抗：0.25mg/kg静脉负荷，然后0.125μg/(kg·min)维持量持续12～24小时（最大剂量10μg/min）；②依替巴肽：180μg/kg静脉负荷（PCI术后10分钟再次负荷），然后静脉持续2.0μg/(kg·min)维持72～96小时；③替罗非班：30分钟内以0.4μg/(kg·min)静脉负荷，后以0.1μg/(kg·min)静脉维持48～96小时；另有一项大剂量试验仍在临床试验阶段［负荷剂量0.4μg/(kg·min)静脉维持18小时］。

知识点16：抗凝治疗　　正高：熟练掌握

如果没有活动性出血或肝素引起的血小板减少或过敏反应，在阿司匹林基础上加用普通肝素或低分子肝素对所有患者有益。ACC/AHA指南指出依诺肝素优于普通肝素，与普通肝素相比，低分子肝素的优点包括不用检测血液指标而简化管理、较少引起肝素诱发的血小板减少症和可能改善结果。低分子肝素在肾衰竭患者慎用，如果患者在12小时内行冠脉造影，低分子肝素无法检测准确的抗凝效果又无法完全对抗，应考虑使用普通肝素。但是任何一种抗凝血药物均存在出血的风险，因此，在决定使用抗凝血药物时应权衡利弊。

知识点17：溶栓治疗　　正高：熟练掌握

NSTEMI的病理基础是在不稳定斑块破裂的基础上血小板血栓形成，因此，适用于STEMI的溶栓治疗对NSTEMI没有益处，TIMI-ⅢA和ⅢB试验中，溶栓治疗和常规治疗相比并无优势，反而可能有增加心肌梗死的危险，因为溶栓剂可激活血小板，促进血栓形成。

知识点18：主动脉内球囊反搏治疗　　正高：熟练掌握

当治疗对心肌缺血患者无效、持续低血压或在冠状动脉造影时有高危闭塞性病变（显著的左主干或左前降支近端病变）时可考虑应用主动脉内球囊反搏，以增加冠状动脉灌注压。其禁忌证包括重度外周血管疾病；重度主动脉瓣关闭不全；严重的髂总动脉疾病，包括腹主动脉瘤。

知识点19：ESC指南对冠状动脉造影和血管重建术的建议　　正高：熟练掌握

（1）合并有动态ST段改变、心衰、危及生命的心律失常和血流动力学紊乱的顽固性和反复发作的心绞痛患者，需行紧急冠脉造影（Ⅰ-C）。

（2）中、高危的患者建议行早期（<72h）冠脉造影及血运重建术（PCI或CABG）（Ⅰ-A）。

（3）非中、高危的患者不建议行早期冠脉造影检查（Ⅲ-C），但建议行能够诱发缺血症状的无创性检查（Ⅰ-C）。

（4）不建议对冠脉造影显示的非严重病变行PCI术（Ⅲ-C）。

（5）如果短期内患者需要行非心脏的外科手术而必须停用抗血小板药，PCI手术考虑选用裸金属支架；而对于较长时间以后才行外科手术者，可选用药物洗脱支架（如无多聚糖载体支架或载体可降解支架）（Ⅰ-C）。

知识点20：ESC指南对并发症出血的处理及建议　　正高：熟练掌握

（1）治疗前慎重评估患者出血风险，增加出血风险的因素有过量或过度使用抗血栓药物、联合应用抗血栓药物、不同的抗凝药物交替使用、患者年龄、女性、低体重、肾功能下降、基础血红蛋白水平低以及介入治疗等（Ⅰ-B）。

（2）选择治疗方案时应考虑出血风险，对有高危出血风险的患者多选用药物治疗。选用介入治疗方式时，优先考虑经桡动脉的路径，便于创口压迫止血，降低出血风险（Ⅰ-B）。

（3）轻微出血不影响正常的治疗（Ⅰ-C）。

（4）有严重出血的患者应停止和（或）中和抗凝及抗血小板药物，或采用特殊的止血方法控制出血（Ⅰ-C）。

（5）输血对预后有不良影响，血细胞比容>25%，血红蛋白>8g/L，且血流动力学稳定的出血患者不考虑输血（Ⅰ-C）。

知识点21：ESC指南对并发症血小板减少症的处理原则　　正高：熟练掌握

（1）使用了肝素（UFH或LMWH）和（或）GPⅡb/Ⅲa抑制药的患者，一旦血小板明显下降（$<100\times10^9/L$或下降>50%），建议立即停用（Ⅰ-C）。

（2）对GPⅡb/Ⅲa抑制药诱导的严重血小板下降（$<100\times10^9/L$）建议进行血小板输注，同时可以合用或不用纤维蛋白原。也可以输注新鲜血浆或冷凝蛋白来防止出血（Ⅰ-C）。

（3）有证据或怀疑有肝素诱导的血小板减少症（HIT）建议停用肝素（UFH 或 LMWH），同时为了预防血栓事件，可以应用直接血栓抑制剂抗凝（DTI）（Ⅰ-C）。

（4）预防肝素诱导的血小板减少症可以通过使用非肝素抗凝药，类似于璜达肝癸钠或比伐卢定或是短时间的使用肝素（Ⅰ-B）。

第三节　心肌梗死

知识点1：心肌梗死的概念　　副高：熟练掌握　正高：熟练掌握

心肌梗死是指冠状动脉突然发生完全闭塞或近乎堵塞，血流急剧减少或中断，使相应的心肌严重而持久地急性缺血导致心肌缺血性坏死。临床上产生剧烈而持久的胸痛和对组织坏死的一些全身性反应，血清心肌酶活力增高和心肌急性损伤与坏死的心电图进行性演变变化，并可发生严重心律失常和急性循环衰竭。心肌梗死有胸痛或其他缺血相关症状，且心电图显示至少两个相邻导联 ST 段抬高，诊断为 ST 段抬高型心肌梗死（STEMI）。反之，若患者目前尚无 ST 段抬高，我们常称之为非 ST 段抬高型心肌梗死（NSTEMI）。

知识点2：急性心肌梗死的病因　　副高：熟练掌握　正高：熟练掌握

急性心肌梗死（AMI）的基本病因是冠状动脉粥样硬化疾病（偶为冠状动脉栓塞、炎症、创伤、先天性畸形、痉挛和冠状动脉口阻塞），造成一支或多支血管管腔狭窄和心肌供血不足，而侧支循环未充分建立。在此基础上，一旦血供急剧减少或中断，使心肌严重而持久地发生急性缺血达 20~30 分钟，即可发生 AMI。绝大多数 AMI 是不稳定的粥样斑块溃破，继而出血和管腔内血栓形成，导致管腔闭塞。少数情况下粥样斑块内或其下发生出血或血管持久痉挛，也可使冠状动脉完全闭塞。

知识点3：促使斑块破裂出血及血栓形成的诱因　　副高：熟练掌握　正高：熟练掌握

①晨起 6~12 时交感神经活动增加，机体应激反应增强，心肌收缩力、心率、血压增高，冠状动脉张力增高；②在饱餐特别是进食多量脂肪后，血脂增高，血黏稠度增高；③重体力活动、情绪过分激动、血压剧升或用力排便时，致左心室负荷明显加重；④休克、脱水、出血、外科手术或严重心律失常，致心排血量骤降，冠状动脉灌流量锐减。

知识点4：心肌梗死的临床特点　　副高：熟练掌握　正高：熟练掌握

（1）症状：胸痛通常位于胸骨后或左胸部，可向左上臂、下颌、颈、背、肩部或左前臂尺侧放射；胸痛持续 10~20 分钟以上，呈剧烈的压榨性疼痛或压迫感、烧灼感，常伴有恶心、呕吐、大汗和呼吸困难等；含硝酸甘油不能完全缓解。

（2）体征：可完全正常，也可有心尖区第一心音减弱、第三或第四心音奔马律。10%～20%的患者发病后2～3日出现心包摩擦音，多在1～2日内消失。乳头肌功能不全时可有收缩期杂音，心衰或休克者有相关体征。注意听诊肺部啰音，采用Killip分级法评估心功能：①Ⅰ级，无明显的心力衰竭；②Ⅱ级，有左心衰竭，肺部啰音<50%肺野，奔马律，窦性心动过速或其他心律失常，静脉压升高，肺淤血的X线表现；③Ⅲ级，肺部啰音>50%肺野，可出现急性肺水肿；④Ⅳ级，心源性休克，有不同阶段和程度的血流动力学障碍。

知识点5：心肌梗死的实验室检查　　副高：熟练掌握　正高：熟练掌握

（1）心电图：心电图是诊断心肌梗死必备依据之一，有其特征性改变和动态改变，故临床只要疑诊有心肌梗死的胸痛患者就必须尽快（到达急诊室后10分钟内）记录12导联或18导联（加做$V_{7\sim9}$和$V_3R\sim V_5R$）心电图。如早期心电图不能确诊时，需5～10分钟重复测定。T波高尖可出现在STEMI超急性期。与既往心电图进行比较，有助于诊断。左束支传导阻滞患者发生心肌梗死时，心电图诊断困难，需结合临床情况仔细判断。有Q波心肌梗死的定位和范围可根据出现特征性改变的导联来判断。

（2）血清生化标志物：敏感的心脏标志物测定可发现无心电图改变的小灶性梗死。建议于入院即刻、2～4小时、6～9小时、12～24小时测定血清心脏标志物。肌钙蛋白是诊断心肌坏死最特异和敏感的首选标志物，急性心肌梗死（AMI）症状发生后2～4小时开始升高，10～24小时达到峰值，肌钙蛋白超过正常上限结合心肌缺血证据即可诊断AMI。肌酸激酶同工酶（CK-MB）对判断心肌坏死的临床特异性较高，AMI时其测值超过正常上限并有动态变化。肌红蛋白测定有助于早期诊断，但特异性较差。

知识点6：心肌梗死的影像学检查　　副高：熟练掌握　正高：熟练掌握

根据超声心动图所见的室壁运动异常可对心肌缺血区域作出判断。在评价有胸痛而无特征性心电图变化时，超声心动图可帮助除外主动脉夹层。

知识点7：心肌梗死的诊断标准　　副高：熟练掌握　正高：熟练掌握

2012年，美国心脏病学会（AHA）、美国心脏病学院（ACC）、欧洲心脏病学会（ESC）及世界心脏联盟（WHF）共同制定并发表了AMI新的诊断标准，即当临床上发现急性心肌缺血伴有心肌坏死的证据时，就应当使用心肌梗死这一术语。因此，只要符合下列任何一条标准，就应诊断心肌梗死。

（1）检测到心肌标志物［尤其是肌钙蛋白（cTn）］升高和（或）下降，至少有一次超出正常参考值上限（URL）的第99%百分位值，并且至少伴有下列一项证据：①心肌缺血的症状；②新发的或推测新发的显著ST-T改变或新出现的左束支传导阻滞（LBBB）；③心电图出现病理性Q波；④影像学检查发现新发的心肌丢失或新发的节段性室壁运动异常；⑤冠状动脉造影或尸检发现冠状动脉内存在新鲜血栓。

（2）心源性死亡，伴有心肌缺血的症状，并伴有推定为新发的心肌缺血 ECG 改变或新出现的 LBBB，但死亡之前未能获取血液标本或血液中心肌标志物尚未开始升高。

（3）经皮冠状动脉介入治疗（PCI）相关性 MI：基线 cTn 值正常（≤99%URL）的患者，PCI 术后升高超过 99%URL 的 5 倍；若基线水平升高且保持稳定或处于下降期，则术后 cTn 较基线值升高>20%。此外，尚需具备以下任何一项：①心肌缺血的症状；②新发现的心肌缺血 ECC 改变；③血管造影结果与 PCI 并发症相吻合；④影像学检查显示新发的心肌丢失或新发的节段性室壁运动异常。

（4）支架内血栓相关性 MI：心肌缺血时冠状动脉造影或尸检发现支架内血栓形成，并伴有心肌标志物升高和（或）下降，至少有一次数值超过 99%URL。

（5）冠状动脉旁路移植（CABG）相关性 MI：基线 cTn 值正常（≤99%URL）的患者，手术后心肌标志物超过 99%URL 的 10 倍。此外，尚需有以下任何一项表现：①新出现的病理性 Q 波或新出现的 LBBB；②冠状动脉造影发现新的桥血管或自身冠状动脉闭塞；③影像学检查显示新出现的心肌丢失或新发的节段性室壁运动异常。

知识点 8：陈旧性心肌梗死的诊断标准　　副高：熟练掌握　正高：熟练掌握

符合以下任何一条标准即可诊断为陈旧性心肌梗死：①发现新的病理性 Q 波，有或无症状，且排除了非缺血性病因；②影像学证据显示局部存活心肌丢失（变薄并丧失收缩功能），且排除了非缺血性病因；③病理检查发现陈旧性心肌梗死。

知识点 9：心肌梗死的临床分型　　副高：熟练掌握　正高：熟练掌握

（1）1 型：即自发性心肌梗死，自发性心肌梗死是粥样斑块破裂、溃疡、侵袭和（或）破裂、裂隙或夹层而导致在一个或多个冠状动脉内血栓形成，从而心肌灌注明显下降或远端血管血小板血栓形成，导致心肌坏死。

（2）2 型：即继发于缺血的心肌梗死，是心肌需氧增加或供氧减少引起。例如，冠状动脉内皮功能障碍、冠状动脉痉挛或栓塞、心律失常、高血压、低血压。

（3）3 型：即心肌梗死所致的心源性猝死，患者常有提示心肌缺血的症状，伴有推测的新发缺血性 ECG 改变，或新发左束支传导阻滞（LBBB），但是患者在血标本未获取前或在心肌标志物未升高前死亡，或是少数患者血标本未送检心肌标志物。

（4）4 型：①4a 型：即伴发于 PCI 的心肌梗死；②4b 型：即伴发于支架内血栓形成的心肌梗死。

（5）5 型：即伴发于 CABG 的心肌梗死。

知识点 10：心绞痛和心肌梗死的鉴别诊断要点　　副高：熟练掌握　正高：熟练掌握

心绞痛和心肌梗死的鉴别诊断要点

鉴别诊断项目	心绞痛	心肌梗死
疼痛		
部位	胸骨上、中段之后	相同，但可能在较低位置或上腹
性质	压榨性或窒息性	相似，但更剧烈
诱因	劳力、情绪激动、饱食等	不如前者常有
时限	短，1~5 分钟或 15 分钟以内	长，数小时或 1~2 天
频率	频繁发作	不频繁
硝酸甘油疗效	显著缓解	作用较差
气喘或肺水肿	极少	常有
血压	升高或无显著改变	常降低，甚至发生休克
心包摩擦音	无	可有
坏死物质吸收的表现		
发热	无	常有
血白细胞增多	无	常有
红细胞沉降率增快	无	常有
血清心脏标志物增高	无	有
心电图变化	无变化或暂时性 ST 段和 T 波变化	有特征性和动态性改变

知识点 11：心肌梗死与其他疾病的鉴别诊断　　副高：熟练掌握　正高：熟练掌握

（1）主动脉夹层：胸痛常呈撕裂样，迅速达高峰且常放射至背部、腹部、腰部和下肢。两上肢血压和脉搏可有明显差别，可有下肢暂时性瘫痪、偏瘫和主动脉关闭不全的表现。无 AMI 心电图的特征性改变及血清酶学改变。二维超声心动图检查有助于诊断。CT 和 MRI 可确诊。

（2）急性心包炎：急性非特异性心包炎也可有严重而持久的胸痛及 ST 段抬高。但胸痛与发热同时出现，呼吸和咳嗽时加重；早期可听到心包摩擦音；心电图改变常为普遍导联 ST 段弓背向上抬高，无 AMI 心电图的演变过程，也无血清酶学改变。

（3）肺动脉栓塞：肺栓塞可引起胸痛、咯血、呼吸困难、休克等表现。但有右心负荷急剧增加表现，如发绀、肺动脉瓣区第二音亢进、颈静脉充盈、肝大、下肢水肿等。心电图示电轴右偏，Ⅰ导联 S 波加重，Ⅲ导联出现 Q 波和 T 波倒置，胸导联过渡区左移，右胸导联 T 波倒置等改变。与 AMI 心电图的演变迥然不同，可资鉴别。

（4）急腹症：胃或十二指肠溃疡穿孔、急性胰腺炎、急性胆囊炎、胆石症等。常有典型急腹症的体征，心电图及酶学检查可协助鉴别。

知识点 12：心肌梗死的一般治疗　　副高：熟练掌握　正高：熟练掌握

所有 STEMI 患者到院后应立即给予吸氧和心电图、血压和血氧饱和度监测，及时发现和处理心律失常、血流动力学异常和低氧血症。起病 3 天内应绝对卧床休息，保持安静环境，给予镇静剂，保持排便通畅和避免用力排便。患者剧烈胸痛时，应迅速给予有效镇痛剂，如静脉注射吗啡 3mg，必要时 5 分钟重复 1 次，总量不宜超过 15mg。

知识点 13：心肌梗死的抗血小板治疗　　副高：熟悉掌握　正高：熟悉掌握

抗血小板治疗为急性 STEMI 常规治疗，溶栓前即应使用。

（1）阿司匹林：心肌梗死急性期，所有患者只要无禁忌证，均应立即口服水溶性阿司匹林或嚼服肠溶阿司匹林 300mg，继以 100mg，qd 长期维持。

（2）噻吩吡啶类：首剂应给予氯吡格雷负荷量 300mg，以后 75mg，qd 维持。在首次或再次 PCI 之前或当时应尽快服用氯吡格雷初始负荷量 300mg（拟直接 PCI 者最好给予初始负荷量 600mg 口服）。不论患者是否溶栓治疗，若未服用过噻吩吡啶类药物，应给予氯吡格雷负荷量 300mg。对阿司匹林禁忌者，可长期服用氯吡格雷。新型抗血小板药（如普拉格雷和替格瑞洛等）也有应用前景。

（3）GPⅡb/Ⅲa 受体阻滞剂：在双重抗血小板治疗及有效抗凝治疗的情况下，GPⅡb/Ⅲa 受体阻滞剂不推荐常规应用，可选择性用于血栓负荷重的患者和噻吩吡啶类药物未给予适当负荷量的患者。常用的药物有：①阿昔单抗，首剂 0.25mg/kg，静脉注射，然后以 0.125μg/(kg·min）的速度静脉滴注，持续 12 小时；②替罗非班，先静脉注射负荷量 25μg/kg，再以 0.15μg/(kg·min）维持静脉滴注 12~24 小时；③埃替巴肽，首剂 180μg/kg，静脉注射，然后以 2μg/(kg·min）的速度持续静脉滴注，可连续使用 3 天。

知识点 14：心肌梗死的抗凝治疗　　副高：熟悉掌握　正高：熟悉掌握

（1）普通肝素：肝素目前多用于溶栓治疗的辅助用药和急诊 PCI 术中常规使用，以及术后支架内血栓形成的高危患者。rt-PA 为选择性溶栓剂，故必须与充分抗凝治疗相结合。溶栓前先静脉注射肝素 60U/kg（最大量 4000U），继以 12U/(kg·h）（最大 1000U/h），使 APTT 值维持在对照值 1.5~2 倍（50~70 秒），至少应用 48 小时。尿激酶和链激酶均为非选择性溶栓剂，对全身凝血系统影响很大，因此，溶栓期间不需要充分抗凝治疗。使用肝素期间需监测凝血时间、血小板计数，及时发现肝素诱导的血小板减少症。

（2）低分子肝素：是普通肝素的小片段，由于其应用方便、不需要监测凝血时间等优点，除急诊 PCI 术中外，均可用低分子肝素替代普通肝素。依诺肝素用法：年龄<75 岁，血肌酐≤221μmol/L（2.5mg/dl）的男性患者，或血肌酐≤177μmol/L（2.0mg/dl）的女性患者，先静脉注射 30mg，15 分钟后开始 1mg/kg 皮下注射，q12h，最长使用 8 日。

（3）磺达肝癸钠：是间接Ⅹa 因子抑制剂。接受溶栓或不行再灌注治疗的患者，磺达肝癸钠有利于降低死亡和再梗死，不增加出血并发症。无严重肾功能不全的患者，初始注射 2.5mg，随后每天皮下注射 1 次（2.5mg），最长使用 8 日。

知识点 15：硝酸酯类抗心肌缺血治疗 副高：熟悉掌握 正高：熟悉掌握

STEMI 最初 24~48 小时静脉滴注硝酸酯类药物用于缓解持续缺血性胸痛、控制高血压或减轻肺水肿，发病 48 小时后，为控制心绞痛复发或心功能不全。常用硝酸酯类药物，包括硝酸甘油、硝酸异山梨酯和单硝酸异山梨酯。静脉滴注硝酸甘油应从低剂量（5~10μg/min）开始，酌情逐渐增加剂量（每 5~10 分钟增加 5~10μg）。其禁忌证为急性心肌梗死合并低血压（收缩压≤90mmHg）或心动过速（心率>100 次/分）；下壁伴右心室梗死时，即使无低血压也应禁用。

知识点 16：β 受体阻滞剂抗心肌缺血治疗 副高：熟悉掌握 正高：熟悉掌握

无该药禁忌证时，应于发病后 24 小时内常规口服应用。建议每次口服美托洛尔 25~50mg，q6~8h，若患者耐受良好，可转换为相应剂量的长效控释制剂。STEMI 合并顽固性多形性室性心动过速（室速），同时伴交感电风暴表现，可选择静脉使用 β 受体阻滞剂治疗。

需暂缓使用 β 受体阻滞剂的情况：①心力衰竭体征；②低心排血量的依据；③心源性休克高危因素（年龄>70 岁、收缩压<120mmHg、心率<60 次/分或窦性心率>110 次/分及 STEMI 发作较久者）；④其他 β 受体阻滞剂的禁忌证（PR 间期>0.24s、二或三度 AVB、活动性哮喘或反应性气道疾病）。

知识点 17：血管紧张素转换酶抑制剂和血管紧张素受体阻滞剂抗心肌缺血治疗 副高：熟悉掌握 正高：熟悉掌握

STEMI 发病 24 小时后，如无禁忌证，所有 STEMI 患者均应给予血管紧张素转换酶抑制剂（ACEI）长期治疗。对于合并 LVEF≤40%或肺淤血，以及高血压、糖尿病和慢性肾病的 STEMI 患者，只要无使用禁忌证，均应尽早应用。早期 ACEI 应从小剂量开始逐渐增加剂量。具有适应证但不能耐受 ACEI 治疗者，可应用血管紧张素受体阻滞剂（ARB）类药物。

ACEI 的禁忌证：①AMI 急性期收缩压<90mmHg；②临床出现严重肾衰竭（血肌酐>265μmol/L）；③有双侧肾动脉狭窄病史者；④对 ACEI 制剂过敏者；⑤妊娠、哺乳妇女等。

知识点 18：醛固酮受体阻滞剂抗心肌缺血治疗 副高：熟悉掌握 正高：熟悉掌握

醛固酮受体阻滞剂通常在 ACEI 治疗的基础上使用。对 STEMI 后 LVEF≤40%、有心功能不全或糖尿病，无明显肾功能不全（血肌酐男性≤221μmol/L，女性≤177μmol/L、血钾

≤5mmol/L）的患者，应给予醛固酮受体阻滞剂。

知识点19：钙离子通道阻滞剂抗心肌缺血治疗　　副高：熟悉掌握　正高：熟悉掌握

STEMI患者不推荐使用短效二氢吡啶类钙离子通道阻滞剂。对无左心室收缩功能不全或AVB的STEMI患者，为了缓解心肌缺血、控制房颤或心房扑动的快速心室率，如果β受体阻滞剂无效或禁忌使用（如支气管哮喘），则可考虑应用非二氢吡啶类钙离子通道阻滞剂。

知识点20：他汀类药物抗心肌缺血治疗　　副高：熟悉掌握　正高：熟悉掌握

心肌梗死后及早开始强化他汀类药物治疗可以改善临床预后。所有无禁忌证的STEMI患者入院后应尽早开始他汀类药物治疗，且无需考虑胆固醇水平。所有心肌梗死后患者都应该使用他汀类药物将LDL-C水平控制在2.6mmol/L（100mg/dl）以下。

知识点21：溶栓治疗的适应证　　副高：熟练掌握　正高：熟练掌握

①发病12小时以内到不具备急诊PCI治疗条件的医院就诊、不能迅速转运、无溶栓禁忌证的STEMI患者均应进行溶栓治疗；②患者就诊早（发病≤3小时）而不能及时进行介入治疗者，或虽具备急诊PCI治疗条件，但就诊至球囊扩张时间与就诊至溶栓开始时间相差>60分钟。且就诊至球囊扩张时间>90分钟者应优先考虑溶栓治疗；③对再梗死患者，如果不能立即（症状发作后60分钟内）进行冠状动脉造影和PCI，可给予溶栓治疗；④对发病12~24小时仍有进行性缺血性疼痛和至少2个胸导联或肢体导联ST段抬高>0.1mV的患者，若无急诊PCI条件，对经过选择的患者也可溶栓治疗。

知识点22：溶栓治疗的禁忌证　　副高：熟练掌握　正高：熟练掌握

①既往任何时间脑出血病史；②脑血管结构异常（如动静脉畸形）；③颅内恶性肿瘤（原发或转移）；④6个月内缺血性卒中或短暂性脑缺血史（不包括3小时内的缺血性卒中）；⑤可疑主动脉夹层；⑥活动性出血或者出血素质（不包括月经来潮）；⑦3个月内的严重头部闭合性创伤或面部创伤；⑧慢性、严重、没有得到良好控制的高血压或目前血压严重控制不良（收缩压≥180mmHg或者舒张压≥110mmHg）；⑨痴呆或已知的其他颅内病变；⑩创伤（3周内）或者持续>10分钟的心肺复苏，或者3周内进行过大手术；⑪近期（4周内）内脏出血；⑫近期（2周内）不能压迫止血部位的大血管穿刺；⑬感染性心内膜炎；⑭5天至2年内曾应用过链激酶，或者既往有此类药物过敏史（不能重复使用链激酶）；⑮妊娠；⑯活动性消化性溃疡；⑰目前正在应用抗凝剂［国际标准化比值（INR）水平越高，出血风险越大］。

知识点23：溶栓治疗的常用药物及用法　　副高：熟悉掌握　正高：熟悉掌握

（1）重组组织型纤溶酶原激活剂（rt-PA）：给药方案：①全量90分钟加速给药法：首先静脉注射15mg，随后0.75mg/kg在30分钟内持续静脉滴注（最大剂量不超过50mg），继之0.5mg/kg于60分钟持续静脉滴注（最大剂量不超过35mg）；②半量给药法：50mg溶于50ml专用溶剂，首先静脉注射8mg，之后42mg于90分钟内滴完。

（2）尿激酶（UK）：尿激酶150万U溶于100ml生理盐水，30分钟内静脉滴入。溶栓结束后12小时皮下注射普通肝素7500U或低分子肝素，共3~5天。

（3）链激酶（SK）：静脉给药，150万U，60分钟内静脉滴注。同时给予地塞米松5mg静脉注射预防过敏反应。

（4）瑞替普酶：10U溶于5~10ml注射用水，2分钟以上静脉注射，30分钟后重复上述剂量。

（5）替奈普酶：一般为30~50mg溶于10ml生理盐水静脉注射。根据体重调整剂量，如体重<60kg，剂量为30mg；体重每增加10kg，剂量增加5mg，最大剂量为50mg。

知识点24：冠状动脉再通指标　　副高：熟练掌握　正高：熟练掌握

溶栓开始后60~180分钟内应监测临床症状、心电图ST段抬高和心律变化。血管再通的间接判定指标包括：①60~90分钟内抬高的ST段至少回落50%；②TnT（I）峰值提前至发病12小时内，CK-MB酶峰提前到14小时内；③2小时内胸痛症状明显缓解；④治疗后的2~3小时内出现再灌注心律失常（如加速性室性自主心律、房室传导阻滞等）。上述4项中，心电图变化和心肌损伤标志物峰值前移最重要。再通直接指征为冠状动脉造影检查TIMI2或3级血流表示再通，TIMI3级为完全性再通。

知识点25：经皮冠状动脉介入治疗（PCI）　　副高：熟练掌握　正高：熟练掌握

（1）直接PCI：在STEMI早期，通过PCI直接扩张闭塞的相关冠状动脉，作为血管再通的治疗措施；①如果即刻可行，且能及时进行（就诊到球囊扩张时间<90分钟），对症状发病12小时内的STEMI（包括正后壁心肌梗死）或伴有新出现或可能新出现左束支传导阻滞的患者应行直接PCI；②年龄<75岁，在发病36小时内出现休克，病变适合血管重建，并能在休克发生18小时内完成者，应行直接PCI；③症状发作<12小时，伴有严重心功能不全和（或）肺水肿KillipⅢ级的患者应行直接PCI；④如发病12~24小时内具备以下1个或多个条件可行直接PCI治疗：严重心力衰竭、血流动力学或心电不稳定、持续缺血的证据。

（2）转运PCI：高危STEMI患者就诊于无直接PCI条件的医院，尤其是有溶栓禁忌证或虽无溶栓禁忌证但已发病>3小时的患者，可在抗栓治疗同时，尽快转运患者至可行PCI的医院。

（3）溶栓后紧急PCI：溶栓治疗后仍有明显胸痛，抬高的ST段无明显降低者，应尽快进行冠状动脉造影。接受溶栓治疗的患者，具备以下任何一项，推荐行急诊 PCI 治疗：①年龄<75 岁、发病 36 小时内的心源性休克、适合进行血运重建的患者；②发病 12 小时内严重心力衰竭和（或）肺水肿；③有血流动力学障碍的严重心律失常。

（4）溶栓治疗成功或未溶栓患者（>24 小时）PCI：溶栓治疗成功或未溶栓患者，如无缺血复发表现，可在 7~10 天后行冠状动脉造影，若残留的狭窄病变适宜 PCI 则可行 PCI 治疗。

知识点 26：考虑进行 CABG 的情况　　副高：熟练掌握　正高：熟练掌握

①对少数 STEMI 合并心源性休克不适宜 PCI 者，急诊 CABG 可降低病死率。机械性并发症（如心室游离壁破裂、乳头肌断裂、室间隔穿孔）引起心源性休克时，在急性期需行 CABG 和相应心脏手术治疗；②溶栓治疗后多支血管病变者，CABG 可使早期和远期预后得到改善；③溶栓治疗后患者仍有严重的持续心肌缺血以及血流动力学不稳定状态，急诊 CABG 有益。

知识点 27：AMI 伴心力衰竭的产生原因　　副高：熟练掌握　正高：熟练掌握

急性心肌梗死时的心力衰竭主要与大量心肌坏死、心室重构和心脏扩大有关，也可继发于心律失常或机械并发症。心肌缺血坏死面积是决定心功能状态的重要因素，梗死面积占左心室的 20%时即可引起心力衰竭，梗死面积超过 40%则将导致心源性休克。心力衰竭的临床特点包括呼吸困难、窦性心动过速、第三心音和肺内啰音。

知识点 28：AMI 伴轻度心力衰竭（KillipⅡ级）的治疗　　副高：熟练掌握　正高：熟练掌握

（1）吸氧，监测氧饱和度。

（2）利尿药：呋塞米 20~40mg，必要时间隔 1~4 小时可重复使用。大多数心力衰竭患者对利尿药反应良好，用药后可降低肺毛细血管楔压（PWP），减轻呼吸困难，降低左心室舒张期容量和心肌耗氧量。但应避免过度利尿导致的低血容量、电解质紊乱。

（3）硝酸甘油：以扩张容量血管为主，可降低前负荷、扩张冠状动脉、降低心肌耗氧量。硝酸甘油应从 10μg/min 的小剂量开始，每 5~10 分钟增加 5~20μg，并依据临床和血流动力学调整剂量，一般可加至上限 200μg/min。应注意低血压和长时间连续应用的耐药性。合并右室梗死者不宜用硝酸甘油。

（4）无低血压、低血容量或明显肾功能不全者可给予血管紧张素转换酶抑制剂（ACEI），不能耐受者可选择血管紧张素受体阻滞剂（ARB）。

知识点 29：AMI 伴严重心力衰竭和休克（KillipⅢ~Ⅳ级）的治疗

副高：熟练掌握 正高：熟练掌握

（1）吸氧，持续正压给氧、无创或机械通气。

（2）无低血压可给予硝酸甘油，逐渐加量至收缩压下降 30mmHg 以上，或收缩压低于 90mmHg。

（3）低血压者可用正性肌力药物：多巴胺 5~15μg/(kg·min)，有肾脏低灌注者多巴胺少于 3μg/(kg·min)；治疗不满意者应进行血流动力学监测。心肌梗死急性期，尤其是第一个 24 小时内禁用洋地黄类正性肌力药物，以免造成心脏破裂、梗死面积扩大及恶性心律失常。

（4）心源性休克者应给予多巴胺和多巴酚丁胺、主动脉内气囊反搏泵（IABP）或左心辅助装置，尽早行血管重建术。

知识点 30：室性心律失常的表现及治疗 副高：熟练掌握 正高：熟练掌握

室性心律失常多见于前壁心肌梗死患者，可表现为室性期前收缩，也可能发生室性心动过速和心室纤颤。药物治疗包括利多卡因、胺碘酮等。利多卡因可减少室性心律失常的发生，但可能增加病死率（可能与心动过缓和停搏有关），主要用于猝死高风险患者。

知识点 31：室性期前收缩的治疗 副高：熟练掌握 正高：熟练掌握

急性心肌梗死偶发室性期前收缩对血流动力学无明显影响，一般不需治疗。频发、多源性或舒张早期的室性期前收缩易促发室性心动过速或室颤，应给予抗心律失常药物治疗。β 受体阻滞剂治疗室性期前收缩和预防室颤十分有效，无禁忌证的患者应早期应用。

知识点 32：室性心动过速和室颤治疗 副高：熟练掌握 正高：熟练掌握

加速性室性自主心律（心率<120 次/分）和非持续性室速（持续时间<30 秒）对血流动力学影响不大，多为良性过程，一般不需特殊治疗。

室颤的治疗首选非同步电复律（200~360J）。血流动力学稳定的持续性室性心动过速可给予抗心律失常药物治疗，常用的药物包括：①利多卡因：先给予 1.0~1.5mg/kg 的负荷剂量，然后以 20~50μg/kg 持续静脉点滴；②胺碘酮：负荷量 75~150mg，维持量 0.5~1.0mg/min，持续静脉点滴。也可选用索他洛尔。血流动力学不稳定或药物治疗无效的室性心动过速应尽早行电转复。

知识点 33：室上性心律失常的治疗 副高：熟练掌握 正高：熟练掌握

心房扑动和心房颤动是 AMI 时较为常见的室上性心律失常，常继发于心力衰竭或心房梗死及心电不稳定。伴发心力衰竭者以控制心力衰竭、改善心功能治疗为主，无心力衰竭的房扑或房颤可给予β受体阻断剂或钙离子通道阻滞剂（维拉帕米或地尔硫䓬）等控制过快的心室率，也可给予胺碘酮。如药物治疗效果不佳，心室率超过120次/分，或引起心力衰竭、休克或缺血加重等严重的血流动力学不稳定，应予同步电复律。此外，心房纤颤者应加用肝素或低分子量肝素抗凝。

知识点34：缓慢性心律失常的治疗　　副高：熟练掌握　正高：熟练掌握

缓慢性心律失常包括窦性心动过缓、窦房阻滞、房室传导阻滞，多发于急性下壁心肌梗死，多为一过性，可伴迷走神经张力增高表现。前壁心肌梗死伴完全性房室传导阻滞提示梗死面积大，预后不良。主要的治疗方法如下：

（1）严重窦性心动过缓（心率<50次/分）：可给予阿托品静脉注射，每10~30分钟1次（总量不超过2mg），使心率上升至60~70次/分。阿托品无效时安装临时起搏器治疗。

（2）房室传导阻滞（AVB）：对症状性心动过缓的急性STEMI患者仍建议临时起搏治疗，待传导阻滞消失后撤除，但临时起搏术并不改善远期存活率。一度AVB无需处理。新出现的左束支传导阻滞通常表明广泛的前壁心肌梗死，发展至完全性AVB可能性较大，需要行预防性临时起搏术。

知识点35：低血压和休克的临床表现　　副高：熟练掌握　正高：熟练掌握

严重的低血压，心排血量明显减低［$CI<1.8L(min \cdot m^2)$］和左心室舒张末压增高（PWP>20mmHg）为主要表现。患者可出现低血压和周围循环衰竭，如烦躁不安、面色苍白、皮肤湿冷、脉细而快、大汗淋漓、尿量减少，甚至昏厥。低血压状态不同于心源性休克。部分患者因剧烈胸痛、迷走神经反射、药物影响或伴有右心室梗死可出现一过性低血压，但不伴有周围循环衰竭，左心室充盈压不高，对症治疗后血压可很快恢复正常。

知识点36：心源性休克的治疗　　副高：熟练掌握　正高：熟练掌握

（1）持续血流动力学监测：监测血压、PWP和心排血量。

（2）血管活性药物：可选用多巴胺、多巴酚丁胺（参见心力衰竭的治疗）。

（3）血管扩张药：经上述处理血压仍不升，而肺毛细血管楔压增高，心排血量低或周围血管显著收缩以致四肢厥冷并有发绀时，可在使用多巴胺同时试用血管扩张药，并应严密监护血压。

（4）IABP：可改善大部分心源性休克患者的血流动力学状态，应作为心源性休克患者进行外科或血管介入治疗术的辅助和支持治疗方法。单纯使用1ABP并不能降低心源性休克患者的总体病死率。

（5）冠状动脉血运重建术：成功的冠状动脉血运重建术可使心源性休克患者的病死率降至40%~50%。血运重建术应根据患者冠状动脉病变特点及是否合并室间隔穿孔等机械并发症来选择冠状动脉介入治疗抑或冠状动脉旁路移植术（CABG）。

知识点37：心脏游离壁破裂的临床特点　　副高：熟练掌握　正高：熟练掌握

①高龄患者多发，女性患者发生率更高，为男性患者的4~5倍；②高血压者更常见；③多为初次心肌梗死，既往多无心绞痛或心肌缺血证据；④大面积STEMI较易发生，尤其是梗死面积累及20%以上心肌的大面积心肌梗死；⑤心脏游离壁破裂多发生在前降支供血区域的前壁或前侧壁、梗死心肌与正常组织的交界部位；⑥左心室破裂多于右心室，心房破裂发生率很低；⑦室壁肥厚或有较好侧支循环的部位较少发生；⑧常伴随心肌梗死的延展；早期的心脏破裂更多发生在前壁心肌梗死，而与是否接受了再灌注治疗无关。晚期的心脏破裂则主要与梗死延展有关，与梗死的部位无关，而成功再灌注的患者较少发生；⑨接受溶栓治疗心脏破裂发生率高于接受成功PCI治疗者。但如果介入治疗失败或术后发生严重的无复流或慢血流将增加心脏破裂的风险；⑩应用糖皮质激素或非甾体类抗炎药易发生心脏破裂。抗凝治疗不增加心脏破裂的风险。

知识点38：心脏破裂的预防措施　　副高：熟练掌握　正高：熟练掌握

①早期成功再灌注和开放侧支循环；②已经接受再灌注治疗的患者反复发生严重的胸痛，在警惕血管再闭塞的同时也要考虑心脏破裂的可能；而未接受再灌注治疗的患者在积极治疗心肌缺血的过程中症状难以控制者也要高度警惕，密切观察；③识别和控制危险因素，如积极降压、控制心力衰竭、镇静等。

知识点39：心脏破裂的治疗　　副高：熟练掌握　正高：熟练掌握

多数心脏破裂的患者来不及救治。反复发生梗死后心绞痛者应警惕心脏破裂，给予硝酸酯类药物、吗啡，静脉β受体阻滞剂等，令患者绝对卧床、镇静、控制血压。发生心脏破裂时可行心包穿刺引流、IABP、快速补液，部分患者病情可能暂时稳定，为外科手术创造条件。急诊手术不必等待冠状动脉造影结果。手术治疗急性心脏破裂的成功率极低。

知识点40：美国ACC/AHA对左室游离壁破裂的治疗建议　　副高：熟练掌握　正高：熟练掌握

①游离壁破裂的患者应考虑急诊心脏手术修复，除非患者不同意或存在外科手术的禁忌证，预期进一步的支持治疗无效（Ⅰ类适应证，证据级别B）；②修补游离壁的同时应进行CABG（Ⅰ类适应证，证据级别C）。

知识点41：室间隔破裂穿孔的临床表现　　副高：熟练掌握　正高：熟练掌握

大部分患者室间隔穿孔时表现为胸痛加重。血流动力学异常与穿孔的面积、速度有关，患者可在几小时内出现低血压或心源性休克、严重的左右心力衰竭（右心力衰竭明显）和新出现的杂音，杂音位于胸骨左缘第3~4肋间或心尖内侧，为粗糙、响亮的全收缩期杂音，50%的患者可触到收缩期震颤，部分可听到心包摩擦音，约20%患者可出现急性二尖瓣关闭不全的体征。

知识点42：AMI合并室间隔穿孔的治疗　　副高：熟练掌握　正高：熟练掌握

（1）内科治疗：如果室间隔穿孔较小，分流量不大，患者的血流动力学较稳定，可以在密切观察病情变化的情况下采用内科保守治疗，包括利尿药、血管扩张药、正性肌力药物以及IABP辅助支持。药物治疗稳定病情是暂时的，大部分患者病情迅速恶化。IABP支持下，使用多巴胺和多巴酚丁胺等药物可使部分患者血流动力学有一定改善，为手术或实施介入治疗创造时机和条件。

（2）外科手术治疗：手术修补室间隔破裂口仍是目前最有效的治疗手段，可改善室间隔穿孔患者预后，明显提高存活率，美国ACC/AHA急性心肌梗死合并室间隔破裂治疗指南建议不论患者临床状态如何，均应立即进行手术干预治疗。血流动力学稳定的患者应先行内科治疗，3~6周后再手术。一般主张在行室间隔修补术同时行冠状动脉旁路移植手术。如果冠脉病变较为简单，也可采取冠脉介入治疗+外科室间隔修补术，以减少手术创伤、缩短手术时间，降低并发症。术后有20%~25%的患者可能发生补片边缘撕裂和（或）新发室间隔穿孔。

（3）介入治疗：随着介入技术和器械的日渐发展，近几年采用经皮经导管置入Amplatzer室间隔封堵器治疗急性心肌梗死后室间隔穿孔已有报道，但国内外完成的例数均很少，尚缺乏足够的经验。完成室间隔封堵的同时酌情行PCI治疗。

知识点43：乳头肌功能失调或断裂的临床表现　　副高：熟练掌握　正高：熟练掌握

AMI早期，10%~50%的患者发生乳头肌功能不全，心尖区可闻及收缩中晚期喀喇音和吹风样收缩期杂音，杂音较少超过3~4级，第一心音可不减弱或增强。临床症状不多，缺血缓解后可消失。少数患者（3%~4%）可发生乳头肌断裂，突然出现严重的二尖瓣关闭不全及左心功能衰竭、急性肺水肿或心源性休克。下壁心肌梗死引起的后中乳头肌断裂较为多见。乳头肌断裂是急性心肌梗死后少见但致命性的并发症，常发生于急性心肌梗死后1周内，部分断裂可延迟至3个月内。病情进展迅速，内科疗效差，病死率高，如无外科手术治疗，90%的患者在1周内死亡。

知识点44：乳头肌功能失调或断裂的治疗　　副高：熟练掌握　正高：熟练掌握

（1）乳头肌功能不全的治疗：应以扩张冠状动脉、改善心肌供血为首选，药物治疗包括硝酸酯类药物和耐受剂量的β受体阻断剂，并在病情允许的情况下行冠状动脉造影，酌情行 PCI 或 CABG 治疗。

（2）乳头肌断裂的治疗：应尽早使用血管扩张药，降低体循环阻力，必要时置入 IABP。血流动力学稳定者可先内科治疗，择期手术；病情不稳定或恶化者则应尽快行外科手术，包括瓣膜置换（成形）术和 CABG。

知识点45：心室膨胀瘤的概念　　副高：熟练掌握　正高：熟练掌握

心室膨胀瘤又称室壁瘤，多见于首次发作、前降支完全闭塞且无侧支循环形成的前壁大面积心肌梗死患者，好发于前壁和心尖处。易合并充血性心力衰竭、动脉栓塞及严重的心律失常，病死率较无室壁瘤者高 5~6 倍。室壁瘤又可以称为真性室壁瘤，以便于与心室游离壁破裂形成的假性室壁瘤相区别，二者的治疗和预后迥异。

知识点46：心室膨胀瘤的临床表现　　副高：熟练掌握　正高：熟练掌握

临床表现包括心绞痛、充血性心力衰竭、血栓栓塞和室性心律失常。体检可见心界向左侧扩大，心脏搏动较弥散，第一心音减弱，第三心音奔马律，少数患者心尖部可闻及收缩期杂音。心电图所见为梗死相关部位 ST 段持续抬高，一般认为 ST 段抬高 4~8 周或以上即应考虑室壁瘤形成。超声心动图、放射性核素心血池显像以及左心室造影可见局部心缘突出或有反常搏动。

知识点47：心室膨胀瘤的治疗　　副高：熟练掌握　正高：熟练掌握

急性心肌梗死早期成功的再灌注治疗可减小梗死面积，限制梗死延展，有助于减少室壁瘤形成。较小的室壁瘤对心功能影响不大，不需特殊处理，但应给予 ACEI 类药物和抗血小板治疗，限制左室重构，防止血栓性并发症。室壁瘤较大者可使心排血量减少，影响患者的心功能并易造成血栓栓塞，必要时应行外科手术治疗。美国 ACC/AHA 急性心肌梗死治疗指南的建议：STEMI 患者出现室壁瘤，如果伴有顽固性室性心动过速和（或）对药物治疗和导管治疗无反应的泵衰竭，可考虑行左室室壁瘤切除术和冠状动脉旁路移植术（Ⅱa 类适应证，证据级别 B）。

知识点48：心肌梗死后心包炎的临床表现　　副高：熟练掌握　正高：熟练掌握

心包炎的典型症状为胸痛，易与梗死后心绞痛或再梗死混淆。但心包炎的疼痛持续时间更长，可向颈背肩放射，与呼吸和体位变化有关。70%左右的心包炎患者可在心肌梗死后 2~3 天出现心包摩擦音，但由于摩擦音持续时间较短暂，易被漏诊。心包炎典型的心电图表现为多导联 ST 段弓背向下抬高，但常常被心肌梗死本身的心电图变化所掩盖或被忽略。鉴别的要点是心包炎往往缺乏定位性。

知识点49：心肌梗死后心包炎的治疗　　副高：熟练掌握　正高：熟练掌握

治疗主要是对症镇痛，重症患者可给予阿司匹林2~3g/d，分次口服。不主张用非甾体类抗炎药或肾上腺皮质激素。美国ACC/AHA指南建议：①阿司匹林用于STEMI后心包炎的治疗剂量为每4~6小时口服650mg（肠溶制剂）（Ⅰ类适应证，证据级别B）；②如果有心包渗出或积液，应即刻停止抗凝治疗（Ⅰ类适应证，证据级别C）；③对阿司匹林不能完全控制的梗死后心包炎，最好采用以下一种或多种药物：每12小时口服1次0.6mg秋水仙碱（Ⅱa类适应证，证据级别B），或每6小时口服500mg对乙酰氨基酚（Ⅱa类适应证，证据级别C）；④非甾体类抗炎药可用于缓解疼痛，但可影响血小板功能，有增加心肌瘢痕变薄的危险和梗死延展（Ⅱb类适应证，证据级别B），不能长期应用。布洛芬可阻断阿司匹林的抗血小板作用，导致心肌变薄和梗死延展，不适用于急性心肌梗死的患者。

知识点50：心包积液的治疗　　副高：熟练掌握　正高：熟练掌握

心肌梗死后心包积液大多为少量，无临床症状，对血流动力学无明显影响，一般不需要特殊处理。少数患者可发生大量心包积液或心脏游离壁破裂导致大量血性心包积液、心脏压塞。应迅速行心包穿刺引流。ACC/AHA指南建议如果有心包渗出或积液，应即刻停止抗凝治疗（Ⅰ类适应证，证据级别C）。如果患者有强烈的抗凝抗血小板治疗指征，可在严密监测下使用；如出现心脏压塞立即停药。

知识点51：心肌梗死后综合征的临床表现　　副高：熟练掌握　正高：熟练掌握

心肌梗死后综合征也称Dressler综合征，与自身免疫反应相关。一般发生在心肌梗死后数周，表现为发热、反复发作的心包炎、胸膜炎、肺炎，白细胞增多、血沉加快。胸痛的性质与心包炎相似，受体位、呼吸等影响；心包积液的发生率达50%，以中大量心包积液多见，呈浆液性、浆液血性，少数可呈血性。胸膜炎或胸腔积液多为单侧。部分患者伴有肺部斑片状阴影。

知识点52：心肌梗死后综合征的治疗　　副高：熟练掌握　正高：熟练掌握

Dressler综合征的治疗目的主要是镇痛。可给予阿司匹林650mg，每4~6小时1次，必要时可用非甾体类抗炎药或肾上腺皮质激素。但为防止梗死延展，此类药物最好在心肌梗死4周后再用。抗凝药可增加血性心包积液和心脏压塞的发生率。

知识点53：附壁血栓建议抗凝治疗的情况　　副高：熟练掌握　正高：熟练掌握

20%的附壁血栓可自行消退。对于持续存在的附壁血栓既往曾用溶栓疗法，大部分患者血栓可以消失，但也有少数患者发生血栓脱落和栓塞。目前推荐抗凝治疗附壁血栓。建议给予抗凝治疗的情况包括：①已经发生体循环栓塞；②大面积前壁心肌梗死；③其他部位心肌梗死伴有心房颤动、心力衰竭、LVEF<30%。在急性期给予低分子量肝素，1~2 周后如血栓仍然存在则改为华法林口服，维持 INR 在 2.0~3.0 为宜。

第四节　无症状性心肌缺血

知识点 1：无症状性心肌缺血的概念　　副高：熟练掌握　正高：熟练掌握

无症状性心肌缺血是指冠心病患者存在心肌缺血客观证据，如静息或运动时典型的心电图缺血性 ST-T 改变，放射性核素或超声心动图检查显示缺血性心肌灌注异常、室壁运动异常或心肌代谢异常等，但临床上缺乏胸痛或与心肌缺血相关的主观症状，又称无痛性心肌缺血或隐匿性心肌缺血（SMI）。

知识点 2：无症状性心肌缺血的分型　　副高：熟练掌握　正高：熟练掌握

（1）Ⅰ型：临床完全无症状和冠心病病史的心肌缺血，该类型临床较少见。患者完全无症状，做相关检查时被偶然发现存在心肌缺血。通常发生在：①心电图运动试验、核素运动心肌灌注显像阳性，但无任何症状：②冠状动脉造影显示明显的血管狭窄，但无任何症状。

（2）Ⅱ型：心肌梗死后患者伴有的无症状性心肌缺血。通常发生在：①临床未被识别或无症状的心肌梗死；②既往无症状，但有陈旧性心肌梗死；③心肌梗死后，有心绞痛发作，也有无症状性心肌缺血发作。心肌梗死后，无心绞痛发作的患者中约 1/3 心电图轻量级运动试验呈阳性而无任何临床症状。心肌梗死后有无症状性心肌缺血组与无心肌缺血组比较，诸如心脏性死亡、再次心肌梗死、不稳定型心绞痛和血运重建等心脏事件的发生率明显增高，预后不良。

（3）Ⅲ型：心绞痛患者伴有的无症状性心肌缺血。通常发生在：①慢性稳定型心绞痛，其心肌缺血发作有时无症状；②各种类型的不稳定型心绞痛，心肌缺血发作有时无症状。70%~80%心绞痛患者可同时存在无症状性心肌缺血发作，并且其发作次数常为心绞痛发作次数的数倍，是一种较心绞痛更为常见的心肌缺血状态。在不同类型的心绞痛患者中，不稳定型心绞痛患者的无症状性心肌缺血的检出率最高。

知识点 3：无症状性心肌缺血的发生机制　　副高：熟练掌握　正高：熟练掌握

无症状性心肌缺血的发作与心绞痛发作相似，都是心肌供血和需求平衡失常所诱发，包括 3 种情况：①心肌耗氧量增加；②心肌氧供应量（血供）减少；③二者并存。

知识点4：心肌缺血的分类　　副高：熟练掌握　正高：熟练掌握

应用Holter动态心电图检测无症状性心肌缺血时的心率，可将心肌缺血分为3型：Ⅰ型：心率快时发生心肌缺血；Ⅱ型：在心率增快10分钟内发生心肌缺血（心率增快延时作用）；Ⅲ型：心肌缺血发作时无心率增快。三种类型中，与心率增快有关的Ⅰ、Ⅱ型无症状性心肌缺血常占80%以上，提示日常生活中，多数心肌缺血与心率增快（缺血阈值高）及心肌耗氧量增加有关，并且还有明显的昼夜节律性变化。而Ⅲ型心肌缺血则没有昼夜节律性变化。

知识点5：临床完全无症状和冠心病病史的心肌缺血的临床表现　　副高：熟练掌握　正高：熟练掌握

临床完全无症状和冠心病病史的心肌缺血中，患者完全无心肌缺血的临床症状，但相关的客观检查有心肌缺血表现。通常这类患者多伴有动脉粥样硬化的危险因素，如中年以上、男性、高脂血症（总胆固醇、甘油三酯、低密度脂蛋白或极低密度脂蛋白增高）、高血压、吸烟、糖尿病、肥胖和早发冠心病家族史等。多数患者是在体检时偶然发现心电图（静息、动态或负荷试验）有ST段压低、T波改变等，或放射性核素心肌显像（静息或负荷试验）显示心肌缺血表现。此类患者虽无临床症状，但已有心肌缺血的客观证据，必要时进行选择性冠状动脉造影有助于确立诊断。多数患者属早期冠心病，冠状动脉血管病变较轻或建立了较好侧支循环阶段，故预后一般较好。但随病情的进展，有的患者可能转为心绞痛，但其中多数病例的症状不典型，发生心肌梗死也常常无症状。亦可能逐渐发生心脏扩大、心力衰竭、心律失常，甚至猝死。

知识点6：无症状性心肌缺血的心电图运动试验检查　　副高：熟练掌握　正高：熟练掌握

心电图运动平板或踏车运动试验，是目前诊断冠心病心肌缺血最常用的方法，通常心电图阳性判断标准是运动中或运动后出现ST段在水平型或下斜型降低≥1mm，或运动前原有ST段降低者运动后进一步降低≥1mm。在已确定的冠心病患者，运动负荷增加时典型的心电图ST段变化即心电图运动试验阳性，提示心肌缺血发生，对发现运动诱发的无症状性心肌缺血有重要意义。运动中无症状性ST段改变时可发现左室室壁运动异常。对于完全无症状者，心电图运动试验阳性对冠心病心肌缺血的预测价值受到一定限制，为提高诊断率常需补充其他影像技术。

知识点7：无症状性心肌缺血的动态心电图检查　　副高：熟练掌握　正高：熟练掌握

动态心电图（AECG）适于同时观察运动及静息状态下冠状动脉张力增高引起的无症状

性心肌缺血，是监测冠心病患者日常活动中发生无症状性心肌缺血唯一检测手段。AECG检查中出现的一过性水平型或下斜型 ST 段降低≥1 分钟，持续时间≥1 分钟对诊断心肌缺血有重要意义。在心肌缺血恢复≥1 分钟后，再次出现 ST 段降低，为另一次心肌缺血发作。对于已经确诊的冠心病患者，AECG 有典型的缺血型改变，并且不伴有心绞痛症状，应视为无症状性心肌缺血发作的证据。对于尚未确诊为冠心病的人群，不能仅凭 AECG 异常为依据，诊断无症状型冠心病合并无症状性心肌缺血。对临床完全无症状或“正常”健康人群，诊断无症状性心肌缺血需结合其他心肌缺血相关检查及冠心病危险因素等加以判断，必要时行选择性冠状动脉造影明确诊断。

知识点 8：无症状性心肌缺血的核素运动心肌灌注显像检查

副高：熟练掌握　正高：熟练掌握

目前较常用的^{201}Tl 或^{99m}Tc-MIBI 运动负荷心肌灌注显像，对诊断冠心病心肌缺血较为敏感，优于运动心电图试验和动态心电图检查，可明显提高无症状性心肌缺血的检出率。当冠状动脉分支血流分布的心肌节段出现明确的放射性稀疏或缺损，在^{201}Tl 延迟显像或^{99m}Tc-MIBI 静息显像显示原缺损区有放射性充填，即可诊断冠心病心肌缺血。一般来讲，核素运动或药物负荷心肌灌注显像所显示的心肌缺血的部位及范围可以反映冠状动脉病变的部位及其严重程度，但不能直接评价冠状动脉狭窄程度。所以，临床上当核素运动心肌灌注显像发现心肌缺血，即使患者并不同时伴有心绞痛症状，亦应视为无症状性心肌缺血予以重视，必要时需行选择性冠状动脉造影检查，以确定病变的部位及狭窄程度。

知识点 9：无症状性心肌缺血的鉴别诊断　副高：熟练掌握　正高：熟练掌握

（1）自主神经功能失调：此类患者有肾上腺素能 β 受体兴奋性增高，心电图可出现 ST 段压低和 T 波倒置等改变。服普萘洛尔 10~20mg 后 2 小时，再做心电图检查，可见 ST 段和 T 波恢复正常，有助于鉴别。

（2）其他心肌炎、心肌病、其他心脏病、电解质紊乱及药物作用等引起的 ST 段和 T 波改变，根据其各自的临床表现容易鉴别。

知识点 10：无症状性心肌缺血的治疗　副高：熟练掌握　正高：熟练掌握

（1）完全无症状心肌缺血（Ⅰ型）：一般采用消除危险因素，避免导致心肌缺血的诱因，采用硝酸酯类、β 受体阻滞剂等抗心肌缺血药物和阿司匹林进行预防性治疗。对多支冠状动脉病变或左主干病变，特别是伴有左心室功能不全者，应采用 PCI 和冠状动脉旁路移植手术治疗。

（2）心肌梗死后无症状性心肌缺血（Ⅱ型）：β 受体阻滞剂有心肌保护作用，抗心肌缺血药物和阿司匹林也有一定效果，可延长运动时间，减轻运动时发生的无症状性左心室功能异常及无症状心肌缺血。有手术指征者宜采用 PCI 或冠状动脉旁路移植手术治疗。

（3）心绞痛患者伴有的无症状性心肌缺血（Ⅲ型）：应积极采用抗心肌缺血药物治疗，控制心绞痛症状。无症状心肌缺血发作与冠状动脉痉挛有密切关系，因此，药物治疗宜首选钙离子通道阻滞剂。根据患者冠状动脉造影结果和具体病情选用 PCI 和外科手术治疗。

第五节　缺血性心肌病

知识点1：缺血性心肌病的概念及临床分型　副高：熟练掌握　正高：熟练掌握

缺血性心肌病是指冠状动脉粥样硬化引起长期心肌缺血导致的以弥漫性纤维化为主的心肌病变，表现为扩张型心肌病，伴收缩或舒张功能失常，或二者兼有，其临床表现不能完全用冠状动脉病变和缺血的严重程度来解释。心肌缺血和心肌梗死或坏死对心室的不同作用，使缺血性心肌病具有各种不同的临床表现。根据患者的不同表现，可以将缺血性心肌病分为两大类型，即充血型缺血性心肌病和限制型缺血性心肌病。

知识点2：充血型缺血性心肌病的临床特点　副高：熟练掌握　正高：熟练掌握

充血型缺血性心肌病占缺血性心肌病的绝大部分，以左心室扩大为主，严重者双心室均扩大。其临床特点是以心绞痛、心力衰竭和心律失常为主要临床表现。患者有心绞痛或心肌梗死的病史，但有些老年患者从一开始就可能没有心绞痛和心肌梗死的病史。心力衰竭的表现多逐渐发生，症状呈进行性进展，由劳力性呼吸困难发展至夜间阵发性呼吸困难及端坐呼吸，常有倦怠和乏力，周围性水肿和腹腔积液出现较晚。此类患者可出现各种心律失常，心律失常一旦出现，常持续存在，其中以室性期前收缩、心房颤动、病态窦房结综合征、房室传导阻滞多见。因心脏扩大、心房颤动，心腔内易形成附壁血栓，故缺血性心肌病患者发生心力衰竭时血栓和栓塞较常见。

知识点3：限制型缺血性心肌病的临床特点　副高：熟练掌握　正高：熟练掌握

限制型缺血性心肌病少数患者的临床表现主要以左心室舒张功能异常为主，而心肌收缩功能正常或轻度异常，心脏大小可以正常，但左心室常有异常的压力，容量关系，类似于限制性心肌病的症状和体征，故被称为限制型缺血性心肌病或硬心综合征。患者常有劳力性呼吸困难和心绞痛，导致活动受限。即使在急性心肌梗死期间，有一部分患者虽然发生了肺淤血或肺水肿，却可以有接近正常的左心室射血分数，说明其心功能异常是以舒张期心功能障碍为主。

知识点4：缺血性心肌病的特殊检查　副高：熟练掌握　正高：熟练掌握

（1）心电图：部分患者可见陈旧性心肌梗死图形。冠状动脉供血不足的变化常见，包括 ST 段压低、T 波平坦或倒置等。可见各种心律失常，其中以期前收缩、心房颤动、病态窦房结综合征、房室传导阻滞和束支传导阻滞多见。

（2）胸部X线检查：充血型缺血性心肌病患者胸部X线检查可显示心脏全心扩大或左心室扩大征象，可有肺淤血、肺间质水肿、肺泡水肿和胸腔积液等。限制型缺血性心肌病X线胸片有肺间质水肿、肺淤血及胸腔积液，心脏多不大，也无心腔扩张。有时可见冠状动脉和主动脉钙化。

（3）超声心动图：充血型缺血性心肌病可见心脏普遍性扩大，常以左心室扩大为主，收缩末期和舒张末期容量增加，左心室射血分数下降，室壁呈多节段性运动减弱、消失或僵硬。有时可见心腔内附壁血栓形成。限制型缺血性心肌病超声心动图常表现为舒张受限，心室肌呈普遍性轻度收缩力减弱，无室壁瘤局部室壁运动障碍。

（4）放射性核素心肌显影：^{201}Tl心肌显像示灌注缺损，如发现固定性灌注缺损超过左心室壁的40%，高度提示缺血性心肌病。

（5）冠状动脉造影：可确立对本病的诊断。其既可判断冠状动脉狭窄的程度和受损的部位，也可明确有无其他冠状动脉疾患。患者常有多支血管病变狭窄在70%以上。

知识点5：缺血性心肌病的诊断标准　　副高：熟练掌握　正高：熟练掌握

既往有心绞痛或心肌梗死病史是缺血性心肌病重要的诊断线索。可根据临床查体及各种辅助检查对有下列表现者进行诊断：①心脏有明显扩大，以左心室扩大为主；②超声心动图有心功能不全征象；③冠状动脉造影发现多支冠状动脉狭窄病变。但是必须除外由冠心病和心肌梗死后引起的乳头肌功能不全、室间隔穿孔以及由孤立的室壁瘤等原因导致心脏血流动力学紊乱引起的心力衰竭和心脏扩大。

知识点6：缺血性心肌病的鉴别诊断　　副高：熟练掌握　正高：熟练掌握

（1）扩张型心肌病：老年人缺血性心肌病与扩张性心肌病在心力衰竭时很难鉴别，二者之间有很多相似之处，但是充血型缺血性心肌病的发病基础是冠心病，与病因未明的扩张型心肌病有本质的不同。因此，有冠心病危险因素的存在，如糖尿病、高血脂、高血压、肥胖等，特别是有心绞痛或心肌梗死病史者，有利于充血型缺血性心肌病的诊断。

（2）甲状腺功能减低性心脏病：临床上多有明显的甲状腺功能减退的表现，如怕冷、表情淡漠、动作迟缓、毛发稀疏，并有黏液性水肿，可有劳累后呼吸困难、乏力和心绞痛，心脏浊音界扩大，心尖搏动弥散，心音低弱。心电图示窦性心动过缓，P波和QRS波群低电压，T波在多导联中低平或倒置，累及传导系统时可引起束支传导阻滞或房室传导阻滞。超声心动图提示心脏扩大、搏动减弱，常有心包积液。

（3）高血压性心脏病：高血压是冠心病的主要危险因素，老年患者常同时合并有高血压和冠心病，可出现心绞痛、心肌梗死等症状，晚期可出现心力衰竭。但在缺血性心肌病时血压增高者少见，多数正常或偏低。原发性高血压的心脏损害主要与血压持续升高加重左心室后负荷，导致心肌肥厚，继之可引起心脏扩大和反复心衰发作有关。

知识点7：缺血性心肌病的药物治疗　　副高：熟练掌握　正高：熟练掌握

在控制冠心病易患因素的基础上，给予硝酸酯类药物、β受体阻滞剂缓解心绞痛，改善心肌缺血症状。以心力衰竭为主要表现，应给予利尿剂、血管紧张素转换酶抑制剂（ACEI）或血管紧张素受体阻滞剂（ARB）、醛固酮受体阻滞剂。对所有缺血性心肌病患者，除非有禁忌证或不能耐受，均应无限期终身使用ACEI，应用从小剂量开始，逐渐递增至最大耐受量或靶剂量。必要时予正性肌力药（洋地黄）以控制心力衰竭，病情较稳定者应尽早给予β受体阻滞剂，从小剂量开始。合并心房颤动的患者应长期抗凝治疗，合并室性或室上性心律失常患者，胺碘酮、β受体阻滞剂应用较多，胺碘酮负性肌力作用较小，对室性心律失常治疗效果好，但与安慰剂相比，不降低患者病死率。

限制型缺血性心肌病的治疗重点是应用改善心脏舒张功能的药物，可用硝酸酯类、β受体阻滞剂和钙离子通道阻滞剂治疗，也可考虑对合适病例施行手术治疗。该类患者不宜使用洋地黄和拟交感胺类正性肌力药物。

知识点8：缺血性心肌病的冠状动脉介入治疗　　副高：熟练掌握　正高：熟练掌握

因缺血性心肌病患者冠状动脉病变多为累及多支血管的弥漫性病变，并且左心室功能差，大多数患者不宜接受冠状动脉介入治疗（PCI）。如冠状动脉造影发现2支血管病变伴左前降支近端严重次全狭窄（≥95%）和左心室功能损害；显著冠状动脉病变患者出现药物不能稳定病情，复发的自发性或低水平的心绞痛或心肌缺血，心肌缺血合并充血性心力衰竭症状和第三心音奔马律，新发的或恶化的二尖瓣反流，或明确的ECG变化，可行PCI治疗。

知识点9：缺血性心肌病的外科治疗　　副高：熟练掌握　正高：熟练掌握

CABG可明显改善心绞痛患者的术后症状，对充血性心力衰竭患者，手术对症状的改善作用不大。因此，该手术适用于以缺血性心绞痛症状为主的患者。冠状动脉造影发现左主干病变（≥50%）或显著3支病变（70%）伴左心室功能受损（EF<50%），狭窄的远端血管腔比较通畅并适合外科血管旁路手术，且存活的心肌数量充分时，可施行CABG。对于难以用药物控制的晚期心力衰竭患者，而无其他严重的全身性疾病和器官损害者可考虑心脏移植。

第六章 心脏瓣膜病

第一节 二尖瓣疾病

一、二尖瓣狭窄

知识点1：二尖瓣狭窄的病因 副高：熟练掌握 正高：熟练掌握

二尖瓣狭窄的最常见病因为风湿热，2/3 的患者为女性。约半数患者无急性风湿热史，但多有反复链球菌扁桃体炎或咽峡炎史。急性风湿热后，至少需 2 年才形成明显二尖瓣狭窄，多次发作急性风湿热较一次发作出现狭窄早。单纯二尖瓣狭窄占风心病的 25%，二尖瓣狭窄伴有二尖瓣关闭不全占 40%。主动脉瓣常同时受累。罕见的其他病因包括先天性狭窄、老年性二尖瓣环或环下钙化以及结缔组织疾病等。

知识点2：二尖瓣狭窄的临床症状 副高：熟练掌握 正高：熟练掌握

（1）呼吸困难：常为最早出现的症状，为肺淤血的表现。早期为劳力性呼吸困难，随着病情进展，可出现静息性呼吸困难、阵发性夜间呼吸困难，严重时端坐呼吸；极重者可产生急性肺水肿，咳粉红色泡沫样痰，多于劳累、情绪激动、呼吸道感染、快速心房颤动或妊娠等情况下诱发。二尖瓣狭窄时，心功能不全是由轻到重、从左心功能不全到右心功能不全的一个发展过程。随着病情进展，出现纳差、腹胀、下肢水肿等右心衰竭的症状时，由于右心排血量减少，呼吸困难等肺淤血症状反而有所减轻。

（2）咯血：可为痰中带血或大咯血。大咯血多发生在病程早期，呈发作性，常见于劳累后，与肺静脉压异常升高所致的支气管静脉曲张与破裂有关。痰中带血或血痰，与肺部感染和肺毛细血管破裂有关。咳粉红色泡沫痰，是急性肺水肿的特征。二尖瓣狭窄晚期并发肺梗死时，可咳暗红色血痰。

（3）咳嗽：多为干咳，可咳白痰，伴呼吸道感染时转为脓痰，劳累后或夜间平卧易发，可能与支气管黏膜淤血水肿、或左心房增大压迫左主支气管有关。

（4）声嘶和吞咽困难：较少见。左心房扩大和左肺动脉扩张压迫左喉返神经，可引起声嘶；左心房显著扩大压迫食管，可引起吞咽困难。

知识点3：二尖瓣狭窄的体征表现 副高：熟练掌握 正高：熟练掌握

（1）心脏听诊：心尖区舒张期隆隆样杂音、拍击性第一心音亢进和二尖瓣开瓣音，是二尖瓣狭窄的听诊特征。①心尖区舒张期隆隆样杂音，是二尖瓣狭窄最具特征性的体征。典型的杂音特征是位于心尖区的舒张中晚期低调的隆隆样杂音，范围局限，呈递增性并在收缩期前增强，左侧卧位、呼气末及活动后杂音更明显，可伴有舒张期震颤。当心率很快时杂音有时不易听清，当合并心房颤动时杂音的递增性特点不再明显。在重度狭窄患者，杂音常反而减轻，甚至消失，呈“哑型”二尖瓣狭窄；②心尖区第一心音亢进，呈拍击性；③二尖瓣开瓣音（OS），紧跟第二心音后，高调短促而响亮，呼气时明显，胸骨左缘3~4肋间至心尖内上方最清楚。开瓣音距第二心音时限愈短，则房室间压差愈大，提示二尖瓣狭窄愈重。开瓣音距第二心音<0.08秒常提示严重二尖瓣狭窄；④肺动脉瓣第二心音（P_2）亢进、分裂，提示有肺动脉高压存在；严重肺动脉高压时，在胸骨左缘2~3肋间可闻及高调、短促、递减型的舒张早期叹气样杂音，可沿胸骨左缘向三尖瓣区传导，深吸气时增强。严重二尖瓣狭窄时，由于肺动脉高压、右心室扩大，引起三尖瓣瓣环的扩大，造成相对性三尖瓣关闭不全。可在三尖瓣区闻及全收缩期吹风样杂音，向心尖区传导，吸气时明显。

（2）其他体征：二尖瓣面容见于重度二尖瓣狭窄的患者，患者双颧部绀红，口唇轻度发绀。儿童期发病者，心前区可隆起。心脏浊音界呈梨形，于胸骨左缘第3肋间向左扩大，提示肺动脉段和右心室增大。颈静脉搏动明显，表明存在严重肺动脉高压。左心房压力增高致肺淤血时，双肺底可出现湿啰音；右心衰竭时，出现颈静脉怒张、肝大和下肢水肿等体循环淤血的体征。

知识点4：二尖瓣狭窄的心电图表现　　副高：熟练掌握　正高：熟练掌握

轻度二尖瓣狭窄者，心电图可正常。左心房增大时，P波增宽（>0.11秒）且呈双峰形，称“二尖瓣型P波”。合并肺动脉高压时，显示右心室肥大，电轴右偏。病程后期常有心房颤动。

知识点5：二尖瓣狭窄的X线表现　　副高：熟练掌握　正高：熟练掌握

典型的二尖瓣狭窄，表现为左心房扩大、右心室扩大、肺动脉主干突出、主动脉球缩小，后前位X线胸片的心影呈梨形，称“二尖瓣型心”。左心房明显增大时，心脏右缘在右心房之上左心房凸出形成双弓，即“双房影”。左心室一般不大。左主支气管上抬，食管可见左心房压迹。肺淤血时，肺血管影增多、增粗，中下肺可见Kerley B线。长期肺淤血后含铁血黄素沉积，双肺野可出现散在的点状阴影。

知识点6：二尖瓣狭窄的超声心动图表现　　副高：熟练掌握　正高：熟练掌握

超声心动图检查是确诊二尖瓣狭窄的首选无创性检查，并为二尖瓣狭窄的诊断和功能评估提供定性和定量的客观依据。超声心动图检查可获得瓣口面积、跨瓣压力阶差、肺动脉压力、瓣膜形态以及是否合并其他瓣膜损害等信息。M型超声示二尖瓣曲线的正常双峰消失，二尖瓣前叶EF斜率减慢，二尖瓣后叶于舒张期与前叶呈同向运动，即“城墙样改变”；二维超声心动图示二尖瓣瓣膜增厚粘连、反光增强，舒张期二尖瓣口开放受限，伴左心房扩大、右心室肥大，并对二尖瓣的瓣口面积、瓣膜病变的程度等进行判断；彩色多普勒超声可探及二尖瓣狭窄舒张期湍流频谱，并对二尖瓣跨瓣压力阶差和肺动脉压力等血流动力学情况进行评估；经食管超声有利于左心耳及左心房附壁血栓的检出。

知识点7：二尖瓣狭窄的心导管检查　　副高：熟练掌握　正高：熟练掌握

心导管检查可判断二尖瓣狭窄程度和血流动力学情况。右心导管检查可测定右心室、肺动脉及肺毛细血管楔压；穿刺心房间隔后可直接测定左心房和左心室的压力，评估舒张期跨瓣压力阶差，从而评估二尖瓣狭窄的严重程度。心导管检查不作为二尖瓣狭窄的常规检查，其主要应用于超声心动图等无创性检查不能提供准确信息时。应用指征包括：①当无创性检查所显示的二尖瓣狭窄与临床表现不符合时，行心导管检查评估二尖瓣狭窄程度和血流动力学；②当多普勒所测量的跨瓣压力阶差与瓣膜面积不一致时，行心导管检查评估血流动力学，同时行左室造影评估二尖瓣反流。

知识点8：二尖瓣狭窄的化验检查　　副高：熟练掌握　正高：熟练掌握

化验检查是辅助诊断风湿热活动的检查。主要有两类：①测定血清中链球菌抗体，如抗链球菌溶血素（ASO）；②非特异性风湿活动性试验，如红细胞沉降率（ESR）、C-反应蛋白（CRP）等。若ASO升高，而ESR与CRP阴性，表明有链球菌感染；若3项均阳性，提示风湿活动；若3项均阴性，则多数可排除有风湿活动期。应该指出，3种化验指标不是特异性的，必须结合临床表现才有诊断价值。

知识点9：二尖瓣狭窄的并发症　　副高：熟练掌握　正高：熟练掌握

（1）充血性心力衰竭和急性肺水肿：充血性心力衰竭是二尖瓣狭窄的主要死亡原因。急性肺水肿是二尖瓣狭窄的严重并发症，多于劳累、情绪激动、呼吸道感染、快速心房颤动或妊娠等情况下诱发，如不及时处理，往往致死。右心室衰竭为二尖瓣狭窄的晚期并发症。因右心排血量降低，呼吸困难等肺循环淤血的症状减轻，临床主要表现为体循环淤血的症状和体征。

（2）心房颤动：二尖瓣狭窄患者易于发生房性心律失常，尤其是心房颤动。有症状的二尖瓣狭窄患者30%~40%发生心房颤动。急性发生的心房颤动可能会导致血流动力学的明显变化，并诱发心力衰竭，二尖瓣狭窄的患者往往比二尖瓣关闭不全的患者表现更明显。此外，心房颤动的患者，左心房易形成血栓，增加二尖瓣疾病患者的栓塞事件。

（3）栓塞：体循环栓塞出现于10%~20%的二尖瓣狭窄患者。栓塞事件可为二尖瓣狭窄的初发症状，栓子多来自扩大的左心耳伴心房颤动者，发生体循环栓塞，其中以脑梗死最常见。右心房来源的栓子可造成肺梗死。

（4）肺部感染：本病患者常有肺淤血，易合并肺部感染。出现肺部感染后往往可诱发或加重心力衰竭。

（5）亚急性感染性心内膜炎：较少见。

知识点10：二尖瓣狭窄的诊断与鉴别诊断　　副高：熟练掌握　正高：熟练掌握

（1）诊断：心尖区有隆隆样舒张期杂音伴X线或心电图示左心房增大，一般可诊断二尖瓣狭窄，超声心动图检查可确诊。

（2）鉴别诊断：心尖区舒张期隆隆样杂音还可见于以下情况，应注意鉴别：①经二尖瓣口的血流增加：严重二尖瓣反流、大量左至右分流的先天性心脏病（如室间隔缺损、动脉导管未闭）和高动力循环（如甲状腺功能亢进症、贫血）时，心尖区可有短促的隆隆样舒张中期杂音，常紧随于增强的第三心音后，为相对性二尖瓣狭窄；②Austin-Flint杂音：见于严重主动脉瓣关闭不全；③左心房黏液瘤：瘤体阻塞二尖瓣口，产生随体位改变的舒张期杂音，其前有肿瘤扑落音。瘤体常致二尖瓣关闭不全。其他临床表现有发热、关节痛、贫血、红细胞沉降率增快和体循环栓塞。

知识点11：二尖瓣狭窄的一般治疗　　副高：熟练掌握　正高：熟练掌握

（1）有风湿活动者应给予抗风湿治疗，特别重要的是预防风湿热复发，一般应坚持至患者40岁甚至终身应用苄星青霉素120万U，每4周肌内注射1次。

（2）预防感染性心内膜炎。

（3）无症状者避免剧烈体力活动，定期（6~12个月）复查。

（4）呼吸困难者应减少体力活动，限制钠盐摄入，口服利尿剂，避免和控制诱发急性肺水肿的因素，如急性感染、贫血等。

知识点12：二尖瓣狭窄伴心力衰竭的治疗　　副高：熟练掌握　正高：熟练掌握

二尖瓣狭窄的早期易发急性肺水肿，晚期则为右心衰竭。急性肺水肿的处理原则与急性左心衰竭所致的肺水肿相似。但应注意：①避免使用以扩张小动脉为主、减轻心脏后负荷的血管扩张药物，应选用扩张静脉系统、减轻心脏前负荷为主的硝酸酯类药物；②正性肌力药物对二尖瓣狭窄的肺水肿无益，仅在心房颤动伴快速心室率时可静脉注射毛花苷C，以减慢心室率。

知识点13：二尖瓣狭窄伴心房颤动的治疗　　副高：熟练掌握　正高：熟练掌握

二尖瓣狭窄伴慢性心房颤动时，治疗主要是控制心室率和抗凝，必要时可用药物或电复律治疗。控制心室率主要应用洋地黄、β受体阻滞剂以及非二氢吡啶类钙离子通道阻滞剂。洋地黄对于减慢静息情况下心室率有效；β受体阻滞剂或非二氢吡啶类钙离子通道阻滞剂预防运动时心率的增加更有效。当β受体阻滞剂及非二氢吡啶类钙离子通道阻滞剂有禁忌时，可口服胺碘酮。如无禁忌证，心房颤动者应当长期给予华法林抗凝治疗，以预防血栓形成和栓塞事件的发生。对有选择的病例（病程<1年，左心房直径<60mm，无病态窦房结综合征和房室传导阻滞），可行电复律或药物转复，复律之前3周和成功复律后4周需服华法林抗凝。成功复律后需长期口服Ⅰc类（如普罗帕酮）或Ⅲ类（如胺碘酮）等抗心律失常药物来维持窦律，但通常难以长期维持。

二尖瓣疾病伴快速心房颤动急性发作，如果血流动力学不稳定，应紧急实施电复律。电复律前、中、后应静脉给予肝素抗凝。与二尖瓣关闭不全相比，恢复窦性心律对于二尖瓣狭窄意义更大。因为心动过速使舒张期缩短，将进一步增大二尖瓣狭窄时的跨瓣压差和左心房压，甚至诱发急性肺水肿。血流动力学稳定者，首先考虑静脉用药控制心室率，可先静注毛花苷C，效果不佳时，联合经静脉使用β受体阻滞剂或非二氢吡啶类钙离子通道阻断剂。

知识点14：二尖瓣狭窄伴栓塞的预防　　副高：熟练掌握　正高：熟练掌握

对二尖瓣狭窄患者进行抗凝治疗可降低4~15倍栓塞事件的发生，包括体循环和肺循环的栓塞。对于二尖瓣狭窄患者，若合并心房颤动（包括阵发性、持续性或永久性心房颤动）、或既往有栓塞史、或左心房血栓的患者，推荐进行口服抗凝药物治疗。

知识点15：二尖瓣狭窄的介入治疗　　副高：熟练掌握　正高：熟练掌握

经皮二尖瓣球囊成形术，是缓解单纯二尖瓣狭窄的首选方法。此方法能使二尖瓣口面积扩大至2.0cm^{2}以上，明显降低二尖瓣跨瓣压力阶差和左心房压力，术后即刻获得血流动力学的改善，改善临床症状，长期疗效与外科手术类似。

知识点16：经皮二尖瓣球囊成形术的适应证　　副高：熟练掌握　正高：熟练掌握

①中度或重度二尖瓣狭窄（二尖瓣面积≤1.5cm^2），伴有症状（NYHA分级≥Ⅱ级）；或中度或重度二尖瓣狭窄，无症状但伴肺动脉高压（肺动脉压力静息时>50mmHg或运动时>60mmHg）；②瓣膜形态适合经皮介入术（瓣叶柔韧性尚可，无明显钙化和瓣膜下结构病变）；③无左心房血栓形成；④无中度或重度二尖瓣反流。对高龄，伴有严重心、肺、肾、肿瘤等疾病不宜外科手术，妊娠以及外科分离术后再狭窄的患者也可选用。经皮二尖瓣球囊成形术不推荐用于轻度二尖瓣狭窄的患者。

知识点17：二尖瓣狭窄的外科治疗　　副高：熟练掌握　正高：熟练掌握

外科手术方式有二尖瓣分离术和二尖瓣置换术两类。其中二尖瓣分离术有闭式分离术和直视分离术两种，闭式分离术临床已少用。二尖瓣置换术常用机械瓣或生物瓣两种。机械瓣经久耐用，不致钙化或感染，但须终身抗凝治疗。生物瓣不需抗凝治疗，但可发生感染性心内膜炎或数年后瓣膜钙化而失效。

知识点18：二尖瓣分离术的适应证　　副高：熟练掌握　正高：熟练掌握

①二尖瓣病变为隔膜型，无明显二尖瓣关闭不全；②无风湿活动并存或风湿活动控制后6个月；③心功能Ⅱ~Ⅲ级；④年龄20~50岁；⑤有心房颤动及动脉栓塞，但无新鲜血栓时均非禁忌；⑥合并妊娠后，若反复发生肺水肿，内科治疗效果不佳，可考虑在妊娠4~6月期间行紧急手术。

知识点19：二尖瓣置换术的适应证　　副高：熟练掌握　正高：熟练掌握

①心功能不超过Ⅲ级；②隔膜型二尖瓣狭窄伴有明显关闭不全；漏斗型二尖瓣狭窄；或者瓣膜及瓣膜下有严重粘连、钙化或缩短者。但需注意，当患者有出血性疾病不能进行抗凝治疗时，不宜置换机械瓣。

二、二尖瓣关闭不全

知识点1：二尖瓣关闭不全的病因　　副高：熟练掌握　正高：熟练掌握

收缩期二尖瓣关闭依赖二尖瓣装置（瓣叶、瓣环、腱索、乳头肌）和左心室的结构和功能的完整性，其中任何部分的异常可致二尖瓣关闭不全。慢性二尖瓣关闭不全的病因在我国以风湿热为最常见，多伴二尖瓣狭窄或主动脉瓣病变；单纯性二尖瓣关闭不全则较为少见。其他慢性二尖瓣关闭不全的病因，常见有二尖瓣脱垂综合征、冠心病乳头肌功能障碍、老年退行性瓣膜病、感染性心内膜炎以及左心室显著扩大所造成的相对性二尖瓣关闭不全等；其他少见原因包括先天性畸形、结缔组织疾病和左心房黏液瘤等。急性二尖瓣关闭不全的病因包括：①急性心肌梗死致乳头肌急性缺血、坏死或断裂；②感染性心内膜炎致瓣叶毁损或致腱索断裂；③特发性腱索断裂；④胸外伤所致创伤性二尖瓣关闭不全或医源性二尖瓣关闭不全及人工瓣膜的损坏等。

知识点2：二尖瓣关闭不全的临床症状　　副高：熟练掌握　正高：熟练掌握

（1）急性二尖瓣关闭不全：轻度反流者仅有轻微劳力性呼吸困难，严重反流很快发生急性左心衰竭，甚至发生急性肺水肿、心源性休克。

（2）慢性二尖瓣关闭不全：轻度反流者多无明显症状或仅有轻度不适感。严重反流时，由于体循环的供血减少，往往首发症状是乏力易倦、活动耐量减低；由于左心室代偿功能较强，使肺循环压力早期无明显升高，则呼吸困难等肺淤血症状出现较晚。

知识点3：二尖瓣关闭不全的体征表现　　副高：熟练掌握　正高：熟练掌握

（1）心脏听诊：二尖瓣关闭不全的听诊特征是心尖区收缩期反流性杂音。风湿性二尖瓣关闭不全的杂音特征，是位于心尖区的全收缩期吹风样杂音，高调、响亮、呈一贯型，吸气时减弱，瓣膜增厚者杂音粗糙。杂音传导方向与病变部位有关系。前叶损害为主时，杂音常向左腋下和左肩胛下区传导；后叶损害为主者，杂音则向胸骨左缘和心底部传导。可伴有收缩期震颤。心尖区第一心音减弱或消失，并常被杂音所掩盖。兼有二尖瓣狭窄及关闭不全者，则心尖区既可听到舒张期隆隆样杂音，又可听到收缩期吹风样杂音，心尖区第一心音较为响亮。二尖瓣脱垂的典型特征为收缩中期喀喇音之后的收缩晚期杂音。冠心病乳头肌功能失常时可有收缩早、中、晚期或全收缩期杂音；腱索断裂时杂音可似海鸥鸣或乐音性。急性二尖瓣关闭不全，心尖区反流性杂音非全收缩期杂音，于第二心音前终止，低调，呈递减型，可不如慢性者响。肺动脉瓣区第二心音亢进；心尖区可闻及第三心音、第四心音和因大量血流通过二尖瓣瓣口产生的短促的舒张期隆隆样杂音。

（2）其他体征：慢性二尖瓣反流者，心界可向左下扩大，心尖搏动移向左下方，心尖区可触及收缩期抬举样搏动，提示左心室肥厚和扩大。急性二尖瓣反流者，左心室无扩大，心界可正常，且不伴收缩期抬举样搏动。

知识点4：二尖瓣关闭不全的心电图表现　　副高：熟练掌握　正高：熟练掌握

轻度二尖瓣关闭不全者，心电图可正常。严重者可有左心室肥大和劳损，电轴左偏。合并肺动脉高压时，显示右心室肥大。慢性二尖瓣关闭不全病程后期可有心房颤动。

知识点5：二尖瓣关闭不全的X线表现　　副高：熟练掌握　正高：熟练掌握

轻度二尖瓣关闭不全者，可无明显异常发现。慢性重度反流显示左心房、左心室明显增大，心脏右缘形成“双房影”。后期左侧心力衰竭时可见肺淤血征，出现肺间质水肿和Kerley B线。肺动脉高压或右侧心力衰竭时，右心室增大。急性二尖瓣关闭不全者早期出现明显肺淤血征，心影可不增大。

知识点6：超声心动图的推荐使用情况　　副高：熟练掌握　正高：熟练掌握

超声心动图是确诊二尖瓣关闭不全和定量二尖瓣反流首选的无创性诊断方法，推荐用于：①二尖瓣关闭不全的程度、左心室大小和功能、右心室和左心房大小、肺动脉压力的初始评估；②明确二尖瓣关闭不全的病因；③中重度二尖瓣关闭不全无症状者的左心室功能进行每年或每半年的随访；④二尖瓣关闭不全症状或体征发生变化时对二尖瓣装置或左心室功能进行评估；⑤二尖瓣瓣膜修复术或瓣膜置换术后对二尖瓣和左心室大小、功能进行评估。

知识点7：二尖瓣关闭不全的超声心动图表现　　副高：熟练掌握　正高：熟练掌握

风湿性二尖瓣关闭不全者瓣叶反光增强，变厚、腱索和乳头肌增厚增粗，收缩期二尖瓣瓣叶对合不全；由于腱索断裂引起的二尖瓣关闭不全，可见腱索断裂的瓣叶在收缩期呈鹅颈样翻转入左心房，舒张期呈挥鞭样迅速从左心房漂向左心室；二尖瓣瓣环钙化者可显示钙化的反光增强回声，重度钙化则显示整个瓣环新月形回声增强。

知识点8：二尖瓣关闭不全的心导管检查　　副高：熟练掌握　正高：熟练掌握

心导管检查及左心室造影的适应证：①无创性检查不能对二尖瓣关闭不全的严重程度、左心室功能和是否需要外科手术提供准确信息；②无创性检查所评估的二尖瓣关闭不全的程度与肺动脉压力不成比例，或与患者的临床表现不一致。心导管检查及左心室造影不推荐用于二尖瓣关闭不全不拟行外科手术者。左心导管检查可显示左心房压力增高，压力曲线V波显著，而心排血量减低。右心导管检查可显示右心室、肺动脉及肺毛细血管楔压增高，肺循环阻力增大。左心室造影显示心脏收缩时造影剂反流入左心房，根据收缩期左心房内造影剂反流量的大小及显影密度，可对二尖瓣反流进行定量，评估二尖瓣关闭不全的轻重程度。

知识点9：二尖瓣关闭不全的并发症　　副高：熟练掌握　正高：熟练掌握

（1）呼吸道感染：长期肺淤血容易导致肺部感染，可进一步加重或诱发心力衰竭。

（2）心力衰竭：是二尖瓣关闭不全的常见并发症和致死主要原因。急性患者和慢性患者发生腱索断裂时，短期内发生急性左心衰竭甚至急性肺水肿，预后较差。

（3）心房颤动：常见于慢性重度二尖瓣关闭不全患者，但出现较晚。

（4）感染性心内膜炎：较二尖瓣狭窄患者多见。

（5）栓塞：是附壁血栓脱落而致，脑栓塞最为多见。

知识点10：二尖瓣关闭不全的诊断　　副高：熟练掌握　正高：熟练掌握

急性者，如突然发生呼吸困难，心尖区出现收缩期杂音，X线心影不大而肺淤血明显和有病因可寻者，如二尖瓣脱垂、感染性心内膜炎、急性心肌梗死、创伤和人工瓣膜置换术后，诊断不难。慢性者，心尖区有典型杂音伴左心房室增大，诊断可以成立，确诊有赖超声心动图。

知识点11：二尖瓣关闭不全的鉴别诊断　　副高：熟练掌握　正高：熟练掌握

由于心尖区杂音可向胸骨左缘传导，应注意与以下情况相鉴别。

（1）三尖瓣关闭不全：为全收缩期杂音，在胸骨左缘第4～5肋间最清楚，右心室显著扩大时可传导至心尖区，但不向左腋下传导。杂音在吸气时增强，常伴颈静脉收缩期搏动和肝收缩期搏动。

（2）室间隔缺损：为全收缩期杂音，在胸骨左缘第 4 肋间最清楚，不向腋下传导，常伴胸骨旁收缩期震颤。

（3）胸骨左缘收缩期喷射性杂音：血流通过左或右心室流出道时产生，多见于左或右心室流出道梗阻（如主、肺动脉瓣狭窄）。杂音自收缩中期开始，于第二心音前终止，呈吹风样和递增递减型。主动脉瓣狭窄的杂音位于胸骨右缘第 2 肋间，肺动脉瓣狭窄的杂音位于胸骨左缘第 2 肋间，肥厚型梗阻性心肌病的杂音位于胸骨左缘第 3~4 肋间。

知识点 12：急性二尖瓣关闭不全的治疗　　副高：熟练掌握　正高：熟练掌握

急性二尖瓣关闭不全的治疗目的是降低肺静脉压，增加心排血量和纠正病因。内科治疗一般为术前过渡措施，尽可能在床旁 Swan-Ganz 导管血流动力学监测指导下进行。静脉滴注硝普钠，通过扩张小动静脉，降低心脏前后负荷，减轻肺淤血，减少反流，增加心排血量。静脉注射利尿剂可降低前负荷。外科治疗为根本措施，视病因、病变性质、反流程度和对药物治疗的反应，采取紧急、择期或选择性手术（人工瓣膜置换术或修复术）。部分患者经药物治疗后症状基本控制，进入慢性代偿期。

知识点 13：慢性二尖瓣关闭不全的内科治疗　　副高：熟练掌握　正高：熟练掌握

（1）对中、轻度二尖瓣关闭不全患者，应预防风湿活动复发，在进行手术和器械操作前后及时用抗生素预防感染性心内膜炎。

（2）出现心力衰竭者，应避免过度的体力劳动、限制钠盐摄入，可适当使用利尿剂、洋地黄、血管扩张剂，包括血管紧张素转换酶抑制剂。

（3）对有心房颤动，伴有体循环栓塞史者可长期应用抗凝药物，防止血栓栓塞。

（4）减慢心室率的药物及抗心律失常的药物可用于合并心房颤动的治疗，洋地黄与 β 受体阻滞剂是控制心率的主要药物。

（5）对无症状的慢性二尖瓣关闭不全伴左心功能正常的患者，无需特殊治疗，应长期进行随访。

知识点 14：慢性二尖瓣关闭不全的外科治疗　　副高：熟练掌握　正高：熟练掌握

二尖瓣反流外科手术治疗的目的是减轻患者的症状，或防止无症状患者左室功能的进一步恶化。如同所有的瓣膜疾病，二尖瓣反流增加心脏负荷，最终只能靠外科手术恢复瓣膜的完整。应正确把握手术时机，如二尖瓣关闭不全是心力衰竭的主因，早期手术能取得良好的远期预后。一旦二尖瓣反流出现左室功能严重受损，左室射血分数<30%、左室舒张末内径>80mm，已不适于手术治疗。

在术式的选择上，瓣膜成形术比瓣膜置换术更常用。瓣膜成形术不需要置入人工瓣膜，有助于保护左室功能。在左室功能严重受损，特别是腱索断裂而不适合行二尖瓣置换术者，此时瓣膜成形修补手术可以取得良好效果。

知识点15：二尖瓣置换术的适应证　　副高：熟练掌握　正高：熟练掌握

①出现症状的急性重度二尖瓣关闭不全患者（证据级别：B）；②慢性重度二尖瓣关闭不全患者，无严重左室功能不全的情况下［严重左室功能不全定义为左室射血分数小于30%和（或）左室收缩末期内径大于55mm。患者心功能为（NYHA）Ⅱ~Ⅲ级或Ⅳ级（证据级别：B）］；③二尖瓣关闭不全和狭窄，以二尖瓣关闭不全为主或者虽以狭窄为主，但为漏斗型病变；④连枷样瓣叶引起的二尖瓣反流患者，可考虑行瓣膜置换术。

知识点16：二尖瓣成形术的适应证　　副高：熟练掌握　正高：熟练掌握

①无症状慢性的重度二尖瓣关闭不全患者，左室功能为（NYHA）Ⅱ~Ⅲ级，左室射血分数30%~60%和（或）左室收缩末期内径≥40mm（证据级别：B）；②无症状慢性重度二尖瓣关闭不全患者，左室射血分数大于60%，左室收缩末期内径<40mm。成功的二尖瓣成形术残余反流应<10%（证据级别：B）；③无症状慢性重度二尖瓣关闭不全患者，左室功能正常，但出现新发心房颤动（证据级别：C）；④无症状慢性重度二尖瓣关闭不全患者，左室功能正常，但出现肺动脉高压（静息状态下肺动脉收缩压≥50mmHg或运动时肺动脉收缩压≥60mmHg）（证据级别：C）。若由于瓣环扩张或者瓣膜病变轻，活动度好、非风湿性关闭不全病例，如二尖瓣脱垂、腱索断裂，可考虑行二尖瓣成形术。

第二节　主动脉瓣膜疾病

一、主动脉瓣狭窄

知识点1：主动脉瓣狭窄的病因　　副高：熟练掌握　正高：熟练掌握

（1）风心病：风湿性炎症导致瓣膜交界处粘连融合，瓣叶纤维化、僵硬、钙化和挛缩畸形，因而瓣口狭窄。几乎无单纯的风湿性主动脉瓣狭窄，大多伴有关闭不全和二尖瓣损害。

（2）先天性畸形：①先天性二叶瓣畸形：为最常见的先天性主动脉瓣狭窄的病因。先天性二叶瓣畸形见于1%~2%的人群，男多于女。出生时多无交界处融合和狭窄。由于瓣叶结构的异常，即使正常的血流动力学也可引起瓣膜增厚、钙化、僵硬及瓣口狭窄，约1/3可发生狭窄。成年期形成椭圆或窄缝形狭窄瓣口，是成人孤立性主动脉瓣狭窄的常见原因。主动脉瓣二叶瓣畸形易并发感染性心内膜炎，在主动脉瓣的感染性心内膜炎中最多见的基础心脏病为二叶瓣畸形；②先天性单叶瓣畸形：少见，瓣口偏心，呈圆形或泪滴状，出生时即有狭窄。如狭窄开始时轻，多在成年期进行性钙化使狭窄加重；③先天性三个瓣叶狭窄：十分少见，多为三个瓣叶不等大，可能在出生时就有狭窄，也可能在中年以后瓣叶逐渐纤维化和钙化导致瓣膜狭窄。

（3）退行性老年钙化性主动脉瓣狭窄：为65岁以上老年人单纯性主动脉狭窄的常见原因。无交界处融合，瓣叶主动脉面有钙化结节限制瓣叶活动。常伴有二尖瓣环钙化。

知识点2：主动脉狭窄的特征 副高：熟练掌握 正高：熟练掌握

①在正常心排血量时压力阶差峰值>50mmHg；②平均身材成年人的有效主动脉瓣口面积（按Gorlin公式计算）约0.8cm^2，即按体表面积计算0.5cm^2/m^2（小于正常瓣口面积3.0~4.0cm^2的1/4）。

知识点3：主动脉狭窄引起心肌缺血的机制 副高：熟练掌握 正高：熟练掌握

①左心室壁增厚、心室收缩压升高和射血时间延长，增加心肌氧耗；②左心室肥厚，心肌毛细血管密度相对减少；③舒张期心腔内压力增高，压迫心内膜下冠状动脉；④左心室舒张末压升高致舒张期主动脉-左心室压差降低，减少冠状动脉灌注压。后二者减少冠状动脉血流。运动增加心肌工作和氧耗，心肌缺血加重。

知识点4：主动脉瓣狭窄的临床症状 副高：熟练掌握 正高：熟练掌握

（1）呼吸困难：疲乏、无力和头晕是很早期的症状。劳力性呼吸困难为晚期肺淤血引起的首发症状。轻度的左侧心力衰竭可出现气短、呼吸困难，严重者可出现夜间阵发性呼吸困难和端坐呼吸，甚或急性肺水肿，预后很差。

（2）心绞痛：见于60%的有症状患者。常由运动诱发，休息后缓解。随年龄增长，发作更频繁。主要由心肌肥厚心肌需氧量增加以及继发于冠状血管过度受压所致的氧供减少。极少数可由瓣膜的钙质栓塞冠状动脉引起。约有39%的患者同时伴有冠心病，进一步加重心肌缺血。

（3）晕厥或眩晕：约1/4有症状的患者发生晕厥。多发生于直立、运动中、运动后即刻或身体向前弯曲时，少数在休息时发生。

知识点5：主动脉瓣狭窄发生晕厥或眩晕的机制 副高：熟练掌握 正高：熟练掌握

①运动后周围血管扩张，而狭窄的主动脉口限制心排血量的相应增加，导致急性脑缺血；②运动致心肌缺血加重，使左心室收缩泵功能突然降低，心排血量减少；③运动时左心室收缩压急剧上升，过度激活室内压力感受器通过迷走神经传入纤维兴奋血管减压反应，导致外周血管阻力降低；④运动后即刻发生者，为突然体循环静脉回流减少，影响心室充盈，左室心排血量进一步减少；⑤休息时晕厥可由于心律失常（心室颤动、心房颤动或房室传导阻滞等）导致心排血量骤减所致；⑥颈动脉窦过敏等。以上均引起体循环动脉压下降，脑循环灌注压降低，发生急性脑缺血。

知识点6：主动脉瓣狭窄的体征表现 副高：熟练掌握 正高：熟练掌握

（1）心音：第一心音（S_1）正常。轻度主动脉瓣狭窄，第二心音（S_2）也正常，严重狭窄时左室射血时间显著延长，可出现 S_2 逆分裂。如主动脉瓣钙化僵硬，则第二心音主动脉瓣成分（A_2）减弱甚至消失。第三心音（S_3）出现预示着左心功能不全。中、重度狭窄时肥厚的左心房强有力的收缩产生明显的第四心音（S_4）。主动脉收缩期喷射音可见于先天性主动脉瓣狭窄或瓣叶活动度良好者，在胸骨左缘第3肋间易听到，可向心尖区传导，为短促而响亮的单音，不随呼吸而改变。风湿性主动脉瓣狭窄一般不产生喷射音。

（2）收缩期喷射性杂音：在 S_1 稍后或紧随喷射音开始，终止于 S_2 之前，杂音呈吹风样、粗糙，递增-递减型，在胸骨右缘第2或第3肋间最响，主要向颈动脉，也可向胸骨左下缘传导，常伴震颤。老年人钙化性主动脉瓣狭窄者，杂音在心底部，粗糙，高调成分可传导至心尖区，呈乐音性，为钙化的瓣叶振动所引起，在心尖区最响，可被误认为二尖瓣反流的杂音。狭窄越重，杂音越长，其高峰出现在较晚的收缩期。左心室衰竭或心排血量减少时（如Valsalva动作和站立时），杂音消失或减弱。杂音强度随每搏量不同而改变，长舒张期后，如期前收缩后的长代偿间期之后或心房颤动的长心动周期时，心排血量增加，杂音增强。

知识点7：主动脉瓣狭窄的并发症 副高：熟练掌握 正高：熟练掌握

（1）心力衰竭：主动脉瓣狭窄一般死于进行性心力衰竭，发生左侧心力衰竭后，自然病程明显缩短，因此，终末期的右侧心力衰竭少见。

（2）心律失常：10%可发生心房颤动，致左心房压升高和心排血量明显减少，临床上迅速恶化，可致严重低血压、晕厥或肺水肿。主动脉瓣钙化侵及传导系统可致房室传导阻滞；左心室肥厚、心内膜下心肌缺血或冠状动脉栓塞可致室性心律失常。两种情况均可导致晕厥，甚至猝死。

（3）心脏性猝死：占10%～20%，猝死前常有晕厥、心绞痛或心力衰竭史。无症状者发生猝死少见，仅见于1%～3%的患者。

（4）胃肠道出血：可发生于严重的主动脉瓣狭窄患者，多见于老年患者，出血为隐匿和慢性。

（5）感染性心内膜炎：不常见。年轻人的轻瓣膜畸形较老年人的钙化瓣膜狭窄发生感染性心内膜炎的危险性大。

（6）体循环栓塞：少见。脑血栓可引起卒中或短暂性脑缺血发作，为增厚的两叶式瓣病变的微血栓所致。钙化性主动脉瓣狭窄可引起各种器官的钙化栓塞，包括心脏、肾脏和大脑。视网膜中央动脉发生钙化栓塞可引起视力突然丧失。

知识点8：主动脉瓣狭窄的X线表现 副高：熟练掌握 正高：熟练掌握

X线检查可见左心缘圆隆，心影不大或左心室轻度增大。常见主动脉狭窄后扩张和主动脉钙化。心力衰竭时左心室明显扩大，还可见左心房增大，肺动脉主干突出，肺静脉增宽以及肺淤血的征象。

知识点9：主动脉瓣狭窄的心电图表现　副高：熟练掌握　正高：熟练掌握

轻度主动脉瓣狭窄者心电图可正常。严重者心电图左心室肥厚与劳损。ST段压低和T波倒置的加重提示心室肥厚在进展。左心房增大的表现多见。主动脉瓣钙化严重时，可见左前分支阻滞和其他各种程度的房室或束支传导阻滞。

知识点10：主动脉瓣狭窄的超声心动图表现　副高：熟练掌握　正高：熟练掌握

M型超声可见主动脉瓣变厚，活动幅度减小，瓣叶反射光点增强提示瓣膜钙化。主动脉根部扩张，左心室后壁和室间隔对称性肥厚。二维超声心动图上可见主动脉瓣收缩期呈向心性弯形运动，并能明确先天性瓣膜畸形。多普勒超声显示缓慢而渐减的血流通过主动脉瓣，并可计算最大跨瓣压力阶差。

知识点11：施行左心导管检查的适应证　副高：熟练掌握　正高：熟练掌握

左心导管检查可直接测定左心房、左心室和主动脉的压力。左心室收缩压增高，主动脉收缩压降低，随着主动脉瓣狭窄病情加重，此压力阶差增大，左心房收缩时压力曲线呈高大的a波。在下列情况时应考虑施行左心导管检查：①年轻的先天性主动脉瓣狭窄患者，虽无症状但需了解左心室流出道梗阻程度；②疑有左心室流出道梗阻而非瓣膜原因者；③欲区别主动脉瓣狭窄是否合并存在冠状动脉病变者，应同时行冠脉造影；④多瓣膜病变手术治疗前。

知识点12：主动脉瓣狭窄的诊断　副高：熟练掌握　正高：熟练掌握

临床上发现心底部主动脉瓣区喷射性收缩期杂音，超声心动图检查证实主动脉瓣狭窄，可明确诊断。

知识点13：主动脉瓣狭窄的鉴别诊断　副高：熟练掌握　正高：熟练掌握

（1）肥厚梗阻型心肌病：也称为特发性肥厚性主动脉瓣下狭窄（IHSS），胸骨左缘第4肋间可闻及收缩期杂音，收缩期喀喇音罕见，主动脉区第二心音正常。超声心动图显示左心室壁不对称性肥厚，室间隔明显增厚，与左心室后壁之比≥1.3，收缩期室间隔前移，左心室流出道变窄，可伴有二尖瓣前叶向前移位而引起二尖瓣反流。

（2）主动脉扩张：见于各种原因，如高血压、梅毒所致的主动脉扩张。可在胸骨右缘第2肋间闻及短促的收缩期杂音，主动脉区第二心音正常或亢进，无第二心音分裂。超声心动图可明确诊断。

（3）肺动脉瓣狭窄：可于胸骨左缘第2肋间闻及粗糙响亮的收缩期杂音，常伴收缩期喀喇音，肺动脉瓣区第二心音减弱并分裂，主动脉瓣区第二心音正常，右心室肥厚增大，肺动脉主干呈狭窄后扩张。

（4）三尖瓣关闭不全：胸骨左缘下端闻及高调的全收缩期杂音，吸气时回心血量增加可使杂音增强，呼气时减弱。颈静脉搏动，肝大。右心房和右心室明显扩大。超声心动图可证实诊断。

（5）二尖瓣关闭不全：心尖区全收缩期吹风样杂音，向左腋下传导；吸入亚硝酸异戊酯后杂音减弱。第一心音减弱，主动脉瓣第二心音正常，主动脉瓣无钙化。

知识点14：主动脉瓣狭窄的内科治疗　　副高：熟练掌握　正高：熟练掌握

内科治疗的主要目的为确定狭窄程度，观察狭窄进展情况，为有手术指征的患者选择合理手术时间。治疗措施包括：①预防感染性心内膜炎，如为风心病合并风湿活动，应预防风湿热；②无症状的轻度狭窄患者每2年复查1次，应包括超声心动图定量测定。中重度狭窄的患者应避免剧烈体力活动，每6~12个月复查1次；③如有频发房性期前收缩，应予抗心律失常药物，预防心房颤动。主动脉瓣狭窄患者不能耐受心房颤动，一旦出现，应及时转复为窦性心律。其他可导致症状或血流动力学后果的心律失常也应积极治疗；④心绞痛可试用硝酸酯类药物；⑤心力衰竭者应限制钠盐摄入，可用洋地黄类药物和小心应用利尿剂。过度利尿可因低血容量致左心室舒张末压降低和心排血量减少，发生直立性低血压。不可使用作用于小动脉的血管扩张剂，以防血压过低。

知识点15：主动脉瓣狭窄的外科治疗　　副高：熟练掌握　正高：熟练掌握

人工瓣膜置换术为治疗成人主动脉狭窄的主要方法。无症状的轻、中度狭窄患者无手术指征。重度狭窄（瓣口面积<$0.75cm^2$或平均跨瓣压差>50mmHg）伴心绞痛、晕厥或心力衰竭症状为手术的主要指征。无症状的重度狭窄患者，如伴有进行性心脏增大和（或）明显左心室功能不全，也应考虑手术。严重左心室功能不全、高龄、合并主动脉瓣关闭不全或冠心病，增加手术和术后晚期死亡风险，但不是手术禁忌证。有冠心病者，需同时做冠状动脉旁路移植术。术后的远期预后优于二尖瓣疾病和主动脉关闭不全的换瓣患者。

儿童和青少年的非钙化性先天性主动脉瓣严重狭窄，甚至包括无症状者，可在直视下行瓣膜交界处分离术。

知识点16：主动脉瓣膜成形术的适应证　　副高：熟练掌握　正高：熟练掌握

①儿童和青年的先天性主动脉瓣狭窄；②由于严重主动脉瓣狭窄的心源性休克不能耐受手术者；③重度狭窄危及生命需急诊非心脏手术治疗，因有心力衰竭而具极高手术危险

者可作为过渡治疗措施；④严重主动脉瓣狭窄的妊娠妇女；⑤严重主动脉瓣狭窄拒绝手术治疗者。

二、主动脉瓣关闭不全

知识点1：主动脉瓣关闭不全的概念　　副高：熟练掌握　正高：熟练掌握

主动脉瓣关闭不全是指主动脉瓣、瓣环受损或主动脉根部扩大，导致主动脉瓣闭合不严，血液从主动脉反向流入左心室。男性患者多见，约占75%，女性患者多同时伴有二尖瓣病变。轻症患者常无明显症状。重症患者可有心悸及身体各部分动脉的强烈搏动感，特别是头部和颈部更为明显。约有5%患者可出现心绞痛。晚期可出现左心功能不全和右心功能不全的表现。

知识点2：急性主动脉瓣关闭不全的病因　　副高：熟练掌握　正高：熟练掌握

①感染性心内膜炎；②创伤：伤及主动脉根部、瓣叶、瓣叶支持结构；③主动脉夹层：通常见于马方综合征，特发性升主动脉扩张，高血压或妊娠；④人工瓣膜破裂。

知识点3：慢性主动脉瓣关闭不全的病因　　副高：熟练掌握　正高：熟练掌握

（1）主动脉瓣疾病：①风心病：约2/3的主动脉瓣关闭不全为风心病所致，常合并二尖瓣损害；②感染性心内膜炎：可为急性、亚急性或慢性关闭不全，为单纯性主动脉瓣关闭不全的常见病因；③先天性畸形：常见二叶式主动脉瓣；④主动脉瓣黏液样变性；⑤强直性脊柱炎：瓣叶基底部和远端边缘增厚伴瓣叶缩短。

（2）主动脉根部扩张：①梅毒性主动脉炎；②马方综合征：为遗传性结缔组织病；③强直性脊柱炎：升主动脉呈弥漫性扩张；④特发性升主动脉扩张；⑤严重高血压或动脉粥样硬化。

知识点4：主动脉瓣关闭不全的临床症状　　副高：熟练掌握　正高：熟练掌握

（1）急性关闭不全：急性主动脉瓣关闭不全时，由于突然的左心室容量负荷加大，室壁张力增加，左心室扩张，可很快发生急性左心衰竭或肺水肿。

（2）慢性关闭不全：慢性关闭不全，可多年无症状，甚至可耐受运动。最先的主诉为与每搏量增多有关的心悸、心前区不适、头部强烈搏动感等症状，晚期时出现左心室衰竭表现。心绞痛较主动脉瓣狭窄时少见。常有直立性头晕，晕厥罕见。

知识点5：主动脉瓣关闭不全的体征表现　　副高：熟练掌握　正高：熟练掌握

（1）急性关闭不全：体征表现为收缩压、舒张压和脉压正常或舒张压稍低，脉压稍增大。无明显周围血管征。心动过速常见。二尖瓣舒张期提前部分关闭，致第一心音减低。

第二心音肺动脉瓣成分增强。第三心音常见。主动脉瓣舒张期杂音较慢性者短和调低，是左心室舒张压上升使主动脉与左心室间压差很快下降所致。如出现 Austin-Flint 杂音，多为心尖区舒张中期杂音。

（2）慢性关闭不全：体征表现为收缩压升高，舒张压降低，脉压增大。周围血管征常见，包括随心脏搏动的点头征（De Musset 征）、颈动脉和桡动脉扪及水冲脉、股动脉枪击音（Traube 征）、听诊器轻压股动脉闻及双期杂音（Duroziez 征）和毛细血管搏动征等。主动脉根部扩大者，在胸骨旁右侧第 2~3 肋间可扪及收缩期搏动。心尖搏动向左下移位，呈心尖抬举性搏动。第一心音减弱，是收缩期前二尖瓣部分关闭引起。第二心音主动脉瓣成分减弱或缺如，但梅毒性主动脉炎时常亢进。心底部可闻及收缩期喷射音，与左心室心搏量增多突然扩张已扩大的主动脉有关。由于舒张早期左心室快速充盈增加，心尖区常有第三心音。可闻及与第二心音同时开始的高调叹气样递减型舒张早期杂音，坐位并前倾和深呼气时易听到。轻度反流时，杂音限于舒张早期，音调高；中或重度反流时，杂音粗糙，为全舒张期。杂音为乐音性时，提示瓣叶脱垂、撕裂或穿孔。由主动脉瓣损害所致者，杂音在胸骨左侧中下缘明显；升主动脉扩张引起者，杂音在胸骨右上缘更清楚，向胸骨左缘传导。老年人的杂音有时在心尖区最响。心底部常有主动脉瓣收缩期喷射性杂音，较粗糙，强度 2/6~4/6 级，可伴有震颤，与左心室心搏量增加和主动脉根部扩大有关。重度反流者，常在心尖区听到舒张中晚期隆隆样杂音（Austin-Flint 杂音）。

知识点 6：主动脉瓣关闭不全的 X 线表现　　副高：熟练掌握　正高：熟练掌握

急性主动脉瓣关闭不全时心脏大小正常或稍有增大，常有肺淤血和肺水肿征。慢性主动脉关闭不全者心脏明显扩大，典型扩大为左心室向左下扩大，致左心室长轴明显增长，但横径仅略有增加。单纯主动脉瓣关闭不全主动脉钙化不常见。升主动脉扩张较明显，严重主动脉瘤样扩张提示主动脉根部疾病，如马方综合征或中层囊性坏死。左侧心力衰竭可见肺淤血征。

知识点 7：主动脉瓣关闭不全的心电图表现　　副高：熟练掌握　正高：熟练掌握

急性患者，窦性心动过速和非特异性 ST-T 改变常见，可有或无左心室肥大。慢性常见为左室肥厚、心室内传导阻滞、室性和房性心律失常。

知识点 8：主动脉瓣关闭不全的超声心动图表现
副高：熟练掌握　正高：熟练掌握

超声心动图对主动脉瓣关闭不全时左心室功能的评价很有价值；有助于病因的判断，可显示二叶式主动脉瓣，瓣膜脱垂、破裂，或赘生物形成，升主动脉夹层分离等。M 型显示舒张期二尖瓣前叶快速高频的振动是主动脉瓣关闭不全的特征表现。二维超声心动图上能够更全面地观察主动脉瓣及其周围结构，有助于主动脉瓣反流不同病因的鉴别。多普勒超声可显示主动脉瓣下方舒张期涡流，对检测主动脉瓣反流非常敏感，并可判定其严重程度，定量分析主动脉瓣反流程度。

知识点9：主动脉瓣关闭不全的其他检查 副高：熟练掌握 正高：熟练掌握

（1）放射性核素检查：放射性核素心室造影可测定左心室收缩、舒张末容量和休息、运动射血分数，判断左心室功能。根据左心室和右心室每搏量比值估测反流程度。

（2）磁共振显像：可准确测定反流容量、左心室收缩和舒张末期容量及关闭不全瓣口的大小。

（3）主动脉造影：选择性主动脉造影可半定量反流程度，作为外科手术的参考依据。

知识点10：主动脉瓣关闭不全的诊断与鉴别诊断 副高：熟练掌握 正高：熟练掌握

（1）诊断：有典型主动脉瓣关闭不全的舒张期杂音伴周围血管征，可诊断为主动脉瓣关闭不全。急性重度反流者早期出现左心室衰竭，X线心影正常而肺淤血明显。慢性如合并主动脉瓣或二尖瓣狭窄，支持风心病诊断。超声心动图可助确诊。

（2）鉴别诊断：主动脉瓣舒张早期杂音于胸骨左缘明显时，应与 Craham Steell 杂音相鉴别。后者见于严重肺动脉高压伴肺动脉扩张所致相对性肺动脉瓣关闭不全，常有肺动脉高压体征，如胸骨左缘抬举样搏动、第二心音肺动脉瓣成分增强等。Austin Flint 杂音应与二尖瓣狭窄的心尖区舒张中晚期隆隆样杂音相鉴别，前者常紧随 S_3 后，S_1 常减弱；后者则紧随开瓣音后，S_1 常亢进。

知识点11：急性主动脉瓣关闭不全的治疗 副高：熟练掌握 正高：熟练掌握

外科治疗（人工瓣膜置换术或主动脉瓣修复术）为根本措施。内科治疗一般仅为术前准备过渡措施，目的在于降低肺静脉压，增加心排血量，稳定血流动力学，应尽量在 Swan-Granz 导管床旁血流动力学监测下进行。静脉滴注硝普钠对降低前后负荷、改善肺淤血、减少反流量和增加排血量有益。也可酌情经静脉使用利尿剂和正性肌力药物。血流动力学不稳定者，如严重肺水肿，应立即手术。主动脉夹层即使伴轻或中度反流，也需紧急手术。活动性感染性心内膜炎患者，争取在完成7~10天强抗生素治疗后手术。创伤性或人工瓣膜功能障碍者，根据病情采取紧急或择期手术。个别患者，药物可完全控制病情，心功能代偿良好，手术可延缓。但真菌性心内膜炎所致者，无论反流轻重，均需早日手术。

知识点12：慢性主动脉瓣关闭不全的内科治疗 副高：熟练掌握 正高：熟练掌握

内科治疗措施包括：①预防感染性心内膜炎，如为风心病或有风湿活动应预防风湿热；②梅毒性主动脉炎应给予一疗程的青霉素治疗；③舒张压>90mmHg 者应用降压药；④无症状的轻或中度反流者，应限制重体力活动，每 1~2 年随访 1 次，包括超声心动图检查。对有严重主动脉瓣关闭不全和左心室扩张者，即使无症状，可使用血管紧张素转换酶抑制剂，以延长无症状和心功能正常时期，推迟手术时间；⑤左心室收缩功能不全出现心力衰竭时应用血管紧张素转换酶抑制剂和利尿药，必要时可加用洋地黄类药物；⑥心绞痛可用硝酸酯类药物；⑦积极纠正心房颤动和治疗心律失常，主动脉瓣关闭不全患者耐受心律失常的能力极差；⑧如有感染应及早积极控制。

知识点 13：慢性主动脉瓣关闭不全的外科治疗　　副高：熟练掌握　正高：熟练掌握

人工瓣膜置换术为严重主动脉瓣关闭不全的主要治疗方法，应在不可逆的左心室功能不全发生之前进行。无症状（呼吸困难或心绞痛）和左心室功能正常的严重反流不需手术，但需密切随访。

术后存活者大部分有明显临床改善，心脏大小和左心室质量减少，左心室功能有所恢复，但恢复程度不如主动脉瓣狭窄者大，术后远期存活率也低于后者。部分病例（如创伤、感染性心内膜炎所致瓣叶穿孔）可行瓣膜修复术。主动脉根部扩大者，如 Marfan 综合征，需行主动脉根部带瓣人工血管移植术。

知识点 14：外科手术治疗的适应证和禁忌证　　副高：熟练掌握　正高：熟练掌握

（1）手术治疗适应证：①有症状和左心室功能不全者；②无症状伴左心室功能不全者，经系列无创检查（超声心动图、放射性核素心室造影等）显示持续或进行性左心室收缩末容量增加或静息射血分数降低者应手术；如左心室功能测定为临界值或不恒定的异常，应密切随访；③有症状而左心室功能正常者，先试用内科治疗，如无改善，应立即手术。

（2）手术治疗禁忌证：LVEF≤0.15~0.20，LVEDD≥80mm 或 LVEDVI≥300ml/m^2。

第三节　三尖瓣疾病

一、三尖瓣狭窄

知识点 1：三尖瓣狭窄的病因　　副高：熟练掌握　正高：熟练掌握

三尖瓣狭窄（TS）的最常见病因为风心病。三尖瓣狭窄单独存在者极少见，常伴关闭不全、二尖瓣和主动脉瓣损害。其他罕见病因有先天性三尖瓣闭锁和类癌综合征等。

知识点 2：三尖瓣狭窄的临床表现　　副高：熟练掌握　正高：熟练掌握

（1）症状：临床症状不典型，常被合并的疾病所掩盖，如系统性红斑狼疮、感染性心内膜炎等。其主要表现为心排血量降低引起疲乏，体循环淤血致腹胀、纳差、消瘦等。部分患者因颈静脉搏动强烈而出现颈部不适感。与二尖瓣狭窄合并存在时，因使进入肺循环的血液减少，肺淤血减轻，二尖瓣狭窄所致呼吸困难症状反而减轻。

（2）体征：①颈静脉怒张；②胸骨左下缘有三尖瓣开瓣音；③胸骨左缘第4~5肋间或剑突附近有紧随开瓣音后的较二尖瓣狭窄杂音弱而短的舒张期隆隆样杂音，伴舒张期震颤。杂音和开瓣音均在吸气时增强，呼气时减弱；④肝大伴收缩期前搏动；⑤腹腔积液和全身水肿。

知识点3：三尖瓣狭窄的胸部X线表现　　副高：熟练掌握　正高：熟练掌握

三尖瓣狭窄的胸部X线特征是右房明显扩大、下腔静脉和奇静脉扩张所造成的以右心为主的心脏扩大，肺血管影显著减少。

知识点4：三尖瓣狭窄的心电图表现　　副高：熟练掌握　正高：熟练掌握

Ⅱ、Ⅲ、aVF P波异常增宽，常见明显的双相波。V_1导联的QRS波群振幅降低（常含有Q波），而V_2导联的QRS波群则更高。

知识点5：三尖瓣狭窄的超声心动图表现　　副高：熟练掌握　正高：熟练掌握

二维超声心动图可见三尖瓣瓣叶增厚，粘连，活动受限，舒张期呈圆拱形，瓣口直径减小；单纯性三尖瓣狭窄右心房明显增大，但右心室不大；彩色多普勒血流显像可直接显示三尖瓣口的舒张期射流束，通过连续多普勒测定的经三尖瓣口最大血流速度，可计算出跨瓣压差，与心导管检查所测的跨瓣压差有很强的相关性。

知识点6：三尖瓣狭窄的心导管检查表现　　副高：熟练掌握　正高：熟练掌握

三尖瓣狭窄心导管检查表现为右心房平均压升高，吸气时右心房和右心室舒张期压力梯度增大，注射阿托品提高心率后变化更明显。

知识点7：三尖瓣狭窄的诊断　　副高：熟练掌握　正高：熟练掌握

根据具有典型听诊表现和体循环静脉淤血而不伴肺淤血，可以诊断为三尖瓣狭窄。风心病二尖瓣狭窄者，如剑突处或胸骨左下缘有随吸气增强的舒张期隆隆样杂音，无明显右心室扩大和肺淤血，提示同时存在三尖瓣狭窄。房间隔缺损如左至右分流量大，通过三尖瓣的血流增多，可在三尖瓣区听到第三心音后短促的舒张中期隆隆样杂音。均可经超声心动图确诊。

知识点8：三尖瓣狭窄的治疗　　副高：熟练掌握　正高：熟练掌握

（1）内科治疗：限制钠盐摄入，应用利尿剂，控制心房颤动的心室率。

（2）外科治疗：跨三尖瓣压差>5mmHg 或瓣口面积<2.0cm^2 时，应手术治疗。风心病可作瓣膜交界分离术或人工瓣膜置换术。

（3）经皮球囊三尖瓣成形术：易行，但适应证尚不明确。

二、三尖瓣关闭不全

知识点1：三尖瓣关闭不全的病因　　副高：熟练掌握　正高：熟练掌握

三尖瓣关闭不全（TR）的病因根据三尖瓣结构是否正常分为功能性和器质性两大类：①功能性三尖瓣关闭不全：常见。是发生在正常的瓣膜上，由于右室收缩压和（或）舒张压的升高、右心室扩大和三尖瓣环扩张导致瓣膜关闭不全。多继发于各种心脏和肺血管疾病，如原发性肺动脉高压、二尖瓣病变、扩张性心肌病、VVI 起搏器术后等导致右心室或三尖瓣环扩张；②器质性三尖瓣关闭不全：较少见，病因包括风湿性心瓣膜病、感染性心内膜炎、先天性畸形、类风湿关节炎等。这些疾病通过损伤瓣膜或使瓣环直径扩大等机制引起三尖瓣关闭不全。

知识点2：三尖瓣关闭不全的临床症状　　副高：熟练掌握　正高：熟练掌握

无肺动脉高压存在时，患者耐受性好，临床症状不明显。存在肺动脉高压时，右侧心力衰竭症状明显。部分患者出现颈部明显搏动感，活动时加重。左心瓣膜疾病的晚期，发生了继发性三尖瓣关闭不全时，患者右侧心力衰竭症状明显，呼吸困难的症状反而减轻。

知识点3：三尖瓣关闭不全的体征表现　　副高：熟练掌握　正高：熟练掌握

（1）血管和心脏：①颈静脉扩张伴明显的收缩期搏动，吸气时增强，反流严重者伴颈静脉收缩期杂音和震颤；②右心室搏动呈高动力冲击感；③重度反流时，胸骨左下缘有第三心音，吸气时增强；④三尖瓣关闭不全的杂音为高调、吹风样和全收缩期，在胸骨左下缘或剑突区最响，右心室显著扩大占据心尖区时，在心尖区最明显。杂音随吸气增强，当右心室衰竭，心搏量不能进一步增加时，此现象消失；⑤严重反流时，通过三尖瓣血流增加，在胸骨左下缘有第三心音后的短促舒张期隆隆样杂音；⑥三尖瓣脱垂有收缩期喀喇音；⑦可见肝脏收缩期搏动。

（2）体循环淤血体征：见右心衰竭。

知识点4：三尖瓣关闭不全的胸部 X 线表现　　副高：熟练掌握　正高：熟练掌握

三尖瓣关闭不全显示右心房、右心室增大。右心房压升高者，可见奇静脉扩张、胸腔积液及腹腔积液引起的膈肌抬高。透视时可看到右心房收缩期搏动。

知识点5：三尖瓣关闭不全的心电图表现　　副高：熟练掌握　正高：熟练掌握

一般为非特异性的改变，常见有不完全性右束支阻滞，可见高尖的P波，V_1 呈QR型，心房颤动和心房扑动常见。

知识点6：三尖瓣关闭不全的超声心动图表现　　副高：熟练掌握　正高：熟练掌握

三尖瓣关闭不全的超声心动图表现：二维超声心动图可见右心房右心室扩大，上下腔静脉增宽及搏动，三尖瓣活动振幅增大，收缩期前后瓣与隔瓣不能完全闭合，室间隔反常运动，瓣环扩大。彩色多普勒血流显像可见三尖瓣口右心房侧的花色反流束。通过连续多普勒测定可以量化评估三尖瓣的舒张梯度。彩色多普勒血流显像在很多正常人也可检测到无临床意义的三尖瓣反流，此时反流信号不是全收缩期，且反流束仅占右心房的小部分。

知识点7：三尖瓣关闭不全的特殊超声心动图表现
副高：熟练掌握　正高：熟练掌握

三尖瓣关闭不全可因不同病因而有不同的超声心动图表现。

（1）风湿性心脏病：可见三尖瓣增厚、增强、活动受限，关闭时可有裂隙。

（2）Ebstein畸形：隔叶与后叶远离房室环，附着于环下近心尖部的右心室壁与室间隔，将右心室分为房化右心室与功能右心室。因三尖瓣关闭时不能合拢，右心房容积扩大，与房化右心室相连，形成巨大的右心房腔，右心室真正的功能则萎缩、变小。

（3）三尖瓣脱垂：三尖瓣在收缩期向右心房膨出，超过三尖瓣附着点连线之上。

（4）继发性三尖瓣关闭不全：三尖瓣环扩大，形态一般正常，瓣叶活动大。

知识点8：三尖瓣关闭不全的心导管检查表现　　副高：熟练掌握　正高：熟练掌握

三尖瓣关闭不全心导管检查表现：右心室造影，对比剂明显反流进入右心房，右心房和右心室压力增高，右心房压力心室化，严重反流时会出现Kussmaul征（吸气时右心房压力不降低或反而升高）。

知识点9：三尖瓣关闭不全的鉴别诊断　　副高：熟练掌握　正高：熟练掌握

三尖瓣关闭不全的反流杂音需要与二尖瓣关闭不全、室间隔缺损等相鉴别。杂音最响的部位，随呼吸和体位的变化等有助于初步鉴别，超声心动图可确定诊断，并明确合并存在的心脏问题。鉴别诊断见“二尖瓣关闭不全的鉴别诊断”。

知识点10：三尖瓣关闭不全的治疗　　副高：熟练掌握　正高：熟练掌握

（1）内科治疗：无肺动脉高压的三尖瓣关闭不全无需手术治疗。右心衰竭者限制钠盐摄入，用利尿剂、洋地黄类药物和血管扩张药控制心房颤动的心室率。

（2）外科治疗：①继发于二尖瓣或主动脉瓣疾病者，行人工瓣膜置换术时探测三尖瓣反流程度，轻者不需手术，中度反流可行瓣环成形术，重者行瓣环成形术或人工瓣膜置换术；②三尖瓣下移畸形、类癌综合征、感染性心内膜炎等需做人工瓣膜置换术。

三、肺动脉瓣狭窄

知识点1：肺动脉瓣狭窄的概念及分类 副高：了解 正高：了解

先天性肺动脉瓣狭窄是指肺动脉瓣、瓣上或瓣下有狭窄。此种先天性畸形常单独出现，发病率较高，特别在成人先天性心脏病中可达25%。肺动脉瓣狭窄（PS）分为肺动脉瓣、瓣上和瓣下3型。瓣膜型表现为瓣叶纤维化，增厚，粘连，瓣口狭窄，收缩期呈圆锥状突入肺动脉干内；瓣下型为右室流出道漏斗部肌肉肥厚造成梗阻；瓣上型为肺动脉主干或主要分支有单发或多发狭窄。

知识点2：肺动脉瓣狭窄的病因 副高：了解 正高：了解

肺动脉瓣狭窄的最常见病因为先天性心脏病，单独或与其他畸形合并存在，如法洛四联症等。获得性肺动脉瓣狭窄少见，其常见病因为类癌综合征，其他病因包括风湿性心瓣膜病、心内膜炎，Noonan综合征等引起瓣膜继发性损害。

知识点3：肺动脉瓣狭窄的临床表现 副高：了解 正高：了解

（1）症状：轻度无症状，重度出现体循环淤血、右心功能不全的表现，少数患者在活动时出现呼吸困难、胸痛和疲倦，甚至出现晕厥和猝死。合并存在卵圆孔未闭、房间隔缺损的患者有发绀表现。

（2）体征：典型的体征为胸骨左缘第2肋有一响亮的收缩期喷射性杂音，传导广泛，可传至颈部，整个心前区甚至背部常伴有震颤；肺动脉区第二心音减弱。

知识点4：肺动脉瓣狭窄的胸部X线表现 副高：了解 正高：了解

肺动脉瓣狭窄表现为肺动脉段突出，是狭窄后扩张所致，肺血管影细小，肺野异常清晰。右心室、右心房扩大。

知识点5：肺动脉瓣狭窄的心电图表现 副高：了解 正高：了解

轻中度肺动脉瓣狭窄的心电图一般正常。重度肺动脉瓣狭窄表现为右房室肥大、电轴右偏和右束支传导阻滞。

知识点6：肺动脉瓣狭窄的超声心动图表现　　副高：了解　正高：了解

二维超声心动图可见肺动脉瓣瓣叶增厚，粘连，可测定其瓣口面积。彩色多普勒血流显示自肺动脉瓣口收缩期花色射流束，射流束在主肺动脉内形成喷泉状，射流主要显示为蓝色或多色斑点的镶嵌图像。

知识点7：肺动脉瓣狭窄的诊断及鉴别诊断　　副高：了解　正高：了解

典型的杂音、X线表现及超声心动图检查可以确诊。肺动脉瓣狭窄的收缩期杂音注意与房、室间隔缺损及法洛四联症等相鉴别。

四、肺动脉瓣关闭不全

知识点1：肺动脉瓣关闭不全的病因　　副高：了解　正高：了解

最常见病因为继发于肺动脉高压的肺动脉干根部扩张，引起瓣环扩大，见于风湿性二尖瓣疾病、艾森门格综合征等情况。少见病因包括特发性和Marfan综合征的肺动脉扩张。肺动脉瓣原发性损害少见，可发生于感染性心内膜炎、肺动脉瓣狭窄或法洛四联症术后、类癌综合征和风心病。

知识点2：肺动脉瓣关闭不全的临床表现　　副高：了解　正高：了解

多数病例因原发病的临床表现突出，肺动脉瓣关闭不全的表现被掩盖，仅偶然于听诊时发现。

（1）血管和心脏搏动：胸骨左缘第2肋间扪及肺动脉收缩期搏动，可伴收缩或舒张期震颤。胸骨左下缘扪及右心室高动力性收缩期搏动。

（2）心音：肺动脉高压时，第二心音肺动脉瓣成分增强。右心室心搏量增多，射血时间延长，第二心音呈宽分裂。右心搏量增多使已扩大的肺动脉突然扩张产生收缩期喷射音，在胸骨左缘第2肋间最明显。胸骨左缘第4肋间常有第三和第四心音，吸气时增强。

（3）心脏杂音：继发于肺动脉高压者，在胸骨左缘第2~4肋间有第二心音后立即开始的舒张早期叹气样高调递减型杂音，吸气时增强，称为Graham Steell杂音。由于肺动脉扩张和右心搏量增加，胸骨左缘第2肋间喷射音后有收缩期喷射性杂音。

知识点3：肺动脉瓣关闭不全的胸部X线表现　　副高：了解　正高：了解

肺动脉瓣关闭不全伴肺动脉高压时，可见肺动脉段及肺门阴影，尤其是右下肺动脉影增大。肺动脉段凸出，右心室增大。

知识点4：肺动脉瓣关闭不全的超声心动图表现　　副高：了解　正高：了解

二维超声心动图可见右心室扩大，室间隔反常运动，瓣环扩大，彩色多普勒血流显像直接显示右心室流出道内的舒张期反流束，反流束起源于肺动脉瓣环，延伸入右心室流出道，可呈细条状或喷泉状。反流束主要显示为明亮的红色或蓝色斑点、斑块，当反流速度明显增高时，反流束显示为多色镶嵌的图形。

知识点5：肺动脉瓣关闭不全的诊断和鉴别诊断　　副高：了解　正高：了解

肺动脉瓣关闭不全的 Graham Steell 杂音需要与主动脉关闭不全的舒张早期杂音相鉴别，杂音部位、扩大的左心室以及周围血管征有助于明确。

知识点6：肺动脉瓣关闭不全的治疗　　副高：了解　正高：了解

以治疗导致肺动脉高压的原发性疾病为主，如缓解二尖瓣狭窄，仅在严重的肺动脉瓣反流导致难治性右心衰竭时才考虑对该瓣膜进行手术治疗。

第七章 心内膜炎

第一节 感染性心内膜炎

知识点1：感染性心内膜炎的概念及分类 副高：熟练掌握 正高：熟练掌握

感染性心内膜炎（IE）是指因细菌、真菌和其他微生物（如病毒、立克次体、衣原体、螺旋体等）直接感染心脏瓣膜或心室壁内膜或邻近大动脉内膜并伴有赘生物形成的炎症反应。根据病情和病程可将感染性心内膜炎分为急性感染性心内膜炎和亚急性感染性心内膜炎，前者常伴有严重全身中毒症状，后者病情较轻，病程较长。近年来较多采用感染的病原体或者感染的部位来分类。如根据病原学分为细菌性、衣原体性、真菌性等感染性心内膜炎；根据累及瓣膜性质分为自体瓣膜、人工瓣膜者的心内膜炎；根据发病部位分为左心感染性心内膜炎和右心感染性心内膜炎。

知识点2：IE的病因 副高：熟练掌握 正高：熟练掌握

在原有心脏或血管疾患的基础上并发细菌或真菌感染，早期国外统计结果显示，最常见的细菌为草绿色链球菌，其次为金黄色葡萄球菌、革兰阴性杆菌，真菌培养阳性者有9.3%。最近的统计结果显示，最常见的为金黄色葡萄球菌，其次为链球菌。IE也可发生在正常心脏。最常见的心脏病病因为风湿性心脏瓣膜病变，常见为主动脉瓣或二尖瓣关闭不全；其次为先天性心血管畸形，或曾有心脏外科手术史，包括人造瓣膜置换术。最新资料显示，人工心脏瓣膜病变、退行性瓣膜钙化、静脉注射吸毒等导致的IE不断增加，多与临床侵入性医疗操作引起的菌血症有关。

知识点3：IE的发病机制 副高：熟练掌握 正高：熟练掌握

（1）非细菌性血栓性心内膜炎：湍流损伤瓣膜内皮，血小板及纤维蛋白沉积，有利于细菌黏附和感染。

（2）一过性菌血症：创面释放多种微生物至血液循环中。

（3）细菌黏附：微生物黏附于受损内皮。

（4）定植细菌繁殖：定植微生物不断繁殖并进一步刺激纤维蛋白和血小板沉积，形成赘生物。

知识点 4：IE 的全身性感染表现　　副高：熟练掌握　正高：熟练掌握

发热为最常见的症状，热型以不规则者最多，可为间歇型或弛张型，伴有畏寒和出汗。体温大多在 37.5～39℃，可高达 40℃以上。有 3%～15%的患者体温正常或低于正常，多见于老年、伴有栓塞或真菌性动脉瘤破裂引起脑出血、蛛网膜下隙出血以及严重心力衰竭、尿毒症患者。此外，未确诊前已应用过抗生素、退热药、激素者也可暂时不发热。70%～90%的患者有进行性贫血，有时可达严重程度。病程较长者常有全身疼痛、关节痛，低位背痛和肌痛在起病时较常见，主要累及腓肠肌和股部肌肉。

急性感染性心内膜炎可以累及多系统，特别是感染毒力很强的细菌引起的脓毒血症时，往往伴有多器官损害，而此时心脏的损害可能不表现为主要症状。患者可有高热、寒战，常诉头、胸、背和四肢肌肉关节疼痛。病程多急骤凶险，常可迅速地发展为急性充血性心力衰竭导致死亡。在受累的心内膜上，尤其是真菌性感染，可附着大而脆的赘生物，脱落的带菌栓子可引起多发性栓塞和转移性脓肿并产生相应临床症状，包括心肌脓肿、脑脓肿和化脓性脑膜炎。若栓子来自感染的右心，则可出现肺炎、肺动脉栓塞和单个或多个肺脓肿。

亚急性感染性心内膜炎多数起病缓慢，有全身不适，疲倦、低热及体重减轻等非特异性症状。少数以并发症形式起病，如栓塞、不能解释的卒中、心瓣膜病的进行性加重、顽固性心力衰竭、肾小球肾炎和手术后出现心瓣膜杂音等。

知识点 5：IE 的心脏受累表现　　副高：熟练掌握　正高：熟练掌握

几乎所有患者均可闻及心脏杂音，为短期内心瓣膜和腱索的急剧损害所致，可产生高调杂音或使原有的杂音性质迅速改变。由于瓣叶或瓣膜支持结构的损害，多出现瓣膜关闭不全的反流性杂音。约 15%患者开始时没有心脏杂音，而在治疗期间出现杂音，少数患者直至治疗 2～3 个月才出现杂音。在病程中杂音性质的改变往往是贫血、心动过速、心排血量变化等血流动力学的改变所致，大部分患者可能出现不同程度的心力衰竭，其主要由瓣膜及细菌毒素所致心肌的损害等因素引起。

知识点 6：IE 的周围体征表现　　副高：熟练掌握　正高：熟练掌握

周围体征包括皮肤和黏膜的淤点、甲床下线状出血、Osler 小结、Janeway 损害及杵状指（趾），这些表现在近 30 年中发生率已明显下降。其中 Janeway 损害常见于急性感染性心内膜炎，其余周围体征在亚急性感染性心内膜炎较为常见。淤点常成群也可个别出现，多见于眼睑、口腔黏膜、胸前和手足背皮肤，常持续数天，消失后再现，其中心可发白。甲床下出血的特征为线状，远端不到达甲床前边缘，可有压痛。Osler 小结呈紫或红色，稍高于皮面，直径小至 1～2mm，大者可达 5～15mm，多发生于手指或足趾末端的掌面，大小鱼际或足底可有压痛，常持续 4～5 天才消退。需要注意的是，Osler 小结并不是感染性心内膜炎所特有，在系统性红斑狼疮、伤寒、淋巴瘤等疾病中也可出现 Osler 小结。Janeway 损害是指出现在手掌和足底的直径1~4mm无痛性出血性或红斑性损害，为化脓性栓塞所致。杵状指（趾）现已很少见。少数患者可有视网膜病变，表现为椭圆形黄斑出血伴中央发白，有时眼底仅可见圆形白点，称为Roth点。但是这种表现同样可出现在胶原性疾病、血液病以及严重贫血的患者。

知识点7：IE的心脏并发症　　副高：熟练掌握　正高：熟练掌握

（1）心力衰竭：最为常见，是对预后影响最大的并发症，主要由瓣膜关闭不全所致，主动脉瓣受损者常发生，其次为二尖瓣和三尖瓣。瓣叶穿孔、腱索断裂、瓣环脓肿均会引起突发性心力衰竭，必须立即进行手术治疗，否则会严重地增加围手术期的死亡率，而且还会出现永久性左侧心力衰竭。

（2）心肌脓肿：常见于急性患者，可发生于心脏任何部位，以瓣周组织特别在主动脉瓣环多见，可致房室和室内的传导阻滞，心肌脓肿偶可穿破。

（3）急性心肌梗死：大多由冠状动脉栓塞引起，以主动脉瓣感染时多见，少见原因为冠状动脉血栓形成或细菌性动脉瘤。

（4）化脓性心包炎：主要发生于急性患者。

（5）心肌炎。

知识点8：IE并发动脉栓塞　　副高：熟练掌握　正高：熟练掌握

临床诊断出的栓塞有15%~35%为动脉栓塞，急性较亚急性多见，常发生于病程晚期，也可为首发症状，或在感染控制后数周至数月发生，栓塞可发生在肌痛的任何部位，脑、心、脾、肾、肠系膜和四肢为临床所见的体循环动脉栓塞部位。好发栓塞的病原体为金黄色葡萄球菌和念珠菌。肢体大动脉栓塞主要见于真菌性心内膜炎。当有由左向右分流的先天性心血管病或右心内膜炎时，肺循环栓塞常见。

知识点9：IE并发细菌性动脉瘤　　副高：熟练掌握　正高：熟练掌握

在IE的并发症中，细菌性动脉瘤占3%~5%，多见于亚急性者。受累动脉依次为近端主动脉（包括主动脉窦）、脑、内脏和四肢，一般见于病程晚期，多无症状，为可扪及的搏动性肿块。发生于周围血管时易诊断，如发生在脑、肠系膜动脉或其他深部组织的动脉往往直至动脉瘤破裂出血方可确诊。

知识点10：IE的神经系统并发症　　副高：熟练掌握　正高：熟练掌握

约1/3患者有神经系统受累的表现：①脑栓塞占神经系统并发症的1/2，大脑中动脉及其分支最常受累；②脑细菌性动脉瘤，除非破裂出血，多无症状；③脑出血，由脑栓塞或细菌性动脉瘤破裂所致；④中毒性脑病，可有脑膜刺激征；⑤脑脓肿；⑥化脓性脑膜炎，不常见。后三种情况主要见于急性患者，尤其是金黄色葡萄球菌性心内膜炎。

知识点 11：IE 的肾损害　　副高：熟练掌握　正高：熟练掌握

大多数患者有肾损害，主要有：①肾动脉栓塞和肾梗死：多见于急性患者；②免疫复合物所致继发性肾小球肾炎：可致肾衰竭，常见于亚急性患者；③肾脓肿：不多见。

知识点 12：IE 的实验室检查　　副高：熟练掌握　正高：熟练掌握

（1）血培养：血培养阳性是诊断 IE 的最直接证据，而且还可以随访菌血症是否持续。

（2）一般化验检查：感染性心内膜炎患者红细胞和血红蛋白减少。偶可有溶血现象。白细胞计数在无并发症的患者可正常或轻度增多，分类计数有时可见核左移。红细胞沉降率大多增快。半数以上患者可出现蛋白尿和镜下血尿。当并发急性肾小球肾炎、间质性肾炎或大的肾梗死时，可出现肉眼血尿、脓尿以及血尿素氮和肌酐的增高。肠球菌性心内膜炎及金葡菌性心内膜炎常可导致菌尿，故完善尿培养有利于诊断。

（3）血液生化检查：①IE 并发肾脏病变时尿素氮及肌酐升高；②C-反应蛋白在急性期升高，治疗有效时下降。

（4）血清免疫学检查：①慢性期丙种球蛋白增加，清蛋白/球蛋白比例倒置；②CIC 阳性有助于诊断，但非特异性；③类风湿因子阳性（50%）。

知识点 13：IE 的特殊检查　　副高：熟练掌握　正高：熟练掌握

（1）心电图：呈非特异性改变，可检出各种心律失常，如不同程度房室传导阻滞，左、右束支传导阻滞，若伴有心包炎可有急性 ST 段升高，有时可出现非特异性 ST 段和 T 波缺血性改变。

（2）超声心动图：多普勒二维超声心动图能检测到 2~3mm 赘生物，能明确心内赘生物、瓣膜损害、脓肿形成、血流动力学改变和心功能。近年来，经食管二维超声心动图能检出更小的（如 1.0~1.5mm）赘生物，有助于确定诊断。

（3）心导管及心血管造影：疑有冠心病为基础病者可做心导管检查，可评估瓣膜的功能，并能从局部采集血标本测定细菌数，但有引起赘生物脱落发生栓塞的危险。

（4）组织病理学检查：切除的瓣膜组织和栓子碎片的病理学检测是诊断 IE 的金标准。

知识点 14：IE 的诊断　　副高：熟练掌握　正高：熟练掌握

（1）诊断线索：①原有瓣膜病、先天性心脏病或换瓣患者伴有 1 周以上不明原因的发热或新的杂音，有吸毒史或抵抗力低下者可以没有基础心脏病而发生 IE；②栓塞现象；③脑卒中、脾大及皮肤病变者。

（2）诊断依据：①血培养阳性；②超声检查发现有赘生物。二者出现可以肯定诊断，但是血培养阳性和未发现心脏赘生物者也不能排除诊断。

知识点15：IE的鉴别诊断　　副高：熟练掌握　正高：熟练掌握

（1）风湿活动：原有风湿性心瓣膜病，已确诊IE者经足量抗生素治疗体温不降。

（2）右心内膜炎：有肺梗死症状或反复发生的肺部感染，而无皮肤及体循环栓塞现象。

（3）糖尿病、结核病：非特异性全身不适、疲乏、体重降低、夜间盗汗。

（4）结缔组织病：发热伴有类风湿症状。

（5）淋巴瘤：有发热、贫血、脾大。

（6）动脉粥样硬化：所致脑血栓形成见于老年患者，有脑卒中症状。

知识点16：IE应用抗生素治疗遵循的原则　　副高：熟练掌握　正高：熟练掌握

抗生素治疗感染性心内膜炎的理想方案难以确定，具体的治疗方案因个体情况而异。一般应遵循的原则：①早期应用：早期应获得血培养结果；②足够剂量；③疗程宜长；④选择杀菌药；⑤必要时监测药物浓度及联合用药。

知识点17：IE的抗生素经验治疗　　副高：熟练掌握　正高：熟练掌握

在连续送血培养后，对于病情较重的患者立即静脉给予青霉素每日600万～1800万U，并与庆大霉素合用，每日12万～24万U静脉滴注。如疗效欠佳宜改用其他抗生素，如苯唑西林、羟胺苄青霉素、哌拉西林等，每日6～12g，静脉滴注。需注意，大剂量青霉素可产生神经毒性表现，如肌阵挛、反射亢进、抽搐和昏迷，需与本病的神经系统表现相鉴别，避免误诊为本病的进一步发展而增加抗生素剂量。

知识点18：对青霉素敏感的细菌的抗生素治疗　　副高：熟悉掌握　正高：熟悉掌握

草绿色链球菌、牛链球菌、肺炎球菌等多属此类。首选青霉素，400万U每6小时静脉缓注或滴注，一般可有效控制病情；对青霉素过敏的患者可选用红霉素、万古霉素或第一代头孢菌素。需注意，有青霉素严重过敏者，忌用头孢菌素类。所有病例均至少用药4周。

知识点19：对青霉素耐药的细菌的抗生素治疗　　副高：熟悉掌握　正高：熟悉掌握

肠球菌、粪链球菌等多对青霉素不敏感，青霉素的用量需高达1800万～3000万U，持续静脉滴注；或用氨苄西林2g，每4小时静脉注射或滴注，加用庆大霉素160～240mg/d，用药4～6周。治疗过程中酌减或撤除庆大霉素，预防其不良反应。若治疗效果不佳或患者不能耐受者也可改用万古霉素1g，每12小时静脉滴注。对于高度耐药的链球菌应首选万古霉素。

知识点 20：对金黄色葡萄球菌和表皮葡萄球菌的抗生素治疗

副高：熟悉掌握　正高：熟悉掌握

（1）萘夫西林或苯唑西林 2g，每 1 小时 1 次，静脉注射或滴注，用药 4～6 周。

（2）如用青霉素后延迟出现皮疹，用头孢噻吩 2g，每 4 小时 1 次，或头孢唑啉 2g，每 6 小时 1 次，静脉注射或滴注，用药 4～6 周。

（3）如对青霉素和头孢菌素过敏或耐甲氧西林菌株致病者，用万古霉素 4～6 周。如有严重感染播散，每一方案的初始 3～5 天加庆大霉素。

（4）对万古霉素中度耐药的金黄色葡萄球菌和凝固酶阴性葡萄球菌已经广泛出现，其作用机制是由于染色体突变影响了细菌细胞壁的合成。新喹诺酮对该细菌多耐药，研制新的治疗耐万古霉素的葡萄球菌药物是当务之急。

知识点 21：真菌感染的抗生素治疗　　副高：熟悉掌握　正高：熟悉掌握

真菌性感染性心内膜炎病死率高，药物治疗效果有限，应在抗真菌治疗期间早期手术切除受累的瓣膜组织，术后应继续抗真菌治疗才可能有治愈的机会。药物治疗以用静脉滴注两性霉素 B 为首选，首日 1mg，之后每日递增 3～5mg，直至 25～30mg/d。应注意，两性霉素 B 的不良反应，如发热、头痛、显著的胃肠道反应、局部的血栓性静脉炎、肾功能损害、神经系统和精神系统的损害。氟康唑和氟胞嘧啶是两种毒素较低的抗真菌药物，单独使用只有抑菌作用，而与两性霉素 B 合并使用可增强疗效，减少两性霉素 B 的用量。两性霉素 B 用够疗程后口服氟胞嘧啶 100～150mg/(kg・d)，每 6 小时 1 次，用药数月。

知识点 22：抗生素停药标准　　副高：熟练掌握　正高：熟练掌握

应用抗生素 4～6 周后体温和血沉恢复正常，自觉症状改善和消失，脾缩小，红细胞、血细胞和血红蛋白上升，尿常规转阴，且在停用抗生素后第 1、2 和 6 周做血培养均为阴性，可认为感染性心内膜炎已治愈。如在治疗结束、症状改善、血培养转阴后又出现感染征象，且菌种和早期培养相同，称之为复发，提示赘生物深部隐藏的细菌未彻底杀灭，或细菌对抗生素有耐药性，应更换抗生素进行新一轮的治疗。

知识点 23：自体瓣膜感染性心内膜炎的手术适应证

副高：熟练掌握　正高：熟练掌握

①严重瓣膜狭窄或关闭不全至心力衰竭；②主动脉或二尖瓣反流导致血流动力学改变（左室舒张末期容量增加或左心房压增加）；③真菌性或其他高度耐药菌性心内膜炎；④房室阻滞、主动脉瓣脓肿需手术引流及其他严重病变；⑤充分抗微生物治疗后仍存在赘生物

并反复发生大动脉栓塞者；⑥超声心动图检查证实有赘生物（≥10mm）。

知识点24：人工瓣膜致感染性心内膜炎的手术适应证

副高：熟练掌握 正高：熟练掌握

①心力衰竭；②人工瓣膜开裂；③瓣膜梗阻或反流加重；④存在并发症，如形成脓肿；⑤充分抗微生物治疗后，血培养持续阳性或反复复发并发生大动脉栓塞者；⑥感染性心内膜炎再次复发。

知识点25：IE并发症的治疗 副高：熟练掌握 正高：熟练掌握

（1）心力衰竭：除按心力衰竭的常规治疗外，重要的是应根据瓣膜的损害情况以及参照相关手术适应证及早手术。

（2）肾衰竭：对于并发急性肾功能不全患者应做血液透析，不仅有利于改善全身状况，还可使患者安全渡过抗生素应用和免疫机制所致的肾脏损害阶段。

（3）血管栓塞：主要为对症处理，虽然赘生物基本是个血栓，并且可能脱落成栓子，抗凝无助于减少栓塞、预防赘生物生长，相反确有应用肝素后，使颅内小血管瘤破裂、栓塞、栓子并发症的报告。人工瓣膜患者患IE时，使用抗生素与华法林安全。因此，目前的做法是完全不用肝素，除非有大块肺动脉栓子。使用华法林时，剂量尽量小，达到2.0~3.0U为宜。反复栓塞宜行手术治疗以消除栓塞源。

（4）细菌性动脉瘤：微小的细菌性动脉瘤在有效抗生素治疗后可消失；直径1~2cm的动脉瘤即使感染性心内膜炎治愈仍可破裂出血，应及早手术。颅内细菌性动脉瘤常为多发性，如为较大的动脉瘤或已发生过出血，且病变部位可以手术的应及早处理；未破裂的或出血较小的动脉瘤则应区别情况作相应处理。

第二节 静脉药物依赖者心内膜炎

知识点1：静脉药物依赖者心内膜炎的概念 副高：了解 正高：了解

静脉药物依赖者心内膜炎（EIDA）是由于患者静脉注射毒品时使用不洁注射用具，药品溶剂未经消毒，导致细菌进入血管内，引发菌血症、败血症；因静脉回流使右心系统受感染，而右心是一低压系统，有利于细菌在瓣膜上附着，同时由于患者重复多次注射毒品，毒品中的颗粒杂质致右心受累，三尖瓣损伤。细菌在损伤的三尖瓣黏附沉积，形成菌栓、赘生物。

知识点2：静脉药物依赖者心内膜炎的临床表现 副高：了解 正高：了解

静脉药物依赖者心内膜炎的患者多数为年轻人，既往无心脏病史，临床表现常有发热，并伴咳嗽、咳痰、胸痛等呼吸道症状，心脏杂音；心内膜炎多累及右心室三尖瓣，并且常发生于1个瓣膜上，超声心动图常有二尖瓣受损表现；血培养多数为金黄色葡萄球菌，对多种抗生素敏感；急性发病者多见，常伴有转移性感染灶，亚急性表现则多见于有感染性心内膜炎史者。此外，该类患者机体免疫功能低下，常合并全身多个部位的感染，并发症的表现常掩盖病情，给诊断造成困难。

知识点3：静脉药物依赖者心内膜炎的检查　　副高：了解　正高：了解

（1）血培养：是诊断IE的重要依据，但大多数EIDA患者首次血培养前已使用过抗生素治疗，降低了培养的阳性率，故对血培养阴性的患者也不能完全排除该病的诊断。

（2）超声心动图：对诊断EIDA有重要价值，超声心动图可以发现瓣膜赘生物、瓣周并发症及基础心脏病；在治疗过程中，复查超声心动图观察瓣膜及赘生物的形态、大小有助于疗效的判断。

知识点4：静脉药物依赖者心内膜炎的治疗　　副高：了解　正高：了解

抗生素治疗是治疗成败的关键，确诊后应立刻应用有效的抗生素。在血培养结果出来之前，可经验性选择针对金黄色葡萄球菌的两种或两种以上杀菌药物联合应用，血清杀菌药浓度达1∶8以上，疗程4~8周，如治疗无效，需警惕耐药及真菌感染的可能。对于抗菌治疗后持续性脓毒血症，真菌性心内膜炎，严重瓣膜反流致心力衰竭，赘生物≥10mm，左心瓣膜受累且瓣膜破坏严重的患者，要考虑外科手术治疗。

第八章　心　肌　病

第一节　扩张型心肌病

知识点1：扩张型心肌病的概念　　副高：熟练掌握　正高：熟练掌握

扩张型心肌病（DCM）是一类既有遗传又有非遗传原因造成的复合型心肌病，以左心室、右心室或双腔扩大和收缩功能障碍等为特征，通常经二维超声心动图诊断，扩张型心肌病导致左心室收缩功能降低、进行性心力衰竭、室性和室上性心律失常、血栓栓塞和猝死。扩张型心肌病是心肌疾病的常见类型，是心力衰竭的第三位原因。

知识点2：DCM的病因和发病机制　　副高：熟练掌握　正高：熟练掌握

DCM的发生与持续性病毒感染和自身免疫反应有关，并且以病毒感染，尤其是柯萨奇B病毒引发病毒性心肌炎最终转化为DCM关系最为密切。病毒持续感染对心肌组织的持续损害及其诱导免疫介导心肌损伤可能是DCM重要致病原因与发病机制，抗心肌抗体，如抗ANT抗体、抗 β_1 受体抗体、抗肌球蛋白重链（MHC）抗体和抗胆碱-2（M_2）受体抗体等已被公认为是其免疫学标志物。

知识点3：DCM的临床分期　　副高：熟练掌握　正高：熟练掌握

DCM的临床分期

临床分期	NYHA分级	临床表现	LVEDd（mm）	LVEF
早期（无心力衰竭期）	Ⅰ	无心力衰竭表现	50～60	40%～60%
中期（心力衰竭期）	Ⅱ～Ⅲ	极度疲乏、劳力性呼吸困难、心悸	60～70	30%～40%
晚期（心力衰竭晚期）	Ⅳ	呼吸困难、水肿、肝大、腹腔积液	≥70	<30%

知识点4：DCM的临床表现　　副高：熟练掌握　正高：熟练掌握

（1）症状：起病缓慢，可在任何年龄发病，但以30～50岁为多见，家族遗传性DCM

发病年龄更早。DCM 的病程分为三个阶段：①无症状期：体检常正常，X 线检查心脏可轻度增大，心电图有非特异性改变，超声心动图测量左心室舒张末期内径为 5~6.5cm，射血分数为 40%~50%；②有症状期：主要有极度疲劳、乏力、气促和心悸等症状，体检有舒张早期奔马律，超声心动图测量左室舒张末期内径为 6.5~7.5cm，射血分数为 20%~40%；③病情晚期：常有肝大、水肿、腹腔积液等充血性心力衰竭的表现。病程长短不一，有的可相对稳定，反复心力衰竭达数年至十余年；有的心力衰竭进行性加重在短期内死亡。

（2）体征：心界向左下及双侧扩大，第一心音低钝，可闻及第三心音或第四心音奔马律，严重左心衰时可有双肺底湿啰音，还可有右心衰表现，如颈静脉怒张、肝大及外周水肿表现。

知识点 5：DCM 的辅助检查　　副高：熟练掌握　正高：熟练掌握

（1）胸部 X 线：呈现以左心室扩大为主的心影增大，心胸比>0.5，可有肺淤血、肺水肿、胸腔积液等征象。

（2）心电图：常表现为心房颤动或房室传导阻滞或其他各种复杂心律失常，非特异性 ST-T 改变，窄而深的病理性 Q 波，后者与心肌纤维化有关。

（3）超声心动图：左心室或双侧心腔普遍扩大，成人左心室舒张末内径常>60mm，最大可达 80mm，室壁变薄，心室弥漫性运动减弱，部分表现为室间隔及左心室后壁运动减弱，可有二尖瓣或三尖瓣反流，射血分数降低。

（4）核素心血池显像：可见心腔明显扩大，心室弥漫性运动减弱，射血分数降低。

（5）心导管检查和选择性心血管造影：左心导管检查可发现左心室舒张末期压升高，右心导管检查可见右心房压、右心室压、肺动脉压和肺毛细血管楔压增高。左心室造影可见左心室明显扩大，弥漫性运动减弱，并可测得左心室射血分数明显降低。

（6）心内膜心肌活组织检查：用心肌活检钳从右心室或左心室取出心内膜下心肌活组织，组织学检查可见心肌细胞肥大、变性、间质纤维化。

知识点 6：DCM 的诊断标准　　副高：熟练掌握　正高：熟练掌握

①左心室舒张期末内径（LVEDd）>5.0cm（女性）和>5.5cm（男性）；②左心室射血分数（LVEF）<45%和（或）左心室缩短速率（FS）<25%；③更为科学的是 LVEDd>2.7cm/m^2［体表面积（m^2）= 0.0061×身高（cm）+0.0128×体重（kg）-0.1529］。临床上主要以超声心动图作为诊断依据，X 线胸片、心脏放射性核素、心脏 CT 有助于诊断，磁共振检查对于一些心脏局限性肥厚的患者具有确诊意义。诊断扩张型心肌病时需要排除引起心脏损害的其他疾病，如高血压、冠心病、心脏瓣膜病、先天性心脏病、酒精性心肌病、心动过速性心肌病、心包疾病、肺心病和神经肌肉性疾病等。

知识点 7：DCM 的鉴别诊断　　副高：熟练掌握　正高：熟练掌握

（1）冠心病缺血性心肌病：①冠心病常发生于中老年人，多在 40 岁以后发病，且多有冠心病危险因素；②冠心病多有心绞痛或心肌梗死病史；③冠心病心衰以左心衰表现为主，从出现充血性左心衰到发展为全心衰需较长时间（通常需数年）；④心电图多有动态变化和导联选择性的心肌缺血型 ST-T 改变，心肌梗死性的病理性 Q 波，宽度多≥0.04 秒；⑤超声心动图示左心室扩大和左心房扩大，左心室局限性变薄或节段性运动异常；⑥冠心病对抗心肌缺血的药物治疗反应比心肌病好；⑦冠状动脉造影可确立冠心病诊断。

（2）病毒性心肌炎：①常在上呼吸道感染或腹泻等病毒感染后 1~3 周内发病，急性期表现为心脏轻中度扩大、第一心音减弱、奔马律、心力衰竭；②心电图有严重心律失常和心肌受损改变；③急性期有心肌酶谱升高或肌钙蛋白阳性；④病毒性心肌炎病程<6 个月；⑤病毒学检查、抗病毒血清学检查有助于诊断。

（3）心包积液：①有引起心包积液原发病的表现；②心界向双侧扩大呈烧瓶样改变，心尖搏动明显减弱或消失，第一心音遥远，可有心脏压塞表现，如颈静脉怒张、血压下降和奇脉；常无心脏杂音和奔马律；③心电图有心包积液的动态序列表现，但无心脏肥大、异常 Q 波及各种复杂的心律失常；④X 线示心脏双侧正常弓弧消失，其外形随体位变化而变化，心脏搏动明显减弱；⑤超声心动图易于鉴别心包积液或心肌病。

知识点 8：DCM 的早期治疗　　副高：熟练掌握　正高：熟练掌握

DCM 早期仅仅是心脏结构的改变，超声心动图显示心脏扩大、收缩功能损害，但无心力衰竭的临床表现。此阶段应积极地进行早期药物干预治疗，包括 β 受体阻滞剂、血管紧张素转换酶抑制剂（ACEI），可减少心肌损伤和延缓病变发展。

知识点 9：DCM 的中期治疗　　副高：熟练掌握　正高：熟练掌握

DCM 中期的超声心动图显示心脏扩大、左心室射血分数（LVEF）降低并有心力衰竭的临床表现。此阶段液体潴留的患者应限制盐的摄入，并合理使用利尿剂。利尿剂通常从小剂量开始，如呋塞米每日 20mg 或氢氯噻嗪每日 25mg，并逐渐增加剂量直至尿量增加，体重每日减轻 0.5~1kg。所有无禁忌证者应积极使用 ACEI，不能耐受者使用血管紧张素受体阻滞剂（ARB），治疗前应注意利尿剂已维持在最合适的剂量，ACEI 或 ARB 从很小剂量开始，逐渐递增，直至达到目标剂量。所有病情稳定、LVEF<40%的患者应使用 β 受体阻滞剂，目前有证据用于心力衰竭的 β 受体阻滞剂是卡维地洛、美托洛尔和比索洛尔，应在 ACEI 和利尿剂的基础上加用 β 受体阻滞剂（无液体潴留、干体重），需从小剂量开始，患者能耐受则每 2~4 周将剂量加倍，以达到静息心率>55 次为目标剂量或最大耐受量。对有中、重度心力衰竭表现又无肾功能严重受损的患者可使用螺内酯、地高辛。有心律失常导致心脏性猝死发生风险的患者可针对性选择抗心律失常药物治疗（如胺碘酮等）。

知识点 10：DCM 的晚期治疗　　副高：熟练掌握　正高：熟练掌握

DCM 晚期的超声心动图显示心脏扩大、LVEF 明显降低并有顽固性终末期心力衰竭的临床表现。此阶段在上述利尿剂、ACEI/ARB、地高辛等药物治疗基础上，可考虑短期应用 cAMP 正性肌力药物 3~5 天，推荐剂量为多巴酚丁胺 2~5μg/(kg·min)，磷酸二酯酶抑制剂米力农 50μg 负荷量，继以 0.375~0.750μg/(kg·min)。药物不能改善症状者建议考虑心脏移植等非药物治疗方案。

知识点 11：栓塞的预防　　副高：熟练掌握　正高：熟练掌握

DCM 患者的扩大心腔内形成附壁血栓很常见，栓塞是其常见并发症，对于有心房颤动或深静脉血栓形成等发生栓塞性疾病风险且没有禁忌证的患者应口服阿司匹林 75~100mg/d，预防附壁血栓形成。对于已经有附壁血栓形成和发生血栓栓塞的患者必须长期抗凝治疗，口服华法林，调节剂量使国际化标准比值（INR）保持在 2~2.5。

知识点 12：改善心肌代谢　　副高：熟练掌握　正高：熟练掌握

家族性 DCM 由于存在与代谢相关酶缺陷，可应用能量代谢药改善心肌代谢紊乱。辅酶 Q_{10} 参与氧化磷酸化及能量的生成过程，并有抗氧自由基及膜稳定的作用，临床用法为辅酶 Q_{10} 片 10mg，每日 3 次。曲美他嗪通过抑制游离脂肪酸 β 氧化，促进葡萄糖氧化，利用有限的氧，产生更多 ATP，优化缺血心肌能量代谢作用，有助于心肌功能的改善，可以试用于缺血性心肌病，用法为曲美他嗪片 20mg 口服，每日 3 次。

知识点 13：猝死的预防　　副高：熟练掌握　正高：熟练掌握

DCM 的常见症状是室性心律失常和猝死，预防猝死主要是控制诱发室性心律失常的可逆性因素，具体措施有：①纠正心力衰竭，降低心室壁张力；②纠正低钾、低镁等血电解质紊乱；③改善神经激素功能失调，选用 ACEI 和 β 受体阻滞剂；④避免药物因素，如洋地黄、利尿药的不良反应；⑤胺碘酮（200mg/d）可有效控制心律失常，对预防猝死有一定作用。少数 DCM 患者心率过于缓慢，需置入永久性起搏器。当患者有严重的心律失常，危及生命，药物治疗不能控制，LVEF<30%，伴有轻至中度心力衰竭症状、预期临床状态预后良好时，建议置入心脏电复律除颤器 ICD，预防猝死的发生。

知识点 14：心脏再同步化治疗　　副高：熟练掌握　正高：熟练掌握

大约 1/3LVEF 降低和 NYHA 心功能Ⅲ~Ⅳ级的心力衰竭 DCM 患者，QRS 增宽>120ms，提示心室收缩不同步。心室收缩不同步可以导致心力衰竭病死率增加，而通过双腔起搏器同步刺激左、右心室，即 CRT，能纠正不同步收缩、改善心脏功能和血流动力学而不增加氧耗，并使衰竭心脏产生适应性生化改变，改善严重心力衰竭患者的症状、提高 6 分钟步行能力和显著提高 DCM 患者的生活质量。LVEF<35%、NYHA 心功能Ⅲ~Ⅳ级、QRS 间期>

120ms 伴右室内传导阻滞的严重心力衰竭患者是 CRT 治疗的适应证。

知识点 15：心脏移植的适应证 副高：熟练掌握 正高：熟练掌握

（1）绝对适应证：①心力衰竭引起的严重血流动力学障碍，包括难治性心源性休克、明确依赖静脉正性肌力药物维持器官灌注、峰耗氧量低于 10ml/(kg·min）达到无氧代谢；②所有治疗无效的反复发作的室性心律失常。

（2）相对适应证：①峰耗氧量低于 11～14ml/(kg·min）（或预测值的 55%）及大部分日常活动受限；②反复发作症状又不适合其他治疗；③反复体液平衡/肾功能失代偿，而不是由于患者对药物治疗依从性差。

（3）未证实的适应证：①LVEF 低；②有心功能Ⅲ或Ⅳ级的心力衰竭病史；③峰耗氧量>15ml/(kg·min）（大于预测值的 55%）而无其他指征。

第二节 肥厚型心肌病

知识点 1：肥厚型心肌病的概念 副高：熟练掌握 正高：熟练掌握

肥厚型心肌病（HCM）是以心肌非对称性肥厚、心室腔变小为特征，以左心室血液充盈受阻、舒张期顺应性下降为基本病变的心肌病。HCM 是一种原发于心肌的遗传性疾病，心室肥厚是其诊断依据，需排除高血压等疾病和运动员心脏肥厚。

知识点 2：HCM 的病因 副高：熟练掌握 正高：熟练掌握

大约 50%的 HCM 患者是由心肌肌小节蛋白基因突变所致，有家族史，通常表现为常染色体显性遗传。另外，大约 50%的患者致病机制尚不明确。

知识点 3：家族性肥厚型心肌病的基因 副高：熟练掌握 正高：熟练掌握

心肌蛋白基因突变与 HCM 发病关系密切。中国汉人中至少有 6 个基因变异与 HCM 发病相关：β-肌球蛋白重链（MHC）基因、心肌肌钙蛋白-T（cTnT）基因、α-原肌球蛋白基因和肌球蛋白结合蛋白-C 等，7q3 位点致病基因的表达产物尚未确定。编码肌小节蛋白的基因确认了 3 个基因位点：肌球蛋白轻链（vMLC）-1、vMLC-2、肌钙蛋白 I（cTnI）。线粒体 DNA 突变也与家族性肥厚型心肌病有关，如 mtRNA 基因第 9997 位核苷酸突变（T→C）可以造成 HCM 的发生。

知识点 4：心肌肥厚的促进因素 副高：熟练掌握 正高：熟练掌握

HCM 患者体内存在儿茶酚胺活性增强和环磷酸腺苷的储存减少。将去甲肾上腺素加入心肌细胞培养液中后，心肌细胞内 myc 癌基因转录水平可增加 5~10 倍，并促进心肌肥厚；这一反应既可被 α 受体阻滞剂阻遏，又能被蛋白激酶 C 活化剂所增强，提示去甲肾上腺素可通过 α 受体激活磷酸肌醇脂/蛋白激酶 C 系统而使 myc 癌基因表达增加，原癌基因可能是 HCM 的始动因素之一。HCM 患者中 33%心室间隔及心房肌的钙离子通道阻滞剂受体增加，胞质内钙调节机制异常可能参与 HCM 发病过程。另外，HCM 患者血浆中去甲肾上腺素、心钠素和脑钠肽浓度均显著增高，其中脑钠肽浓度可以反映心室内压力阶差和左心室舒张功能不全，而心钠素只反映左心室舒张功能不全。

知识点 5：HCM 的临床表现　　副高：熟练掌握　正高：熟练掌握

（1）症状：表现为心悸、劳力性呼吸困难、心前区疼痛，似心绞痛，但可不典型。部分患者以黑蒙、晕厥和猝死为首发症状。

（2）体征：心界可正常或扩大，可闻及第三心音及第四心音。梗阻性可在胸骨左缘第 3~4 肋间或心尖部内侧闻及粗糙的收缩中晚期喷射性杂音，可伴收缩期震颤，该杂音常因左心室前负荷降低（屏气、含化硝酸酯类药）或心肌收缩力增强（运动、应用洋地黄类药）而增强；反之，当左心室前负荷增加（下蹲位时）或心肌收缩力减弱时（应用 β 受体阻滞剂）则杂音减弱。约 1/2 病例心尖区可闻及相对性二尖瓣关闭不全的收缩期反流性杂音，与乳头肌受肥厚室间隔影响移位有关。非梗阻性患者则无上述杂音。可有房颤和室性期前收缩等心律失常。

知识点 6：HCM 的心电图表现　　副高：熟练掌握　正高：熟练掌握

最常见的是左心室肥厚和继发性 ST-T（V_4~V_5 导联）改变，室间隔肥厚者 V_1、V_2 导联 R 波增高，R/S 比值增大。胸前导联广泛、巨大、倒置 T 波，以 V_3、V_4 导联为最突出者应高度怀疑心尖肥厚型心肌病。20%~50%的患者有深而窄的病理性 Q 波，出现于Ⅱ、Ⅲ、aVF、aVL、V_4、V_5 导联为本病的另一个特征。约 50%以上病例有心律失常，房性和室性期前收缩最常见，可发展为阵发性心动过速、房颤、室颤。其次可有左束支和右束支传导阻滞、左前分支传导阻滞、预激综合征。

知识点 7：HCM 的超声心动图表现　　副高：熟练掌握　正高：熟练掌握

（1）典型肥厚型梗阻性心肌病：①室间隔明显肥厚≥1.5cm，室间隔厚度/左室游离壁厚度>1.3~1.5；②二尖瓣前叶收缩期前移贴近室间隔；③左心室腔缩小，流出道狭窄；④左心室舒张功能障碍，包括顺应性减低，快速充盈时间延长，等容舒张时间延长。运用多普勒法可了解杂音的起源和计算梗阻前后压力差。

（2）肥厚型非梗阻性心肌病：室间隔明显增厚，与左室壁比值<1.3∶1。也可有前侧游离壁增厚。

（3）心尖肥厚型心肌病：心尖肥厚型心肌病是本病的亚型，约占肥厚型心肌病的 25%。

左心室舒张末呈“黑桃”样改变，心尖部肥厚>12mm。

知识点8：HCM的X线表现 副高：熟练掌握 正高：熟练掌握

普通X线胸片心脏大小正常或增大，心脏大小与心脏及左心室流出道之间的压力阶差成正比，压力阶差越大，心脏亦越大。心脏以左心室肥厚为主，主动脉不增宽，肺动脉段多无明显突出，肺淤血大多较轻，常见二尖瓣钙化。

知识点9：HCM的磁共振检查 副高：熟练掌握 正高：熟练掌握

磁共振检查可发现局限性心肌肥厚部位和肥厚的程度，特别是心尖肥厚型心肌病。心腔变小，舒张期肥厚的室间隔厚度>14mm，室间隔厚度与左心室后壁厚度之比≥1.3，此为室间隔非对称肥厚型心肌病的特征表现。

知识点10：HCM的心导管检查 副高：熟练掌握 正高：熟练掌握

左心导管检查可见左心室舒张末压增高，梗阻性心肌病在左心室流出道的压力阶差常>20mmHg。在异位期前收缩后记录主动脉压，若主动脉内压较窦性搏动时降低，此为梗阻性心肌病的特征表现。而主动脉瓣狭窄患者在期前收缩后心搏增强，心室内压升高，由于没有左心室流出道梗阻存在，主动脉压与左心室内压成正比升高。做Valsalva动作，或含化硝酸酯类制剂，或静脉滴注异丙肾上腺素，均可增大左心室与主动脉间的压力阶差。

知识点11：HCM的心室造影检查 副高：熟练掌握 正高：熟练掌握

选择性左心室造影可显示肥厚型心肌病的解剖和功能特征。采用右前斜位可见左心室腔变小，室间隔肥厚者的室间隔突入左心室流出道，心室呈“S”形。心尖肥厚型者左心室腔则呈香蕉状或纺锤形，心尖部心腔十分狭小。冠状动脉造影常为正常。由于有了超声诊断，无需行双侧心室同步造影显示室间隔肥厚。

知识点12：HCM的心肌活组织检查 副高：熟练掌握 正高：熟练掌握

通过活检钳取肥厚部位的心内膜心肌组织，光镜检查可见心肌细胞畸形肥大、排列紊乱。

知识点13：HCM的诊断标准 副高：熟练掌握 正高：熟练掌握

（1）主要标准：①超声心动图左心室壁或（和）室间隔厚度超过15mm；②组织多普勒、磁共振发现心尖、近心尖室间隔部位肥厚，心肌致密或间质排列紊乱。

（2）次要标准：①35 岁以内患者，12 导联心电图Ⅰ、aVL、V_4～V_6 导联 ST 段下移，深且对称性倒置 T 波；②二维超声室间隔和左心室壁厚 11～14mm；③筛查发现已知基因突变，或新的突变位点，与 HCM 连锁。

（3）排除标准：①原发性高血压、风湿性心脏病二尖瓣病、先天性心脏病（房间隔或室间隔缺损）及代谢性疾病伴发心肌肥厚；②运动员心脏肥厚。

（4）临床确诊标准：符合以下任何 1 项者：①1 项主要标准+排除标准；②1 项主要标准+次要标准第 3 项（阳性基因突变）；③1 项主要标准+排除标准第 2 项（运动员心脏肥厚）；④次要标准第 2 项和第 3 项；⑤次要标准第 1 项和第 3 项。

知识点 14：FHCM 的诊断依据　　副高：熟练掌握　正高：熟练掌握

①依据临床表现、超声诊断的 HCM 患者，除本人（先证者）以外，三代直系亲属中有 1 人以上被确定为 HCM 或 HCM 致猝死患者；②HCM 患者家族中，1 个以上的成员发现同一基因、同一位点突变，室间隔或左心室壁超过 13mm（青少年成员 11～14mm）；③HCM 患者及其三代亲属中有与先证者相同的突变基因突变位点，伴或不伴心电图、超声心动图异常者。符合 3 条中任何一条均可以诊断为 FHCM，该家族为 FHCM 家系。

知识点 15：判断高危 HCM 患者的主要依据　　副高：熟练掌握　正高：熟练掌握

识别和评估高危 HCM 患者时，判断高危患者的主要依据是：①主要危险因素：心脏骤停（室颤）存活者；自发性持续性室性心动过速；未成年猝死的家族史；晕厥史；运动后血压反应异常，收缩压不升高或反而降低，运动前至最大运动量负荷点血压峰值差<20mmHg；左室壁或室间隔厚度≥30mm；流出道压力阶差超过 50mmHg；②次要危险因素：非持续性室性心动过速，心房颤动；检测出 FHCM 恶性基因型，MYHT、TNNT2、TNNT3 的某些突变位点。

知识点 16：心尖肥厚型 HCM 的诊断　　副高：熟练掌握　正高：熟练掌握

肥厚病变集中在室间隔和左室近心尖部，心电图Ⅰ、aVL、$V_{4\sim6}$导联（深大、对称、倒置 T 波）提供重要诊断依据，二维超声心动图、多普勒、磁共振等影像检查可明确诊断。

知识点 17：梗阻性 HCM 的诊断　　副高：熟练掌握　正高：熟练掌握

梗阻性 HCM 的主要特点为左室与主动脉流出道压差超过 50mmHg，又称为梗阻性肥厚型心肌病。该类患者呼吸困难、胸痛明显，是发生晕厥和猝死的 HCM 高危人群。

知识点 18：HCM 的鉴别诊断　　副高：熟练掌握　正高：熟练掌握

（1）心室间隔缺损：胸骨左缘第3~4肋间的收缩期杂音易造成误诊。鉴别要点：①心室间隔缺损为全收缩期杂音，非喷射性，不易变化，向胸骨右侧方向传导；②X线检查肺循环血量增多征象；③心电图无病理性Q波；④超声心动图示心室间隔缺损特征，而无心室局部肥厚改变；⑤心导管检查可进一步确诊室间隔缺损。

（2）主动脉瓣狭窄：鉴别要点：①收缩期杂音常以胸骨右缘第2肋间最响亮，向右颈传导，主动脉瓣第二心音减弱；②X线示升主动脉扩张，主动脉瓣可有钙化影；③心电图无病理性Q波；④超声心动图示主动脉瓣狭窄病变，左心室为对称性向心性肥厚；⑤左心导管检查在左心室与流出道之间无压力阶差，左心室与主动脉之间有明显压力阶差。

（3）冠心病心绞痛：胸痛、异常ST-T改变及病理性Q波需与冠心病相鉴别。鉴别要点：①冠心病以中年以后发病常见，常有冠心病的危险因素；②多有较典型的劳力性胸痛或胸闷症状；③心电图常伴相关导联缺血型ST-T动态改变；④超声心动图无心肌异常局限性肥厚特征；⑤舌下含服硝酸甘油胸痛好转；⑥冠状动脉造影可确立冠心病诊断。

知识点19：无症状HCM患者的治疗 副高：熟练掌握 正高：熟练掌握

对无症状的HCM患者是否用药存在分歧，部分学者主张无症状不用药。HCM病程呈现典型的心室重构进程，为了延缓和逆转重构，建议服用β受体阻滞剂或非二氢吡啶类钙离子通道阻滞剂，小到中等剂量；①β受体阻滞剂：普萘洛尔10~20mg，3次/日，需逐步增量，直到最大使用剂量。普萘洛尔可以减慢心率，降低心肌收缩力，减轻运动时左心室流出道压力阶差；②钙离子通道阻滞剂：地尔硫䓬30~90mg/d，维拉帕米240~480mg/d，能降低运动和静息时左心室流出道压力阶差和左心室顺应性。应观察血压，防止发生低血压。

知识点20：症状明显HCM患者的治疗 副高：熟练掌握 正高：熟练掌握

对已出现呼吸困难、运动受限患者，建议用丙吡胺，100~150mg/d，每天4次，治疗流出道梗阻效果优于β受体阻滞剂。HCM患者伴前列腺肥大者不用或慎用。对有症状又有室上性心动过速的HCM患者建议用胺碘酮，通常不与丙吡胺合用。不推荐ACEI，出现明显心功能不全，心脏扩张的终末阶段疾病时可适当应用。不用硝酸甘油、利尿剂等降低前、后负荷药。

知识点21：药物难治性HCM和HCM特殊问题的治疗 副高：熟练掌握 正高：熟练掌握

药物治疗后不能改善症状，并出现心脏骤停、持续性室性心动过速、流出道压差超过30mmHg、心室壁厚度超过30mm等，属于药物难治性患者。治疗措施：①临时或埋藏式双腔起搏，对于发生急性呼吸困难、胸痛、超声证实流出道压力阶差大于30mmHg的患者，双腔起搏能降低压力阶差。不鼓励置入双腔起搏器作为药物难治性HCM患者的首选方案；

②外科手术，切除最肥厚部分心肌，解除机械梗阻，修复二尖瓣反流，能有效降低压力阶差，明显解除或缓解心力衰竭，延长寿命，是有效治疗的标准方案；③酒精（乙醇）消融：通过冠状动脉导管，进入室间隔分支，向其中注入100%酒精1~3/ml，造成该血供区室间隔心肌坏死，从而减缓和解除流出道压差、改善心室舒张功能、减轻心肌肥厚，缓解临床症状；④ICD置入：置入ICD能有效终止致命性室性心律失常，恢复窦性心律，使25% HCM高危患者生存，但ICD十分昂贵；⑤心脏移植：治疗的最后选择。由于受供体不足、经费过高、排斥反应等因素制约，该手术目前尚不能普遍开展。

知识点22：装置ICD的适应证　　副高：熟练掌握　正高：熟练掌握

心脏骤停存活者，有家族成员猝死记录，恶性基因型患者，晕厥，多形反复发作持续性室性心动过速，运动时低血压。

知识点23：消融治疗的禁忌证　　副高：熟练掌握　正高：熟练掌握

40岁以下，室间隔厚度<30mm，左心室流出道压力阶差<50mmHg，无心力衰竭的患者。

第三节　限制型心肌病

知识点1：限制型心肌病的概念　　副高：了解　正高：了解

限制型心肌病（RCM）以一侧或双侧心室充盈受限和舒张期容量降低为特征，收缩功能和室壁厚度正常或接近正常，可见间质纤维化的心肌病。该型心肌病无论在西方国家或者中国，都是少见的。

知识点2：RCM的病因　　副高：了解　正高：了解

RCM的病因可能与非化脓性感染、体液免疫反应异常、变态反应和营养代谢不良等有关。本病可以呈家族性发病，可伴有骨骼肌疾病和房室传导阻滞。心肌淀粉样变性是继发性限制型心肌病的常见原因。

知识点3：RCM的临床表现　　副高：了解　正高：了解

（1）症状：以左心室病变为主者引起呼吸困难，如阵发性夜间呼吸困难、端坐呼吸，累及右心室引起外周水肿、腹腔积液等。

（2）体征：右心受累者有右心室抬举性搏动、右心室奔马律、颈静脉怒张、肝大、全身严重水肿、腹腔积液等酷似慢性缩窄性心包炎体征。左心受累者则有双肺底湿啰音、左心室奔马律、P_2 亢进。

知识点4：RCM的辅助检查　　副高：了解　正高：了解

（1）心电图：可见ST段及T波非特异性改变。部分患者可见QRS波群低电压、病理性Q波、束支传导阻滞、心房颤动和病窦综合征等心律失常。

（2）X线检查：心影正常或轻中度增大，可有肺淤血表现，偶见心内膜钙化影。

（3）超声心动图：心室壁增厚和重量增加，心室腔大致正常，心房扩大。约1/3的病例有少量心包积液。较严重的病例可有附壁血栓形成。多普勒心动图的典型表现是舒张期快速充盈随之突然终止。

（4）心导管检查；心房压力曲线出现右房压升高和快速的Y下陷；左心充盈压高于右心充盈压；心室压力曲线上表现为舒张早期下降和中晚期高原波；肺动脉高压。

（5）心内膜和心肌活检：右心室活检可证实嗜酸性细胞增多症患者的心内膜心肌损害，对心内膜弹性纤维增生症和原发性限制型心肌病的组织学诊断具有重要价值。

知识点5：RCM的诊断　　副高：了解　正高：了解

有典型临床表现，超声心动图检查有心尖部心腔闭塞、心内膜增厚等典型限制型心肌病变特征改变，心内膜心肌病变活检有心内膜和心肌纤维化改变者可确诊。

知识点6：RCM与缩窄性心包炎的鉴别诊断　　副高：了解　正高：了解

RCM与缩窄性心包炎的鉴别要点：①常有引起心包积液原发病，如结核、细菌性感染病史和表现；②常有心包叩击音，心尖部冲动减弱，第一心音减弱，心尖部无心脏杂音，Kussmaul征阳性；③X线检查心包膜示心包膜钙化，超声显示心包膜明显增厚，光反射增强，心内膜正常；而限制型心肌病则显示心内膜钙化，心内膜增厚，心室腔狭小；④对难于鉴别的病例，可做心导管检查和心内膜心肌活检。

知识点7：RCM的对症治疗　　副高：了解　正高：了解

（1）改善心室舒张功能：①钙离子通道阻滞剂可以防止心肌细胞钙超负荷引起的细胞僵直，改善心室舒张期顺应性，降低心室舒张末压，从而改善心室舒张功能。可试用地尔硫䓬30mg，每日3次；或氨氯地平5mg，每日1次；或尼群地平10mg，每日2次；②β受体阻滞剂能减慢心率，延长心室充盈时间，减少心肌耗氧量，降低室壁张力，从而有利于改善心室舒张功能。美托洛尔从小剂量开始（6.25mg，每日2次），酌情逐渐增加剂量；③ACEI可以常规应用，如卡托普利12.5mg，每日2次；培哚普利4mg，每日1次；或贝那普利5~10mg，每日1次；④利尿药能有效地降低心脏前负荷，减轻肺循环和体循环淤血，降低心室充盈压，改善患者气短和易疲乏等症状。

（2）洋地黄类药物：对于伴有快速性房颤或心力衰竭的患者，可选用洋地黄制剂，使用时必须小剂量和谨慎观察。

（3）抗心律失常治疗：发生房颤者较常见，可选用胺碘酮转复和维持心律。对于严重的缓慢性心律失常患者，可置入永久性心脏起搏器。

（4）抗凝治疗：为防止血栓形成，应给予阿司匹林抗血小板药物治疗。心腔内附壁血栓形成者，应尽早给予华法林或肝素治疗。

知识点8：RCM的特殊治疗　　副高：了解　正高：了解

对嗜酸性细胞增多症及其引起的心内膜心肌病变，皮质激素（泼尼松）和羟基脲或其他细胞毒性药物，能有效地减少嗜酸性粒细胞，阻止内膜心肌纤维化进展。联合应用左旋苯丙氨酸氮芥、泼尼松和秋水仙碱对淀粉样变性有一定疗效，心、肾功能损害较小。

知识点9：RCM的手术治疗　　副高：了解　正高：了解

对严重的内膜心肌纤维化可行心内膜剥脱术，切除纤维性心内膜。伴有瓣膜反流者，可行人工瓣膜置换术。对于附壁血栓者，行血栓切除术。

第四节　不定型心肌病

知识点1：不定型心肌病的概念　　副高：了解　正高：了解

不定型心肌病（UCM）是指不适合归类于扩张型心肌病、肥厚型心肌病、限制型心肌病和右室心肌病等类型的心肌病，如弹性纤维增生症、非致密性心肌病、线粒体受累、心室扩张甚轻而收缩功能减弱等。

知识点2：心室肌致密化不全的概念　　副高：了解　正高：了解

心室肌致密化不全（NVM）是一种先天性心室肌发育不全性心肌病，主要特征为左心室和（或）右心室腔内存在大量粗大突起的肌小梁及深陷隐窝，常伴或不伴有心功能不全、心律失常及血栓栓塞。

知识点3：NVM的临床表现　　副高：了解　正高：了解

NVM起病隐匿，有些患者出生即发病，有些直至中年时才出现症状，也有终身无症状者。病程的进展由非致密化心肌范围和慢性缺血程度决定，临床表现为进行性收缩和（或）舒张功能障碍、各种类型的心律失常（以快速室性心律失常多见）和系统性血栓栓塞，少数患儿病例可伴有面部畸形，前额突出、低位耳和高颚弓等。

知识点4：NVM的超声心动图诊断标准 副高：了解 正高：了解

2001年Jenni等总结提出了超声心动图诊断标准：①心室壁异常增厚并呈现两层结构，即薄且致密的心外膜层和厚而非致密的心内膜层，后者由粗大突起的肌小梁和小梁间的隐窝构成，且隐窝与左室腔交通而具有连续性。成人非致密化的心内膜层最大厚度/致密化的心外膜层厚度>0.2，幼儿则>1.4（心脏收缩末期胸骨旁短轴）；②主要受累心室肌（>80%）为心尖部、心室下壁和侧壁；③小梁间的深陷隐窝充满直接来自于左心室腔的血液（彩色多普勒显示），但不与冠状动脉循环交通；④排除其他先天性或获得性心脏病的存在。

知识点5：NVM的治疗 副高：了解 正高：了解

目前尚无有效治疗方法。目前主要针对心力衰竭、各种心律失常和血栓栓塞等各种并发症治疗。药物可选用β受体阻滞剂和血管紧张素转化酶抑制剂等抗心力衰竭；同时可使用辅酶Q_{10}和维生素B等改善心肌能量代谢；应用阿司匹林或华法林行抗栓治疗；必要时安置ICD控制恶性室性心律失常。心脏移植是终末阶段的主要治疗方法。

第五节 围生期心肌病

知识点1：围生期心肌病的概念 副高：了解 正高：了解

围生期心肌病（PPCM）是指在妊娠末期或产后5个月内，首次发生以累及心肌为主的一种心脏病，该病以充血性心力衰竭为主要表现，临床表现为呼吸困难、血痰、肝大、水肿等症状，类似于扩张型心肌病。

知识点2：PPCM的临床表现 副高：了解 正高：了解

（1）症状：主要表现为左心室收缩性心力衰竭，常伴有栓塞并发症，全身性动脉栓塞可有短暂性脑缺血发作、偏瘫、肺栓塞、急性心肌梗死、肠系膜动脉栓塞、肾梗死、脾梗死等表现。

（2）体征：血压可正常。颈静脉怒张、心动过速、奔马律、肝大、下肢水肿较常见，可闻及二尖瓣、三尖瓣反流杂音，部分患者可有肺动脉高压体征。

知识点3：PPCM的辅助检查 副高：了解 正高：了解

（1）心电图：大多数患者表现为窦性心动过速，极少数表现为心房颤动，肢体导联低电压，左室肥厚。常有非特异性ST-T波改变，偶见前间壁Q波，PR间期和QRS时限延长，束支阻滞。

（2）胸部X线：心脏扩大和双侧少量胸腔积液。

（3）超声心动图：左心室扩大和左室收缩功能损害，室壁局部收缩增厚不均匀，二尖瓣反流，左房扩大，少量心包积液。

（4）心内膜心肌活检：经常规治疗2周后无明显好转的病例可试行此检查，聚合酶链反应（PCR）寻找心肌病毒感染证据，活检可见炎性细胞因子增加、大量淋巴细胞浸润等。对常规进行心内膜心肌活检存有争议，据报道其诊断敏感性仅为50%，但其特异性可达99%。发病2周后血清TnT可呈阳性。

（5）血清学检查：可行细菌培养和病毒培养，柯萨奇B病毒抗体测定。

知识点4：PPCM的诊断标准　副高：了解　正高：了解

1971年，Demakis等提出围生期心肌病的诊断标准：①心力衰竭发生在产前1个月或产后5个月内；②缺乏确定的心力衰竭原因；③在产前1个月之前缺乏心脏病证据；④超声心动图证实左心室收缩功能损害。诊断围生期心肌病时，必须排除其他与围生期心力衰竭有关的原因，如感染性、中毒性、代谢性疾病，缺血性和瓣膜性心脏病，妊娠晚期并发症，包括妊娠毒血症、羊膜腔动脉或肺动脉栓塞。

知识点5：PPCM与DCM的鉴别诊断　副高：了解　正高：了解

PPCM与DCM的临床表现一样，主要表现为充血性心力衰竭，但栓塞现象较常见。心电图、超声心动图和X线胸片检查均为非特异性变化，对两种疾病的鉴别诊断没有意义。血清抗心肌自身抗体检查对DCM诊断有重要价值，也有助于与PPCM相鉴别。肠病毒RNA在DCM心肌检出率为30%~49%，CVB-IgM在7%~33%DCM患者血清中持续存在。心内膜心肌病原学检查、血清病原学和免疫学检查对PPCM与DCM的诊断与鉴别诊断价值还需要进一步研究。

知识点6：PPCM的治疗　副高：了解　正高：了解

（1）一般治疗：限制入液量，维持液体出入量负平衡，钠摄入2~4g/d，严重病例发病早期要求卧床休息6~12个月，可减轻心脏扩大的程度，但长期卧床致栓塞发生率明显增加，适当有氧运动可促进心功能改善。

（2）标准药物治疗：利尿药、血管紧张素转换酶抑制剂、β受体阻滞剂、血管扩张药、洋地黄、抗凝药等。应注意药物对妊娠、哺乳的影响。血管紧张素转换酶抑制剂禁用于妊娠期，其可能致胎儿畸形。β受体阻滞剂可改善远期预后，适用于心功能Ⅱ~Ⅲ级（纽约心脏病学会分级）、无明显脏器淤血体征、已达干体重者。

（3）抗凝治疗：明确诊断后开始抗凝治疗直至左心室功能得到恢复（LVEF>45%）。妊娠期间可给予低分子肝素抗凝，分娩后可改口服华法林治疗，至少应持续到产后6个月，应把预防性抗凝治疗作为治疗PPCM重要的辅助治疗。

（4）其他：PPCM 患者发生猝死的风险很高，心律失常较常见，早期可考虑植入心脏复律除颤器。对治疗不敏感的难治性心力衰竭者，心脏移植是可供选择的治疗方法。

第六节 酒精性心肌病

知识点 1：酒精性心肌病的临床表现 副高：了解 正高：了解

（1）症状：患者首次就诊的症状差异较大，包括胸痛、心悸、晕厥或栓塞等表现。症状一般为隐匿性，有些患者可出现急性左心衰竭。疾病早期表现为酒后感到心悸、胸部不适或晕厥，阵发性心房颤动是早期常见表现之一。随着病情进展，心排血量降低，最常见的是乏力、肢软。当患者发生心力衰竭时，表现为劳力性或夜间阵发性呼吸困难、气短和端坐呼吸。体循环栓塞常在大量饮酒后发生。年轻的酒精性心肌病患者猝死可能由室颤所致。

（2）体征：包括心脏扩大、窦性心动过速、舒张压增高、脉压减小，常伴有室性或房性奔马律。乳头肌功能失调时，心尖区可出现收缩期吹风样杂音。当发生慢性心力衰竭时，可出现肺动脉高压症。右心衰竭表现轻重不一，多表现为颈静脉怒张和周围水肿。患者常合并有骨骼肌疾病，肌无力症状与心脏表现平行。

知识点 2：酒精性心肌病的心电图表现 副高：了解 正高：了解

心电图多呈非特异性改变，常为酒精性心肌病临床前期的唯一表现。对嗜酒者定期进行心电图普查，有助于本病的早期发现。常见的心电图改变是 I 度房室传导阻滞、室内传导阻滞、左心室肥厚、心前区导联 R 波逐渐减低和复极异常。QTc 延长占无心力衰竭患者的 42.8%。ST 段和 T 波改变非常多见，一般在停止饮酒后可恢复正常。最常见的心律失常是心房扑动、心房颤动和室性期前收缩。饮酒也可在无酒精性心肌病者中诱发心房颤动和心房扑动。另外，低血钾、低血镁也参与诱发心律失常。猝死患者可能是心室颤动所致。

知识点 3：酒精性心肌病的胸部 X 线表现 副高：了解 正高：了解

无心力衰竭症状期 17.2%的嗜酒患者胸部 X 线显示心脏扩大，对于长期嗜酒者定期进行 X 线胸片普查，也有助于对本病的早期诊断。胸部 X 线常见表现为心影普遍性增大，合并心力衰竭患者可并发有肺淤血或肺水肿征。晚期患者多有心脏显著扩大、肺淤血和肺动脉高压表现，胸腔积液也常见。

知识点 4：酒精性心肌病的超声心动图表现 副高：了解 正高：了解

超声心动图是诊断酒精性心肌病的主要手段。亚临床期多数患者可有左心室重量增加，室间隔和左心室后壁轻度增厚，左心房内径增大。心力衰竭患者则表现为心脏不同程度扩大，室壁活动减弱，心室功能减退，如左室射血分数和左室周径缩短率降低等。酒精性心肌病的心肌异常声学表现为左心室心肌内散在异常斑点状回声，该征象在伴有左心功能异常的饮酒者中检出率达 85.7%，而心功能正常的饮酒者为 37.5%，无饮酒史对照组无此征象。

知识点 5：酒精性心肌病的诊断标准　　副高：了解　正高：了解

①符合 DCM 的诊断标准；②长期过量饮酒（WHO 标准：女性>40g/d，男性>80g/d，饮酒 5 年以上）；③既往无其他心脏病病史；④早期发现戒酒 6 个月后 DCM 临床状态得到缓解。饮酒是导致心功能损害的独立原因，建议戒酒 6 个月后再进行临床状态评价。

知识点 6：酒精性心肌病的治疗　　副高：了解　正高：了解

酒精性心肌病的治疗关键在于早期诊断、立即戒酒。除此之外，可以应用维生素 B_1 20~60mg，每天 3 次；钙离子通道阻滞剂，如地尔硫䓬、尼群地平，因乙醇、乙醛干扰心肌细胞膜的 Ca^{2+} 的转运；辅酶 Q_{10} 每日 10~20mg，3 次，因乙醇、乙醛影响线粒体的呼吸。

第七节　右心室心肌病

知识点 1：右心室心肌病的概念　　副高：了解　正高：了解

右心室心肌病又称为致心律失常性右室心肌病（ARVC），于 1905 年由 Osler 首次描述。ARVC 是一种以心律失常、心力衰竭及心源性猝死为主要表现的非炎性非冠状动脉心肌疾病，主要表现为右心室功能与结构异常，以右室心肌被纤维脂肪组织进行性替代为特征，多为常染色体显性遗传。临床表现为右心室进行性扩大、难治性右心衰竭和（或）室性心动过速。

知识点 2：ARVC 的临床分期及表现　　副高：了解　正高：了解

（1）隐匿期：少数患者在常规 X 线检查时发现右心室扩大。有些患者右心室结构已有轻微改变，室性心律失常可以存在或不存在，突发心源性猝死可能是其首发表现，多见于剧烈活动或竞争性体育比赛的年轻人群。

（2）心律失常期：以右心室折返性室性心动过速多见，反复晕厥或猝死为首发征象。因心律失常患者可诉心悸、胸闷、头晕。少数病例有窦结功能障碍、房室传导阻滞和室内传导阻滞等心律失常。症状性右室心律失常可以导致猝死，同时伴有明显的右心室结构功能异常。

（3）右心功能障碍期：多见于右心室病变广泛者。由于进行性及迁延性心肌病变导致症状进一步加重，而左心室功能相对正常。临床表现为颈静脉怒张，肝颈静脉回流征阳性，淤血性肝大，下垂性水肿和浆膜腔积液等体循环淤血征象。

（4）终末期：由于累及左心室导致双室泵功能衰竭，终末期患者易与双室扩大的 DCM 相混淆。左心室受累与年龄、心律失常事件及临床出现的心力衰竭相关，病理研究证实大多数患者均存在不同程度左心室内脂质纤维的浸润现象。

知识点3：ARVC 的体征表现　　副高：了解　正高：了解

ARVC 的主要体征为右心室增大，部分病例出现肺动脉瓣听诊区 S_2 固定性分裂、相对性三尖瓣关闭不全收缩期杂音、右心室性 S_3。

知识点4：ARVC 的主要心电图表现　　副高：了解　正高：了解

（1）除极异常的心电图表现：①不完全性右束支传导阻滞/完全性右束支传导阻滞；②无右束支传导阻滞患者右胸导联（V_1～V_3）QRS 波群增宽，超过 110ms，此项标准由于具有较高的特异性，已作为主要诊断标准之一；③有胸导联 R 波降低，出现率较低；④部分患者常规心电图右胸导联的 QRS 波群终末部分可以出现 epsilon 波，是由部分右心室纤维延迟激活形成，使用高倍放大及校正技术心电图可以在 75%的患者中记录到 epsilon 波。

（2）复极异常的表现：右胸导联（V_1～V_3）出现倒置的 T 波，且与右束支传导阻滞无关（多见于 12 岁以上患者）。

知识点5：ARVC 的超声心动图检查　　副高：了解　正高：了解

超声心动图是临床广泛使用的影像学方法，当图像质量不理想（如存在胸部畸形或肥胖时）或结构异常较为局限时，其敏感性和特异性会降低。因此，2-DE 通常作为疑似患者的筛查，对中度以上病变效果最佳，结合脉冲组织多普勒技术可以提高诊断的准确性。

知识点6：ARVC 的心脏磁共振检查　　副高：了解　正高：了解

心脏磁共振（CMR）检查可以揭示右室流出道的扩张，室壁的厚薄程度，发现舒张期膨隆以及左右心室游离壁心肌脂质浸润，在临床被广泛应用。CMR 被证实能准确描述诊断标准中各种形态及功能异常。但对于脂质浸润特别是孤立脂肪组织的判断须谨慎，50%以上的健康老年人也可以出现类似表现，且 CMR 由心电图门控，频发室性期前收缩同样会使图像的质量降低。

知识点7：ARVC 的右室造影及心内膜活检　　副高：了解　正高：了解

造影显示弥漫或局限性右心室腔扩大、舒张期膨隆、肌小梁消失、右心室收缩减弱和局限性运动障碍。必要时做心内膜心肌活检，可发现右心室局部或全部心肌缺如或减少，被纤维或脂肪组织替代，偶有心肌细胞变形、少量单核细胞或炎性细胞浸润。

知识点8：ARVC的电生理检查　　副高：了解　正高：了解

通过心内膜标测技术发现激动通过右心室传导缓慢，通过病灶部位更慢，由于传导速度不均可形成折返环，因而本病反复发生室性心动过速。电生理检查不仅可以确定室速部位，也为药物选择或消融室速病灶提供参数。

知识点9：临床拟诊为ARVC的情况　　副高：了解　正高：了解

当出现下列情况之一者临床拟诊为ARVC：①中青年患者出现心悸、晕厥症状，排除其他心脏疾病；②无心脏病史而发生室颤的幸存者；③患者出现单纯性右心衰竭，排除引起肺动脉高压的其他疾病；④家族成员中有已临床或尸检证实的ARVC患者；⑤家族成员中有心源性猝死，尸检不能排除ARVC；⑥患者亲属中有确诊扩张型心肌病者；⑦无症状患者（特别是运动员），心脏检查中存在ARVC相应表现，通过超声心动图、磁共振等临床确诊，心电图作为重要辅助证据。对于不典型的病例有时需要心内膜活检才能确诊。

知识点10：ARVC的治疗　　副高：了解　正高：了解

ARVC主要是针对右心衰竭进行治疗，发生心律失常可根据心律失常类型选择抗心律失常药物，如室性心动过速选用胺碘酮、美心律、心律平等。对反复发生室性心动过速的患者，可行射频消融室性心动过速病灶、置入埋藏型心律转复除颤器、手术治疗或心脏移植。抗凝治疗有助于预防附壁血栓形成或发生栓塞。

第八节　药物性心肌病

知识点1：药物性心肌病的概念　　副高：了解　正高：了解

药物性心肌病是指接受某些药物治疗的患者，因药物对心肌的毒性作用，导致心肌损害，产生类似扩张型心肌病和非梗阻性肥厚型心肌病的心肌疾病。

知识点2：引起药物性心肌病的常见药物　　副高：了解　正高：了解

临床上引起药物性心肌病的药物众多，最常见的药物包括：①抗肿瘤药物：如阿霉素、柔红霉素；②抗精神病药物：如氯丙嗪、奋乃静、三氟拉嗪；③三环类抗抑郁药：如氯丙咪嗪、阿米替林、多虑平等。

知识点3：药物性心肌病的诊断　　副高：了解　正高：了解

主要根据曾服用某些药物，而服药之前无心脏病证据，服药后出现心律失常、心脏增大和心功能不全的征象，又不能用其他心脏病解释者可诊断本病。

知识点 4：药物性心肌病的治疗　　副高：了解　正高：了解

严格掌握用药适应证和剂量是预防关键。药物性心肌损害可用辅酶 Q_{10} 10~20mg，每日 3 次，以改善心肌能量代谢。另外，针对心律失常和心功能不全可采用相应的治疗措施。

第九章 病毒性心肌炎

知识点1：病毒性心肌炎的概念 副高：熟练掌握 正高：熟练掌握

病毒性心肌炎（VMC）是由病毒感染（尤其是柯萨奇B组病毒）所致的局限性或弥散性心肌炎性病变。大多数可以自愈，部分可迁延而遗留各种心律失常（如期前收缩、房室传导阻滞等），更为严重的是有可能发生高度房室传导阻滞，患者需安装永久心脏人工起搏器。有少数病毒性心肌炎可演变为扩张型心肌病，导致心力衰竭甚至猝死。

知识点2：病毒性心肌炎的临床分期 副高：熟练掌握 正高：熟练掌握

（1）第一期：病毒复制期。主要由病毒感染所致发热、胸痛，心电图可出现房性或室性心律失常、宽大QRS波、左束支传导阻滞、ST-T波改变等，超声心动图可示心室收缩功能降低、室壁活动减弱等，如果肯定为病毒感染则进行抗病毒治疗，如免疫球蛋白、干扰素等。

（2）第二期：免疫反应期。事实上很多患者早已进入第三期，此期病毒感染症状已缓解，而细胞内黏附分子-1、可溶性Fas配体及T细胞激活的标志物等均高于正常人群，且心脏特异性自身抗体，如抗α肌凝蛋白等常见，病毒血清学常阳性，如果肯定为第二期，则可用较成熟的免疫抑制剂。

（3）第三期：DCM期。此期治疗基本同特异性心肌病，并需监测病毒感染的复燃及自身免疫标志情况。

知识点3：病毒性心肌炎的临床症状 副高：熟练掌握 正高：熟练掌握

多数患者在发病前有发热、全身酸痛、咽痛、腹泻等症状。患者常诉胸闷、心前区隐痛、心悸、乏力、恶心、头晕等。临床上诊断的病毒性心肌炎中90%左右以心律失常为主诉或首见症状，其中少数患者可由此而发生晕厥或阿-斯综合征。极少数患者起病后发展迅速，出现心力衰竭或心源性休克。

知识点4：病毒性心肌炎的体征表现 副高：熟练掌握 正高：熟练掌握

（1）心脏增大：轻者心脏浊音界不增大，也可有暂时性心脏浊音界增大，不久即恢复。心脏增大显著者反映心肌炎症范围广泛而病变严重。

（2）心率改变：心率增速与体温不相称，或心率异常缓慢，均为病毒性心肌炎的可疑征象。

（3）心音改变：心尖区第一音可减低或分裂。心音呈胎心样。心包摩擦音的出现反映有心包炎存在。

（4）杂音：心尖区可能有收缩期吹风样杂音或舒张期杂音，前者为发热、贫血、心腔扩大所致，后者因左室扩大造成的相对性二尖瓣狭窄。杂音响度都不超过3级，病情好转后消失。

（5）心律失常：极常见，各种心律失常都可出现，以房性与室性期前收缩最常见，其次为房室传导阻滞；此外，心房颤动、病态窦房结综合征均可出现。心律失常是造成猝死的原因之一。

（6）心力衰竭：重症弥漫性心肌炎患者可出现急性心力衰竭，属于心肌泵血功能衰竭，左右心同时发生衰竭，引起心排血量过低，故除一般心力衰竭表现外，易合并心源性休克。

知识点5：病毒性心肌炎的实验室检查　　副高：熟练掌握　正高：熟练掌握

可有白细胞增多，红细胞沉降率增快，血清心肌酶CK、CK-MB及LDH增高。咽拭子、粪便或心包穿刺液中可分离出病毒。病毒中和抗体效价>1∶640，或起病3~4周后的血清抗体比急性期病毒血清抗体高4倍。

知识点6：病毒性心肌炎的特殊检查　　副高：熟练掌握　正高：熟练掌握

（1）心电图：非特异性ST-T改变（ST段升高或压低，T波平坦或倒置），QT间期延长，室性期前收缩或室性心动过速，束支传导阻滞和（或）一度到三度AVB。

（2）X线检查：局灶性病变者心影正常，弥漫性病变者心影扩大，不同程度肺淤血表现，透视下可见心搏减弱。

（3）超声心动图：可以完全正常或明显异常，严重者室壁运动弥漫性减弱，少数局灶性心肌炎者可有局限性室壁运动异常，左心室射血分数降低。

（4）放射性核素检查：弥漫性心肌炎可显示室壁运动减弱，左心室射血分数降低。

（5）心肌活检：心内膜心肌活检能从病理学、组织学与病原学提供诊断依据，但也有一定的局限性，活检阴性并不能排除心肌炎的可能性。

知识点7：病毒性心肌炎的诊断　　副高：熟练掌握　正高：熟练掌握

（1）病史与体征：在上呼吸道感染、腹泻等病毒感染后3周内出现心脏表现，如出现不能用一般原因解释的感染后重度乏力、胸闷、头晕（心排血量降低所致）、心尖第一心音明显减弱、舒张期奔马律、心包摩擦音、心脏扩大、充血性心力衰竭或阿-斯综合征等。

（2）上述感染后3周内新出现以下心律失常或心电图改变：①窦性心动过速、房室传导阻滞、窦房阻滞或束支阻滞；②多源、成对室性期前收缩，自主性房性或交界性心动过速，阵发或非阵发性室性心动过速，心房或心室扑动、颤动；③两个以上导联ST段呈水平型或下斜型下移≥0.1mV，或 ST 段异常抬高或出现异常 Q 波。

（3）心肌损伤的参考指标：病程中血清心肌肌钙蛋白 I 或肌钙蛋白 T（强调定量测定）、CK-MB 明显增高。超声心动图示心腔扩大或室壁活动异常和（或）核素心功能检查证实左心室收缩或舒张功能减弱。

（4）病原学依据：①在急性期从心内膜、心肌、心包或心包穿刺液中检测出病毒、病毒基因病毒片段或病毒蛋白抗原；②病毒抗体第二份血清中同型病毒抗体（如柯萨奇 B 组病毒中和抗体或流行性感冒病毒血凝抑制抗体等）效价较第一份血清升高 4 倍（2 份血清应相隔 2 周以上）或一次抗体效价≥640 者为阳性，320 者为可疑（如以 1∶32 为基础者则宜以≥256 为阳性，128 为可疑阳性，根据不同实验室标准决定）；③病毒特异性 IgM：以≥1∶320 为阳性（按各实验室诊断标准，但需在严格指征条件下）。如同时有血中肠道病毒核酸阳性者更支持有近期病毒感染。

对同时具有上述（1）、（2）的第①、第②、第③中任何 1 项、（3）中任何 2 项，在排除其他原因心肌疾病后，临床上可诊断急性病毒性心肌炎。如同时具有（4）中 1 项者，可从病原学上确诊急性病毒性心肌炎；如仅具有（4）中第②、第③项者，在病原学上只能拟诊为急性病毒性心肌炎。

知识点 8：病毒性心肌炎的鉴别诊断 副高：熟练掌握 正高：熟练掌握

（1）风湿性心肌炎：本病常有扁桃体炎或咽峡炎链球菌感染史，ASO>500U，红细胞沉降率明显增快，可达 80～120mm/h，C-反应蛋白（CRP）水平异常升高，心电图改变以 PR 间期延长较常见，咽拭子培养常检出链球菌阳性，且多合并全身游走性大关节炎，阿司匹林（4～6g/d）治疗常能有效。

（2）β 受体功能亢进综合征：本病多见于青年女性，无心脏增大、心功能不全等器质性心脏病的依据，常与精神因素有关，主诉多而易变，客观体征少，主要表现为心电图 ST-T 异常改变及窦性心动过速，口服普萘洛尔 20～30mg 后半小时可使异常改变的 ST-T 恢复正常。

（3）心包积液：病毒性心肌炎有时也可累及心包，当发生心包积液时称为病毒性心肌心包炎，需与其他病因所致的心包炎相鉴别。结核性心包炎有低热、消瘦、盗汗、血性心包积液、心包积液培养结核菌阳性，同时有心包外结核感染的证据，常形成缩窄性心包炎。化脓性心包炎常有高热及全身感染中毒症状，血培养及心包积液培养有阳性化脓性细菌。

（4）原发性心肌病：扩张型心肌病起病隐匿，进展缓慢，常有明显心脏增大，出现栓塞现象，心电图有各种心律失常，肥厚型心肌病可有家族史，病理性 Q 波，有室间隔及左心室前壁肥厚，无病毒感染的证据。部分病毒性心肌炎可演变成扩张型心肌病，某些所谓原发性心肌病可能是慢性病毒性心肌炎或心肌炎的晚期表现，以致二者很难鉴别。

知识点 9：病毒性心肌炎的药物治疗 副高：熟练掌握 正高：熟练掌握

（1）促进心肌营养与代谢药物：大剂量维生素C（600~1000mg）静脉滴注，1次/日；肌酐200~400mg，肌内注射或静脉注射，1~2次/日；辅酶Q_{10} 10~20mg，3次/日，1个月为1疗程；1,6-二磷酸果糖5g，静脉滴注，1~2次/日。

（2）抗病毒药物：阿昔洛韦或更昔洛韦0.4~0.6/d，静脉滴注，连用1周；抗病毒口服液10ml，2次/日。

（3）肾上腺皮质激素：病毒性心肌炎急性期尤其是最初2周，病情非危急者不用激素，但短期内心脏急剧增大、高热不退、急性心力衰竭、休克、高度房室传导阻滞或合并多器官功能损害者，可试用地塞米松10~30mg/d，分次静脉注射，连用3~7天。

（4）抗生素：继发性细菌感染常是诱发病毒感染的条件。故主张使用广谱抗生素，防止继发性细菌感染。

（5）控制心律失常：对于室性期前收缩、快速型房颤可用胺碘酮200mg口服，3次/日，1~2周或有效后改为每日100~200mg维持。阵发性室性心动过速、室扑或室颤，首选直流电复律，也可迅速静脉注射利多卡因50~100mg，必要时隔5~10分钟后再注射，有效静脉滴注维持24~72小时，对于二度Ⅱ型AVB和三度AVB者，尤其有脑供血不足或阿-斯综合征发作者，应及时安装临时或永久性人工心脏起搏器。

（6）心力衰竭和休克治疗：有心力衰竭者应低盐饮食，适当应用利尿剂、ACEI、β受体阻滞剂，并酌情使用小剂量快速型洋地黄类药物（如毛花苷C或毒毛花苷K）；对顽固性心力衰竭者可短期应用多巴酚丁胺、米力农（米利酮）等非洋地黄类正性肌力药物；严重心力衰竭或休克者可并用酚妥拉明、多巴胺或硝普钠等血管活性药物。

（7）合并多器官功能损害：如肝、肾功能明显受损，可行血液透析清除毒素，促进患者恢复。

第十章 心 包 炎

第一节 急性心包炎

知识点1：急性心包炎的概念 副高：熟练掌握 正高：熟练掌握

急性心包炎是心包膜的脏层和壁层的急性炎症，可以同时合并心肌炎和心内膜炎，也可以作为唯一的心脏病损而出现。

知识点2：急性心包炎的病因分类 副高：熟练掌握 正高：熟练掌握

（1）非特异性心包炎。

（2）感染性心包炎：①细菌性：化脓性、结核性；②病毒性：如柯萨奇病毒、埃可病毒、流感病毒、传染性单核细胞增多症和巨细胞病毒等；③真菌性：如组织胞浆菌、放线菌、奴卡菌等；④其他：如立克次体、螺旋体、支原体、肺吸虫、阿米巴原虫和棘球蚴（包囊虫）等。

（3）伴有其他器官或组织系统疾病的心包炎。

（4）物理因素引起的心包炎。

（5）药物引起的心包炎。

（6）肿瘤引起的心包炎。

知识点3：急性心包炎的临床症状 副高：熟练掌握 正高：熟练掌握

（1）胸痛：常位于心前区或胸骨后，偶可位于上腹部，可放射到颈、左肩、左臂及左肩胛骨，性质多尖锐呈锐痛，也可呈闷痛或压榨样，常因咳嗽、深呼吸、变换体位或吞咽而加重，坐位前倾时减轻。

（2）呼吸困难：为心包炎伴心包积液时最突出的症状。

（3）全身症状：原发病因的非心脏表现，如发热、乏力、食欲缺乏、消瘦等。

（4）心脏压塞：渗出性心包炎，如心包积液大量积聚或短时间内快速积聚，则可发生心脏压塞，产生相应症状，如显著气短、心悸、大汗淋漓、肢端冰凉，严重者出现意识恍惚、休克等。

知识点4：急性心包炎的体征表现 副高：熟练掌握 正高：熟练掌握

（1）心包摩擦音：是急性纤维蛋白性心包炎的典型体征，是一种搔抓样的粗糙高频声音，往往盖过心音且较心音更贴近于耳。典型者包含与心室收缩、早期心室充盈、心房收缩相一致的3个成分，但大多为心室收缩、舒张相一致的双相性摩擦音；位于心前区，以胸骨左缘第3~4肋间、坐位前倾、深吸气时最为明显。心包摩擦音本身变化快，短时间内可消失或重现，需反复听诊。此外，若积液增多致使脏、壁层心包完全分开，则心包摩擦音消失；经治疗后积液吸收减少时可能重现。

（2）心包积液：心浊音界向两侧增大且皆为绝对浊音区；心尖冲动弱且位于心浊音界内侧或不能扪及；心音低钝遥远；大量积液时可有Ewart征（左肩胛骨下叩诊浊音、因左肺受压而闻及支气管呼吸音）；大量积液影响静脉回流产生体循环淤血体征（颈静脉怒张、肝大、腹腔积液、下肢水肿）。

（3）心脏压塞：若积液积聚迅速，仅150~200ml积液即可使心包内压上升至20~30mmHg而产生急性心脏压塞，表现为心动过速、动脉血压下降而脉压变小、静脉压明显升高，严重者发生急性循环衰竭、休克；若大量积液但经过较缓慢积聚过程，可产生亚急性或慢性心脏压塞，突出表现为体循环淤血、颈静脉怒张、静脉压升高和奇脉。

知识点5：急性心包炎的实验室检查　　　　副高：熟练掌握　正高：熟练掌握

（1）炎性标志物：白细胞计数（WBC）、红细胞沉降率（ESR）、C-反应蛋白（CRP）可增高。

（2）心肌受累标志物：磷酸肌酸激酶同工酶（CK-MB）、TNI可轻、中度升高，如血清CK-MB、TNI明显升高提示心外膜下浅层心肌受累。

（3）病因学检查：抗核抗体、结核菌素纯蛋白衍生物（PPD）皮肤试验、HIV血清免疫学、血培养。

知识点6：急性心包炎的心电图变化　　　　副高：熟练掌握　正高：熟练掌握

急性心包炎表现为继发于心外膜下心肌炎症损伤的心电图特异性ST-T改变，其表现通常分为四期：Ⅰ期：为早期变化，ST段普遍呈凹面向下抬高（前臂+下壁+侧壁），P-R段与P波方向偏离，T波直立，可持续数小时至数日；Ⅱ期：ST段随后逐渐下降到等电位线上，T波渐变低平或倒置，持续2天至2周不等；Ⅲ期：T波全面倒置，各导联上的T波衍变可能不尽一致；Ⅳ期：T波最后可恢复正常，心电图恢复至病前状态，时间历时数周至3个月不等。

知识点7：急性心包炎的X线胸片表现　　　　副高：熟练掌握　正高：熟练掌握

急性心包炎早期心影可正常，当心包渗液超过250ml时，心影呈现增大而肺野清晰无肺水肿，大量积液时心影似烧杯形或球形，透视见心脏搏动减弱或消失。X线可显示肺部和纵隔其他可能相关病因的病变。

知识点8：急性心包炎的超声心动图检查　　副高：熟练掌握　正高：熟练掌握

超声心动图检查中，纤维蛋白性心包炎时可能无异常发现，也可显示不同程度的心包积液，少量（生理性）心包液体仅于心室收缩期在后壁可见：渗液量>250ml于前后心包处均可显示液性暗区；大量积液时于左房后可见液体暗区；可显示心脏压塞的特征，最主要表现为舒张期右室前壁受压塌陷、局限性左心房塌陷。超声心动图是急性心包炎一项基本检查，可监测心包积液，筛查并存的心脏病或心包病变。

知识点9：心包穿刺（或置管引流）的适应证　　副高：熟练掌握　正高：熟练掌握

①对未能明确病因的渗出性心包炎可行诊断性心包穿刺术抽取心包积液行相关检查；②已发生或即将发生心脏压塞者行心包穿刺引流预防或缓解压塞症状；③结核性和化脓性心包积液行心包穿刺引流预防心包缩窄；④需要心包腔内注药治疗者，如抗生素或化疗药。

知识点10：心包积液的检查项目　　副高：熟练掌握　正高：熟练掌握

①常规（颜色、透明度、比重、白细胞计数和分类、血细胞比容等）；②生化（蛋白质、葡萄糖含量）；③病原微生物检查（染色、培养等方法以发现细菌、结核分枝杆菌和真菌等）；④酶活性（乳酸脱氢酶、腺苷脱胺酶）；⑤肿瘤标志物（癌胚抗原）测定；细胞病理学检查找肿瘤细胞。

知识点11：心包穿刺的注意事项　　副高：熟练掌握　正高：熟练掌握

①在心电血压监护、有畅通的静脉输液通道条件下进行；③有条件者术前应行心脏超声检查，确定积液量及定位；③完善麻醉，避免疼痛引起迷走反射和神经源性休克；④抽放液速度要慢，抽放液量一般第一次不宜超过100~200ml，以后再抽可渐增到300~500ml。

知识点12：急性心包炎的诊断　　副高：熟练掌握　正高：熟练掌握

胸痛为首发症状合并ST段弓背向下（凹面向上）抬高心电图表现的患者，应考虑急性心包炎，但应行相关检查排除急性心肌缺血或梗死。心前区听诊闻及心包摩擦音或检查确定有心包积液，心包炎的诊断即可成立，需进一步查明病因。在可能并发心包炎的疾病过程中，如出现胸痛、气短、心动过速、体循环淤血或心影扩大，应考虑心包炎合并渗液的可能。

知识点13：急性心包炎的鉴别诊断　　副高：熟练掌握　正高：熟练掌握

常见心包炎的鉴别诊断

		风湿性	结核性	化脓性	急性非特异性	肿瘤性
病史		起病前1~2周常有上呼吸道感染，伴其他风湿病的表现，为全心炎的一部分	常伴有原发性结核病灶，或与其他浆膜腔结核同时存在	常有原发的感染病灶，伴明显的毒血症表现	起病前1~2周常有上呼吸道感染，起病多急骤，可复发	转移肿瘤多见，并可见于淋巴瘤及白血病
发热		多数为不规则的轻度或中度发热	低热或常不显著	高热	持续发热，为稽留热或弛张热	常无
胸痛		常有	常无	常有	常极为剧烈	少有
心包摩擦音		常有	少有	常有	明显，出现早	常无
心脏杂音		常伴有显著杂音	无	无	无	正常或轻度增高
抗链球菌溶血素“O”效价		常增高	正常	正常或增高	正常或增高	阴性
白细胞计数		中度增高	正常或轻度增高	明显增高	正常或增高	一般中量
血培养		阴性	阴性	可阳性	阴性	常为浆液性
心包渗液	量	较少	常大量	较多	淋巴细胞较多	常大量
	性质	多为草黄色	多为血性	脓性	无	血性
	ADA活性	<30U/L	≥30U/L	<30U/L	糖皮质激素	≥30U/L
	细胞分类	中性粒细胞占多数	淋巴细胞较多	中性粒细胞占多数	淋巴细胞占多数	可见肿瘤细胞
	细菌	无	有时找到结核杆菌	能找到化脓性细菌	无	无
心包腔空气注入术		心脏增大	心脏不大	心脏不大	心脏常增大	心脏不大
治疗		抗风湿病药物	抗结核药	抗生素	肾上腺皮质激素	抗肿瘤治疗

知识点14：急性心包炎的病因治疗　　副高：熟练掌握　正高：熟练掌握

（1）风湿性心包炎：应加强抗风湿治疗，一般对肾上腺皮质激素的反应好。

（2）结核性心包炎：应尽早、足量联合使用抗结核药物治疗，直至结核活动停止后1年左右停药。如出现心脏压塞症状，应行心包穿刺放液，当渗液继续产生或有心包缩窄表现时，应考虑心包切除，以防发展为缩窄性心包炎。

（3）化脓性心包炎：诊断一旦确定，应针对致病菌选用足量、有效的抗生素，并反复心包穿刺抽脓和心包腔内注入抗生素。当疗效不佳时，应立即施行心包切开引流术，如发现心包增厚，则做广泛心包切除。由于本病同时存在严重的原发病，应予以重视。

（4）非特异性心包炎：应用肾上腺皮质激素能有效地抑制本病急性期，如反复发作也可以考虑进行心包切除。

（5）其他：如尿毒症性心包炎、急性心肌梗死并发心包炎、肿瘤性心包炎、系统性红斑狼疮性心包炎、真菌性心包炎、类风湿性心包炎、阿米巴性心包炎等，治疗均为针对原发病为主，必要时行心包穿刺术或心包切除术。

知识点15：非特异性（特发性）心包炎的处理　副高：熟练掌握　正高：熟练掌握

（1）非甾体类解热镇痛抗炎药（NSAID）：一般疗程为2周。

（2）麻醉类镇痛药：NSAID效果不佳者，应用麻醉类镇痛药辅助治疗。

（3）糖皮质激素：NSAID效果不佳者，短暂应用糖皮质激素，泼尼松40~60mg/d，2~3天，1~3周减量至0。

（4）复发和反复发作的心包炎：给予第二个2周疗程的NSAID或糖皮质激素或试用秋水仙碱疗法（0.5~1mg/d或首次予负荷量2~3mg，口服，疗程至少1年，缓慢减量至停药）。顽固性复发性心包炎可考虑外科心包切除术。

知识点16：心包积液或心脏压塞的处理　副高：熟练掌握　正高：熟练掌握

（1）中至大量心包积液即将发生心脏压塞者行心包穿刺引流，预防心脏压塞。结核或化脓性心包炎更强调充分彻底引流以提高治疗效果和减少心包缩窄发生率。

（2）已发生心脏压塞者，无论积液量多少，均应行紧急心包穿刺引流。

（3）对于含有较多凝块和纤维条索样物质的积液，估计闭式引流效果不佳或风险大者，建议行心包开窗引流，可同时行心包活检辅助诊断。

知识点17：急性心包炎的并发症　副高：熟练掌握　正高：熟练掌握

（1）复发性心包炎：心包炎症反复发作，多见于急性非特异性心包炎和心脏损伤后综合征，发生率为20%~30%。

（2）缩窄性心包炎：结核性心包炎、化脓性心包炎和创伤性（包括手术后）心包炎较易发生缩窄。

第二节　缩窄性心包炎

知识点1：缩窄性心包炎的概念　副高：熟练掌握　正高：熟练掌握

缩窄性心包炎是指心脏被致密厚实的纤维化或钙化心包所包围，使心室舒张充盈受限而产生一系列循环障碍的疾病。

知识点2：缩窄性心包炎的病因　副高：熟练掌握　正高：熟练掌握

缩窄性心包炎继发于急性心包炎，我国仍以结核性最为常见，其次由急性非特异性、化脓性和创伤性（包括手术后）心包炎演变而来。

知识点3：缩窄性心包炎的临床表现　副高：熟练掌握　正高：熟练掌握

（1）症状：①体循环淤血症状：腹胀、肝区疼痛，食欲缺乏，水肿；②肺静脉压升高所致症状：咳嗽、活动性气促甚至端坐呼吸；③慢性低心排血量症状：严重乏力、肌肉失用性萎缩、恶病质；④其他可能发生的临床情况：心绞痛样胸痛、一过性缺血发作和晕厥等。

（2）体征：①颈静脉怒张并 Kussmaul 征（-）；②动脉收缩压正常或降低、脉压变小，可有奇脉；③心脏体检可见心尖冲动不明显，心浊音界不大、心率增快、心音减低，S_2 宽分裂、可闻及心包叩击音，系舒张早期的额外心音，呈拍击样性质，胸骨左缘或心尖部最易听到，反应心室充盈早期突然终止；可能闻及二尖瓣反流杂音；④腹部体检可见：肝大并可触及与颈静脉搏动一致的肝搏动、腹腔积液征（+）；⑤下肢凹陷性水肿、上肢和上身肌肉消瘦、恶病质；⑥继发肝功能不全或心源性肝硬化者可能出现黄疸、肝掌、蜘蛛痣。

知识点4：缩窄性心包炎的辅助检查　副高：熟练掌握　正高：熟练掌握

（1）心电图检查：①窦性心律（常有心动过速）或房颤；②QRS 波群低电压；③非特异性 T 波异常（低平或倒置）。

（2）超声心动图：①可见心包膜明显增厚或粘连，回声增强；②左心室游离壁舒张中晚期运动呈平直外形；③二尖瓣早期快速关闭；④肺动脉瓣提前开放；⑤室间隔运动异常及心室舒张末期内径缩小。

（3）X 线检查：①心影偏小、正常或因合并心包积液而增大；②左右心缘变直、主动脉弓小而右上纵隔增宽（上腔静脉扩张）；③有时可见心包钙化；偶尔出现胸腔积液。

（4）CT 及磁共振：磁共振是诊断缩窄性心包炎的最佳无创性检查，可准确测量心包厚度以及右心房扩张与右心室缩小的程度。

（5）左右心导管检查：①RA、PCWP、RV 舒张压、LV 舒张压均升高且达到一相同或相近水平，约 20mmHg，左右心充盈压相差很少超过 3~5mmHg；②右房压力曲线：X 倾斜保留，显著的 Y 倾斜、a 和 V 波高度大致相同，导致形成 M 或 W 型形态；③LV、RV 舒张期压力曲线呈“下陷-高平原”波形，又称“平方根”征；④肺动脉、RV 收缩压常中度升高，范围在 30~45mmHg；⑤每搏量下降、代偿性心动过速，心排血量仍能维持；当无广泛心肌受累时，LVEF 正常或仅轻度减低。

知识点5：缩窄性心包炎的诊断　副高：熟练掌握　正高：熟练掌握

根据体循环淤血表现（颈静脉怒张、肝大、水肿或腹腔积液等）、舒张期充盈受限的证据（超声心动图检查、左右心导管检查），心包增厚，特别是伴钙化（CT 或 MRI），可诊断为缩窄性心包炎。

知识点6：缩窄性心包炎与限制型心肌病的鉴别诊断

副高：熟练掌握　正高：熟练掌握

缩窄性心包炎与限制型心肌病的鉴别诊断

特征	缩窄性心包炎	限制型心肌病
心包叩击音	存在	不存在
心室壁厚度	正常	常增加
室间隔“反跳”	存在	不存在
心包厚度	增加	正常
静脉压波形显著的 Y 倾斜	存在	不一定
左右心室充盈压相同	存在	左室充盈压较右室至少高 3~5mmHg
心室充盈压>25mmHg	极少，多在 20mmHg 左右	常见
肺动脉收缩压>60mmHg	不存在，常为中度升高（30~45mmHg）	常见
心室压力波形“平方根”征	存在	不一定
左右心压力和血流呼吸变异	显著（呼吸变异增加>25%）	正常（呼吸变异增加<10%）

知识点7：缩窄性心包炎的治疗

副高：熟练掌握　正高：熟练掌握

（1）内科治疗：①降低体循环静脉压，控制钠盐摄入，利尿；②尽量避免使用减慢心跳的药物，如β受体阻滞剂和钙离子通道阻滞剂，发生心房颤动时可选用洋地黄控制。

（2）外科治疗：①确诊后应尽早行手术治疗，防止心肌长期受压引起心肌萎缩和纤维化，导致顽固性心力衰竭及肝、肾脏器功能继发性改变；②结核性心包炎宜于结核活动静止后或积极使用抗结核的情况下进行；③后心脏负荷不宜过重，静脉输液及输血应谨慎，以防引起急性左心功能衰竭。

第十一章 成人先天性心脏病

第一节 先天性心脏病的病理生理

一、房间隔缺损

知识点1：房间隔缺损的概念 副高：熟练掌握 正高：熟练掌握

房间隔缺损（ASD）简称房缺，是指原始心房间隔在发生、吸收和融合时出现异常，左右心房之间仍残留未闭的房间孔。

知识点2：房间隔缺损的病理解剖 副高：熟练掌握 正高：熟练掌握

根据房间隔缺损发生的部位，分为原发孔型房间隔缺损和继发孔型房间隔缺损。①原发孔型房间隔缺损：位于心房间隔下部，其下缘缺乏心房间隔组织，而由心室间隔的上部和三尖瓣与二尖瓣组成；常伴有二尖瓣前瓣叶的裂缺，导致二尖瓣关闭不全，少数有三尖瓣隔瓣叶的裂缺；②继发孔型房间隔缺损：系胚胎发育过程中，原始房间隔吸收过多，或继发性房间隔发育障碍，导致左右房间隔存在通道所致。

知识点3：房间隔缺损的分型 副高：熟练掌握 正高：熟练掌握

（1）中央型：又称卵圆孔型，最常见，发病率占总数的70%以上。绝大多数病例，缺损为单发性的，呈椭圆形，长1~3cm，位于冠状窦的后上方，相当于卵圆窝的部位，周围有良好的边缘。缺损距离传导系统较远，术后良好。但个别病例的缺损可呈筛孔形。

（2）下腔型：此型约占缺损的10%。缺损位于房间隔的后下方，位置较低，呈椭圆形，下缘缺如，与下腔静脉入口相延续，左心房的后壁构成缺损的后缘，有时伴有下腔静脉瓣，手术操作时应特别注意。

（3）上腔型：又称静脉窦型，位于房间隔的后上方，紧靠上腔静脉的入口，缺损下缘为明显的新月形房间隔，上界缺如，常和上腔静脉连通，常合并有部分性右肺静脉异位引流。

（4）混合型：即同时兼有上述2种以上的房间隔缺损。

二、室间隔缺损

知识点1：室间隔缺损的概念　　副高：熟练掌握　正高：熟练掌握

室间隔缺损（VSD）是指胚胎期心室间隔发育不全造成的左、右心室之间的异常交通，并在心室水平出现左向右血液分流的先天性心血管畸形。

知识点2：室间隔缺损的分型　　副高：熟练掌握　正高：熟练掌握

根据解剖部位和缺损边缘结构，可将心室间隔缺损分为：①膜周缺损：占室间隔缺损病例的75%~80%，缺损边缘至少部分由某房室瓣和某动脉瓣（半月瓣）之间的纤维组织构成。位于室上嵴之下、后的室间隔膜部，接近三尖瓣和主动脉瓣，可向流入道部、肌小梁部和流出道部延伸，常见膜部瘤形成；②肌部缺损：占室间隔缺损病例的15%~20%，缺损边缘完全由心肌组织包围，常见多个缺损，有的致室间隔肌部成筛状。若为无临床症状的单个小缺损，称为Roger病；③流出道部缺损：又称嵴上型、干下型，占5%，位于主动脉瓣（半月瓣）下方，常因瓣尖脱垂而产生进行性主动脉瓣反流；④流入道部缺损：约占4%，紧邻房室瓣（二尖瓣）下方，多伴二尖瓣反流，典型的见于Down综合征（21三体综合征）心内膜垫缺损患者。

知识点3：室间隔缺损与邻近组织的关系　　副高：熟练掌握　正高：熟练掌握

室间隔缺损与邻近组织的关系因缺损的类型而异，主要是与传导组织、主动脉和三尖瓣的解剖关系。房室结位于冠状窦和膜部间隔的房间部之间的中点处，希氏束（又称房室束）由该点伸向膜部间隔，而后经三尖瓣的后方，与膜部间隔和肌部间隔之间进入心室。在膜部间隔的房室部进入膜部的室间隔处，左束支从希氏束分出，而右束支则行走于膜部间隔和窦部间隔之间，故以这两部分的交界线或窦部间隔的基部作为希氏束行径的标志。希氏束总是隐行于窦部间隔边缘肌肉之中，左侧较浅，右侧较深。而膜部和室间隔缺损边缘的纤维环中无传导组织。

有高位膜部缺损，特别是大型者，上缘多紧靠主动脉右冠状动脉瓣和无冠状动脉瓣交界的下方，后缘的左侧为二尖瓣大瓣，右侧为三尖瓣隔瓣。

三、动脉导管未闭

知识点1：动脉导管未闭的形成过程　　副高：熟练掌握　正高：熟练掌握

动脉导管是由胚胎左侧第6主动脉弓形成的，位于主动脉峡部和左肺动脉根部之间的主动脉-肺动脉通道。正常状态多在出生后，由于动脉导管壁中层肌肉收缩，使导管缩短，加上导管功能上的关闭，发生内膜下层组织增生，通常生后2~3周导管自动关闭，6个月闭合者罕见。其后如未能闭合，则成为病理状态而使之永久开放，即称为动脉导管未闭

(PDA)。

知识点2：动脉导管未闭的分型 副高：熟练掌握 正高：熟练掌握

（1）根据解剖改变，动脉导管未闭可分为3种类型：①管型动脉导管：动脉导管长度多在1cm以内，直径大小不同，但导管两端粗细一致，成人病例多属此类；②窗型动脉导管：此类几乎没有长度，肺动脉与主动脉紧贴，它们之间的沟通有如瘘管或类似缺损，其直径往往较大；③漏斗型动脉导管：其长度与管型相似，但其近主动脉处粗大，近肺动脉处狭小，呈漏斗型，有时甚至形成动脉瘤样。

（2）根据血流动力学影响，动脉导管未闭分为5种类型：①寂静型：无临床症状和体征，仅通过特殊检查（通常为心脏超声）发现；②小型动脉导管未闭：无症状，有连续性杂音，$Q_P/Q_S<1.5$，左心室容量负荷和肺动脉压正常；③中型动脉导管未闭：有连续性杂音，$Q_P/Q_S=1.5\sim2.2$，有明显左心室容量负荷过重和肺动脉高压，可导致左心衰和右心衰；④大型动脉导管未闭：有连续性杂音，$Q_P/Q_S>2.2$，有明显左心室容量负荷过重和肺动脉高压，可导致左心衰和右心衰；⑤Eisenmenger型：中型以及大型动脉导管未闭，长期大量左向右分流导致器质性肺动脉高压，达到或超过主动脉压，左向右分流减少或出现右向左分流，连续性杂音消失，出现差异性低氧血症和差异性青紫。

四、右心室流出道梗阻性疾病

知识点1：右心室流出道梗阻性疾病的类别 副高：熟练掌握 正高：熟练掌握

右心室流出道梗阻性疾病分为肺动脉瓣狭窄、单纯性肺动脉闭锁、法洛四联症。

知识点2：法洛四联症的概念 副高：熟练掌握 正高：熟练掌握

法洛四联症是指包括肺动脉狭窄、主动脉骑跨、室间隔缺损及右心室肥厚病理改变等特征的先天性心脏病。本症常可伴发其他畸形，如同时有房间隔缺损则称为法洛五联症。

知识点3：法洛四联症的室间隔缺损特征 副高：熟练掌握 正高：熟练掌握

①对位异常的室间隔缺损：由于圆锥室间隔向前移位而与正常位置的窦部室间隔未能对拢而形成；②大型缺损：其直径约等于主动脉瓣口，主动脉瓣和二尖瓣呈纤维连接。混合型肺动脉狭窄是指肺动脉狭窄，一般包括漏斗部狭窄、肺动脉瓣及其瓣环和（或）肺动脉干及其分支狭窄。因此，法洛四联症患者的病理生理学特点是左右心室压力相等。

五、心内膜垫缺损

知识点1：心内膜垫缺损的概念 副高：熟练掌握 正高：熟练掌握

心内膜垫缺损（ECD）又称房间隔缺损、房室管畸形或共同房室通道等，是指胎儿期心内膜垫发育异常，导致房室瓣上方的原发孔缺损或房室瓣下方的膜周室间隔缺损，以及房室瓣环不同程度分裂的一组复杂畸形。

知识点 2：心内膜垫缺损的分型　　副高：熟练掌握　正高：熟练掌握

根据心内膜垫缺损的不同程度，临床上分为部分性心内膜垫缺损和完全性心内膜垫缺损。①部分性心内膜垫缺损：自然病程的发展过程与面积较大的继发孔型房间隔缺损相似。近 10%~15%的病例在 20~40 岁时出现肺高压引起的肺血管阻塞性病变；②完全性心内膜垫缺损：较为少见，病程自然发展过程尚无足够的资料，估计未经手术治疗者约 80%在 2 岁时死于肺血管阻塞性病变和充血性心力衰竭。

六、肺静脉和体静脉异位引流

知识点 1：完全性肺静脉异位引流的概念　　副高：熟练掌握　正高：熟练掌握

完全性肺静脉异位引流（TAPVD）是指全部肺静脉直接或间接同右心房相连接，使右心房同时接受体循环回流的静脉血和全部的肺循环回流的氧合血，一部分右心房内的混合血通过心房内分流到左心房，另一部分经右心室进入肺循环。完全型肺静脉异位引流的预后极差，80%死于 1 岁以内。

知识点 2：部分性肺静脉异位引流的概念　　副高：熟练掌握　正高：熟练掌握

部分性肺静脉异位引流（PAPVD）在 4 支肺静脉中，其中 1~3 支肺静脉未能与左心房正常连接。常在成年后出现心力衰竭和肺动脉高压。部分肺静脉异位连接的治疗效果与预后均与房间隔缺损相类似。

知识点 3：PAPVD 的病理生理改变　　副高：熟练掌握　正高：熟练掌握

部分性肺静脉异位引流的病理生理改变是由肺静脉回流到右心房和（或）心房水平的左向右分流引起的。其血流动力学改变与有无房缺以及异位引流的肺静脉数目有关。合并房间隔缺损的 PAPVD，主要生理学改变类似于房间隔缺损，如肺血流量增多、肺动脉压力增高、肺血管梗阻性改变。

七、其他瓣膜病病理生理学特征

知识点 1：先天性二叶式主动脉瓣畸形的概念　　副高：熟练掌握　正高：熟练掌握

先天性二叶式主动脉瓣是一种常见的先天性疾病，易伴发其他心血管异常，出现明显血流动力学改变及严重症状需药物治疗或手术干预。它是胚胎早期动脉干分割为主、肺动脉两大血管后，在瓣叶形成过程中除发育成正常的 3 个瓣叶外，也可发育成 1 个、2 个或 4 个瓣叶，此即瓣叶数目的异常，其发生率的高低依次为二叶、单叶和四叶递减。二叶主动脉瓣一般呈前后位、左右位或斜位，以前后位多见。

知识点 2：主动脉狭窄的概念　　副高：熟练掌握　正高：熟练掌握

主动脉狭窄是一组引起左心室流出道梗阻的先天性畸形。根据梗阻部位可分为主动脉瓣膜狭窄、主动脉瓣下狭窄、主动脉瓣上狭窄。其中，主动脉瓣膜狭窄最多见，是指主动脉瓣膜开放受限或发育不良引起的瓣膜水平的梗阻。

知识点 3：主动脉瓣膜狭窄的血流动力学改变　　副高：熟练掌握　正高：熟练掌握

主动脉瓣膜狭窄的血流动力学改变为左心室排血受阻，病理生理改变的严重程度取决于瓣膜的狭窄程度。由于主动脉瓣膜狭窄，左心室射血时阻力增高，为了维持正常输出量和血压，左心室收缩力代偿性增加，射血期心室壁张力上升，收缩期延长，心肌做功增加，心肌代谢和耗氧增加。左心室壁代偿性肥厚，耗氧量增加而冠状动脉的供血不能相应增加反而减少。

知识点 4：主动脉瓣膜狭窄中，左心室壁代偿性肥厚，冠状动脉的供血减少的原因　　副高：熟练掌握　正高：熟练掌握

左心室壁代偿性肥厚，耗氧量增加而冠状动脉的供血不能相应增加反而减少。其原因：①冠状动脉的开口也有狭窄；②舒张时限相对缩短，冠状动脉灌注时间缩短；③左室收缩期高压使冠状动脉壁受到心肌的挤压，增加了灌注的阻力；④收缩期血流高速通过主动脉瓣口，因 Ventyri 效应产生抽吸作用减少了冠状动脉的血流灌注量。多种原因使肥厚的心肌供血严重不足，左心室心肌或心内膜下出现缺血、坏死，导致心力衰竭甚至猝死。

知识点 5：主动脉缩窄的概念　　副高：熟练掌握　正高：熟练掌握

主动脉缩窄（CoA）是指主动脉弓峡部区域（左锁骨下动脉起始点与动脉导管或导管韧带附着点之间）狭窄。

知识点 6：肺动脉瓣狭窄的概念　　副高：熟练掌握　正高：熟练掌握

肺动脉瓣狭窄（PS）是指室间隔完整，肺动脉狭窄的部位在肺动脉瓣的瓣膜部，是常见的成人先天性心脏疾病之一，属于肺动脉瓣口狭窄最常见的一种类型。PS 的瓣膜增厚和纤维化并不十分显著，但狭窄的瓣孔往往仅有 2~3mm 口径，多见于年龄较幼小的患者。另一种是肺动脉瓣膜显著增厚而且短小，呈不对称的收缩，瓣孔边缘增厚而不规则，狭窄程

度较不显著，瓣孔口径多在5~10mm，此种常见于成人。肺动脉瓣狭窄常与其他先天性心脏异常并存，如房缺、室缺、动脉导管未闭、法洛四联症等。

知识点7：肺动脉瓣狭窄的类型　　　　副高：熟练掌握　正高：熟练掌握

肺动脉瓣狭窄即肺动脉出口处狭窄，造成右心室排血受阻，可分为三种类型：①瓣膜型肺动脉口狭窄；②右心室漏斗部狭窄；③肺动脉狭窄。

第二节　房间隔缺损

知识点1：房间隔缺损的胚胎学与发病机制　　　　副高：熟练掌握　正高：熟练掌握

约在胚胎28天时，在心房的顶部背侧壁正中处发出第一房间隔，其向心内膜垫方向生长，到达心内膜垫之前的孔道称第一房间孔。在第一房间孔封闭以前，第一房间隔中部变薄形成第二房间孔。在第一房间隔形成后，即胚胎第5周末，在其右侧发出第二房间隔，逐渐生长并覆盖第二房间隔孔。与第一房间隔不同的是，第二房间隔并不与心内膜垫发生融合而形成卵圆孔。其可被第一房间隔覆盖，覆盖卵圆孔的第一房间隔称卵圆孔瓣。此后，胎儿期血液自右向左在房水平分流实现体循环。出生后，左房压力增大，从而使两个房间隔合二为一，卵圆孔闭锁，成为房间隔上的卵圆窗。在原始心房分隔过程中，如果第一房间孔未闭合，或者第一房间孔处缺损，或卵圆孔过大，均可造成ASD。

知识点2：与房间隔缺损有关的基因　　　　副高：熟练掌握　正高：熟练掌握

随着分子生物学的发展，越来越多的与心房间隔缺损有关的基因被发现，T-BX5、NKX2.5、GATA4转录因子与房间隔缺损的发生高度相关，WNT4、IFRDI、HCK等基因的表达异常也与房间隔缺损的发生相关。

知识点3：房间隔缺损的病因　　　　副高：熟练掌握　正高：熟练掌握

房间隔缺损是多因素的遗传和环境因素的相互作用，很难用单一原因解释。很多情况下不能解释病因。动物试验表明，缺氧、缺少或摄入过多维生素、摄入某些药物、接受离子放射线常是心脏畸形的原因。在遗传学方面，大多数房间隔缺损不是通过简单方式遗传，而是多基因、多因素的共同作用。

知识点4：房间隔缺损的临床表现　　　　副高：熟练掌握　正高：熟练掌握

（1）症状：儿童时期可多年无症状，或仅表现为易患呼吸道感染性疾病。随着年龄增长，至青春期或成年后，逐渐出现运动不耐受（劳力性呼吸困难、乏力）、心悸（心房扑动、心房颤动或病窦综合征），进一步发展可出现右心衰竭的症状。出现发绀则提示严重肺动脉高压和 Eisenmenger 综合征。

（2）体征：胸骨左缘第 2 肋间闻及 2/6 级或以上喷射性收缩期杂音，较粗糙，肺动脉瓣区第二心音亢进并固定宽分裂是房间隔缺损的标志，三尖瓣区（胸骨下缘左侧）可能闻及因通过三尖瓣的血流增加、三尖瓣相对狭窄产生的隆隆样低调舒张中期杂音。当发生右心衰竭，可闻及三尖瓣反流产生的全收缩期吹风样杂音。

知识点 5：房间隔缺损的辅助检查　　副高：熟练掌握　正高：熟练掌握

（1）心电图：可呈不完全或完全性右束支传导阻滞，右心房右心室肥大，电轴右偏，可有房速、房扑、房颤等各种房性心律失常。V_1 导联高大的 R 波或 R′波提示肺动脉高压。

（2）胸部 X 线片：缺损较小时，分流量少，X 线所见可大致正常或心影轻度增大。缺损较大者，肺野充血，肺纹理增多，肺动脉段突出，在透视下有时可见肺门舞蹈。主动脉结缩小，心脏扩大，以右心房、右心室明显，一般无左心室扩大。

（3）超声心动图：可以清晰显示 ASD 大小、位置、数目、残余房间隔组织的长度及厚度，以及与毗邻解剖结构的关系，而且还可以全面了解心内结构和血流动力学变化。经胸超声显示右房、右室扩大，肺动脉增宽，M 型见左室后壁与室间隔同向运动，二维可见房间隔连续性中断，彩色多普勒显像可显示左向右分流的部位及分流量。肺动脉压可通过三尖瓣反流束的高峰血流来评估。

（4）心脏磁共振（CMR）或计算机体层显像（CT）：当超声诊断有困难，特别是评价右心室容量负荷和肺静脉引流情况时，CT 和 CMR 可作为替代手段。

（5）右心导管检查：当心脏超声提示肺动脉高压时，需要行右心导管检查评估肺血管阻力和手术指征，导管通过缺损可进入左心房。根据各部位心脏压力及血氧含量可计算出左向右分流量及肺循环阻力等血流动力学参数。

知识点 6：房间隔缺损的诊断　　副高：熟练掌握　正高：熟练掌握

诊断房间隔缺损，根据临床症状、体征、心电图检查结果、胸部 X 线片及超声心动图检查结果可得出明确诊断。尤其是超声心动图检查结果，可确定缺损类型、肺动脉压力高低及有无合并其他心内畸形等。

知识点 7：房间隔缺损的鉴别诊断　　副高：熟练掌握　正高：熟练掌握

（1）较大的室间隔缺损：因为左至右的分流量大，心电图表现与 ASD 极为相似，可能造成误诊，但心室间隔缺损心脏听诊杂音位置较低，左心室常有增大。小儿患者不易鉴别时可做右心导管检查确立诊断。

（2）特发性肺动脉高压：其体征、心电图和 X 线检查结果与 ASD 相似，但心导管检查可发现肺动脉压明显增高而无左向右分流证据。

（3）部分肺静脉畸形：其血流动力学改变与ASD极为相似，但临床上常见右侧肺静脉畸形引流入右心房与房间隔缺损合并存在，肺部X线体层摄片可见畸形肺静脉的阴影。右心导管检查有助于确诊。

（4）瓣膜型单纯肺动脉口狭窄：其体征、X线和心电图表现与ASD有许多相似之处，有时可造成鉴别上的困难。但瓣膜型单纯肺动脉口狭窄时杂音较响，超声心动图见肺动脉瓣异常，右心导管检查可确诊。

知识点8：房间隔缺损的治疗　　副高：熟练掌握　正高：熟练掌握

到目前为止，房间隔缺损的治疗包括外科开胸和介入治疗2种。房间隔缺损确诊后应尽早接受治疗。一般介入治疗房间隔缺损的大小范围为5~36mm。对于原发孔型房间隔缺损、静脉窦型房间隔缺损、下腔型房间隔缺损和合并需外科手术的先天性心脏畸形，目前还不能用经介入方法进行治疗，外科手术是原发孔房间隔缺损治疗的唯一选择。

知识点9：外科手术的指征　　副高：熟练掌握　正高：熟练掌握

外科手术是指在开胸直视条件下，直接缝合或用心包补片或合成材料补片修补缺损。手术指征为：①右心室增大（提示左向右分流量大，$Q_P/Q_S>1.5$）、肺动脉压不高的患者，无论有无症状都应手术；②所有房间隔缺损并怀疑有因此而发生的反常栓塞者，无论缺损大小都应手术；③肺动脉压增高但小于体循环动脉压2/3［基础状态或应用肺动脉扩张剂后，如O_2、NO制剂（如硝酸甘油）］，并有证据显示左向右净分流（$Q_P/Q_S>1.5$）者，尚可考虑手术。并发Eisenmenger综合征的房缺患者禁忌手术。手术时机以学龄前期最佳，手术愈早愈能避免对右心室功能的不良影响，即使成年以后，符合上述适应证者依然需要手术治疗。

知识点10：外科修补继发孔房间隔缺损的方法　　副高：熟练掌握　正高：熟练掌握

在体外循环下，对较小缺损直接缝合，较大缺损则需补上心包片或人造补片。同时纠正合并的其他先天畸形，术后症状改善，心脏大小恢复正常。手术时机应选在儿童或少年期（5~15岁），当证实房缺存在，且分流量达肺循环40%以上时，或有明显症状应早期治疗。40岁以上患者手术死亡率可达5%，有显著肺动脉高压，当肺动脉压等于或高于体动脉压发生右-左分流者，不宜手术。原发孔型房缺手术修补可造成希氏束损伤或需同时修复二尖瓣，病死率较高。

第三节　室间隔缺损

知识点1：室间隔缺损的病因　　副高：熟练掌握　正高：熟练掌握

（1）染色体疾病：先心病患者染色体异常率为5%~8%，表现为染色体的缺失和双倍体，染色体缺失见于22q11缺失（DiGeorge综合征），45X缺失（Turner综合征）。双倍体异常见于21三体（Down综合征）。染色体异常的患者子代有发生室间隔缺损的风险。

（2）单基因病：3%的先心病患者有单基因病。表现为基因的缺失、错义突变和重复突变。遗传规律为常染色体显性遗传、常染色体隐性遗传或X连锁的遗传方式。

（3）多基因病：多基因病与许多先心病的发生有关，是环境和遗传因素作用的结果。特别在妊娠后第5~9周为心血管发育、演变最活跃的时期。母体在此期内感染病毒（如腮腺炎、水痘及柯萨奇病毒等）、营养不良、服用可能致畸的药物、缺氧环境以及接受放射治疗等，均有增加发生先天性心血管畸形的危险。母体高龄，特别是接近于更年期者，婴儿患法洛四联症的危险性增加。

知识点2：室间隔缺损的病理分类　　副高：熟练掌握　正高：熟练掌握

按室间隔缺损的大小和分流可分为4类：①轻型病例，左向右分流量小，肺动脉压正常；②缺损为0.5~1.0cm，有中等量的左向右分流，右室及肺动脉压力有一定程度增高；③缺损>1.5cm，左向右分流量大，肺循环阻力增高，右室与肺动脉压力明显增高；④巨大缺损伴显著肺动脉高压；肺动脉压等于或高于体循环压，出现双向分流或右向左分流，从而引起发绀，形成艾森曼格综合征。

知识点3：室间隔缺损的血流动力学分类　　副高：熟练掌握　正高：熟练掌握

Keith按室间隔缺损的血流动力学变化分为：①低流低阻；②高流低阻；③高流轻度高阻；④高流高阻；⑤低流高阻；⑥高阻反向流。

知识点4：室间隔缺损的临床表现　　副高：熟练掌握　正高：熟练掌握

（1）症状：与房间隔缺损相似。缺损小、分流量小的患者一般无症状，预后良好。缺损大而分流量大者，可有发育障碍、易患呼吸道感染性疾病、运动耐受力差、心悸，病程后期多有心力衰竭。肺动脉高压伴有右向左分流者，出现发绀。有些患者在心力衰竭、肺部感染或体力活动时肺动脉高压暂时加重出现发绀。

（2）体征：①本病的典型体征是在胸骨左缘第3~4肋间有响亮而粗糙的全收缩期杂音，常达4级以上，伴有震颤。杂音可在心前区广泛传播，有时亦传向颈部；②缺损大、左向右分流量大的患者，心尖附近可能有第三心音以及由于二尖瓣相对性狭窄所引起的隆隆样舒张期杂音；③肺动脉瓣区第二心音亢进伴分裂，此种分裂在深吸气时可加强；④当肺动脉高压显著时，典型的收缩期杂音可能消失，心尖部的杂音也消失，肺动脉瓣区可能有由于相对性肺动脉瓣关闭不全引起的舒张期反流性杂音，患者往往有发绀；⑤缺损大的患者一般发育差，身体瘦小；⑥右向左分流的患者有发绀及杵状指（趾）；⑦晚期发生心力衰竭时则有心衰相应的体征。

知识点5：室间隔缺损的辅助检查　　副高：熟练掌握　正高：熟练掌握

（1）心电图：缺损小者，心电图在正常范围内；中度以上缺损和分流者可见左心房扩大（P波增宽和切迹）、左心室容量负荷过重（V_5、V_6导联深Q波、高大的R波和T波）。肺动脉高压者可有不完全性右束支传导阻滞、左心室或左、右心室合并肥大改变。可出现房颤等心律失常。室缺修补术后亦常有右束支传导阻滞。

（2）超声心动图：可探测室间隔缺损部位、数量、大小，左心室容量负荷增加程度，估测肺动脉压。要特别注意是否伴主动脉瓣反流（瓣尖脱垂）、右心室或左心室流出道梗阻。

（3）胸部X线检查：中度以上缺损呈现左心房、左右心室增大和肺血流量增多、肺门血管影搏动明显，肺动脉段凸出，主动脉结正常或较小，缺损小的变化可不明显或正常。

（4）心脏磁共振：超声诊断有困难时的替代检查。

（5）心导管检查：主要用于室缺的血流动力学意义不明确时，或评估手术适应证有必要精确测定肺动脉压和肺血管阻力时。可明确缺损部位、测定分流量大小、肺动脉压及其对肺动脉扩张剂（如NO制剂）的反应性。

知识点6：室间隔缺损的诊断　　副高：熟练掌握　正高：熟练掌握

胸骨左缘第3~4肋间有响亮而粗糙的收缩期杂音，X线与心电图检查有左室增大等改变，结合无发绀等临床表现首先应当疑及本病。一般二维和彩色多普勒超声可明确诊断。

知识点7：室间隔缺损的鉴别诊断　　副高：熟练掌握　正高：熟练掌握

（1）房间隔缺损：杂音性质不同于室缺，容易作出诊断和鉴别诊断。

（2）肺动脉瓣狭窄：杂音最响部位在肺动脉瓣区，呈喷射性，P_2减弱或消失，右室增大，肺血管影变细等。

（3）特发性肥厚性主动脉瓣下狭窄：为喷射性收缩期杂音，心电图有Q波，超声心动图等检查可协助诊断。

（4）其他：室缺伴主动脉瓣关闭不全需与动脉导管未闭，主、肺动脉隔缺损，主动脉窦瘤破裂等相鉴别。动脉导管未闭一般脉压较大，主动脉结增宽，呈连续性杂音，右心导管检查分流部位位于肺动脉水平可帮助诊断。主、肺动脉隔缺损杂音呈连续性，但位置较低，在肺动脉水平有分流存在，逆行主动脉造影可以区别。主动脉窦瘤破裂有突然发病的病史，杂音以舒张期为主，呈连续性，血管造影可明确诊断。

知识点8：室间隔缺损的并发症——肺部感染　　副高：熟练掌握　正高：熟练掌握

左向右大量分流造成肺部充血，肺动脉压力升高，因而使水分向肺泡间质渗出，肺内水分和血流增加，肺的顺应性降低，而发生呼吸费力、呛咳。当合并心脏功能不全时，造成肺淤血、水肿，在此基础上，轻微的上呼吸道感染就可引起支气管炎或肺炎。若肺部感染单用抗生素治疗无效，需同时控制心力衰竭才能缓解。肺炎与心力衰竭可反复发作，可危及患儿的生命，故应积极治疗室间隔缺损。

知识点9：室间隔缺损的并发症——心力衰竭 副高：熟练掌握 正高：熟练掌握

约10%的VSD患儿会发生充血性心力衰竭。主要见于大型室间隔缺损，由于大量左向右分流，肺循环血量增加，肺充血加剧，左、右心容量负荷加重，导致心力衰竭。表现为心搏增快、呼吸急促、频繁咳嗽、喉鸣音或哮鸣音，肝大，颈静脉怒张和水肿等。

知识点10：室间隔缺损的并发症——肺动脉高压 副高：熟练掌握 正高：熟练掌握

大型VSD或伴发其他左向右分流的先天性心脏畸形，随着年龄增长，大量左向右分流使肺血流量超过体循环，肺动脉压力逐渐升高，肺小血管壁肌层逐渐肥厚，肺血管阻力增高，最后导致肺血管壁不可逆性病变，即艾森曼格综合征，临床出现发绀。

知识点11：室间隔缺损的并发症——感染性心内膜炎 副高：熟练掌握 正高：熟练掌握

小型至中等大小的室间隔缺损较大型者好发感染性心内膜炎。主要发病原因是VSD产生的高速血流，冲击右心室侧心内膜，造成该处心内膜粗糙。因其他部位的细菌感染，如呼吸道感染、泌尿系统感染、扁桃体炎、牙龈炎等并发菌血症时，细菌在受损的心内膜上停留，繁殖而致病。可出现败血症症状，如持续高热、寒战、贫血、肝脾大、心功能不全，有时出现栓塞表现，如皮肤出血点、肺栓塞等。常见的致病菌是链球菌、葡萄球菌、肺炎球菌、革兰阴性杆菌等。抗生素治疗无效，需手术切除赘生物，清除脓肿，纠正心内畸形或更换病变瓣膜，风险很大，病死率高。

知识点12：心力衰竭的内科治疗 副高：熟练掌握 正高：熟练掌握

室间隔缺损合并充血性心力衰竭时，内科治疗主要是应用强心、利尿和抗生素等药物控制心力衰竭，防止感染或纠正贫血等。无症状的左心室收缩功能不全患者应用ACEI、ARB以及β受体阻滞剂。对合并无症状的严重瓣膜反流应选择外科治疗。对QRS≥120ms，经过充分的药物治疗心功能仍为NYHA Ⅲ～Ⅳ级者，应用CRT可改善症状、心功能和存活率。

知识点 13：心律失常的内科治疗　　副高：熟练掌握　正高：熟练掌握

手术与非手术的室间隔缺损患者在疾病的一定阶段可并发心律失常，影响患者的预后，也与猝死密切相关。心律失常的病因是多因素的，如心脏扩大、心肌肥厚、纤维化和低氧血症等。介入治疗放置封堵器后，因封堵器对心室肌以及传导系统的直接压迫，也可产生心律失常和传导阻滞。外科手术损伤可直接引起窦房结、房室传导系统损伤，心房和心室的瘢痕可以引起电生理的异常和心律失常。外科手术后和介入治疗术后数月和数年发生房室传导阻滞，故应重视长期随访观察。预防性应用抗心律失常药物未显示对无症状的先心病患者有益处。应用 ICD 可挽救并发恶性心律失常药物治疗无效以及发生过心脏骤停的成人先心病患者的生命。

知识点 14：肺动脉高压的评价　　副高：熟练掌握　正高：熟练掌握

肺动脉高压是指肺动脉平均压>25mmHg。肺动脉压是影响先心病患者预后的主要因素。肺动脉高压按肺动脉收缩压与主动脉或周围动脉收缩压的比值，可分为 3 级：①轻度肺动脉高压：比值≤0.45；②中度肺动脉高压：比值为 0.45~0.75；③严重肺动脉高压：比值>0.75。按肺血管阻力的大小，也可分为 3 级：①轻度<560dyn · s · cm^{-5}（7Wood 单位）；②中度为 560~800dyn · s · cm^{-5}（8~10Wood 单位）；③重度>800dyn · s · cm^{-5}（10Wood 单位）。

知识点 15：肺动脉高压的治疗　　副高：熟练掌握　正高：熟练掌握

通过急性药物试验可鉴别动力型肺动脉与阻力型肺动脉高压，常用药物有硝酸甘油 [5μg/(kg · min)]、一氧化氮（25ppm）、前列环素 [2ng/(kg · min)] 和腺苷 [50μg/(kg · min) ×15min]。应用药物后：①肺动脉平均压下降的绝对值超过 10mmHg；②肺动脉平均压下降到 40mmHg 之内；③心排血量没有变化或者上升，提示是动力型肺动脉高压。如是前者可以考虑行介入治疗或外科手术，后者主要是药物治疗。扩血管药物的应用可降低部分患者肺动脉高压，缓解症状。目前应用的扩血管药物有伊洛前列素和内皮素（ET）受体阻滞药波生坦等，有一定的疗效。但是价格昂贵，大多数患者难以承受长期治疗。严重肺动脉高压，药物治疗无效者，需考虑心肺联合移植。

知识点 16：感染性心内膜炎的预防　　副高：熟练掌握　正高：熟练掌握

外科或非外科治疗的先心病患者均有患感染性心内膜炎的风险，未治疗者或术后存在残余分流者，心内膜炎是终身的危险，应进行适当的预防和定期随访。室缺术后 6 个月无残余分流者，一般不需要预防性应用抗生素。各种进入人体的操作，包括牙科治疗、妇科和产科检查和治疗、泌尿生殖道和胃肠道介入治疗期间均需要预防性应用抗生素。甚至穿耳孔、纹身时均有发生感染性心内膜炎的危险。口腔卫生、皮肤和指甲护理也是重要的环节。心内膜炎的症状可能是轻微的，当患者有全身不适、发热时应注意排除。

知识点17：外科手术治疗的指征 副高：熟练掌握 正高：熟练掌握

①中度以上缺损（左向右分流致 $Q_P/Q_S>1.5$，或左心房、左心室增大，或肺动脉压轻中度增高），但无不可逆性肺动脉高压，无论有无症状均应及早手术治疗；②有感染性心内膜炎病史或室缺相关性主动脉瓣脱垂导致进行性主动脉瓣反流者，无论缺损大小，均应及早手术治疗；③显著肺动脉高压患者，若肺小动脉阻力<7Wood 单位，尚有左向右分流 $Q_P/Q_S>1.5$，或有明确证据显示肺血管对肺血管扩张剂（NO 制剂或氧气等）有反应，尚可考虑手术治疗，否则属手术禁忌。有 Eisenmenger 综合征或运动诱发血氧饱和度下降者禁忌手术；缺损小，其面积<$0.5cm^2/m^2$（直径<5mm），如 Roger 病患者肺动脉压正常，左向右分流量甚小以致心导管检查时血氧分析未能发现，无继发感染性心内膜炎病史，多数无需手术。

知识点18：介入治疗的适应证 副高：熟练掌握 正高：熟练掌握

根据目前的经验，临床上需要外科治疗，解剖上也适合行介入治疗的适应证患者，可首选介入治疗。目前介入治疗的适应证有：①膜周型室缺：年龄通常≥3 岁，缺损上缘距主动脉瓣和三尖瓣≥2mm；②肌部室缺：直径>5mm；③外科手术后的残余分流，病变的适应证与膜周部室间隔缺损相同。

第四节 动脉导管未闭

知识点1：动脉导管未闭的原因 副高：熟练掌握 正高：熟练掌握

动脉导管的闭合受到许多血管活性物质，如乙酰胆碱、缓激肽、内源性儿茶酚胺等释放的影响，但主要是血氧张力和前列腺素。后二者作用相反，血氧张力的升高使导管收缩，而前列腺素则使血管舒张，且随不同妊娠期而有所改变。成熟胎儿的导管对血氧张力相当敏感，未成熟婴儿则对前列腺素反应强。这些因素复杂的相互作用是早产婴儿有较多未闭动脉导管的原因。

知识点2：动脉导管未闭的发病机制 副高：熟练掌握 正高：熟练掌握

动脉导管闭合分为 2 期：①第一期，生理闭合期。婴儿出生啼哭后第一口吸气，肺泡即膨胀，肺血管阻力随之下降，肺动脉血流开始直接进入肺，建立正常的肺循环，而不流经动脉导管，促进其闭合。动脉导管的组织学结构与两侧的主动脉、肺动脉不同，管壁主要由平滑肌组成，中层含黏性物质。足月婴儿出生后血氧张力升高，作用于平滑肌，使之环形收缩，同时管壁黏性物质凝固，内膜垫突入管腔，造成血流阻滞，营养障碍和细胞分解性坏死，因而导管发生生理性闭合。一般在出生后 10~15 小时完成，但在 7~8 天有潜在性再开放的可能；②此后内膜垫弥漫性纤维增生完全封闭管腔，最终形成导管韧带。导管纤维化一般起始于肺动脉侧，向主动脉延伸，但主动脉端可以不完成，因而呈壶腹状。纤维化解剖性闭合，88%的婴儿于 8 周内完成。如闭合过程延迟，称为动脉导管延期未闭。动脉导管出生后 6 个月未能闭合，将终生不能闭合，则称持续动脉导管未闭，临床简称动脉导管未闭。

知识点 3：动脉导管未闭的临床表现　　副高：熟练掌握　正高：熟练掌握

（1）症状：轻型者无症状；中大型者可有肺充血和心律失常引起的气短、咳嗽、咯血、心悸、胸闷，婴儿啼哭、吸奶或咳嗽时可出现发绀，小儿可有心动过速、出汗、活动受限、发育迟缓、屡患肺炎，少数病例可发生感染性动脉内膜炎，晚期患者出现心力衰竭，肺动脉高压发展为右向左分流时出现发绀。

（2）体征：①典型体征是在左侧前胸第 1~2 肋间闻及响亮的连续性机器样杂音，占据几乎整个收缩期与舒张期，在收缩末期最响。此杂音可向左上胸、颈及背部传播，个别最响部位可在第 3 肋间。但在婴幼儿期和有中度肺动脉高压者，因舒张期主肺动脉压力减小，舒张期分流减少而表现为只有收缩期杂音，而非连续性杂音。绝大多数杂音伴有震颤，以收缩期明显，呈连续性者则舒张期震颤较轻；②肺动脉瓣区第二心音增强或分裂，但多被杂音所掩盖而不易听到；③肺动脉高压显著时，可能因相对性肺动脉瓣关闭不全，在肺动脉瓣区听到舒张期吹风样杂音；④少数患者可因二尖瓣相对性狭窄在心尖部闻及舒张期“隆隆”样杂音；⑤因脉压增大，可出现周围血管征，如水冲脉、颈动脉搏动、点头运动、毛细血管搏动征、枪击音和双重杂音等；⑥其他体征尚有左前胸隆起、心浊音界扩大、心尖搏动增强并左移等。

知识点 4：动脉导管未闭的辅助检查　　副高：熟练掌握　正高：熟练掌握

（1）心电图检查：分流量少时心电图正常，分流量大时表现为左房、左室肥厚。当出现肺动脉高压、右向左分流占优势时，心电图表现为肺性 P 波，电轴右偏，右室肥厚。

（2）胸部 X 线检查：肺血增多，肺门血管影搏动明显，肺动脉段凸起，主动脉影不缩小或增大，左心室增大；显著肺动脉高压后右心室亦可增大。小型动脉导管未闭者胸部 X 线变化可不明显。

（3）超声心动图检查：左室、左房扩大，室间隔活动增强，肺总动脉增宽，二维 UCG 可显示未闭的动脉导管，彩色多普勒超声可显示动脉导管及肺动脉干内连续性高速湍流。

（4）心导管检查：肺动脉血氧含量高于右室 0.5%容积或血氧饱和度>20%。有时导管可从肺总动脉通过动脉导管进入主动脉。左侧位降主动脉造影时可见未闭导管。

（5）升主动脉造影检查：左侧位造影示升主动脉和主动脉弓部增宽，降主动脉削狭，峡部内缘突出，造影剂经此处分流入肺动脉内，并显示出导管的外形、内径和长度。

知识点5：动脉导管未闭的诊断 副高：熟练掌握 正高：熟练掌握

凡在胸骨左缘第2~3肋间听到响亮的连续性机械样杂音伴局限性震颤，向左胸外侧、颈部或锁骨窝传导，心电图示电轴左偏，左心室高压或肥大，X线胸片示心影向左下轻中度扩大，肺门充血，一般即可得出动脉导管未闭的初步诊断，并可由彩色多普勒超声心动图检查加以证实。非侵入性彩色多普勒超声的诊断价值很大，即使在重度肺动脉高压、心杂音不典型甚至消失的患者中都可检查出本病，甚至合并在其他心内畸形中也可筛选出动脉导管未闭。因超声心动图诊断尚有少数假阳性或假阴性，故对可疑病例需行升主动脉造影和心导管检查。升主动脉造影能进一步明确诊断。导管检查不仅有助于诊断，而血管阻力的测定还有助于判别动力性或阻力性肺动脉高压，对选择手术方法有决定性作用。

知识点6：动脉导管未闭的鉴别诊断 副高：熟练掌握 正高：熟练掌握

（1）先天性主肺动脉间隔缺损：此病与较大的动脉导管未闭极为相似，不同点在于此病的分流部位位置较低，因而在临床上杂音最响的位置较动脉导管未闭的患者低一个肋间且较向右，超声心动图见肺总动脉和主动脉均增宽，其间有缺损沟通；右心导管检查时导管可经肺动脉进入升主动脉而不是直接到降主动脉；逆行主动脉造影时，心导管顶端送到主动脉根部注射造影剂，可见主动脉与肺动脉同时显影。

（2）主动脉窦部动脉瘤破入右心系统：是先天性、梅毒或感染性心内膜炎等原因，形成主动脉窦部动脉瘤，侵袭并穿破至肺动脉、右心房或右心室引起左至右分流。其临床表现酷似动脉导管未闭，同样有连续性机器样杂音。但此病有突然发病的病史，如突然心悸、胸部不适，并感觉左胸有声响等，很快发生心力衰竭。此病杂音位置较动脉导管未闭者低，其舒张期的部分较响。

（3）心室间隔缺损伴有主动脉瓣关闭不全：此病可在胸骨左缘第3~4肋间听到收缩期和舒张期往来性杂音，而动脉导管未闭在左前胸第1~2肋间听到连续性杂音，二者在听诊上需仔细辨别，心脏超声等辅助检查可明确诊断。

（4）其他足以引起类似动脉导管未闭杂音的疾患：如冠状动静脉瘘、冠状动脉肺动脉瘘、左上叶肺动静脉瘘、胸壁的动静脉瘘等。

知识点7：动脉导管未闭的外科手术指征 副高：熟练掌握 正高：熟练掌握

结扎动脉导管是根治动脉导管未闭的传统方法。其手术指征为：对于有血流动力学意义（如有连续性杂音、左心室容量负荷过重）的动脉导管未闭患者，在发生不可逆性器质性肺动脉高压之前，手术治疗后左向右分流可完全消失，心脏可恢复正常，也能防止感染性动脉内膜炎，故不论未闭动脉导管内径大小，均应早期施行手术治疗。手术年龄以满3周岁后为宜。并发心力衰竭以及感染性动脉内膜炎的患者，在此两种情况得到控制后即可施行手术治疗。未闭的动脉导管较大、分流量大而引起心力衰竭等并发症时，在婴儿期即可施行手术治疗。不可逆肺动脉高压、Eisenmenger综合征和感染性动脉内膜炎活动期患者禁忌手术。但感染性动脉内膜炎抗生素治疗难以控制者，也可考虑手术治疗，术后动脉内膜炎可能较易得到控制。个别患者于剖胸探查时，将动脉导管暂时夹闭观察肺动脉压，如肺动脉压有所降低，仍可考虑手术治疗。

第五节　其他先天性心脏病

一、单纯肺动脉瓣狭窄

知识点1：单纯动脉瓣狭窄的发病机制　　副高：了解　正高：了解

在人体心脏胚胎发育的第6周，在肺动脉腔内膜开始形成3个瓣膜的原始结节，并向腔内生长，继而吸收变薄形成3个肺动脉瓣，当孕妇发生宫内感染尤其是风疹病毒感染时，肺动脉瓣膜则容易在成长发育过程中发生障碍，3个瓣叶的交界处发生融合，当右心室收缩时，它们成为一个圆顶状突起的鱼嘴状口，即形成肺动脉瓣狭窄。大多数病例为3个瓣叶互相融合，少数为双瓣叶融合，瓣缘常增厚，有疣状小结节，偶尔可形成钙化斑。严重的肺动脉瓣狭窄可以引起右心室排血受阻、右心室肌肥厚以及肺动脉主干扩张。

知识点2：单纯动脉瓣狭窄的临床表现　　副高：了解　正高：了解

（1）症状：轻度狭窄患者可无明显症状，严重肺动脉瓣狭窄的患者主要症状包括劳累后气短、乏力、心悸，甚至部分患者在剧烈活动后出现晕厥。

（2）体征：轻、中度狭窄患者的发育不受影响，故可无明显的体征，而严重狭窄者其发育较差，可见身材瘦小，在胸骨左缘第2肋间可听到粗糙的收缩期杂音，常伴细震颤。肺动脉瓣区第2心音减弱。在伴卵圆孔未闭或房间隔缺损的患者，当右心房压力升高，心房水平出现右向左分流时可有发绀及低氧血症。伴有右心衰竭的患者可出现颈静脉怒张，肝大及腹腔积液等征象。

知识点3：单纯动脉瓣狭窄的辅助检查　　副高：了解　正高：了解

（1）X线检查：轻度狭窄患者的X线表现可能无异常，中重度狭窄的患者可见肺血管影细小，整个肺野异常清晰，肺动脉总干弧凸出，右心室增大。重度狭窄的患者心影可呈球形。

（2）心电图检查：轻症患者可无异常表现。中重度狭窄患者的心电图可有不完全性右束支传导阻滞、右心室肥大或者右心室肥大伴心前区广泛性T波倒置。部分患者还可出现右心房肥大。

（3）超声心动图检查：二维超声心动图可见肺动脉瓣在收缩期呈圆顶状膨入肺动脉，多数患者还伴有瓣叶不同程度增厚、缩短、回声增强，活动度小，严重患者伴有右室壁增厚。在M型超声，可见肺动脉瓣曲线显示a波加深，>7mm。彩色多普勒血流显像见肺动脉瓣口出现收缩期射流束，呈五彩斑点状。并可根据简化的伯努力方程估测压力阶差。

（4）心导管检查：轻度狭窄的病例一般不需进行右心导管检查。中重度狭窄的患者在进行球囊扩张术前或排除是否合并其他畸形时，可行右心导管检查，检查可见右心室压力升高，肺动脉压力正常或降低，右室和肺动脉之间存在压差。将导管由肺动脉退至右心室可记录连续测压曲线。

知识点4：单纯动脉瓣狭窄的诊断与鉴别诊断　　副高：了解　正高：了解

临床上的一些体征会提示该病的存在，如体检发现肺动脉瓣区的收缩期杂音、X线胸片上的右心室肥大等。超声心动图和右心导管检查可明确诊断。但心前区的杂音需与房间隔缺损、室间隔缺损相鉴别。与房间隔缺损相比，肺动脉瓣狭窄的杂音较响，P_2减低或缺如，X线见肺纹理稀少，肺野清晰。与室间隔缺损相比，肺动脉瓣狭窄的杂音最响部位在肺动脉瓣区，呈喷射性，P_2减弱或消失，右室增大，肺血管影变细等。

知识点5：单纯肺动脉瓣狭窄介入治疗的适应证　　副高：了解　正高：了解

①右心导管检查发现右室收缩压>60mmHg或跨瓣压差>40mmHg；②心电图和胸部X线检查均提示肺动脉瓣狭窄合并右心室肥大或伴有劳损等。

二、Ebstein畸形

知识点1：Ebstein畸形的概念　　副高：了解　正高：了解

Ebstein畸形又称三尖瓣瓣叶下移畸形，是一类少见的先天性心脏病。该畸形是在胚胎发育的过程中，原始瓣膜内的肌肉和结缔组织退化和挛缩等发育障碍所致。

知识点2：Ebstein畸形的病理生理　　副高：了解　正高：了解

因部分右室房化，故右心房腔显著扩大，有功能的右室明显变小，同时三尖瓣存在关闭不全，心脏收缩时，右室充盈不足，血液大量反流入右心房，长期可导致右心衰竭。部分该畸形患者还可合并严重心律失常，甚至室颤而死亡。

知识点3：Ebstein畸形的临床表现　　副高：了解　正高：了解

（1）症状：轻型者无症状，畸形严重者在婴儿期发生右心衰而不能存活。中等程度畸形者常经过一较长的无症状期，直至成年早期开始出现症状，通常表现为运动不耐受（劳力性呼吸困难、虚弱乏力）、心悸（常为室上性心律失常）、80%患者有发绀（心房水平右向左分流导致）以及右心衰竭所致的腹胀、恶心、水肿等，偶有反常栓塞导致一过性脑缺血发作或卒中。

（2）体征：可有发育不良、发绀、杵状指，颈静脉怒张，心脏显著扩大呈球形，心脏搏动减弱，第一心音分裂（三尖瓣延迟关闭所致），可有第二心音分裂（右束支传导阻滞所致），有时可闻及第三或第四心音。胸骨左缘下端可闻及来自三尖瓣反流的吹风样收缩期杂音，有时可有舒张期杂音。右心衰竭时肝大并有收缩期搏动感。

知识点4：Ebstein畸形的辅助检查　　副高：了解　正高：了解

（1）心电图检查：常显示右心房肥大，可有完全性或不完全性右束支传导阻滞、预激综合征、房扑、房颤等心律失常表现。

（2）胸部X线检查：心脏明显扩大呈球形或烧瓶状，肺血流量正常或减少。轻度三尖瓣下移者心影可正常或轻度扩大。

（3）超声心动图检查：超声发现三尖瓣隔瓣向右心室心尖方向移位≥8mm/m^2，隔瓣和后瓣下移而靠近心尖，三尖瓣前叶附着位置正常但呈帆样增大可诊断。此外，可见右心房显著扩大，心房化的右心室与右心室同步收缩，三尖瓣较二尖瓣延迟关闭0.06~0.17秒，多普勒超声心动图示三尖瓣收缩期反流，部分病例可有心房水平右向左分流。

（4）右心导管检查：右心房压明显升高，a波与V波均高大。右心室和肺动脉压基本正常。右心房造影可示巨大右心房和畸形的三尖瓣。右心室造影可显示三尖瓣下移程度，功能性右心室大小以及右心室流出道结构形态。血气分析可示心房水平有右向左分流。

知识点5：Ebstein畸形的鉴别诊断　　副高：了解　正高：了解

（1）心包积液：常有引起心包积液的原发病表现。发绀不明显，无杵状指（趾）；颈静脉怒张而搏动消失；心音低而遥远，常无心脏杂音及心音分裂；心脏超声示心包积液。

（2）三尖瓣闭锁：绝大多数患者自幼有发绀史。体检以左心室扩大为主，右心室搏动不明显，第二心音呈单一性，可于前胸后背闻及连续性杂音（主动脉与肺动脉间的侧支循环）。X线胸片示肺血减少，右心房和左心室明显扩大，右心室无扩大。心脏超声示三尖瓣闭锁或缺损、房间隔缺损、右心室缩小、左心室肥厚等基本病变，部分患者可伴有室间隔缺损、肺动脉闭锁或狭窄、动脉导管未闭等。

（3）右心室流出道梗阻伴右心衰竭：表现为劳力性心悸、气短、乏力、晕厥，若有心房水平右向左分流则有晚发性发绀。体检示右心扩大，P_2减弱或消失，胸骨左缘可闻及3级以上收缩期杂音。X线胸片示右心室扩大，瓣膜型病变者于狭窄后肺动脉扩张，肺动脉段突出。心脏超声显示右心室流出道或肺动脉狭窄，右心室显著肥厚与扩张。

知识点6：Ebstein畸形的药物治疗　　副高：了解　正高：了解

对于右心衰者酌情使用血管扩张剂、利尿剂和强心剂治疗。心律失常者酌情选择抗心律失常药物治疗。对于右向左分流、有反常栓塞史或房颤的患者选用口服抗凝剂预防血栓栓塞并发症。

知识点7：Ebstein 畸形的手术治疗指征　　副高：了解　正高：了解

明显发绀、右心衰竭、反常栓塞。无症状的心脏扩大（心胸比率大于65%）、反复发生药物不能控制或消融治疗无效的室上性心律失常为手术治疗的相对适应证。

三、主动脉缩窄

知识点1：主动脉缩窄的临床表现　　副高：了解　正高：了解

（1）症状：轻型患者可无症状。重型患者可有3组症状：①由于颈部及上肢血压高产生的症状：如头痛、头晕、耳鸣、失眠、鼻出血等，严重者可有脑血管意外和心力衰竭；②由于下肢血液供应不足而产生的症状：如下肢无力、发冷、酸痛、麻木，甚至间歇性跛行等；③由于侧支循环而增粗的动脉压迫附近器官产生的症状：如压迫脊髓致下肢瘫痪，压迫臂神经丛引起上肢麻木与瘫痪等。这些症状均在疾病发展到严重程度时方才出现。

（2）体征：上肢脉搏搏动增强，股动脉及足背动脉搏动减弱或消失。上肢血压明显高于下肢。在肩胛骨附近、腋窝、胸骨旁和中上腹部可见到持续性杂音或触到震颤。此外，由于广泛的侧支循环，有的患者在背部肩胛骨周围可扪到搏动及震颤。

知识点2：主动脉缩窄的辅助检查　　副高：了解　正高：了解

（1）X线检查：肺血管阴影正常，左心室扩大，升主动脉扩张并略向右凸出。由于长期受增粗的肋间动脉压迫，可在部分肋骨后段的下缘形成切迹。

（2）心电图检查：心电图可正常或出现左心室肥大及劳损。

（3）超声检查：二维超声可直接探及主动脉缩窄征象；多普勒超声于缩窄部位可见高速喷射的湍流，并可判断是否合并心内其他畸形。

（4）CT和磁共振显像血管成像：可见主动脉缩窄的部位、长度和形态。还可显示扩张的侧支循环血管。

（5）左心导管检查：缩窄段的上方主动脉腔内压力增高，脉压增大。缩窄段内或缩窄段下方的主动脉腔内压力降低，脉压减小。如进行逆行性胸主动脉造影，可使缩窄段的动脉显影，以了解缩窄段的位置、长短及程度，近端和远端主动脉扩张和侧支循环血管情况，以供手术治疗参考。

知识点3：主动脉缩窄的诊断与鉴别诊断　　副高：了解　正高：了解

本病的临床表现及各项检查均有一定的特征性改变，诊断一般无困难。首先应与高血压病以及多发性大动脉炎相鉴别。凡年轻患者患高血压均应考虑本病的可能性，应检查下肢动脉搏动、测量下肢血压、听诊心脏等寻找诊断线索。

知识点4：主动脉缩窄外科手术治疗的指征　　副高：了解　正高：了解

主动脉缩窄患者若上、下肢无创血压检查显示上、下肢血压差大于20mmHg，上肢血压升高（成人大于140/90mmHg）、运动时血压呈病态反应或有显著左心室肥厚者，无论有无症状，均应考虑外科手术或介入治疗。与膈肌水平主动脉内径比较，经CMR、CT或侵入性血管造影评价主动脉缩窄达到50%以上者，上肢高血压，无论压力阶差如何，应考虑外科手术或介入治疗。与膈肌水平主动脉内径比较，经CMR、CT或侵入性血管造影评价主动脉缩窄达到50%以上者，无论有无高血压及压力阶差如何，可以考虑外科手术或介入治疗。

知识点5：主动脉缩窄外科手术治疗的时机　　副高：了解　正高：了解

手术在青年期施行较好，最合适年龄在10~20岁。30岁以上因主动脉弹性减弱，可能影响端端吻合；10岁以下因主动脉尚在发育中，吻合口或植入的血管可能在以后两端的主动脉逐渐长大后显得狭窄，影响手术的长远疗效。但如心脏进行性增大，反复心力衰竭等症状明显，则在儿童亦应施行手术。近年主张4~6岁即可手术。

第十二章 外周血管病

第一节 主动脉夹层

知识点1：主动脉夹层的概念 副高：熟练掌握 正高：熟练掌握

急性主动脉夹层分离是一种不常见，但具有潜在灾难性的疾病。很多临床急症发作时症状不典型，易发生漏诊和误诊，一旦怀疑和（或）确诊为主动脉夹层，应紧急住院、严密监护，合理选用影像学检查，包括超声心动图等明确诊断及病变程度，稳定血流动力学，监测血压、心率和尿量，以减低心肌收缩力、减慢左心室收缩速率和外周动脉压为主，内外科结合、共同救治。

知识点2：主动脉夹层（AD）的危险因素 副高：熟练掌握 正高：熟练掌握

①持续高血压：吸烟、高脂血症、可卡因引起；②结缔组织病：由遗传性血管疾病、马方综合征、血管 Ehlers-Danlos 综合征（4 型）、主动脉瓣二瓣化、主动脉缩窄、遗传性胸主动脉瘤/夹层引起；③血管炎：由巨细胞动脉炎、多发性大动脉炎、Behcet 病、梅毒、Ormond 病引起；④创伤：由交通事故、高空跌落引起；⑤医源性：由导管/仪器、瓣膜/动脉手术引起。

知识点3：传统的 AD 分型 副高：熟练掌握 正高：熟练掌握

（1）Debakey 分型：Ⅰ型：AD 起源于升主动脉并累及腹主动脉；Ⅱ型：AD 局限于升主动脉；Ⅲ型：AD 起源于胸降主动脉，向下未累及腹主动脉者称为ⅢA，累及腹主动脉者称为ⅢB。

（2）Stanford 分型：A 型：无论夹层起源于何部位，只要累及升主动脉者均为此型；B 型：夹层起源于胸降主动脉且未累及升主动脉者。

知识点4：AD 的主动脉分区法 副高：熟练掌握 正高：熟练掌握

夹层裂口分区法是结合国内外经验，根据夹层近端裂口的分布，提出的主动脉分区法。该法主要用于从升主动脉根部到髂外动脉的 9 条分线将主动脉及髂动脉分为 8 个区（见下图）。该分区法较经典的分型法对腔内隔绝术具有更直接的现实指导意义。从图中可以看出，8 个分区为：0 区：表示裂口位于升主动脉；1 区：表示裂口位于无名干与左颈总动脉开口之间；2 区：表示裂口位于左颈总与左锁骨下动脉开口之间；3 区：表示裂口位于左锁骨下动脉开口以远的主动脉弓；4 区：表示裂口位于胸降主动脉；5 区：表示裂口累及腹部内脏动脉；6 区：表示裂口位于肾动脉以下腹主动脉段；7 区：表示裂口位于髂动脉。

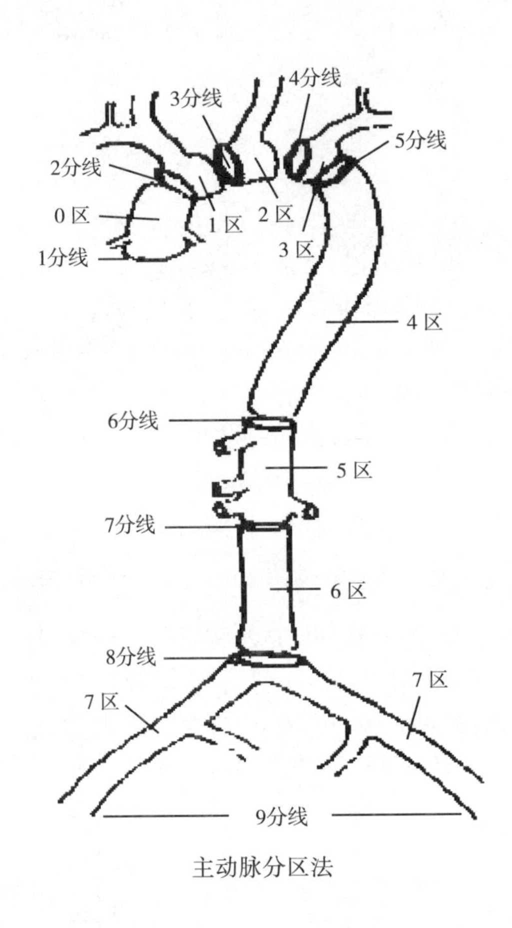

主动脉分区法

知识点5：AD 的分类及表现　　副高：熟练掌握　正高：熟练掌握

（1）Ⅰ类（典型的 AD，即撕脱的内膜片将主动脉分为真假两腔）：AD 发病的特征性病理改变是主动脉内中膜撕裂（通常撕裂起于中外膜之间）所形成的隔膜将主动脉管腔分为真假两个腔。假腔周径常大于真腔，真假腔径内膜的破裂口相交通。夹层病变可从裂口开始向远端或近端发展，病变累及主动脉的分支时可导致相应并发症的发生。

（2）Ⅱ类（主动脉中膜变性，内膜下出血并继发血肿）：由于主动脉内外膜弹性系数不同，加之主动脉中层变性等综合因素，易造成主动脉壁内滋养动脉破裂出血，并继发壁内血肿。影像学检查中往往不能发现其内膜存在破损或裂口。该类夹层可分为 2 个亚类：A 亚类：表现为主动脉内壁光滑，主动脉直径不超过 3.0cm，主动脉壁厚不超过 0.5cm。在超声检查中约 1/3 的患者可发现主动脉壁内低回声区，低回声区内无血流信号，血肿的平均长度约 11cm，该类常见于升主动脉；B 亚类：多发生于主动脉粥样硬化患者，主动脉内壁有粗糙的粥样斑块及钙化区，主动脉直径超过 3.5cm，主动脉壁厚平均约 1.3cm，约 70%的该类患者可在超声检查中发现低回声区。该类病变发生于降主动脉的概率大于升主动脉。

（3）Ⅲ类（微夹层继发血栓形成）：指微小的主动脉壁内膜破损且有附壁血栓形成。这种病变在随访中呈现两种预后。如果内膜破损在继发血栓基础上愈合则称为不完全性微小夹层；如果破损扩大血流进入已经破坏的中膜则形成典型Ⅰ类 AD。

（4）Ⅳ类（主动脉斑块破裂形成的主动脉壁溃疡）：主动脉粥样硬化斑块溃疡可经 CTA、MRA、腔内超声等得以诊断。这种病变主要局限于胸降主动脉和腹主动脉，一般不影响主动脉的主要分支，溃疡病变的持续发展可导致主动脉破裂、假性动脉瘤或 AD 形成。

（5）Ⅴ类（创伤性 AD）。

知识点 6：AD 的分期　　副高：熟练掌握　正高：熟练掌握

发病 3 天之内称为急性期，3 天至 2 个月为亚急性期，2 个月以上为慢性期。体检中偶然发现的无症状者常为慢性期 AD。

知识点 7：AD 的临床表现　　副高：熟练掌握　正高：熟练掌握

（1）胸痛：夹层动脉瘤的胸痛表现为疼痛呈撕裂样，非常剧烈，难以忍受，有濒死感；疼痛的发作非常突然，其他疾病引起的胸痛不会发作如此突然，这是鉴别诊断的要点之一。胸痛的部位有助于判断夹层的部位，即前胸疼痛多为升主动脉夹层，颈部或下颌疼痛可能为主动脉弓及其分支的夹层，肩胛间区疼痛多为降主动脉夹层。也有约 10%的患者没有胸痛。

（2）其他症状和体征：血压通常增高，多由于夹层累及肾动脉，造成肾缺血所致，而且很难用药物控制。血压降低的预后很差，可以是迷走张力增高，最严重的是心脏压塞、动脉瘤破裂。主动脉分支夹层可以导致器官缺血，如颈动脉夹层缺血可以出现晕厥、脑卒中、精神异常、偏瘫；肢体动脉夹层缺血可以出现肢体麻木、疼痛、无力；肾动脉夹层可以出现腰痛，或肾功能不全；主动脉瘤样扩张可以压迫气管、食管、喉返神经、交感神经丛，上腔静脉引起相应的症状，分别表现为呼吸困难、呛咳、吞咽困难、声嘶、Horner 综合征、上腔静脉阻塞综合征；夹层破裂到心包通常突然死亡，破裂到胸腔产生血胸。夹层动脉瘤可以出现中到大量的胸腔积液，可以是动脉瘤破裂，但多数是非特异性炎症引起的胸腔积液。周围动脉（如颈动脉、锁骨下动脉、股动脉）检查可以闻及杂音，某一动脉搏动减弱或消失，肢体血压不对称等。

知识点 8：AD 的 X 线胸片诊断　　副高：熟练掌握　正高：熟练掌握

X 线胸片诊断虽然简单，但具有重要价值，如果胸片显示纵隔增宽，特别是左侧增宽（降主动脉扩张），结合胸痛应该高度怀疑此诊断。纵隔增宽经常被误诊为纵隔肿瘤或肺癌。

但X线胸片只能提示，而不能明确诊断。

知识点9：AD的CT诊断　　副高：熟练掌握　正高：熟练掌握

夹层动脉瘤CT检查的要求与其他CT检查不同，要求含碘造影剂增强，要求减薄断层（5mm），要求从头臂动脉一直断层到髂股动脉。如果能三维重建，可以弥补CT断层不能很好显示分支的不足。除了看清楚夹层片外，还要注意区别真腔和假腔。真腔一般较小，而假腔较大；在升主动脉，假腔多在主动脉的右前方；在主动脉弓，假腔在弓的大弯上部；在胸主动脉，假腔多位于前外侧；夹层累及肾动脉髂股动脉时，假腔多位于左侧。

知识点10：AD的磁共振显像诊断　　副高：熟练掌握　正高：熟练掌握

磁共振显像能够清楚地显示夹层，可以从不同的角度断层显示主动脉夹层的范围，磁共振血管造影还可以大致确定破口的位置，以及主动脉分支受累的情况。

知识点11：AD的超声心动图诊断　　副高：熟练掌握　正高：熟练掌握

经胸超声心动图看升主动脉比较清楚，看降主动脉和腹主动脉则比较差，对诊断A型夹层有肯定价值，但对B型夹层比较困难。方便、快捷是其最大的优势，不能看到夹层的全貌，不能看到分支是其主要缺陷，因此，对治疗的选择帮助不大。食管超声可以清楚地看到降主动脉的夹层和破口，对人造血管覆盖支架置入治疗夹层动脉瘤非常有帮助。

知识点12：AD的动脉造影诊断　　副高：熟练掌握　正高：熟练掌握

动脉造影是诊断夹层非常有价值的手段，多结合介入治疗一起应用，但在造影时一定要区分假腔和真腔，一定不能在假腔内高压注射造影剂。

知识点13：AD的内科药物治疗　　副高：熟练掌握　正高：熟练掌握

积极的药物治疗以降低主动脉夹层的血流对主动脉的冲击极为重要。应同时降低血压和减少左心室的收缩速率。通常联合应用硝普钠和β受体阻滞剂，硝普钠持续静脉输入，开始剂量为0.2~0.3μg/(kg·min)，逐渐增加剂量，以使血压下降到最低，又不影响心、脑、肾灌注为度。可以静脉注射普萘洛尔，第1次0.5mg，然后1~2mg每3~5分钟1次，直到心率降到60~70次/分，或60分钟内总量达到0.15mg/kg。以后可以每2~4小时静脉注射同剂量普萘洛尔以维持心率。也可以选用心脏选择性的β受体阻滞剂，如美托洛尔，剂量和给药方法相同。静脉用药血压得到控制后，如果病情允许，可以同时开始口服降压药。通常需要多种降压药联合应用才能达到静脉给药的效果，如硝苯地平、美托洛尔、吲达帕胺，如果肾功能正常还可以加用ACE阻滞剂。给予强镇痛药，如哌替啶、吗啡等，通过缓解疼痛和镇静降低血压，防止患者用力，对预防严重并发症很有益处。

知识点 14：AD 外科手术治疗的适应证 副高：熟练掌握 正高：熟练掌握

外科手术曾是治疗夹层动脉瘤经典的方法，目前认为，A 型夹层应该手术治疗，B 型夹层应选择药物治疗，但出现下列情况时应该手术治疗：①夹层导致重要器官缺血；②动脉破裂，或是将要破裂，如形成梭状动脉瘤；③夹层逆行延展，累及了升主动脉。

知识点 15：AD 外科手术治疗的步骤 副高：熟练掌握 正高：熟练掌握

手术治疗的机制是封闭内膜破口，阻止血流进入假腔。先横断主动脉，褥式缝合两断端以封闭假腔，然后再将两断端缝合在一起。有时需要切除一段含有破口的升主动脉，用人造血管将两断端缝在一起。如果主动脉弓受累，可以用人造血管置换升主动脉和主动脉弓，然后将头臂动脉吻合到人造血管上。B 型夹层的手术方法基本相同，也是切除一段含有破口的主动脉，然后用人造血管连接。

知识点 16：内膜片造口术治疗 副高：熟练掌握 正高：熟练掌握

内膜片造口术适用于假腔明显扩大并影响远侧血液供应，或者假腔持续扩大，有破裂危险者。造口的目的不仅要降低假腔的绝对压力，更重要的是降低假腔与真腔之间的压力差。造口的方法：用特制的穿刺针从主动脉管腔较小的一侧（通常是真腔）向管腔大的一侧（通常是假腔）穿刺。当造影确定真腔和假腔的位置后，将一球囊导管插到假腔内，作为引导穿刺的“靶”，然后从真腔内送入穿刺针，在透视下朝“靶子”穿刺，估计穿刺成功后，注入造影剂证实，依次送入交换导丝、球囊导管，扩大真腔和假腔之间的通道。球囊的直径依部位而定，通常为 10~16mm。如果造口的血流不好，还可以置入支架，使出口通畅。早期的造口术主要在降主动脉，但改善远端血流的作用有限，现已经很少应用。目前应用最多的是腹主动脉分叉处，以缓解急性下肢动脉缺血。

知识点 17：覆膜支架封闭原发撕裂口治疗 副高：熟练掌握 正高：熟练掌握

通过血管置入覆膜支架治疗 Stanford B 型夹层动脉瘤是近年来在治疗腹主动脉瘤基础上发展起来的新理论和新技术。其基本原理是用覆盖人造血管的支架封堵夹层动脉瘤的入口，但不封堵出口。封堵入口后进入假腔的血流量可以明显减少或停止，假腔内压力降低而形成血栓。置入的人造血管支架和血栓形成的假腔可以防止假腔继续扩大和破裂。假腔缩小后真腔扩大，可以明显改善主动脉血流，减轻夹层对分支血管的压迫，使之开放或使之狭窄减轻。

第二节　外周动脉粥样硬化性疾病

知识点1：外周动脉粥样硬化性疾病的概念　　副高：熟练掌握　正高：熟练掌握

外周动脉粥样硬化性疾病是指外周动脉粥样硬化导致动脉狭窄，甚至发生闭塞，使远端组织出现相应缺血或坏死的疾病，是全身动脉粥样硬化的一部分，主要包括下肢动脉硬化症、颈动脉硬化症、肾动脉硬化症、肠系膜动脉硬化症等。其中最常见的受累部位为腹主动脉分叉以下的动脉，即下肢动脉硬化症。

知识点2：危险因素　　副高：熟练掌握　正高：熟练掌握

外周动脉粥样硬化疾病的危险因素包括性别、年龄、吸烟、高血压、糖尿病、高同型半胱氨酸血症、高胆固醇血症等。

知识点3：下肢动脉粥样硬化的临床症状　　副高：熟练掌握　正高：熟练掌握

（1）间歇性跛行：是最典型的临床症状，表现为因肢体运动而诱发的肢体局部疼痛、紧束、麻木或肌肉无力感，休息1~5分钟后迅速缓解，重复相同负荷运动后症状可重复出现，快步行走或爬楼梯可加重症状。疼痛部位常与最邻近的动脉狭窄部位相关，如出现在臀部、股部提示病变在主-髂动脉，临床上最多见的为股-腘动脉狭窄引起的腓肠肌性间歇性跛行。随着病情发展，患者能够行走的距离逐渐缩短。

（2）静息痛：当病情进一步恶化时，肢体在静息状态下也可出现疼痛等症状，称为静息痛，常是肢体丧失运动功能的先兆。静息痛多在夜间肢体平放状态时出现，为持续性疼痛，通常表现为足趾或足前端的钝痛，严重时可影响睡眠。患者常将病足垂放在床边或站立以减轻疼痛。

（3）缺血性溃疡或坏疽：更严重时患者可于足趾底部、两趾之间或足跟部等行走时较易摩擦及受力处出现缺血性溃疡。这些患者足部轻微的创伤均可引起溃疡或坏疽，且较难愈合，造成组织缺损，溃疡或坏疽，可伴局部蜂窝织炎、骨髓炎甚至败血症。如不进行有效治疗，6个月内常需进行截肢手术。

（4）急性肢体缺血：急性肢体缺血的表现为急性疼痛（可因感觉神经缺失而导致疼痛感缺失或减弱）、瘫痪、感觉异常、皮肤苍白、趾端变凉。动脉栓塞的临床诊断：症状突然加剧或恶化，可伴有其他周围动脉栓塞的表现，对侧肢体收缩压或动脉搏动正常。

知识点4：颈部动脉粥样硬化的临床症状　　副高：熟练掌握　正高：熟练掌握

（1）短暂性脑缺血发作：是一种历时短暂，反复发作的脑局部供血障碍引起的一过性神经功能障碍性疾病。发作一般历时几分钟，也可长达几小时，但症状持续不超过24小时，完全恢复后不遗留神经系统症状和体征。

（2）脑卒中：由于脑内某一支动脉闭塞引起血流锐减，侧支循环不能及时建立，导致供血区脑组织出现缺血性脑梗死。脑卒中引起神经功能缺失的持续时间较长，有些症状和体征不能恢复，导致后遗症。

知识点5：肾动脉粥样硬化性狭窄的临床症状 副高：熟练掌握 正高：熟练掌握

（1）高血压：本病中不是所有患者都会患有高血压，但早发、顽固性高血压和（或）恶性高血压被认为是可能存在肾动脉粥样硬化性狭窄的线索之一。

（2）缺血性肾病和肾功能不全：肾动脉狭窄导致肾脏血流量减少，肾小球滤过压下降，肾实质缺血并造成功能及器质性损害。未经治疗的肾动脉粥样硬化性狭窄患者的血压难以控制，也容易出现肾功能不全。肾动脉粥样硬化性狭窄患者进展为终末期肾病并需要透析治疗者病死率非常高，死因常为心肌梗死、心力衰竭和脑卒中。

（3）一过性发作肺水肿或反复发生的充血性心力衰竭：当肾动脉病变纠正后大多可消失。

知识点6：肠系膜动脉硬化性狭窄的临床症状 副高：熟练掌握 正高：熟练掌握

肠系膜动脉硬化性狭窄是指肠系膜动脉硬化狭窄或闭塞使肠道供血不足引起的肠缺血，可分为急性肠缺血和慢性肠缺血。

（1）急性肠系膜缺血：患有动脉粥样硬化和严重心血管病变的老年人，突然出现严重腹痛并伴有便血，体检腹部体征不明显者，高度怀疑肠系膜动脉闭塞的可能。有些患者腹痛不明显时，不明原因的腹胀或消化道出血常常提示有肠系膜动脉闭塞的可能。

（2）慢性肠系膜缺血：通常表现为反复发作的进食后腹痛，为脐周或上腹部钝痛或绞痛，常在饭后10~30分钟出现。患者常常因为疼痛难以忍受而出现害怕进食或减少饭量，导致体重逐渐下降。少数患者有吸收不良或肠黏膜损伤的情况。

知识点7：下肢动脉粥样硬化的体征 副高：熟练掌握 正高：熟练掌握

下肢动脉粥样硬化的主要体征为狭窄远端动脉搏动减弱或消失，血压降低或测不出，上肢病变时两臂血压相差≥20mmHg。血管狭窄部位可闻及杂音，单纯收缩期杂音提示血管狭窄，如果出现连续性杂音则表明狭窄的远端舒张压很低，侧支循环形成不良。患肢颜色改变，特别是足和趾在抬高时苍白，下垂时潮红、发紫，提示微循环水平的动脉缺血；两侧肢体皮温不同，患肢变凉；此外，还可见肢体缺血的体征，包括肌肉萎缩，皮肤变薄、苍白、发亮、汗毛脱落，皮温降低，指甲变厚等。严重缺血时因患者经常被迫将肢体下垂可出现水肿。缺血性神经炎可致肢体麻木和腱反射减弱，晚期可在足部易磨损的部位出现缺血性溃疡或组织坏疽。

知识点8：下肢动脉粥样硬化在体检时的注意事项

副高：熟练掌握　正高：熟练掌握

①患者双上肢血压是否对称；②颈动脉是否存在杂音；③腹部、腰胁部和股动脉处听诊是否有杂音；④估计腹主动脉的搏动和最大直径；⑤触摸肱动脉、桡动脉、尺动脉、股动脉、腘动脉、足背动脉和胫后动脉有无搏动异常；⑥采用Allen试验判断手部血流灌注；⑦检查足部皮肤的颜色、有无破溃和溃疡；⑧远端肢体的体毛消失、营养不良和指（趾）甲肥厚等。

知识点9：颈部动脉粥样硬化的体征

副高：熟练掌握　正高：熟练掌握

颈部动脉粥样硬化在体格检查时应注意血管听诊，在颈动脉分叉处可闻及颈动脉杂音。三级以上高调收缩-舒张期杂音提示高度颈动脉狭窄。有些患者颈动脉杂音可能是其唯一的体征。

知识点10：肾动脉粥样硬化性狭窄的体征

副高：熟练掌握　正高：熟练掌握

肾动脉粥样硬化性狭窄在体检时有时腹部或腰部可闻及血管杂音，表现为高调、粗糙收缩期或双期杂音。

知识点11：肠系膜动脉硬化性狭窄的体征

副高：熟练掌握　正高：熟练掌握

肠系膜动脉硬化性狭窄中，慢性肠系膜缺血患者查体呈慢性病容，可有明显体重下降。腹部柔软无触痛，但腹部可膨胀，腹部叩诊鼓音。上腹部常可听到收缩期血管杂音。

知识点12：下肢动脉粥样硬化的实验室检查

副高：熟练掌握　正高：熟练掌握

患者初诊时需进行如下检查，以便查出可治疗的危险因素及诊断相关疾病：血常规、空腹血糖和（或）糖化血红蛋白、血肌酐、尿素氨、血脂、凝血指标、血浆同型半胱氨酸和尿蛋白等。

知识点13：下肢动脉粥样硬化的试验检查

副高：熟练掌握　正高：熟练掌握

（1）行走试验：患者在规定时间内以一定速度原地踏步，直到出现跛行症状为止。根据肌肉酸痛、疲劳及紧固感出现的部位及时间，可初步提示病变的部位及严重程度。

（2）活动平板运动试验：计算两侧踝肱指数（ABI）＝踝部血压/肱动脉血压。然后患者在速度为3.2km/h、斜率为5°的运动平板上步行。记录开始出现下肢肌肉酸胀疼痛等症状的时间（相对跛行时间）和因症状加剧无法行走而停止运动的时间（绝对跛行时间）。如果5分钟内无症状，则5分钟后停止。平卧，测运动后2分钟、5分钟、10分钟和20分钟时的四肢即时血压，直到下肢血压恢复到运动前水平的90%以上。

结果：阳性标准为运动后下肢血压下降20%以上，恢复时间一般在5分钟以上。活动平板试验可以为患者的行走能力提供客观的证据，对患者肢体的残疾作出定量的评估并作为将来治疗效果评价的基础。

知识点14：下肢动脉粥样硬化的多普勒检测踝肱指数检查

副高：熟练掌握　正高：熟练掌握

多普勒检测踝肱指数是血管检查中最常用、最简单的一种方法。通过测量肱动脉和踝部胫后或胫前动脉收缩压得到踝部动脉压和肱动脉压之间的比值称踝肱指数（ABI）。正常人休息时踝肱指数通常>1.0，踝肱指数<0.9提示患肢缺血，可能有间歇性跛行的表现；严重缺血时踝肱指数<0.4，常有静息痛或缺血性溃疡。有些患者静息状态下踝肱指数可能正常或接近正常。通过运动试验后再检查常可发现踝肱指数降低。一些糖尿病患者，由于周围血管钙化，踝肱指数可能有偏高的假象。

知识点15：下肢动脉粥样硬化的彩色多普勒检查

副高：熟练掌握　正高：熟练掌握

彩色多普勒是一种可以同时评估动脉解剖特征和功能指标的无创性检查，可直接检出血管的狭窄程度和动脉粥样斑块的病变情况。通过超声显像彩色多普勒可以直接观察到主髂动脉病变，但是确定主髂动脉狭窄还要辅以检查多普勒血流速度等。

知识点16：下肢动脉粥样硬化的节段动脉压

副高：熟练掌握　正高：熟练掌握

将血压袖带放置于下肢踝部、小腿、股下部及股上部，通过测量不同节段的动脉压以确定闭塞性病变的部位。双下肢同一部位的收缩压相差>30mmHg时提示有闭塞性病变。

知识点17：下肢动脉粥样硬化的经皮组织氧张力测定

副高：熟练掌握　正高：熟练掌握

经皮组织氧张力测定是通过测定局部氧释放量来了解组织血液灌注情况。正常人为60.7mmHg±7.48mmHg，站立时平均增加10mmHg，而后缓慢下降，10分钟后回复到静息时水平。间歇性跛行患者静息时接近正常，但运动后明显下降。静息痛者运动前仅为4.83mmHg±4.52mmHg。

知识点18：下肢动脉粥样硬化的影像学检查　　副高：熟练掌握　正高：熟练掌握

（1）X线平片：患肢平片检查可发现动脉处有不规则的钙化斑，提示该处为闭塞部位。如动脉上看到有弥漫而均匀的薄层钙化，或动脉边缘呈齿状钙化影，则提示为动脉中层钙化，但此项检查无诊断价值。

（2）磁共振血管造影（MRA）：是一种无创的显像方法，能提供周围血管的解剖形态，可以获得血流速度和方向等指标。可以作为患者血管内介入治疗前的评估，或用于常规血管造影有风险的患者。

（3）动脉造影：可以了解患肢动脉的阻塞部位、范围和程度以及侧支循环建立的情况。动脉造影是外科手术或经皮穿刺球囊血管成形术的先决条件，同时也是诊断的“金标准”。

知识点19：颈动脉粥样硬化的辅助检查　　副高：熟练掌握　正高：熟练掌握

（1）颈部多普勒超声检查：是目前诊断颈动脉硬化首选的检查方法。根据其波形和血流速度可以判断血管的狭窄部位和严重程度。

（2）磁共振血管造影：发现血管狭窄性病变的敏感性很高，是一种有效的显示血管狭窄的无创检查。

（3）动脉造影：是一种有创检查，有一定的风险，可以清楚的显示动脉狭窄或闭塞部位、范围和程度、动脉瘤样扩张。

知识点20：肾动脉粥样硬化性狭窄的辅助检查　　副高：熟练掌握　正高：熟练掌握

（1）肾脏B型超声：可显示肾脏大小和形态学改变，反应病变情况。

（2）彩色多普勒超声：可以提供肾动脉狭窄间接信息，观察肾动脉主干和肾内血流变化。

（3）放射性核素检查：只做核素肾显像意义不大，阳性率极低，需要做卡托普利肾显像试验（服卡托普利25～50mg，比较服药前后肾显像结果），肾动脉狭窄侧肾对核素摄入减少，排泄延缓，可提供诊断间接信息。

（4）螺旋CT血管造影：能清楚显示肾动脉及肾实质影像，检查快速，诊断肾动脉狭窄的敏感性及特异性可达95%。因造影剂对肾脏有一定损害，故血清肌酐>221μmol/L的肾功能不全患者不宜应用。

（5）磁共振显像：不用造影剂能够显示肾血管和肾实质影像，敏感性和特异性均达到90%以上。

（6）肾动脉血管造影：能准确显示肾动脉狭窄部位、范围、程度及侧支循环形成情况，是诊断的“金指标”。肾功能不全患者宜选用非离子化造影剂，造影完毕输液、饮水，以减轻造影剂损害。

表现为肾血管性高血压者，还应检验外周血血浆肾素活性，并做卡托普利试验，有条件时应做两肾肾静脉血血浆肾素活性检验。

知识点21：肠系膜动脉硬化性狭窄的辅助检查 副高：熟练掌握 正高：熟练掌握

（1）腹部X线平片：如无肠梗阻发生，腹部平片多无异常发现。

（2）超声多普勒：可识别肠系膜上动脉和腹腔动脉有无狭窄或血栓，但单纯根据超声多普勒检查不能明确慢性肠系膜缺血的诊断。

（3）磁共振血管成像及计算机体层扫描血管成像：对血管狭窄有一定的诊断价值，但不能确诊。

（4）动脉造影：是一种有创的检查，能显示动脉狭窄部位、范围、程度，是诊断的“金指标”。

知识点22：下肢动脉粥样硬化性疾病的诊断标准 副高：熟练掌握 正高：熟练掌握

①有下肢症状（间歇性跛行、下肢静息痛、足温低、毛发少或足部皮肤发绀）、股动脉闻及杂音、足背动脉或胫后动脉搏动减弱或消失；②静息ABI<0.90或运动后ABI下降20%；③超声多普勒检查和其他影像学检查（CT血管成像、MRA、血管数字减影造影）显示下肢动脉硬化狭窄或闭塞性病变。

知识点23：临床诊断动脉栓塞的根据 副高：熟练掌握 正高：熟练掌握

①突然发病或症状突然加重；②明确的栓塞来源（包括心房颤动、严重的扩张性心肌病、室壁瘤、大动脉或邻近动脉的动脉粥样硬化斑块、大动脉或动脉瘤血管壁血栓）；③先前无跛行或其他动脉闭塞症状，或双侧肢体的动脉搏动和多普勒收缩压正常。

知识点24：下肢动脉粥样硬化性疾病Fontaine法的严重程度临床分期 副高：熟练掌握 正高：熟练掌握

（1）Ⅰ期：无症状。

（2）Ⅱ期（局部缺血期）：Ⅱa期：即轻微跛行；Ⅱb期：即中重度跛行。病情早期，肢体末梢畏寒、发凉、麻木不适或轻度疼痛，患者可出现间歇性跛行，末梢动脉搏动减弱或消失，足趾、足背皮色正常或稍白，皮温低，Buerger试验阳性。

（3）Ⅲ期（营养障碍期）：病情进展期，出现缺血性静息痛。皮色苍白，跛行行走的距离缩短，疼痛加重。下肢皮肤干燥、皱缩、汗毛稀疏，趾甲生长缓慢、粗糙、变形，常合并甲沟炎或甲下感染，末梢动脉搏动消失。

（4）Ⅳ期（坏疽期）：病情晚期，缺血严重，肢端出现溃疡或坏疽，可合并感染。根据坏疽程度分为三级：1级坏疽：坏疽仅限于足部或趾关节远端；2级坏疽：坏疽超越上述关节以上；3级坏疽：坏疽扩大到踝关节以上。

知识点 25：下肢动脉粥样硬化性疾病的鉴别诊断

副高：熟练掌握　正高：熟练掌握

（1）血栓闭塞性脉管炎：多见于男性青壮年，是一种慢性、周期性加重的全身中、小动静脉的阻塞性疾病。约 40%患者在发病早期或发病过程中小腿和足部反复发生游走性血栓性浅静脉炎。脉管炎患者一般无高血压、糖尿病、冠心病史等。

（2）多发性大动脉炎：多见于年轻女性，主要侵犯主动脉及其分支的起始部，如颈动脉、锁骨下动脉、肾动脉等。病变引起动脉狭窄或阻塞，出现脑部、上肢或下肢缺血症状，肾动脉狭窄可出现肾性高血压，如并存双侧锁骨下动脉狭窄，可有上肢低血压，下肢高血压；胸腹主动脉狭窄可导致上肢高血压，下肢低血压。病变活动期有发热和血沉增快等症状和体征。

（3）结节性动脉周围炎：皮肤常有散在的紫斑、缺血或坏死，常有发热、乏力、体重减轻、血沉增快等，并常伴有内脏器官病变，很少引起较大的动脉闭塞或动脉搏动消失，要确诊本病需做活检。

（4）特发性动脉血栓形成：本病发病较急，多并发于系统性红斑狼疮、结节性动脉周围炎、类风湿关节炎等结缔组织病和红细胞增多症，也可发生于手术或动脉损伤后。

（5）其他疾病：可引起假性间歇性跛行（非血管性间歇性跛行）的其他疾病，包括神经根压迫、椎管狭窄、有症状的贝克囊肿、慢性肌筋膜综合征、神经性疼痛、髋关节炎等。

知识点 26：颈动脉粥样硬化的诊断与鉴别诊断　　副高：熟练掌握　正高：熟练掌握

（1）诊断：根据患者有脑缺血症状的表现或无症状的高危人群（伴有冠心病或周围血管病），颈动脉听诊可闻及血管杂音，颈动脉超声、CT、MRI 或血管造影发现颈动脉狭窄、斑块等，可以诊断。

（2）鉴别诊断：颈动脉粥样硬化需与颈动脉狭窄引起的症状、脑出血、局灶性癫痫、内耳眩晕症、晕厥、颅内占位性病变和精神因素引起的症状相鉴别。

知识点 27：肾动脉粥样硬化性狭窄的诊断与鉴别诊断

副高：熟练掌握　正高：熟练掌握

（1）诊断：临床提示可能有肾动脉粥样硬化性狭窄的情况：①55 岁以后或 30 岁以后出现的高血压；②以前控制良好的高血压病突然恶化；③恶性高血压或顽固性高血压；④腹部或腰部血管杂音；⑤不可解释的氮质血症或在接受 ACEI 或 ARB 治疗时出现的氮质血症；⑥肾脏萎缩或两肾大小不对称；⑦伴有其他血管疾病、有全身动脉粥样硬化表现；⑧一过性肺水肿或反复充血性心力衰竭；⑨辅助检查提示肾动脉狭窄等。肾动脉血管造影能准确显示肾动脉狭窄部位、范围、程度及侧支循环形成情况，是诊断的“金指标”。

（2）鉴别诊断：肾动脉粥样硬化、肌纤维增生不良、大动脉炎是肾动脉狭窄的常见原因，需要注意鉴别。此外，还应与原发性高血压肾损害、嗜铬细胞瘤等相鉴别。

知识点 28：肠系膜动脉硬化性狭窄的诊断与鉴别诊断

副高：熟练掌握　正高：熟练掌握

老年人，有动脉粥样硬化病史或严重心血管疾病病史者，突然出现腹痛、便血症状，体查腹部体征不明显，提示有急性肠系膜缺血的可能，动脉造影发现狭窄或阻塞可明确诊断。临床上需要与胆囊炎、胰腺炎或胃肠穿孔相鉴别。

如老年人有反复发作性腹痛，常在进食后出现，表现为脐周或上腹部钝痛、绞痛，并有因害怕进食而出现体重下降时可怀疑有慢性肠系膜动脉硬化性狭窄的可能。体检腹部体征不明显，上腹部常可听到收缩期杂音。超声多普勒、磁共振血管成像、计算机体层扫描血管成像、动脉造影检查对诊断有参考价值。临床上需与胆石症、慢性胰腺炎、消化性溃疡、胰腺癌等相鉴别。

知识点 29：下肢动脉粥样硬化性疾病控制危险因素的药物治疗

副高：熟悉掌握　正高：熟悉掌握

（1）控制血压：为减少患者发生心肌梗死、卒中、充血性心力衰竭和心血管事件死亡的危险性，无糖尿病的下肢动脉粥样硬化性疾病患者的血压应控制至 140/90mmHg 以下，并存糖尿病和慢性肾功能不全的患者血压应控制至 130/80mmHg 以下。下肢动脉粥样硬化性疾病患者可应用 β 受体阻滞剂。LEAD 患者应用 ACEI 可减少心血管事件的风险。需注意药物造成收缩压迅速下降，可引起部分患者的症状恶化。

（2）调节血脂：下肢动脉粥样硬化性疾病患者血脂控制基本目标均为 LDL-C 在 2.6mmoL/L 以下，高于此值者应立即饮食控制，同时口服他汀类药物治疗；LEAD 患者若并存糖尿病或冠心病则属于发生缺血事件的极高危组，应口服他汀类药物控制 LDL-C 为 1.8mmol/L 以下；并存代谢综合征（如 LDL-C 正常，HDL-C 降低，TG 升高）的 LEAD 患者应控制体重，增加运动量，治疗其他血脂异常（如治疗高 TG、低 HDL-C），采用纤维酸衍生物或烟酸治疗可能有效。

（3）控制糖尿病：并存糖尿病的下肢动脉粥样硬化性疾病患者可进行适当的足部护理，皮肤破损和溃疡须立即治疗；并存糖尿病的患者应严格控制血糖，基本目标：血糖<6.1mmol/L、糖化血红蛋白<7.0；并存冠心病者糖化血红蛋白应<6.5。糖化血红蛋白保持在 7.0，可以有效降低微血管并发症并可能减少心血管事件的发生。

知识点 30：下肢动脉粥样硬化性疾病应用抗血小板药物治疗

副高：熟悉掌握　正高：熟悉掌握

（1）抗血小板聚集治疗可以减少下肢动脉粥样硬化性疾病患者发生心肌梗死、卒中或血管性死亡的风险。

（2）下肢动脉粥样硬化性疾病患者每天口服阿司匹林 75～325mg 可减少发生心肌梗死、卒中或血管性死亡的风险，其效果确切、安全；病变稳定者阿司匹林可服用 100mg/d，不稳定或在介入治疗时应短期加量。

（3）每天口服氯吡格雷 75mg 可以作为阿司匹林的替代治疗；行介入治疗时氯吡格雷应与阿司匹林联合应用。

（4）口服华法林抗凝治疗不能减少患者发生缺血性心血管事件的风险。

知识点 31：下肢动脉粥样硬化性疾病改善跛行症状的药物

副高：熟悉掌握　正高：熟悉掌握

（1）西洛他唑（200mg 口服，bid）：可使无心力衰竭的间歇性跛行患者症状改善并增加行走距离，无心力衰竭但活动受限的间歇性跛行患者，应采用此药治疗。

（2）己酮可可碱（400mg，tid）：可替代西洛他唑，延长行走距离；己酮可可碱治疗间歇性跛行的疗效还需要进一步证实。

（3）银杏叶制剂：可改善症状、延长行走距离，但需要进一步证实。

（4）L-精氨酸和丙酰-L-肉毒碱：治疗间歇性跛行的疗效不明确。

（5）口服前列腺素类药物（如贝前列素和伊洛前列素）：不能延长行走距离。

（6）螯合剂（如四溴乙烯酸）：不能用于治疗间歇性跛行，并可能有害。

知识点 32：下肢动脉粥样硬化性疾病治疗严重肢体缺血的药物

副高：熟悉掌握　正高：熟悉掌握

（1）己酮可可碱可能有益于改善严重肢体缺血患者症状，但尚缺乏证据，静脉使用的己酮可可碱不用于治疗严重肢体缺血。西洛他唑可治疗间歇性跛行，其在严重肢体缺血患者中的治疗价值不明确。

（2）静脉应用前列腺素 E 或伊洛前列素 7～28 天可能减轻缺血性疼痛，并有助于严重肢体缺血患者溃疡的愈合，但仅对部分患者有效。

（3）口服伊洛前列素不能降低严重肢体缺血患者截肢或死亡的危险。

（4）血管源性生长因子治疗严重肢体缺血的效果未被证实，需要安慰剂对照试验研究。

（5）凝血酶抑制药阿加曲班适用于改善四肢溃疡、静息痛及冷感症状，尚需更多的临床证据。

知识点 33：治疗急性肢体缺血的溶栓药物

副高：熟悉掌握　正高：熟悉掌握

14 天内的急性肢体缺血经导管溶栓治疗有效、有益，且较手术治疗风险低。尿激酶、链激酶、阿替普酶、瑞替普酶、替奈普酶等可用于急性肢体缺血的经导管溶栓治疗。

知识点34：下肢动脉粥样硬化性疾病血运重建术的指征

副高：熟练掌握 正高：熟练掌握

①症状影响患者的生活质量；②药物治疗无效；③有静息疼痛；④皮肤溃疡及坏疽。

知识点35：下肢动脉粥样硬化性疾病血运重建术的方法

副高：熟练掌握 正高：熟练掌握

（1）介入治疗：包括经导管血管内溶栓术、经皮血栓去除术、经皮球囊血管成形术、支架置入术、支架-移植物置入术和斑块消蚀术等。其中，经皮腔内血管成形术对局限病变，特别是髂动脉或股动脉病变最有效。

（2）外科手术治疗：包括自体或异体血管旁路移植术、动脉内膜剥脱术或联合治疗等。其中，血管旁路移植术适用于病变广泛（长度>10cm）或多处血管病变的患者，可以采用人造血管或自体大隐静脉旁路移植术，在闭塞动脉的近、远端作桥式端侧吻合重建动脉血，可以采用的术式包括股-腘动脉旁路移植术或股-胫-足背动脉旁路移植术等。

第三节 血栓性静脉炎

知识点1：引起静脉血栓的病因 副高：熟练掌握 正高：熟练掌握

（1）静脉壁损伤：静脉内壁为一层扁平的内皮细胞，其表面由含蛋白聚糖的多糖-蛋白质复合物所覆盖。完整的内膜是防止纤维蛋白沉积的必要条件。在静脉入口和汇合处，管壁的结构最为薄弱，淤血可使静脉管腔扩大，薄弱的内膜上发生极为微小的裂伤，从而使血小板黏附，出现纤维蛋白沉积。

（2）静脉血流缓慢：因手术或重病卧床、心力衰竭、腹压增高、下肢静脉曲张或因其他原因长时间静坐均易引起深静脉血栓形成。静脉血流缓慢时组织缺氧导致细胞代谢障碍，局部凝血酶积聚；并由于细胞的破坏而释出血清素和组胺，使内皮细胞收缩及其下方的基底膜裸露，使血流中的血小板黏附其上，引起凝血物质的释放和激活。

（3）异常的血液高凝状态：血细胞和血浆蛋白的改变，如血小板黏附性增高，血小板数、血浆纤维蛋白原增加，凝血因子增多和抗纤维蛋白溶酶，尤其是α_2-球蛋白和α_1-抗胰蛋白酶的含量增高等，有助于静脉血栓形成。

知识点2：血栓性静脉炎的临床症状 副高：熟练掌握 正高：熟练掌握

（1）深静脉血栓形成（DVT）：可有局部症状，但临床有些患者可以毫无症状，而以肺栓塞为首发症状。其症状的轻重取决于受累静脉的部位、阻塞的程度和范围。典型的临床表现为疼痛、肿胀，或一侧下肢疼痛性肿胀，行走时加剧。轻者仅有局部沉重感、站立时明显，疼痛加剧时表现为痉挛痛、胀痛。因炎症和血栓多发生于小腿静脉或腘静脉内，故疼痛常以小腿明显。一般疼痛会比肿胀早出现几天，但有些患者可以仅仅表现为肿胀而疼痛不明显。若静脉血栓发展到髂静脉、股静脉，则患侧肢体疼痛加剧，并可伴有凹陷性水肿，同时可伴有轻度的全身症状，如发热、乏力、心动过速，并可有白细胞增多和血沉增快等；当血栓向下腔静脉发展时，双下肢和外阴部均可出现水肿，偶有因下肢回流血流锐减出现低血容量休克。一般双侧深静脉血栓较为少见，一旦出现则应怀疑有潜在的恶性肿瘤可能。

（2）血栓性浅静脉炎：一般表现为局部的疼痛、肿胀，周围皮肤可有发热、红肿的表现，受累浅表静脉有触痛，通常沿受累静脉行径可触摸到一条有压痛的索状物。

知识点3：血栓性静脉炎的体征表现　　副高：熟练掌握　正高：熟练掌握

深静脉血栓形成查体时通常可见到患肢肿胀，远端浅静脉曲张，小腿静脉或腘静脉血栓可有小腿肌肉、腘窝、腹股沟内侧等处压痛。直腿伸踝试验（Homan 征）阳性：检查时让患者下肢伸直，将踝关节急速背屈时，由于腓肠肌和比目鱼肌被动拉长而刺激小腿中病变的静脉，引起小腿肌肉深部疼痛。髂静脉、股静脉血栓可见股内侧及同侧下腹壁静脉曲张，查体可发现患侧股三角区压痛明显，股静脉行径可触及一条有压痛的索状物。若血栓延及下腔静脉，则两侧腹壁、胸壁和臀部均有浅静脉曲张。

知识点4：血栓性静脉炎的实验室检查　　副高：熟练掌握　正高：熟练掌握

（1）D-二聚体：D-二聚体水平的检测常常用来评估急性静脉血栓的患者以及很多其他非栓塞性患者的情况。一般来说，D-二聚体的测定对深静脉血栓形成的诊断是一个敏感但不具有特异性的指标。通常其阴性结果的价值更大，常提示患者患有深静脉血栓的可能性较小，阴性预测值高。因此，D-二聚体在预测患者患病的可能性上可以作为一个很好的排除指标。

（2）体积描记术：包括电阻抗体积描记法、应变体积描记法、静脉血流描记法和充电体积描记法。其中电阻抗体积描记法是通过测量电阻抗的改变来了解血容量的变化，适用于髂、股、腘静脉的急性血栓形成者。

知识点5：血栓性静脉炎的辅助检查　　副高：熟练掌握　正高：熟练掌握

（1）加压超声成像（CUS）：是目前诊断深静脉血栓的一种成像方法。根据受累静脉节段压缩性差的原理，再结合包括彩色血流多普勒的超声多普勒可以准确的辨别血管并明确特点节段的压缩性。用彩色血流多普勒实时显像法对膝以上深静脉血栓形成有良好的特异性和敏感性，可替代 X 线静脉造影检查。

（2）磁共振静脉显像（MRV）：是在深静脉血栓形成诊断技术上的一项进步，可检查出下肢、骨盆、肺部的栓塞，并可以辨别成熟和未成熟的凝块。但是由于检查费用较高、要求患者的配合度高，MRV 仍不能代替超声作为一种基础的筛查技术。其对妊娠妇女深静脉血栓形成的检查较超声准确，并且安全性较高。

（3）静脉造影：是诊断深静脉血栓形成的“金标准”，可显示静脉栓塞的部位、程度、范围和侧支循环的情况。是一项有创的检查手段，并且不是任何时候都适用，有2%~5%的患者有不良反应，包括静脉炎和过敏反应。目前，静脉造影已经被超声取代作为可疑的深静脉血栓形成患者的初步检查手段，当超声检查结果不能明确或不可信时，静脉造影检查对明确诊断有很大的意义。静脉造影也适用于临床高度怀疑有静脉血栓可能，但是超声检查提示阴性结果的患者，以及有症状和静脉血栓既往史而超声检查不能诊断的患者。

（4）螺旋 CT 肺血管造影检查：阴性结果可以排除肺栓塞的可能。

知识点6：深静脉血栓形成评分　　副高：熟练掌握　正高：熟练掌握

深静脉血栓形成评分

临床特征	得分
活动期的肿瘤（进行治疗的6个月以内或姑息治疗）	1
瘫痪、轻瘫或近期下肢被石膏固定	1
近期翻动>3 天或大型手术 3 个月内引起的麻痹	1
下肢深静脉局限性的触痛	1
下肢肿胀	1
胫骨粗隆下 10cm 处的小腿较无症状侧肿胀>3cm	1
有症状下肢的凹陷性水肿	1
侧支浅静脉（无曲张）	1
有深静脉血栓形成的既往史	1
有较深静脉血栓形成一样或接近的其他诊断可以解释病情	−2

得分<1 分为低危组，1~2 分为中危组，>2 分为高危组。

知识点7：深静脉血栓形成的分组及诊断　　副高：熟练掌握　正高：熟练掌握

根据临床评估得分，将疑似深静脉血栓形成的患者分成低、中、高危组，再结合辅助检查进行诊断。

（1）低危组：①可检测患者 D-二聚体水平，如果正常则可排除，异常者还需进行加压超声成像；②直接行加压超声成像检查，正常者可排除深静脉血栓形成可能，有异常表现则可诊断。

（2）中危组：①检测 D-二聚体水平，正常者可排除；异常仍需做加压超声成像检查，加压超声发现病变者可诊断，未发现病变于 5~8 天复查；②直接行加压超声成像，发现病变者可诊断，未发现病变于 5~8 天复查。

（3）高危组：行加压超声成像，未发现异常，可考虑于5~8天复查，或直接做静脉造影；发现病变则可诊断。

知识点8：深静脉血栓形成的鉴别诊断　　副高：熟练掌握　正高：熟练掌握

深静脉血栓形成需注意与肌肉劳损、急性小腿肌炎、小腿蜂窝织炎、淋巴水肿、急性动脉阻塞等疾病相鉴别。

知识点9：血栓性浅静脉炎的诊断　　副高：熟练掌握　正高：熟练掌握

根据浅表静脉区的红肿和扪及压痛的条索状物等临床特点可诊断血栓性浅静脉炎。

知识点10：深静脉血栓形成的一般治疗　　副高：熟练掌握　正高：熟练掌握

卧床休息1~2周，抬高患肢超过心脏水平，离床面20~30cm，膝关节宜安置于5°~10°的微屈曲位。床尾抬高30°；保持排便通畅；开始起床后应穿有压差或无压差长筒弹力袜。

知识点11：深静脉血栓形成的初始抗凝治疗　　副高：熟悉掌握　正高：熟悉掌握

（1）低分子量肝素：因为根据体重为基础计算的低分子量肝素用量的抗凝作用可预测，所以通常不需要在治疗期间通过实验室检查进行监测。但是有3类患者需考虑予以监测：①肾功能不全的患者（肌酐清除率<30ml/min）；②肥胖的患者，其低分子肝素的分布容积可能不同，所以以体重为基础计算出的剂量可能不合适；③妊娠期妇女，目前尚不清楚用量是否需要根据孕妇体重的变化进行调整。低分子肝素的浓度通常根据皮下注射4小时后的血液浓度来确定。推荐有效浓度范围：每天注射2次为0.6~1.0U/ml；每天1次则为1.0~2.0U/ml。

（2）普通肝素：首先以5000~10000U 1次静脉注射，以后以1000~1500U/h持续滴注，其滴速以部分凝血活酶时间（APTT）为调整指标。临床上通过检测部分凝血活酶时间来监测肝素治疗，通常将指标定为1.5~2.5倍于对照值。

（3）华法林：是一种维生素K阻滞药，可以抑制凝血因子Ⅱ、Ⅶ、Ⅸ、Ⅹ。对深静脉血栓形成的患者，华法林应该在肝素治疗后24~48小时使用，以达国际标准化凝血酶原时间比值INR为2.0~3.0的目标。华法林的使用剂量通常根据INR指标进行调整，在INR达到治疗范围并维持至少24小时之前应每天或隔天检测INR指标。在确定初始剂量后，华法林的监测可改为2~3次/周，持续1~2周，如果INR结果较稳定监测频率可继续减少，最长可相隔4~6周。当剂量需要调整时，若患者服用可干扰华法林的药物，则监测频率需重新回到初始治疗时，直到INR再次稳定后。

知识点 12：抗凝治疗的不良反应 副高：熟练掌握 正高：熟练掌握

出血是抗凝治疗最常见的不良反应。在接受静脉注射肝素治疗的急性静脉栓塞的患者中，有接近 2%的患者因大出血，如脑出血、胃肠出血或者腹膜后出血而住院、输血，甚至死亡。近期手术、创伤以及同时服用阿司匹林或溶栓治疗都可增加出血的风险。

肝素诱发的血小板减少症是肝素和低分子肝素治疗时可能出现的一种非出血性的并发症，表现为血小板减少和新血栓形成。在接受普通肝素治疗的患者中，建议监测其血小板计数，而使用低分子肝素的患者则不建议监测，因为其发生这种并发症的风险很低。

知识点 13：深静脉血栓形成的溶栓治疗 副高：熟练掌握 正高：熟练掌握

尿激酶最为常用，对急性期血栓起效快，溶栓效果好，过敏反应少；常见的不良反应是出血。治疗剂量无统一标准，一般首次剂量为 4000U/kg，30 分钟内静脉注射；维持剂量为 60 万~120 万 U/d，持续 48~72 小时，必要时持续 5~7 天。重组组织型纤溶酶原激活剂溶栓效果好，出血发生率低，可重复使用。

溶栓方法包括导管接触性溶栓和系统溶栓。溶栓治疗过程中需监测血浆纤维蛋白原（FC）和凝血酶原时间，FG<1.0g/L 应停药，INR 值应控制在 2.0~3.0。

对于急性期中央型或混合型 DVT，在全身情况好、预期生存期≥1 年、出血风险较小的前提下，首选导管接触性溶栓。如不具备导管溶栓的条件，可行系统溶栓。

知识点 14：下腔静脉滤器置入指征 副高：熟练掌握 正高：熟练掌握

对多数 DVT 患者，不推荐常规应用下腔静脉滤器，可以考虑置入下腔静脉滤器的情况：①髂、股静脉或下腔静脉内有漂浮血栓；②急性 DVT，拟行导管溶栓或手术取栓等血栓清除术者；③具有 PE 高危因素的患者行腹部、盆腔或下肢手术。

知识点 15：深静脉血栓形成的长期抗凝治疗 副高：熟练掌握 正高：熟练掌握

（1）抗凝的药物及强度：维生素 K 阻滞药（如华法林）、直接Ⅹa 因子抑制剂（如利伐沙班）等对预防复发有效。如果使用维生素 K 阻滞药，治疗过程中应使 INR 维持在 2.0~3.0，需定期监测。

（2）抗凝的疗程：根据 DVT 的发生情况，抗凝的疗程也随之不同。①继发于一过性危险因素（如外科手术）的首次发生的 DVT 患者，行 3 个月的抗凝治疗；②对危险因素不明的情况下首次发生 DVT 的患者应充分抗凝至少 3 个月；③伴有癌症的首次发生 DVT 的患者，应用低分子肝素 3~6 个月后，长期口服维生素 K 阻滞药治疗；④具有血栓形成的原发性危险因素的首次发生 DVT 患者，复发率较高，应长期口服维生素 K 阻滞药；⑤反复发病的 DVT 患者，应长期抗凝治疗。

第十三章　肺动脉栓塞

知识点1：肺动脉栓塞的概念及种类　　副高：熟练掌握　正高：熟练掌握

肺动脉栓塞（PE）是指内源性或外源性栓子阻塞肺动脉或其分支引起肺循环功能障碍的临床和病理生理综合征，包括肺血栓栓塞症、脂肪栓塞综合征、羊水栓塞、空气栓塞、肿瘤栓塞和细菌栓塞等。肺血栓栓塞症（PTE）是指来自全身静脉系统或右心的内源性或外源性栓子阻塞肺动脉及其分支，引起肺循环和呼吸功能障碍的临床和病理生理综合征，是最常见的PE类型，通常所称的PE即指PTE，引起PTE的血栓主要来源于深静脉血栓形成（DVT）。PTE常为DVT的并发症。PTE与DVT共属于静脉血栓栓塞症（VTE）。

知识点2：肺动脉栓塞的易患因素　　副高：熟练掌握　正高：熟练掌握

肺动脉栓塞的诱发因素包括年龄、VTE史、恶性肿瘤、下肢麻痹的神经系统疾病、长期卧床、盆腔和髋部手术、妊娠和分娩、激素替代治疗及服用避孕药等。80岁以上人群的发病率是50岁以下人群的8倍。

知识点3：肺动脉栓塞的临床表现　　副高：熟练掌握　正高：熟练掌握

（1）症状：肺动脉栓塞的典型症状为肺梗死三联征，即呼吸困难、胸痛和咯血。①呼吸困难发生率高，多表现为劳力性呼吸困难；②胸痛多为胸膜痛，少部分患者表现为“心绞痛样痛”；③咯血表现为血量不多，鲜红色，数日后变为暗红色，提示有肺梗死；④其他症状：咳嗽多表现为干咳，可伴哮鸣音；惊恐由胸痛或低氧血症所致；当大块肺栓塞或重症肺动脉高压时，可引起一过性脑缺血，表现为晕厥，可为肺动脉栓塞的首发症状。

（2）体征：①呼吸急促，呼吸频率>20次/分；②心动过速；③血压下降，甚至休克；④发绀；⑤发热：多为低热，少数患者可有中度以上发热；⑥颈静脉充盈或搏动；⑦肺部可闻及哮鸣音和（或）细湿啰音，偶可闻及血管杂音；⑧肺动脉瓣区第二音亢进或分裂，$P_2>A_2$，二尖瓣区收缩期杂音。

知识点4：肺动脉栓塞的实验室检查　　副高：熟练掌握　正高：熟练掌握

（1）动脉血气分析：常表现为低氧血症、低碳酸血症、肺泡动脉血氧分压差[$P_{(A-a)}O_2$]增大。

（2）血浆D-二聚体（D-dimer）：D-dimer是纤维蛋白胶连蛋白的代谢产物，急性肺栓塞时血浆含量增加，敏感性高，但特异性不强，应排除手术、外伤和急性心肌梗死。如Ddimer 低于 500μg/L，可排除急性肺栓塞诊断，不需做肺动脉造影。

知识点 5：肺动脉栓塞的心电图表现 副高：熟练掌握 正高：熟练掌握

大多数病例表现为非特异性的心电图异常。较为多见的表现包括 V_1~V_4 的 T 波改变和 ST 段异常；部分病例可出现 $S_IQ_{III}T_{III}$ 征（即Ⅰ导联 S 波加深，Ⅲ导联出现 Q/q 波及 T 波倒置）；其他心电图改变包括完全或不完全性右束支传导阻滞、肺性 P 波、电轴右偏、顺时针方向转位等。

知识点 6：肺动脉栓塞的 X 线胸片表现 副高：熟练掌握 正高：熟练掌握

X 线胸片多有异常改变，最常见的征象为肺纹理稀疏、减少，透明度增加和肺血分布不匀。偶见形状不一的肺梗死浸润影，典型表现为底边朝向胸膜或膈肌上的楔形影，有少至中量胸腔渗液。此外，还可见气管移向患侧或较重侧，膈肌抬高。当并发肺动脉高压或右心扩大或衰竭时，上腔静脉影增宽，肺动脉段凸出，右肺下动脉增宽，右心室扩大。

知识点 7：肺动脉栓塞的超声心动图表现 副高：熟练掌握 正高：熟练掌握

超声心动图可显示右心的大小和功能，对病情危重、血流动力学不稳定的可疑急性大面积肺栓塞有诊断价值，可列入首选，在患者就诊 2 小时内完成。下肢静脉超声可发现下肢深部静脉血栓形成。

知识点 8：肺动脉栓塞的螺旋 CT 和电子束 CT 造影表现 副高：熟练掌握 正高：熟练掌握

螺旋 CT 和电子束 CT 造影能够发现段以上肺动脉内的栓子，是 PTE 的确诊手段之一。PTE 的直接征象为肺动脉内的低密度充盈缺损，部分或完全包围在不透光的血流之间（轨道征），或者呈完全充盈缺损，远端血管不显影。CT 对亚段 PTE 的诊断价值有限。

知识点 9：肺动脉栓塞的磁共振成像检查 副高：熟练掌握 正高：熟练掌握

磁共振成像（MRI）对段以上肺动脉内栓子诊断的敏感性和特异性均较高，避免了注射碘造影剂的缺点，与肺血管造影相比，患者更易于接受。适用于碘造影剂过敏的患者。MRI 具有潜在的识别新旧血栓的能力，有可能为确定溶栓方案提供依据。

知识点 10：引起肺灌注缺损，导致假阳性结果的原因 副高：熟练掌握 正高：熟练掌握

肺灌注扫描的特异性有限，除血栓形成或栓塞外，以下多种原因也可引起肺灌注缺损，

导致假阳性结果：①血管腔外受压（肿瘤、气胸、胸腔积液）；②支气管-肺动脉吻合（慢性肺部炎症、支气管扩张等）；③局部缺氧引起的血管收缩（哮喘和慢性阻塞性肺疾病等）；④肺组织纤维化（肺囊肿、陈旧性肺结核）；⑤肺切除。

知识点 11：肺动脉栓塞的肺动脉造影检查　　副高：熟练掌握　正高：熟练掌握

肺动脉造影是诊断肺栓塞的“金标准”，敏感性和特异性均高。PE 的直接征象有肺血管内造影剂充盈缺损，伴或不伴轨道征的血流阻断；间接征象有肺动脉造影剂流动缓慢，局部低灌注，静脉回流延迟等。如缺乏 PE 的直接征象，不能诊断 PE。但肺动脉造影为有创检查，应严格掌握适应证。如果其他无创性检查手段能够确诊，并且拟仅采取内科治疗时，不必进行此项检查。

知识点 12：肺动脉栓塞危险分层的步骤　　副高：熟练掌握　正高：熟练掌握

首先进行血流动力学状态的评估，出现休克或持续性低血压（SBP<90mmHg 或者血压 15 分钟下降≥40mmHg，除外心律失常、低血容量或败血症所致）或危及生命需立即处理的症状均诊为高危。在血压正常的非高危 PE 中，若伴 RVD 和（或）心肌损伤标志物阳性为中危，且二者均为阳性的危险性更大，血流动力学稳定且二者均阴性为低危。

知识点 13：诊断 PE 可能性大小的 Wells 评分表　　副高：熟练掌握　正高：熟练掌握

Wells 评分表

临床特征	分值
肿瘤	1
瘫痪或近期下肢石膏固定	1
近期卧床>3 天，或大手术后 12 周内	1
沿深静脉走行的局部压痛	1
整个下肢的水肿	1
与健侧相比，小腿肿胀>3cm（胫骨粗隆下 10cm 处测量）	1
既往有 DVT 病史	1
凹陷性水肿（有症状腿部更严重）	1
有浅静脉的侧支循环（非静脉曲张性）	1
其他诊断（可能性≥DVT）	-2
临床概率	
低度	≤0
中度	1~2
高度	≥3

知识点 14：肺血栓栓塞症的一般处理　　副高：熟练掌握　正高：熟练掌握

对高度疑诊或确诊肺血栓栓塞症（PTE）的患者，要求绝对卧床，保持排便通畅，避免用力，以防止栓子再次脱落；对于有焦虑和惊恐症状的患者可适当使用镇静剂；胸痛者可予镇痛剂；为预防肺内感染和治疗静脉炎可使用抗生素；对于发热、咳嗽等症状可给予相应的对症治疗。同时进行监护，严密监测呼吸、心率、血压、静脉压、心电图及血气的变化等。

知识点 15：溶栓治疗的适应证和禁忌证　　副高：熟练掌握　正高：熟练掌握

（1）适应证：主要适用于高危患者，对中危患者，若无禁忌证可以进行溶栓；对于血压和右心室运动均正常的低危患者不主张进行溶栓治疗。

（2）禁忌证：①绝对禁忌证：活动性内脏出血、近期（14 天内）自发性脑出血；②相对禁忌证：10 天内胃肠道出血；15 天内严重创伤；2 周内大手术、分娩、器官活检或血管穿刺部位不能压迫止血者；1 个月内神经外科或眼科手术；2 个月内缺血性卒中病史；近期曾行心肺复苏；未控制的重度高血压（收缩压>180mmHg，舒张压>110mmHg）；感染性心内膜炎；严重肝、肾功能不全；糖尿病出血性视网膜病变；出血性疾病；血小板计数<100×10^9/L；妊娠、分娩期等。对于大面积 PTE，绝对禁忌证也应被视为相对禁忌证。

知识点 16：溶栓药物的用法　　副高：熟悉掌握　正高：熟悉掌握

（1）尿激酶（UK）：12 小时溶栓，4400U/kg 加 0.9%NaCl 溶液 20ml，静脉注射 10 分钟，随后以 2200U/(kg·h) 加入 0.9%NaCl 溶液 250~500ml，以输液泵持续静脉滴注 12 小时；另外可考虑 2 小时溶栓方案，即 2 万 IU/kg 加入 0.9%NaCl 溶液 100ml 中，以输液泵持续静脉滴注 2 小时。

（2）链激酶（SK）：负荷量 25 万 IU，静脉注射 30 分钟，随后以 10 万 IU/h 的速度持续静脉滴注 24 小时。

（3）重组组织型纤溶酶原激活剂（rt-PA）：50~100mg rt-PA 加入注射用水 50~100ml，以输液泵持续静脉滴注 2 小时，输注完毕后注意用 0.9%NaCl 溶液将输液管路内药液冲入静脉。溶栓药物还可以通过导管在血栓局部应用。

知识点 17：抗凝治疗的适应证和禁忌证　　副高：熟练掌握　正高：熟练掌握

抗凝治疗为 PTE 的基本治疗方法，可以有效地防止血栓再形成和复发，同时机体自身纤溶机制也可溶解已形成的血栓。对于高度怀疑的 PTE，如无抗凝治疗的禁忌证，均应立即开始抗凝。抗凝治疗的禁忌证有活动性出血、凝血功能障碍、血小板减少、未予控制的严重高血压等。

知识点18：抗凝药物的用法　　副高：熟悉掌握　正高：熟悉掌握

（1）普通肝素：治疗剂量个体差异较大，使用时必须监测凝血功能，一般采用静脉持续给药。起始剂量为80～100U/kg静脉注射，然后以10～20U/(kg·h）静脉泵入，最后每4～6小时根据活化部分凝血活酶时间（APTT）再作调整，使APTT值保持在对照值的1.5～2.5。

（2）低分子肝素：临床按体重给药，每次100U/kg，每12小时1次，皮下注射，肾功能不全者慎用。

（3）直接Ⅱa因子抑制剂：如阿加曲班。相对分子质量低，能进入血栓内部，对血栓中凝血酶的抑制能力强于普通肝素。更适用于肝素诱导的血小板减少症（HIT）及存在HIT风险的患者。

（4）直接Ⅹa因子抑制剂：如利伐沙班。治疗剂量个体差异小，无需监测凝血功能。

（5）间接Ⅹa因子抑制剂：如磺达肝癸钠。治疗剂量个体差异小，每日1次，无需监测凝血功能。对轻中度肾功能不全者无需减量，但严重肾功能不全者慎用或忌用。

（6）维生素K阻滞药：如华法林。是长期抗凝治疗的主要口服药物，需监测凝血功能的INR。治疗剂量范围窄，个体差异大，药效易受多种食物和药物影响。治疗起始常需与低分子肝素或普通肝素联合使用3～5天，建议起始华法林剂量2.5～6.0mg/d，2～3天后开始测定INR，当INR稳定在2.0～3.0并持续24小时后，停用低分子肝素或普通肝素，继续华法林治疗。妊娠的前3个月和最后6周禁用华法林。

知识点19：经导管碎栓和抽吸血栓治疗的适应证　　副高：熟练掌握　正高：熟练掌握

经导管碎解和抽吸血栓，同时还可进行肺动脉内局部溶栓的适应证：肺动脉主干或主要分支PE，并存在有溶栓和抗凝治疗禁忌、经溶栓或积极的内科治疗无效、缺乏手术条件者。

知识点20：肺动脉血栓摘除术的适应证　　副高：熟练掌握　正高：熟练掌握

肺动脉血栓摘除术适用于经积极保守治疗无效的紧急情况，要求医疗单位有施行手术的条件和经验。适应证：①肺动脉主干或主要分支次全堵塞，不合并固定性肺动脉高压者（尽可能通过血管造影确诊）；②有溶栓禁忌证者；③经溶栓和其他积极的内科治疗无效者。

第十四章 肺动脉高压

知识点 1：肺动脉高压的概念 副高：了解 正高：了解

肺动脉高压（PAH）是指由多种原因，包括基因突变、药物、免疫性疾病、分流性心脏畸形、病毒感染等侵犯小肺动脉，引发小肺动脉发生闭塞性重构，导致肺血管阻力增加，进而右心室肥厚扩张的一类恶性心脏血管疾病。患者早期诊断困难，治疗棘手，预后恶劣，症状出现后多因难以控制的右心衰竭死亡。

知识点 2：肺动脉高压的诊断标准 副高：了解 正高：了解

在海平面状态下，静息时，右心导管检查肺动脉收缩压>30mmHg 和（或）肺动脉平均压>25mmHg，或者运动时肺动脉平均压>30mmHg。诊断肺动脉高压的标准，除了上述肺高压标准之外，尚需肺毛细血管楔压（PCWP）≤15mmHg，肺血管阻力>3。

知识点 3：肺动脉高压的临床表现 副高：了解 正高：了解

（1）症状：肺动脉高压早期无明显症状，往往病情发展至心功能失代偿才引发症状。患者首发症状至确诊时间为（26. 4±27. 6）个月。首发就诊症状是活动后气短，其后依次为胸痛、晕厥、咯血、心悸、下肢水肿及胸闷。

（2）体征：肺动脉高压的体征没有特异性，P_2 亢进最为常见，其他常见体征有三尖瓣收缩期杂音；右心功能不全时可出现颈静脉充盈或怒张，下肢水肿；先天性心脏病合并肺动脉高压可出现发绀、杵状指（趾）等。另外，还需对背部仔细听诊，如发现血管杂音应考虑肺动静脉畸形可能。

知识点 4：肺动脉高压患者的功能分级 副高：了解 正高：了解

（1）Ⅰ级：患者体力活动不受限，日常体力活动不会导致气短、乏力、胸痛或黑蒙。

（2）Ⅱ级：患者体力活动轻度受限，休息时无不适，但日常活动会出现气短、乏力、胸痛或近乎晕厥。

（3）Ⅲ级：患者体力活动明显受限，休息时无不适，但低于日常活动量时即出现气短、乏力、胸痛或近乎晕厥。

（4）Ⅳ级：患者不能进行任何体力活动，有右心衰竭的征象，休息时可有气短和（或）乏力，任何体力活动都可加重症状。

知识点5：肺动脉高压的心电图表现　　副高：了解　正高：了解

肺动脉高压患者的心电图表现缺乏特异性，电轴右偏、Ⅰ导联出现S波、右心室高电压及右胸前导联可出现ST-T波改变有助于提示肺动脉高压。

知识点6：肺动脉高压的胸部X线表现　　副高：了解　正高：了解

肺动脉高压患者胸部X线检查征象可能有肺动脉段凸出及右下肺动脉扩张，伴外周肺血管稀疏——“截断现象”，右心房和右心室扩大。

知识点7：右心导管检查时测定的项目　　副高：了解　正高：了解

右心导管检查是诊断肺动脉高压唯一的金标准，也是指导确定科学治疗方案必不可少的手段。对病情稳定、WHO肺动脉高压功能分级Ⅰ～Ⅲ级、没有明确禁忌证的患者均应积极开展标准的右心导管检查。右心导管检查时测定的项目包括心率、右心房压、右心室压、肺动脉压（收缩压、舒张压和平均压）、肺毛细血管楔压、心排血量、体循环血压、肺血管阻力、体循环阻力及导管径路各部位的血氧饱和度等。

知识点8：6分钟步行距离试验的禁忌证　　副高：了解　正高：了解

6分钟步行距离试验（6MWT）是评价肺动脉高压患者活动耐量最重要的检查方法。①绝对禁忌证：近1个月出现过不稳定型心绞痛或心肌梗死；②相对禁忌证：静息心率>120次/分，收缩压>180mmHg，舒张压>100mmHg。

知识点9：Borg呼吸困难分级　　副高：了解　正高：了解

Borg呼吸困难分级

0级	无任何呼吸困难症状
0.5级	呼吸困难症状非常非常轻微（刚能觉察到）
1级	呼吸困难症状非常轻微
2级	呼吸困难症状轻微（轻）
3级	有中等程度的呼吸困难症状
4级	呼吸困难症状稍微有点重
5级	呼吸困难症状严重（重）
6级	
7级	呼吸困难症状非常重
8级	
9级	
10级	呼吸困难症状非常非常严重（最重）

知识点10：肺动脉高压的诊断和鉴别诊断要点 副高：了解 正高：了解

①提高肺动脉高压的诊断意识，尽量早期诊断，缩短确诊时间；②判断是否存在肺动脉高压的危险因素；③完善常规实验室检查，对肺动脉高压进行详细分类诊断；④右心导管检查及急性血管扩张试验确诊；⑤对患者心肺功能进行评估，确定治疗策略。

知识点11：PAH药物靶向治疗途径——内皮素受体阻滞剂 副高：了解 正高：了解

波生坦是非选择性内皮素受体阻滞剂，是临床应用时间最长的口服靶向治疗药物，也是除了FLOLAN之外，目前唯一有5年生存率随访结果的治疗方法。目前推荐用法是初始剂量62.5mg，bid，4周，后续125mg，bid，维持治疗。如无禁忌，是治疗心功能Ⅱ级、Ⅲ级肺动脉高压患者的首选治疗。注意事项：①儿童患者，或体重<40kg，用药剂量需要根据体重调整为半量。如体重<20kg的婴幼儿患者，建议剂量为1/4量；②由于具有潜在肝脏酶学指标升高作用，建议治疗期间监测肝功能，至少每月1次。如转氨酶增高≤正常值高限3倍，可以继续用药观察；为正常值3~5倍时，可以减半剂量继续使用或暂停用药，每2周监测1次肝功能，待转氨酶恢复正常后再次使用；为正常值5~8倍时，暂停用药，每2周监测1次肝功能，待转氨酶恢复正常后可考虑再次用药；为正常值8倍以上时需要停止使用，不再考虑重新用药。转氨酶恢复正常后再次使用波生坦，大多数患者肝功能会保持正常。

知识点12：PAH药物靶向治疗途径——五型磷酸二酯酶抑制剂 副高：了解 正高：了解

（1）西地那非（商品名万艾可）：是一种有效的、高度特异性的磷酸二酯酶5抑制剂，最初用于改善勃起功能障碍。FDA推荐的剂量为20mg，3次/日，ACCP指南推荐剂量为25mg，3次/日，或50mg，3次/日。不良反应有视觉障碍、头痛、面红、鼻出血、消化不良和腹泻。

（2）伐地那非（商品名艾力达）：可有效改善PAH患者的运动耐量、心功能分级及血流动力学指标，耐受性良好，推荐剂量为5mg，1次/日，2~4周后加至5mg，2次/日。

知识点13：PAH药物靶向治疗途径——前列环素（PGI_2）类药物 副高：了解 正高：了解

（1）依前列醇（商品名Flolan）：静脉持续注射是治疗肺动脉高压的里程碑。依前列醇的治疗可以从2~4ng/(kg·min）开始，视不良反应的情况逐渐加量至目标剂量，最初2~4周的靶剂量为10~15ng/(kg·min)，为达到最佳疗效应继续加量，多数患者的理想剂量为20~40ng/(kg·min)。

（2）伊洛前列素（商品名万他维）：可以通过静脉注射、口服和雾化吸入给药。雾化吸入具有一定的优势，可以选择性地作用于肺循环。伊洛前列素推荐每次吸入 10~20μg，每天吸入 6~9 次。

（3）贝前列素钠（商品名德纳）：是一种前列环素衍生物口服制剂，限于口服吸收、血药浓度稳态时间、半衰期等因素，目前研究发现，单用贝前列素钠治疗肺动脉高压短期疗效肯定，远期疗效欠佳。

附录一　高级卫生专业技术资格考试大纲（心血管内科专业——副高级）

一、专业知识

（一）本专业知识

1. 熟练掌握心内科专业的基础理论，并掌握心血管系统解剖学、心脏生理及病理学、病理生理学、临床生化、临床免疫学、医学统计学等基本理论。

2. 掌握心血管内科的基础理论知识与技术，包括心脏影像诊断学（X线、CT、MRI）、心脏核医学、超声心动图、电生理、心电图学（含负荷试验、动态心电图等）、动态血压、床旁血流动力学监测、心导管检查、介入性心脏检查与治疗、人工心脏起搏器、心血管药物知识等。

（二）相关专业知识

1. 掌握内科（包括呼吸、消化、肾内、内分泌、风湿免疫、血液、感染性疾病等）、临床药理学的相关知识。

2. 了解心胸外科与心内科有关部分的临床知识。

3. 了解儿科心脏病与心内科有关的内容。

4. 了解与本专业密切相关学科的理论，如细胞生物学、分子生物学、遗传学等。

5. 掌握与心血管专业有关的边缘学科知识，包括休克的机制与诊治、脑神经解剖、脑水肿、脑血管意外、昏迷的有关理论知识、呼吸衰竭、急性呼吸窘迫综合征、呼吸机应用的理论知识、有关出血与凝血的理论知识以及疾病心理卫生知识等。

二、学科新进展

1. 熟悉本专业国内外现状及发展趋势，不断吸取新理论、新知识、新技术，如心力衰竭、心律失常、高血压病、冠心病、瓣膜病、感染性心内膜炎、心肌炎、心肌病、心包疾病、成人先天性心血管病、心脏猝死、主动脉夹层及肺栓塞等。

2. 了解心脏病学介入治疗等研究进展，并用于医疗实践和科学研究。

三、专业实践能力

1. 熟练掌握心内科专业的常见病、多发病，如心力衰竭、心律失常（包括发生机制和分类，常用抗心律失常药物的分类、作用特点和临床应用）、高血压病（包括高血压急症的处理）、冠心病（包括心绞痛的分型、不稳定型心绞痛的处理、急性心肌梗死及其合并症的诊断与处理、急性冠脉综合征的新概念等）、瓣膜病、感染性心内膜炎、心肌炎、心肌病、心包疾病等。

2. 熟练掌握本专业危重患者，如急性左心衰竭、急性心肌梗死伴发严重心律失常的发生机制和处理；急性心肌梗死溶栓治疗的理论知识和实施方法；各种严重心律失常的识别和处理；高血压危象、恶性高血压、心脏猝死、心源性休克、顽固性心力衰竭、主动脉夹层及肺栓塞等的抢救治疗等。

3. 对本专业的一些少见病和涉及其他学科的一些疾病，如多发性动脉炎、妊娠合并心脏病、心脏病与外科手术的处理、马方综合征、糖尿病心肌病等有一定了解，能对其进行诊断、鉴别诊断和治疗。

4. 掌握冠状动脉造影、冠状动脉介入诊治（PCI）、瓣膜狭窄的球囊扩张术的理论依据和适应证，了解其基本操作；掌握腔内电生理检查术、电复律、临床起搏器应用、射频消融术治疗心律失常的适应证、并发症及其并发症的处理，了解其基本操作。

5. 掌握主动脉内气囊反搏（IABP）的适应证。了解漂浮导管检查和血流动力学监测的临床意义及基本操作。熟练进行深静脉插管等技术操作。掌握临时心脏起搏器置入的适应证及基本操作。

6. 熟悉和掌握心血管内科常用药物，如各类降压药物、抗心肌缺血药物、抗心律失常药物、治疗心力衰竭药物、抗凝及抗血小板药物、溶栓药物、降血脂药物的作用机制、不良反应、药理及药代动力学，在临床实践中做到合理用药。

7. 熟悉心血管疾病常用临床检查技术，要求熟悉食管电生理检查、心脏核素检查、动态心电图、动态血压测定、心电图运动试验、常见超声心动图等临床检查的适应证、基本操作原理及结果分析判断。掌握心包穿刺术，了解左右心导管检查和心血管造影、冠脉造影、心肌活检术的适应证、方法及结果分析的临床价值。

8. 一般了解心内科有关疾病在发生、发展中细胞、细胞因子、神经体液、分子生物学的变化和相互作用。

四、本专业病种

（一）常见病种（熟悉掌握）

1. 心力衰竭　急性心力衰竭、慢性心力衰竭。

2. 心律失常　快速性心律失常（窦性心动过速、过早搏动、阵发性室上性心动过速、室性心动过速、心房扑动、心房颤动、心室扑动及颤动）、缓慢性心律失常（窦性心动过缓、窦性停搏、窦房阻滞、病态窦房结综合征、房室传导阻滞）、预激综合征。

3. 心脏骤停和心脏性猝死。

4. 高血压病　原发性高血压、继发性高血压。

5. 冠状动脉粥样硬化性心脏病　稳定型心绞痛、不稳定型心绞痛（急性冠脉综合征）、心肌梗死、无症状性心肌缺血、缺血性心肌病。

6. 心脏瓣膜病　二尖瓣狭窄、二尖瓣关闭不全，主动脉瓣狭窄、主动脉瓣关闭不全，三尖瓣狭窄、三尖瓣关闭不全。

7. 感染性心内膜炎　急性感染性心内膜炎、亚急性感染性心内膜炎（包括自体瓣膜心内膜炎、人工瓣膜心内膜炎）。

8. 心肌病　扩张型心肌病、肥厚型心肌病。

9. 心肌炎　病毒性心肌炎。

10. 心包炎　急性心包炎、缩窄性心包炎。

11. 成人先天性心血管病　房间隔缺损、室间隔缺损、动脉导管未闭。

12. 外周血管病　主动脉夹层、闭塞性周围动脉粥样硬化、血栓性静脉炎。

13. 肺栓塞。

（二）少见病种（了解）

1. Brugada 综合征。

2. 马方（Marfan）综合征。

3. 心脏瓣膜病　肺动脉瓣狭窄、肺动脉瓣关闭不全。

4. 感染性心内膜炎　静脉药物依赖心内膜炎。

5. 心肌病　限制型心肌病、不定型心肌病、围生期心肌病、酒精性心肌病、右室心肌病、药物性心肌病。

6. 成人先天性心血管病　主动脉瓣二叶畸形、肺动脉瓣狭窄、主动脉缩窄。

7. 梅毒性心血管病。

8. 原发性肺动脉高压。

附录二　高级卫生专业技术资格考试大纲（心血管内科专业——正高级）

一、专业知识

（一）基础知识

1. 熟练掌握心内科专业的基础理论，并掌握心血管系统解剖学、心脏生理及病理学、病理生理学、临床生化、临床免疫学、医学统计学等基本理论。

2. 掌握医学影像学，了解细胞超微结构学、心脏病实验技术等专业技术知识。

熟练掌握心血管内科的基础理论知识与技术，包括心脏影像诊断学（X 线、CT、MRI）、心脏核医学、超声心动图、电生理、心电图学（含负荷试验、动态心电图等）、动态血压、床旁血流动力学监测、心导管检查、介入性心脏检查与治疗、人工心脏起搏器、心血管药物知识等。

（二）相关专业知识

1. 掌握内科（包括呼吸、消化、肾内、内分泌、风湿免疫、血液、感染性疾病等）、临床药理学的相关知识。

2. 掌握心胸外科与心内科有关部分的临床知识。

3. 掌握儿科心脏病与心内科有关的内容。

4. 熟悉与本专业密切相关学科的理论，如细胞生物学、分子生物学、遗传学等。

5. 掌握与心血管专业有关的边缘学科知识，包括休克的机制与诊治、脑神经解剖、脑水肿、脑血管意外、昏迷的有关理论知识、呼吸衰竭、急性呼吸窘迫综合征、呼吸机应用的理论知识、有关出血与凝血的理论知识以及疾病心理卫生知识等。

二、学科新进展

1. 熟悉本专业国内外现状及发展趋势，不断吸取新理论、新知识、新技术，如心力衰竭、心律失常、高血压病、冠心病、瓣膜病、感染性心内膜炎、心肌炎、心肌病、心包疾病、成人先天性心血管病、心脏猝死、主动脉夹层及肺栓塞、心脏病学介入治疗等研究进展，并用于医疗实践和科学研究。

2. 对相关学科近年来的进展有一定的了解。

三、专业实践能力

1. 熟练掌握心内科专业的常见病、多发病，如心力衰竭、心律失常（包括发生机制和分类，常用抗心律失常药物的分类、作用特点和临床应用）、高血压病（包括高血压急症的处理）、冠心病（包括心绞痛的分型、不稳定型心绞痛的处理、急性心肌梗死及其合并症的诊断与处理、急性冠脉综合征的新概念等）、瓣膜病、感染性心内膜炎、心肌炎、心肌病、心包疾病等。

2. 熟练掌握本专业危重患者，如急性左心衰竭、急性心肌梗死伴发严重心律失常的发生机制和处理；急性心肌梗死溶栓治疗的理论知识和实施方法；各种严重心律失常的识别和处理；高血压危象、恶性高血压、心脏猝死、心源性休克、顽固性心力衰竭、主动脉夹层及肺栓塞等的抢救治疗等。

3. 对本专业的一些少见病和涉及其他学科的一些疾病，如多发性动脉炎、妊娠合并心脏病、心脏病与外科手术的处理、马方综合征、糖尿病心肌病等有一定了解，能对其进行诊断、鉴别诊断和治疗。

4. 熟练掌握冠状动脉造影、冠状动脉介入诊治（PCI）、瓣膜狭窄的球囊扩张术的理论依据和适应证，了解其基本操作；熟悉掌握腔内电生理检查术、电复律、临床起搏器应用、射频消融术治疗心律失常的适应证、并发症及其并发症的处理，了解其基本操作。

5. 掌握主动脉内气囊反搏（IABP）的适应证，漂浮导管检查和血流动力学监测的临床意义及基本操作，熟练进行深静脉插管等技术操作，掌握临时心脏起搏器置入的适应证及基本操作。

6. 熟悉和掌握心血管内科常用药物，如各类降压药物、抗心肌缺血药物、抗心律失常药物、治疗心力衰竭药物、抗凝及抗血小板药物、溶栓药物、调血脂药物的作用机制、不良反应、药理及药代动力学，在临床实践中做到合理用药。

7. 掌握心血管疾病常用临床检查技术，要求掌握食管电生理检查、心脏核素检查、动态心电图、动态血压测定、心电图运动试验、常见心脏病的超声心动图等临床检查的适应证、基本操作原理及结果分析判断。熟练掌握心包穿刺术，了解左右心导管检查和心血管造影、冠脉造影、心肌活检术的适应证、方法及结果分析的临床价值。

8. 熟悉心内科有关疾病在发生、发展中细胞、细胞因子、神经体液、分子生物学的变化和相互作用。

四、本专业病种

（一）常见病种（熟悉掌握）

1. 心力衰竭　急性心力衰竭、慢性心力衰竭。

2. 心律失常　快速性心律失常（窦性心动过速、过早搏动、阵发性室上性心动过速、室性心动过速、心房扑动、心房颤动、心室扑动及颤动）、缓慢性心律失常（窦性心动过缓、窦性停搏、窦房阻滞、病态窦房结综合征、房室传导阻滞）、预激综合征。

3. 心脏骤停和心脏性猝死。

4. 高血压病（原发性高血压、继发性高血压）。

5. 冠状动脉粥样硬化性心脏病　稳定型心绞痛、急性冠脉综合征（不稳定型心绞痛、非ST段抬高性心肌梗死）、心肌梗死、无症状性心肌缺血、缺血性心肌病。

6. 心脏瓣膜病　二尖瓣狭窄、二尖瓣关闭不全，主动脉瓣狭窄、主动脉瓣关闭不全，三尖瓣狭窄、三尖瓣关闭不全。

7. 感染性心内膜炎　急性感染性心内膜炎、亚急性感染性心内膜炎（包括自体瓣膜心内膜炎、人工瓣膜心内膜炎）。

8. 心肌病　扩张型心肌病、肥厚型心肌病。

9. 心肌炎（病毒性心肌炎）。

10. 心包炎　急性心包炎、缩窄性心包炎。

11. 成人先天性心血管病　房间隔缺损、室间隔缺损、动脉导管未闭。

12. 外周血管病　主动脉夹层、闭塞性周围动脉粥样硬化、血栓性静脉炎。

13. 肺栓塞。

（二）少见病种（了解）

1. Brugada 综合征。

2. 马方（Marfan）综合征。

3. 心脏瓣膜病　肺动脉瓣狭窄、肺动脉瓣关闭不全。

4. 感染性心内膜炎　静脉药物依赖者心内膜炎。

5. 心肌病　限制型心肌病、不定型心肌病、围生期心肌病、酒精性心肌病、右室心肌病、药物性心肌病。

6. 成人先天性心血管病　主动脉瓣二叶畸形、肺动脉瓣狭窄、主动脉缩窄。

7. 梅毒性心血管病。

8. 原发性肺动脉高压。

附录三 全国高级卫生专业技术资格考试介绍

为进一步深化卫生专业技术职称改革工作，不断完善卫生专业技术职务聘任制，根据中共中央组织部、人事部、卫生部《关于深化卫生事业单位人事制度改革的实施意见》（人发〔2000〕31号）文件精神和国家有关职称改革的规定，人事部下发《加强卫生专业技术职务评聘工作的通知》（人发〔2000〕114号），高级专业技术资格采取考试和评审结合的办法取得。

一、考试形式和题型

全部采用人机对话形式，考试时间为2个小时（卫生管理知识单独加试时间为1时）。考试题型为单选题、多选题和案例分析题3种，试卷总分为100分。

二、考试总分数及分数线

总分数450~500分，没有合格分数线，排名前60%为合格。其中的40%为优秀。

三、考试效用

评审卫生高级专业技术资格的考试，是申报评审卫生高级专业技术资格的必经程序，作为评审卫生高级专业技术资格的重要参考依据之一，考试成绩当年有效。

四、人机对话考试题型说明

副高：单选题、多选题和案例分析题3种题型。

正高：多选题和案例分析题2种题型。

以实际考试题型为准。

五、考试报名条件

（一）正高申报条件

1. 取得大学本科以上学历后，受聘副高职务5年以上。
2. 大学普通班毕业以后，受聘副高职务7年以上。

（二）副高申报条件

1. 获得博士学位后，受聘中级技术职务2年以上。
2. 取得大学本科以上学历后，受聘中级职务5年以上。
3. 大学普通班毕业后，受聘中级职务5年以上。
4. 大学专科毕业后，取得本科以上学历（专业一致或接近专业），受聘中级职务7年以上。
5. 大专毕业，受聘中级职务5年以上。
6. 中专毕业，受聘中级职务7年以上。
7. 护理专业中专毕业，从事临床护理工作25年以上，取得护理专业的专科以上学历，受聘中级职务5年以上，可申报副主任护师任职资格。